精准医学出版工程·精确麻醉系列

丛书主审 罗爱伦 曾因明 **总主编** 于布为

博极

产科精确麻醉

主编 姚尚龙 沈晓凤 徐子锋

PRECISION ANESTHESIA
IN OBSTETRICS

上海交通大学出版社
SHANGHAI JIAO TONG UNIVERSITY PRESS

内容提要

本书为"精准医学出版工程·精确麻醉系列"图书之一。全书系统、全面地阐述了产科麻醉的发展历史、产科精确麻醉理论基础、医学实践以及热点和前瞻，并配有典型临床案例，内容上不仅涵盖麻醉镇痛、分娩镇痛，还涉及整个围产期的准备、治疗、新生儿抢救及复苏。本书可供麻醉科、产科临床医师及相关研究人员阅读参考。

图书在版编目（CIP）数据

产科精确麻醉 / 姚尚龙，沈晓凤，徐子锋主编．

上海：上海交通大学出版社，2025.3.--ISBN 978-7-313-32034-6

Ⅰ．R719

中国国家版本馆 CIP 数据核字第 2024ZN4579 号

产科精确麻醉

CHANKE JINGQUE MAZUI

主　　编：姚尚龙　沈晓凤　徐子锋

出版发行：上海交通大学出版社　　　　　　　　地　　址：上海市番禺路 951 号

邮政编码：200030　　　　　　　　　　　　　　电　　话：021-64071208

印　　制：上海万卷印刷股份有限公司　　　　　经　　销：全国新华书店

开　　本：787mm×1092mm　1/16　　　　　　印　　张：26.25

字　　数：617 千字

版　　次：2025 年 3 月第 1 版　　　　　　　　印　　次：2025 年 3 月第 1 次印刷

书　　号：ISBN 978-7-313-32034-6

定　　价：168.00 元

本书编委会

主　编　姚尚龙　华中科技大学同济医学院附属协和医院
　　　　　沈晓凤　南京医科大学附属妇产医院
　　　　　徐子锋　上海交通大学医学院附属国际和平妇幼保健院

编　委（按姓名笔画排序）

　　　　　车向明　首都医科大学附属北京妇产医院
　　　　　冯善武　南京医科大学附属妇产医院
　　　　　伍　静　华中科技大学同济医学院附属协和医院
　　　　　刘双梅　中国医科大学附属盛京医院
　　　　　孙　申　复旦大学附属妇产科医院
　　　　　李爱媛　湖南省妇幼保健院
　　　　　宋兴荣　广州市妇女儿童医疗中心
　　　　　张　瑾　石家庄市妇产医院
　　　　　陈新忠　浙江大学医学院附属妇产科医院
　　　　　林雪梅　四川大学华西第二医院
　　　　　贾丽洁　上海交通大学医学院附属国际和平妇幼保健院
　　　　　韩冲芳　山西白求恩医院
　　　　　胡明品　温州医科大学附属第二医院

秘　书　夏海发　华中科技大学同济医学院附属协和医院
　　　　　雷黎明　南京医科大学附属妇产医院

总　序

　　无论中西方，医学发展的早期都基于朴素的自然主义哲学思想。在远古时期，人类的生存主要依赖于狩猎活动。由于生产力低下，那时人类还无法制造高效率的生产工具和武器，只能依赖人海战术去围猎动物，因此受伤乃至死亡都是不可避免的，这就促使人们探索如何去救治这些伤者。人们发现，指压身体某个部位会产生酸麻胀感，以及镇痛作用，因而萌发了经络学说的基础。而在采集野生植物以果腹的同时，人类又对其药用价值有了体会，产生了中医药学的基础。在几乎同一时期，中国出现了扁鹊而古希腊出现了希波克拉底，这显然不是偶然。后来，火的发现以及冶炼技术的发展，使医疗器械的发展迈上了快车道。我在希腊博物馆里看到的据称是希波克拉底用过的手术器械，已与现代手术器械几无二致。这些都说明，在医学发展的早期，东西方走的几乎都是相同的路。

　　然而，在随后的历史岁月中，中医逐渐趋于以针灸、汤药、外敷为主要治疗手段，更加强调调理机体内部各脏腑间的功能平衡以及维持与外界的平衡关系。而西方医学的发展之路，则更加偏重于基于理论指导的所谓科学化的发展之路，如对人体解剖结构的研究，魏尔肖细胞病理学概念的提出，培根科学方法论的建立，基于解剖学的外科手术技术的发展，以及现代医院组织形式的确立及在全世界范围的推广。这些都使得西医这种所谓现代医学，在近代逐渐发展成为医学的主流。而在中华人民共和国成立后，有感于西医人才匮乏和广大农村地区缺医少药的现实，毛泽东特别强调要努力发掘中医药这座宝库，大力培养中医人才，把医疗卫生工作的重点放到农村去。这一系列的指示，使得中医药的发展得到了保证。尽管如

此，相较于西医系统而言，中医中药学的发展仍然滞后，特别是在麻醉学领域更是如此。以上对中医和西医这两个大类系统进行了简单的比较。

其实，从医学发展的趋势来看，无论西医还是中医，目前大体上仍然都处于经验医学为主的阶段，处于由经验医学向精准医学转化的进程中。精准医学，就我的理解而言，是一个相对于经验医学的概念；其需要被准确地定义，仍有待发展和完善。仔细回忆，"精准"这个词，在20年前，中国大陆是不太常用的。那时常用的词是什么呢？是精确。随着两岸交流的日益增多，一些来自中国台湾的惯用词开始在大陆流行，精准就是其中之一。特别是在美国前总统奥巴马提出发展"precise medicine"后，大陆的医学专家就将其译为精准医学。相对于以患者的症状体征和主诉为主要诊断依据的经验医学，精准医学更加强调客观证据的获取，这样的进步与循证医学的兴起不无关系。其实，精准医学也有不足的一面，很多问题有待进一步厘清。比如，我们经常需要抽取患者一定量的血液来做检查，将化验结果当作患者当前的状态，殊不知这个化验结果，不过是患者抽血时的状态而已。再比如，我们给患者口服用药，每日口服三次的药物，本应间隔8小时，却分别在白天的早、中、晚用药，这样真的合理吗？但大家很难改变现状。毕竟在半夜叫醒患者服药，对于患者和值班护士都是折磨。千里之行，始于足下，我们应当从最细微之处做起。

长久以来，麻醉界一直以心率、血压是否平稳，或者再加上苏醒是否迅速等，作为评判麻醉好坏的标准。这就导致在麻醉诱导后，使用小剂量血管收缩药来维持血压成为一种普遍的做法。近年来，以美国为代表的所

产科精确麻醉

谓干派麻醉，更是要求麻醉诱导后的整个手术期间都不允许输入较大量的液体，以避免体内液体超负荷，影响术后恢复；随着循证医学的强势崛起，以及国内规范化培训的全面铺开，这种理论和做法成为每一个接受培训的年轻医生都必须掌握的权威。但从结果来看，很多规培毕业生在临床麻醉的实践中"险象环生"，科室不得不对他们进行再培训，甚至强制他们短期脱岗接受再培训。因而，欧美主流麻醉理论在临床科学性方面是有待商榷的。

关于精确麻醉，1999年，我首次提出了"理想麻醉状态"这一中国麻醉的独创理论。理想麻醉状态，是对麻醉过程中所有可监测到的人体指标，都规定它们的正常值范围；在麻醉和手术过程中，只要将这些指标都控制在正常值范围内，就能杜绝患者发生意外的可能性。"理想麻醉状态"理论和欧美主流麻醉理论的最大区别，就在于前者是以人体各脏器的良好灌注为目标，而并非仅以血压这一相对表象的指标为判断标准。在1999年到2009年，我担任中华医学会麻醉学分会第十届委员会主任委员的十年间，就"理想麻醉状态"这一理论进行了全国巡讲，并举办了几十期的县级医院麻醉科主任培训班。约有数千人参加了这些培训，使得中国麻醉的整体安全水平得到迅速改善。在2018年国家卫生健康委新闻发布会上，国家卫生主管部门领导就中国何以能在短短十几年的时间里，将医疗可及性和医疗质量指数排名从110位快速提升到48位做了回答，其中就特别提到麻醉学科的进步所做的贡献。这是卫生主管部门领导对我们努力的高度肯定。在新冠病毒流行期间，应用这一理论指导新冠肺炎危重症患者的救治，也取得了良好的成绩。以上是精确麻醉在临床实际应用方面的贡献。

"精确麻醉系列"是"精准医学出版工程"丛书的一个组成部分。本系列目前已有13个分册，其内容涵盖了产科、儿科、骨科、胸外科、神经外科、整形外科、老年患者、肿瘤患者、手术室外及门诊手术的精确麻醉，以及中西医结合的精确麻醉、疼痛精确管理、精确麻醉护理、精确麻醉中的超声技术等。各分册的主编均为国内各相关麻醉领域的知名专家，均有扎实的理论基础和丰富的临床实践经验，从而保证了本系列具有很高的专业参考价值。本系列可作为临床专科医生工作中的参考书，规培医生和专培医生的自学参考书，对于已经获得高级职称的专业人员，也有望弥补经验方面的某些不足。总体而言，这是一套非常有意义、值得推荐的参考书籍。

精确麻醉今后将走向何方？以我个人之愚见，大概率有两个目标。其一是以人工智能为基础的自动化麻醉，这一突破，可能就在不远的将来。其二则是以遗传药理学为基础、完全个体化的、基于患者自身对药物不同敏感性所做出的给药剂量演算以及反馈控制计算机的给药系统，真正实现全自动的精确麻醉管理。只有完成了这两个目标，我们才真正意义上实现了完整的精确麻醉。

于布为

2024年6月20日

草于沪上寓所

前　言

　　医学的进步始终与人类对生命的敬畏同行。随着社会的发展和医学技术的进步，产科医学已经从单纯的"接生"发展为涵盖孕前、孕期、分娩及产后全周期的综合性学科。在产科医学领域，麻醉学科的角色正经历从"风险规避"到"精准护航"的深刻变革。随着"精准医疗"理念的深入和现代围产医学的发展，产科麻醉已突破传统镇痛技术的局限，演变为一门集母胎病理生理研究、个体化麻醉决策、动态围术期管理于一体的交叉学科。

　　如何通过精准化、个体化的麻醉方案在保障母婴安全的同时提升分娩质量，成为当代麻醉医师面临的核心命题。

　　当前产科麻醉面临多重时代挑战：高龄产妇比例攀升带来的复杂合并症管理、胎儿医学发展催生的宫内手术麻醉需求、快速康复理念对围术期干预策略的重构，以及社会对分娩镇痛日益增长的质量期待。与此同时，分子生物学技术为疼痛机制研究提供新视角，超声引导可视化技术革新区域麻醉实践，人工智能辅助决策系统正在重塑风险预测模型。这些变革既为产科麻醉开辟了新路径，又对从业者的知识体系提出了系统性升级要求。

　　本书以"精确麻醉"为核心脉络，立足于循证医学证据与临床实践经验，系统构建产科麻醉的精确化实施框架。全书内容覆盖妊娠期母胎生理特征解析、精确麻醉风险评估模型、可视化技术引导的神经阻滞方案、复杂合并症患者的个体化麻醉策略、危急重症多学科协同救治等关键领域，详细介绍了产妇、胎儿和新生儿体的生理变化及其对麻醉管理的影响，包括心血管系统、呼吸系统、血液系统等方面的改变，其中麻醉生理学、麻醉药理学理论知识是制定精确麻醉方案的基础，也是确保母婴安全的前提。

书中全面介绍了分娩镇痛新进展、产妇加速康复外科、新生儿急救与复苏、产科麻醉规范与指南、高危产妇围术期管理及精彩案例等内容。本书还探讨了产科麻醉热点与争论、未来发展趋势，如智能化监测与管理、多学科协作等，这些前沿领域将为产科麻醉带来更多创新和突破。

在编写过程中，我们始终贯彻"以患者为中心"的核心理念：一方面强调通过精确评估与干预降低医疗风险，另一方面关注孕产妇的心理体验与远期健康结局。书中大量引入临床路径、典型案例解析和循证推荐等资料，既可作为麻醉医师的规范化操作指南，又为产科、新生儿科医师提供跨学科协作的决策参考。

本书的成稿凝聚了数十位临床专家与研究学者的智慧结晶，他们来自临床产科麻醉一线，具有丰富的产科麻醉经验。特别感谢国内外同行在基础研究、技术创新和临床实践中的开拓性工作，正是这些宝贵积累为本书奠定了坚实的学术根基。《产科精确麻醉》的出版，不仅是各位编委专家对产科麻醉领域多年临床实践和研究成果的凝练与总结，更是对产科麻醉未来发展的探讨与展望。我们希望本书能够为产科麻醉医护人员提供专业权威的指导与参考，能成为产科麻醉从业者应对复杂临床挑战的实用工具，更期待通过精确麻醉理念的传播，推动我国围产期医疗质量向更高维度跃升。感谢所有为本书编写和出版付出辛勤努力的同行和朋友们。愿本书能为广大读者带来启发与帮助，为母婴健康事业贡献智慧与力量。

姚尚龙

2025 年 3 月

产科精确麻醉

目　录

产科精确麻醉

第一章
产科麻醉学的发展史

产科学是一门关系到妇女妊娠、分娩产褥全过程，并对该过程中所发生的一切生理、心理、病理改变进行诊断及处理的医学科学。产科学是最古老的专科医学之一，在还没有真正意义上的医学出现之前，人们就已经会接生了。麻醉学是一门研究临床麻醉、生命机能调控、重症监测治疗和疼痛诊疗的科学。麻醉和麻醉学的的范畴是在近代医学发展过程中逐渐形成的，并且不断更新变化。产科麻醉学是麻醉学的重要亚学科之一。随着产科学及麻醉学的发展，产科麻醉已远远超出单纯解决产科手术和分娩镇痛的目的，工作范围也不局限在手术室，因而产科麻醉学的内涵进一步拓展，其不仅包括麻醉镇痛，而且涉及整个围产期的准备、治疗、新生儿抢救及复苏，成为一门研究产科麻醉相关麻醉镇痛、急救复苏及危重症医学的麻醉亚专业。

麻醉的历史最早可追溯到我国春秋战国时期（公元前770年—公元前221年），《内经》记载名医扁鹊采用针刺麻醉治疗头痛、牙痛、耳痛和胃痛等疾病。《后汉书》中记载了东汉时期我国著名的医学家华佗（141年—203年）用酒冲服麻沸散全身麻醉后进行剖腹手术。唐朝（618年—907年）和宋朝（960年—1279年）常采用酒精调服大草乌细末作整骨麻药。宋初广泛使用洋金花（曼陀罗花），元朝（1279年—1368年）应用草乌散作麻药。现代麻醉学开始于1842年，Crawford Long医师首次成功使用乙醚进行全身麻醉手术，为纪念这项特殊的医学发明，1933年起，每年的3月30日被定为美国医师节。1846年，美国牙医Dr. William T. Morton在麻省总医院公开给患者进行乙醚吸入麻醉下切除肿瘤的消息轰动世界，开创了现代麻醉的新纪元。

现代麻醉技术发端于19世纪的美国，但产科麻醉却起源于欧洲。19世纪，外科界迅速接受了麻醉技术并借此促进了外科学迅猛发展，但麻醉在产科的应用却一度遭到了保守人士的猛烈攻击，神学家及各种道德学家也包括很多医师都认为这种分娩疼痛是上帝给予的，是女性生命中神圣的一部分。最离谱的是，曾有人因试图减轻妇女在分娩时的疼痛而被宗教势力指责为亵渎神灵、罪孽深重，最终竟被处死。当时的产科医师也不能跳出时代的局限，受到了宗教因素的影响，他们警告产妇们说，分娩的疼痛是由宫缩引起的，没有疼痛就没有子宫收缩，没有宫缩就没有正常的分娩，分娩时的疼痛可以使女性更温柔、更具有母性。幸运的是，并非所有19世纪的医师都跳不出传统的束缚，James Young Simpson是爱丁堡产科学教授，也是麻醉学先驱之一，他认为麻醉可以应用于手术刀引起的疼痛，自然也可以应用于分娩镇痛。1847年，

Simpson成功地将氯仿应用于产科麻醉镇痛，这是人类历史上破天荒的第一例，随后Simpon把氯仿进行分娩镇痛的观察结果发表在《柳叶刀》杂志上，他在文章中注明了氯仿的优点："患者被麻醉后，睡眠阻止了疼痛"。这篇文章标志着分娩镇痛历史的开端。在美国，纽约的Gardner模仿Simpson，于1848年在产科应用氯仿。1848年美国医学会议上，产科委员会报告了2000例患者应用乙醚和氯仿，无死亡及并发症极少。1年以后，此委员会建议在产科应用麻醉，最好用氯仿，相信它能减轻分娩疼痛，他们报道"再困难的分娩也不应该减少应用氯仿"。 英国维多利亚女王在1853年分娩奥波德王子和1857年分娩比阿特丽斯公主时，John Snow都给她使用了氯仿以减轻疼痛，促进了分娩镇痛的发展。实际上，顺产胎儿经过产道刺激更为健康，顺产的母亲则比剖宫产母亲恢复得更快、更好，产后并发症也少。到1862年，产科麻醉已获普遍应用，留下的疑问只是用乙醚还是用氯仿更安全。在美国，产科医师更习惯用乙醚；而在英国，则是氯仿被更加普遍地应用，但氯仿的安全性受到质疑。

1880年，Stanislav Kilkovich将笑气（氧化亚氮）用于分娩镇痛，因效果明显而曾风靡一时，继乙醚麻醉之后，氯仿和笑气在分娩镇痛中的成功运用，奠定了吸入麻醉的地位。Kilkovich观察到此混合物在整个分娩过程都能有效镇痛，对母婴都很安全，但此装置很昂贵，也很难运输。一些欧洲医师也试用了Kilkovich的技术，但却没有成功，直到1911年A E Guedel设计了第一个产科应用自控笑气和空气的装置。Guedel在文章中写道：患者很快认识到，她疼痛的缓解取决于气体作用和疼痛的较量。然而，由于导致母亲发绀，Guedel的方法被放弃。R Minnitt于1933年参加笑气和氧在产科的应用讨论会后，他认识到应用笑气的缺点可由氧气代替空气而克服。窒息的问题在随后Minnitt设计的仪器中通过混合笑气和氧气而解决。但它远非真正的成功，此后它被Lucy Baldwin于1958年修改的Walton牙科麻醉机所取代，这种麻醉机允许产妇自己调节笑气，最低氧浓度为30%。如果有胎儿窘迫的征象，则可立即停止气体-氧的混合物吸入。1923年，Luckhardt发明了乙烯-氧，并在美国用作产科镇痛。1928年，Lucas和Henderson描述了环丙烷的麻醉特性，这些药物在美国大获成功，因为它们在比笑气浓度低时就能提供很好的镇痛效果，在此混合物中增大氧的比例，就能预防婴儿窒息。1936年，Knight和Urner报告了通过患者控制的装置应用环丙烷，很多产科中心开始应用环丙烷和乙烯-氧镇痛，但它们的缺点是昂贵、仪器复杂及需要熟悉其特点的医师。1936年，Wesley Bourne首次把二乙烯乙醚应用于产科，其麻醉作用比乙醚更有效和快速，刺激性更小。1948年，Heyfelder最先把氯乙烷应用于临床，很多年来，它都作为表面麻醉剂，在分娩镇痛中起很小的作用，因为氯乙烷麻醉效能强，没有经验的人应用很危险。

1944年，Spitzer指出："所有的全麻药都减弱子宫收缩和回缩，它们都有致命的作用，早期研究并没有发现"。1953年，美国麻醉医师Virginia Apgar通过新生儿皮肤颜色、心率、刺激后的皱眉动作、肌张力、呼吸五项指标进行评分，判读新生儿产程结束后是否发生了窒息及窒息程度，命名为Apgar评分法，随即得到产科医师的认可，Apgar评分降低了新生儿死亡率，还奠定了新生儿学这门医学课程的基础，使新生儿学从诞生之日起就有一个非常可靠的科学基础，这是一种简单的能在新生儿出生几分钟内就可以快速评估出其健康状况的方法。Apgar评分最初用来评估吸入麻醉药对新生儿的作用，那么很显然，强效药物如环丙烷，如果在分娩前

产科精确麻醉

应用超过5min，会增加新生儿抑制的危险，但在非强效药物如笑气或乙烯，或强效药物以较低的镇痛浓度应用时，则不会增加危险。在1943年到1984年间，三氯乙烯和甲氧基乙烯也获得成功应用。1943年，Striker和Jackson把三氯乙烯第一次应用于产科，Freeman的吸入器可以提供镇痛浓度。然而，临床医师发现此方法并不可靠，会导致一些母亲接受的剂量过量。Epstein和MacIntosh于1949年设计了Emotril吸入器，1952年设计了Tecota吸入器。这些仪器都有温度代偿挥发器，其挥发量不受患者呼吸的影响。1960年，Artusio引入甲氧基乙烯，在美国广泛用于产科镇痛。然而，在美国之外的大部分地区，甲氧基乙烯并没有被普及，它对肾功能的不良反应，使它最终在1984年被停用。由于关注到所有挥发性药物对胎儿的抑制作用，以及其他更好的产科镇痛技术的发展，挥发性药物的应用逐渐下降。在应用乙醚、氯仿等全身麻醉的阶段，由于施用方法简陋、经验不足，产妇不够安全。这期间，1885年美国的Corning在狗身上进行了脊麻（椎管内麻醉）的实验，在未抽出脑脊液（cerebrospinal fluid，CSF）的情况下，注射局部麻醉药（局麻药）产生了下肢麻痹的现象，成为硬膜外麻醉的开端。1891年，英国的Wynter和德国的Quincke介绍了腰椎穿刺术。1898年，德国的August Bier在动物及人中做蛛网膜下腔麻醉获得成功。1901年，Ferdimand Cathelin及Jean Sicard介绍了骶管内麻醉。Fidel Pages（1921年）及Achille Dogliotti（1931年）再次叙述了腰部硬脊膜外麻醉，从而确定了椎管内麻醉的地位。20世纪初，随着腰麻、硬膜外麻醉技术的相继出现和改进，椎管内麻醉逐步成为阻滞麻醉的主要方法。1920年，低位硬膜外麻醉开始应用于分娩镇痛，并由美国医师Robert A. Hingson等发明了连续骶管阻滞；1938年，美国的Graffagnin和Sevler医师首先将硬膜外麻醉用于分娩镇痛；1979年，Revil于首届欧洲产科麻醉会议上提出硬膜外麻醉用于分娩镇痛是最有效的方法；1988年，患者自控硬膜外镇痛技术被首次用于分娩镇痛。之后，以椎管内分娩镇痛为标志的产科麻醉在产科领域掀开了崭新的篇章，这是人类生育文明和优生医学发展的一次质的飞跃。从20世纪80年代末开始，美国就已经大范围开展分娩镇痛了，哈佛大学布莱根妇女儿童医院在1989年就已在4万名产妇身上应用"可行走的硬膜外镇痛"。所谓"可行走的硬膜外镇痛"，就是指这种镇痛甚至能让产妇在必要时下地行走，意味着感觉-运动分离的麻醉技术已经非常成熟。到1994年，该医院70%以上的产妇均接受这种镇痛方式，效果令人非常满意。现在，在欧洲和美国，分娩镇痛的普及率已经达到85%以上，部分地区甚至高达95%，对于大多数欧美母亲来说，分娩不再是一个令人痛苦不堪的过程，医学技术的发展终于把人类从所有哺乳动物的痛苦中解救出来。

我国探索麻醉的历史虽然很早，但现代麻醉学的迅速发展是在中华人民共和国成立后，特别是改革开放后。1989年，卫生部（现国家卫生健康委）文件明确麻醉科是一级临床科室、二级学科，并指出其工作领域和业务范围，为麻醉学科的进一步发展奠定了基础。我国的分娩镇痛技术起步于20世纪50年代。1952年，山东省成立无痛分娩法推行委员会，推广苏联"精神预防性"无痛分娩法。1959年，延安出现了利用针灸为产妇分娩镇痛的做法。1963年，张光波教授在北京医科大学第一医院（今北京大学第一医院）开始了硬膜外麻醉分娩镇痛的研究，并在翌年写出论文《连续硬膜外阻滞用于无痛分娩的探讨》，并在南京召开的第一次全国麻醉年会上交流，证实了分娩镇痛的可行性，她被认为是中国"无痛分娩第一人"。1982年，在英

文杂志 *J Nurse Midwifery* 上首次出现了中国的针灸分娩镇痛文章；1987年，香港中文大学威尔斯亲王医院首次报道了中国的硬膜外分娩镇痛（*Asia Oceania J Obstet Gynaecol* 杂志）；1989年《中华麻醉学杂志》发表了第一篇硬膜外分娩镇痛的论著；1994年《中华妇产科杂志》发表了第一篇全麻分娩镇痛的论著。北京协和医院麻醉科叶铁虎教授大力推行分娩镇痛的临床应用，他帮助和睦家医院在1997年10月开展了分娩镇痛；1999年，武汉协和医院姚尚龙教授在国内率先开展可行走的硬膜外分娩镇痛，在《中华麻醉学》和《临床麻醉学》杂志发表相关学术论文，并获得2002年湖北省科技进步奖。2001年8月，开创国内椎管内分娩镇痛先河的北京大学第一医院的分娩镇痛走上了规模化的道路。2008年，国内多位专家参与执笔的第一版中国硬膜外分娩镇痛指南——《产科麻醉临床指南》发布。2009年，南京医科大学附属妇产医院在 *Anesthesiology* 杂志发表了《关于潜伏期分娩镇痛对产程及剖宫产的影响》。在中华医学会麻醉学分会产科学组姚尚龙教授的带领下撰写了《分娩镇痛专家共识》，收录在《中国麻醉学指南与专家共识（2017版）》。

随着产科麻醉近20年来的快速发展，我国开始规模化开展和普及分娩镇痛，以麻醉科医师、产科医师、助产师及相关护理人员相互配合为基础的各学科协作正在不断形成，整个分娩镇痛服务体系正在不断完善中。2018年，国家卫生健康委发布了《关于开展分娩镇痛试点工作的通知》，同时印发《分娩镇痛技术操作规范》《分娩镇痛技术管理规范》等4个文件。该方案为进一步规范分娩镇痛相关诊疗行为、提升产妇分娩诊疗水平、优化与完善医院分娩镇痛的整体管理流程、提高围产期医疗服务质量提出了新的指导和标准，将推动我国分娩镇痛的快速发展。随着医学模式的转换医学技术水平的进步，彻底解决"产痛"这个多学科交融的课题应能得以实现。

目前，椎管内阻滞是世界范围内应用最为广泛、最为安全有效的分娩镇痛方法。近年来，随着临床和基础研究的深入，相关的研究和观点层出不穷，分娩镇痛发展势头良好。在中华医学会麻醉学分会及围产医学分会的倡导下，开展的快乐产房、舒适分娩、各大妇幼专科医院分娩镇痛基层行以及海外华人麻醉医师发起的分娩镇痛中国行活动，极大地促进了我国分娩镇痛的开展，呈现出百花齐放、百家争鸣的局面。随着我国"三孩生育政策"的全面放开，产科麻醉将面临新的挑战。中华医学会麻醉学分会产科麻醉学组一直十分关注产科麻醉的热点及相关问题，在中华医学会麻醉学分会的带领下，积极推进中国产科麻醉的基础建设，推动中国产科麻醉事业国际化发展，带领产科学组致力于提高中国产科麻醉质量，降低产科麻醉的并发症和不良反应，促进产科麻醉学发展。

（夏海发　姚尚龙）

第二章
产妇生理解剖特点

第一节　女性生殖系统生长发育生理特点

一、女性各阶段生殖系统发育特点

女性从胎儿形成到衰老是一个渐进的生理过程，根据年龄和生理特点可分为7个阶段，各阶段具有不同的生理特征，其中以生殖系统的变化最为显著。

（一）胎儿期（fetal period）

人类受精卵是由父系和母系来源的23对染色体组成，其中性染色体（sex chromosome）在性别发育中起决定性作用。胎儿的性别由性染色体X与Y决定，即XY合子发育成男性，XX合子发育成女性。胚胎6周后原始性腺开始分化。若胚胎不含Y染色体，或Y染色体短臂上缺少睾丸决定因子基因时，性腺分化缓慢，至胚胎8～10周性腺组织才出现卵巢的结构。原始生殖细胞分化为初级卵母细胞，性索皮质的扁平细胞围绕卵母细胞构成原始卵泡。卵巢形成后，因缺少雄激素与副中肾管抑制因子的作用，导致中肾管退化，两条副中肾管发育成为女性生殖道。

（二）新生儿期（neonatal period）

新生儿出生后4周内为新生儿期。女性胎儿在母体内由于受到母体卵巢及胎盘产生的女性激素影响，出生时表现为外阴较丰满、乳房略隆起或少许泌乳。当离开母体环境后，新生儿血中女性激素水平迅速下降，可出现少量阴道流血。这些生理变化在短期内均可自然消退。

（三）儿童期（childhood）

儿童期为出生后4周至12岁左右。儿童早期（8岁前）由于下丘脑、垂体对低水平雌激素

（≤10 pg/ml）的负反馈以及中枢性抑制因素高度敏感，下丘脑-垂体-卵巢轴功能处于抑制状态。此期生殖器为幼稚型，表现为子宫体积小，子宫肌层很薄，宫颈较长，约占子宫全长的2/3；输卵管弯曲且很细；卵巢长而窄，卵泡虽能大量自主生长（非促性腺激素依赖性），但发育到窦前期即萎缩、退化；阴道狭长，上皮薄，无皱襞，细胞内缺乏糖原，阴道内酸度低，抗感染力弱，容易发生炎症。儿童后期（8岁后），下丘脑促性腺激素释放激素（gonadotropin-releasing hormone，GnRH）抑制状态解除，卵巢内的卵泡受垂体促性腺激素的影响有一定发育并分泌性激素，但仍达不到成熟阶段。卵巢形态逐步变为扁卵圆形。子宫、输卵管及卵巢逐渐向骨盆腔内下降。皮下脂肪在胸、髋、肩部及耻骨前面堆积，乳房亦开始发育，开始显现女性特征。

（四）青春期（adolescence，puberty）

青春期是儿童到成人的转变期，世界卫生组织（WHO）规定为10～19岁。女性青春期发动通常开始于8～10岁，此时中枢性负反馈抑制状态解除，GnRH呈脉冲式释放，继而引起促性腺激素和卵巢性激素水平升高、第二性征出现，并最终促进生殖功能成熟。青春期发动的时间主要取决于遗传因素，居住地理位置、体质、营养状况以及心理精神因素也存在关联。在促性腺激素作用下，女性出现青春期第一性征改变，表现为卵巢增大，卵巢表面呈现凹凸不平，皮质内有不同发育阶段的卵泡，并开始分泌雌激素；子宫增大，尤其是子宫体明显增大，宫体与宫颈比例达2：1；输卵管逐渐变粗，弯曲度减小，黏膜表面出现许多皱襞与纤毛；生殖器从幼稚型逐渐变为成人型，阴阜隆起，大、小阴唇变肥厚伴有色素沉着；阴道长度及宽度增加，阴道黏膜增厚并出现皱襞。第二性征表现为音调变高、乳房发育、阴毛及腋毛特定分布、骨盆增宽以及胸肩部皮下脂肪增多等。青春期虽已初步具备生育能力，但整个生殖系统的功能尚未完善。

（五）性成熟期（sexual maturity）

性成熟期又称生育期，是卵巢生殖功能与内分泌功能最旺盛的时期。一般始于18岁左右，持续约30年。此期卵巢功能成熟并分泌性激素，已建立规律的周期性排卵。在卵巢分泌的性激素作用下，女性生殖器各个部位及乳房发生周期性变化。

（六）绝经过渡期（menopausal transition period）

绝经过渡期指从开始出现绝经趋势直至最后一次月经的时期。通常始于40岁，历时长短不一，短至1～2年，长至10～20年。此期卵巢功能逐渐衰退，卵泡数量明显减少，卵泡发育不全，月经不规律，出现无排卵性月经。最终由于卵巢内卵泡耗竭或剩余的卵泡对垂体促性腺激素丧失反应，导致卵巢功能衰竭，月经永久性停止，即称为绝经（menopause）。以往采用"更年期"一词来形容女性这一特殊生理变更时期。1994年，WHO推荐采用围绝经期（perimenopausal period）来代替"更年期"这一术语，围绝经期指从卵巢功能开始衰退直至绝经后1年内。在围绝经期，由于雌激素水平下降，女性可出现绝经综合征，表现为潮热、出汗、不安、情绪不稳定、抑郁或烦躁、失眠等。目前认为，激素补充治疗可以有效缓解绝经相关症状，在绝经早期（治疗"窗口期"）使用，还可在一定程度上预防老年慢性疾病的发生。

（七）绝经后期（postmenopausal period）

绝经后期指绝经后的生命时期。在绝经后期早期阶段，卵巢停止分泌雌激素，而卵巢间质仍能分泌少量雄激素，后者在外周转化为雌酮，是循环中的主要雌激素。一般60岁以后妇女逐渐进入老年期（senility）。此期卵巢功能已完全衰竭，雌激素水平低落，不足以维持女性第二性征，生殖器进一步萎缩老化。

二、妊娠期生殖系统变化

在胎盘激素和神经内分泌的影响下，妊娠期孕妇生殖系统发生一系列生理变化以适应胎儿生长发育的需要并为分娩做准备。

（一）子宫

妊娠期子宫承担着孕育胚胎和胎儿的重要功能，是妊娠期及分娩后变化最显著的器官。

1. 子宫大小

随着妊娠进展，子宫体逐渐增大变软。足月时妊娠子宫体积达35 cm×25 cm×22 cm；重量约1100 g，增加近20倍；容量约5000 ml，是非孕期的500～1000倍。妊娠早期子宫略呈球形且不对称，受精卵着床部位的子宫壁明显突出。妊娠12周后，子宫逐渐增大并超出盆腔，在耻骨联合上方可触及。妊娠晚期因乙状结肠占据在盆腔左侧，子宫呈轻度右旋。子宫增大主要是由于肌细胞肥大、延长，也有少量肌细胞数目增加及结缔组织增生。子宫各部位增长速度：妊娠后期宫底增长最快，宫体含肌纤维最多，子宫下段次之，子宫颈最少，以适应临产后子宫收缩力由宫底向下逐渐递减，利于胎儿娩出。

自妊娠早期开始，子宫可出现生理性无痛性不规律收缩，称为Braxton Hicks收缩。其特点为稀发、不规律和不对称，随妊娠进展而逐渐增加，但宫缩时宫腔内压力通常为5～25 mmHg，持续时间不足30 s，不伴子宫颈扩张。

2. 子宫血流量

由于胎儿-胎盘循环的需要，妊娠期子宫血管扩张，血流量增加。妊娠早期子宫血流量为50 ml/min，主要供应子宫肌层和蜕膜。足月时子宫血流量为450～650 ml/min，其中80%～85%供应胎盘。子宫螺旋血管位于子宫肌纤维之间，子宫收缩时压迫子宫螺旋血管，导致子宫血流量减少。因此，宫缩过强可能导致胎儿宫内缺氧。另一方面，有效的子宫收缩也是产后使子宫胎盘剥离面迅速止血的主要机制。

3. 子宫内膜

受精卵着床后，在雌孕激素作用下，子宫内膜腺体增大，腺上皮细胞内糖原增加，结缔组织细胞肥大，血管充血，此时子宫内膜称为蜕膜。按蜕膜与囊胚的关系分为三部分：① 底蜕膜。囊胚着床部位的子宫内膜，与叶状绒毛膜相贴，以后发育成胎盘母体部分。② 包蜕膜。覆盖在囊胚表面的蜕膜，随囊胚发育逐渐向宫腔突出。③ 真蜕膜。底蜕膜及包蜕膜以外覆盖子宫腔其他部分的蜕膜，妊娠14～16周羊膜腔明显增大，包蜕膜和真蜕膜相贴近，宫腔消失。

4. 子宫峡部

位于子宫体与子宫颈之间最狭窄的组织结构。非孕时长约1 cm，妊娠后子宫峡部变软，逐渐伸展、拉长、变薄，扩展成宫腔的一部分，临产后伸展至7～10 cm，成为产道的一部分，称为子宫下段。

5. 子宫颈

在激素作用下，子宫颈充血、水肿，子宫颈管内腺体增生、肥大，使子宫颈自妊娠早期逐渐变软，呈紫蓝色。子宫颈主要由富含胶原的结缔组织构成，妊娠期子宫颈呈封闭状态直至足月，分娩期子宫颈扩张以及产褥期子宫颈迅速复旧。妊娠期子宫颈分泌大量黏液，形成黏稠的黏液栓，内含丰富的免疫球蛋白及细胞因子，可以保护宫腔免受外来感染侵袭。

（二）卵巢

妊娠期卵巢停止排卵和新卵泡发育。妊娠6～7周前卵巢黄体产生大量雌孕激素，以维持妊娠。妊娠10周后黄体功能被胎盘取代，黄体开始逐渐萎缩。

（三）输卵管

妊娠期输卵管长度增加，但肌层并不增厚。黏膜层上皮细胞稍扁平，在基质中可见蜕膜细胞。有时黏膜呈蜕膜样改变。

（四）阴道

妊娠期间阴道黏膜柔软度增加，充血水肿呈紫蓝色。阴道壁皱襞增多，结缔组织疏松，伸展性增加，有利于分娩时胎儿通过。阴道上皮细胞内糖原水平增加，乳酸含量增多，导致pH值降低，从而抑制致病菌生长，有利于防止感染。

（五）外阴

妊娠期外阴皮肤增厚、充血，大小阴唇出现色素沉着，大阴唇内血管增多及结缔组织松软，伸展性增加，利于分娩时胎儿通过。部分孕妇可因静脉血回流障碍导致外阴或下肢静脉曲张，产后多自行消失。

第二节　女性生殖系统解剖特点

一、外生殖器

女性外生殖器又称外阴（**图2-1**），指生殖器的外露部分，位于两股内侧之间，前为耻骨联合，后为会阴，包括阴阜、大阴唇、小阴唇、阴蒂和阴道前庭。

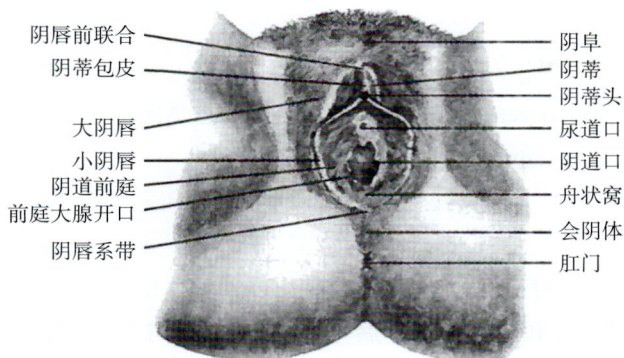

图 2-1　女性外阴生殖器

（一）阴阜

为耻骨联合前方隆起的脂肪垫。青春期发育时，阴阜处皮肤开始生长呈倒三角形分布的阴毛。阴毛的色泽与疏密与种族和个体差异有关。

（二）大阴唇

为两股之间一对纵行隆起的皮肤皱襞，前端与阴阜相连，后端延伸至会阴。大阴唇外侧面为皮肤，青春期后有色素沉着，内含皮脂腺和汗腺；大阴唇内侧面湿润似黏膜。皮下为脂肪组织和疏松结缔组织，外伤后易形成血肿。未产妇女两侧大阴唇自然合拢，产后向两侧分开，绝经后大阴唇逐渐萎缩。

（三）小阴唇

位于大阴唇内侧，是一对薄皮肤皱襞，富含神经末梢，表面湿润，色褐。两侧小阴唇前端融合，再分为前后两叶，前叶形成阴蒂包皮，后叶形成阴蒂系带。大、小阴唇在后端正中线汇合形成阴唇系带。

（四）阴蒂

与男性阴茎同源，由海绵体构成，位于两小阴唇顶端下方，性兴奋时可勃起。阴蒂分为三部分：前为阴蒂头，暴露于外阴，富含神经末梢，对性刺激敏感；中为阴蒂体；后为两阴蒂脚，附着于两侧耻骨支上。

（五）阴道前庭

为两侧小阴唇之间的菱形区域，由阴蒂、阴唇系带以及小阴唇构成。阴道口与阴唇系带之间有一浅窝，称为舟状窝，又称为阴道前庭窝，经产妇因分娩时撕裂而消失。在此区域内有前庭球、前庭大腺、尿道外口、阴道口以及处女膜等结构。

二、内生殖器

女性内生殖器（internal genitalia）位于真骨盆内，包括阴道、子宫、输卵管和卵巢，后二者合称为子宫附件（uterine adnexa）。

（一）阴道

阴道是性交器官，也是月经血排出及胎儿娩出的通道。位于真骨盆下部中央，阴道上宽下窄，前壁7～9 cm，与膀胱和尿道相邻；后壁10～12 cm，与直肠贴近。上端包绕子宫颈阴道部，下端开口于阴道前庭后部。子宫颈与阴道间的圆周状隐窝，称为阴道穹隆。按位置分为前、后、左、右四部分，其中后穹隆最深，与盆腔最低的直肠子宫陷凹紧密相邻，临床上可经此穿刺或作为手术入路。阴道壁自内向外由黏膜、肌层和纤维组织膜构成。黏膜层由非角化复层鳞状上皮覆盖，无腺体，有许多横行皱襞，有较大伸展性，阴道上端1/3处黏膜受性激素影响有周期性变化。肌层由内环和外纵两层平滑肌构成，纤维组织膜与肌层紧密粘连。阴道壁富有静脉丛，损伤后易出血或形成血肿。

（二）子宫

子宫位于盆腔中央，前为膀胱，后为直肠，下端接阴道，两侧有输卵管和卵巢，似一个前后略扁的倒置梨形有腔器官。子宫分为子宫体与子宫颈两部分。宫体顶部为子宫底，宫底两侧为子宫角。当膀胱空虚时，成人子宫呈轻度前倾前屈位。子宫的位置依靠子宫韧带及骨盆底肌和筋膜的支托，任何原因引起的盆底组织结构破坏或功能障碍均可导致子宫脱垂。

子宫体由内向外分为子宫内膜层、肌层和浆膜层。子宫内膜层衬于宫腔表面，无内膜下层组织。子宫内膜表面的2/3为功能层，受卵巢性激素影响，发生周期变化而脱落。基底层为靠近子宫肌层的1/3内膜，不受卵巢性激素影响，不发生周期变化。子宫肌层较厚，由大量平滑肌组织、少量弹力纤维与胶原纤维组成，分为3层：内层肌纤维环形排列，痉挛性收缩可形成子宫收缩环，中层肌纤维交叉排列，在血管周围形成"8"字形围绕血管，收缩时可压迫血管，制止子宫出血；外层肌纤维纵形排列，极薄，是子宫收缩的起始点。子宫浆膜层为覆盖宫底部及其前后面的脏腹膜。在子宫前面，近子宫峡部处的腹膜向前反折覆盖膀胱，形成膀胱子宫陷凹。在子宫后面，腹膜沿子宫壁向下，至子宫颈后方及阴道后穹隆再折向直肠，形成直肠子宫陷凹（rectouterine pouch），也称道格拉斯陷凹（Douglas pouch）。

子宫颈位于子宫的最下面，其内腔呈梭形，称为子宫颈管，由结缔组织构成，包括少量平滑肌纤维、血管及弹力纤维。子宫颈管黏膜为单层高柱状上皮，腺体分泌碱性黏液，形成黏液栓堵塞子宫颈管，能防止细菌侵入。黏液栓成分及性状受性激素影响，发生周期性变化，故临床上常以宫颈黏液检查作为测定卵巢内分泌情况的一种方法。子宫颈外口柱状上皮与鳞状上皮交接处是子宫颈癌的好发部位。

（三）子宫韧带

子宫韧带共有4对，分别为阔韧带、圆韧带、主韧带和宫骶韧带（**图2-2**）。

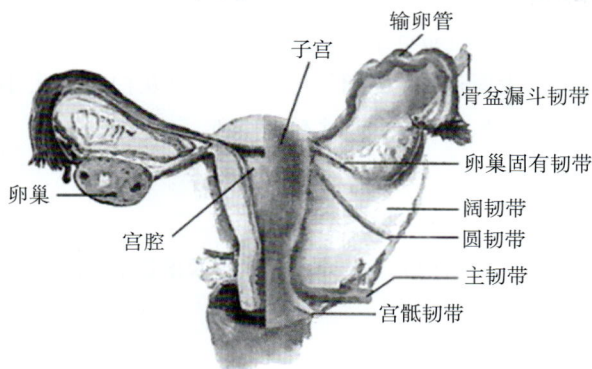

图2-2　子宫韧带

1. 阔韧带

呈翼状，由位于子宫两侧的双层腹膜皱襞构成，覆盖子宫前后壁的腹膜自子宫侧缘向两侧延伸达盆壁形成这一结构，能够限制子宫向两侧倾斜。在宫体两侧的阔韧带中有丰富的血管、神经、淋巴管及大量疏松结缔组织，称为宫旁组织。子宫动静脉和输尿管均从阔韧带基底部穿过。

2. 圆韧带

由平滑肌和结缔组织构成，呈圆索状，全长12～14 cm。从两侧子宫角的前面、输卵管起始部的内下方开始，在阔韧带前叶的覆盖下向前外侧走行，到达两侧骨盆侧壁后，经腹股沟管止于大阴唇前端，其作用是维持子宫前倾位置。

3. 主韧带

又称子宫颈横韧带。在阔韧带的下部，位于子宫两侧阔韧带基底部。为一对坚韧的平滑肌和结缔组织纤维束，主要作用为固定子宫颈位置、防止子宫脱垂。

4. 宫骶韧带

起自子宫颈后上侧方相当于子宫颈内口处，向两侧绕过直肠到达第2、3骶椎前面的筋膜。广泛性子宫切除术时，可因切断韧带和损伤神经引起尿潴留。宫骶韧带向后向上牵引子宫颈，是维持子宫前倾位置的主要结构。

（四）输卵管

输卵管是卵子与精子结合的场所以及运送受精卵的通道，位于阔韧带上缘内，内侧端与子宫角通连，开口于子宫腔，外侧端游离，开口于腹腔，接近卵巢上端，呈漏斗状。输卵管由内向外分为4部分：间质部、峡部、壶腹部以及伞部。输软管伞部有"拾卵"作用。

（五）卵巢

卵巢是产生与排出卵子并分泌甾体激素的性器官。由外侧的骨盆漏斗韧带（卵巢悬韧带）和内侧的卵巢固有韧带悬于盆壁与子宫之间，借卵巢系膜与阔韧带相连。卵巢前缘中部有卵巢门，神经血管通过骨盆漏斗韧带经卵巢系膜在此出入卵巢；卵巢后缘游离。青春期前卵巢表面光滑；青春期开始排卵后，表面逐渐凹凸不平；生育期呈灰白色，大小约 4 cm×3 cm×1 cm；绝经后卵巢逐渐萎缩变小、变硬，妇科检查时不易触到。

三、血管、淋巴及神经

女性生殖器的血管与淋巴管相伴行，各器官间静脉及淋巴管以丛、网状相吻合。

（一）动脉

女性内、外生殖器的血液供应主要来自卵巢动脉、子宫动脉、阴道动脉及阴部内动脉。

1. 卵巢动脉

自腹主动脉发出。在腹膜后沿腰大肌前行，向外下行至骨盆缘处，跨过输尿管和髂总动脉下段，经骨盆漏斗韧带向内横行，再向后穿过卵巢系膜，分支经卵巢门进入卵巢。

2. 子宫动脉

为髂内动脉前干分支，在腹膜后沿骨盆侧壁向下向前行，经阔韧带基底部、宫旁组织到达子宫外侧，横跨输尿管至子宫侧缘，此后分为上下两支：上支较粗，沿宫体侧缘迂曲上行，称为子宫体支；下支较细，分布于子宫颈及阴道上段，称为子宫颈-阴道支。

3. 阴道动脉

为髂内动脉前干分支，分布于阴道中下段前后壁、膀胱顶及膀胱颈。阴道动脉与子宫颈-阴道支和阴部内动脉分支相吻合。阴道上段由子宫动脉子宫颈-阴道支供应，阴道中段由阴道动脉供应，阴道下段主要由阴部内动脉和痔中动脉供应。

4. 阴部内动脉

为髂内动脉前干终支，经坐骨大孔的梨状肌下孔穿出骨盆腔，环绕坐骨棘背面，经坐骨小孔到达坐骨肛门窝，并分出4支为痔下动脉、会阴动脉、阴唇动脉与阴蒂动脉。

（二）静脉

卵巢静脉与同名动脉伴行，数目多且相互吻合，右侧汇入下腔静脉，左侧汇入左肾静脉。行腹主动脉旁淋巴结切除，达肾静脉水平时应避免损伤，因为肾静脉较细，容易发生回流受阻，故左侧盆腔静脉曲张较多见。

（三）淋巴

女性内、外生殖器和盆腔组织具有丰富的淋巴系统，淋巴结通常沿相应的血管排列，成群或成串分布，其数目及确切位置变异很大。当内外生殖器发生感染或癌瘤时，淋巴往往沿各部回流的淋巴管扩散或转移，分为外生殖器淋巴与盆腔淋巴两组。

（四）神经

女性内、外生殖器由躯体神经和自主神经共同支配。

1. 外生殖器的神经支配

主要由阴部神经支配。走行与阴部内动脉途径相同，由第Ⅱ、Ⅲ、Ⅳ骶神经分支组成，含感觉和运动神经纤维。在坐骨结节内侧下方分成会阴神经、阴蒂背神经及肛门神经（又称痔下神经）3支，分布于会阴、阴唇及肛门周围（**图2-3**）。

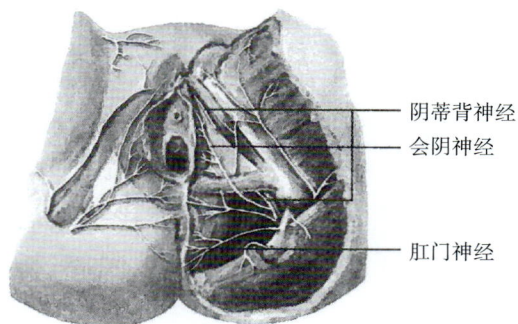

阴蒂背神经
会阴神经
肛门神经

图 2-3　女性外阴生殖器神经

2. 内生殖器的神经支配

主要由交感神经和副交感神经支配。交感神经纤维由腹主动脉前神经丛分出，进入盆腔后分为两部分：① 卵巢神经丛：分布于卵巢和输卵管。② 骶前神经丛：大部分在子宫颈旁形成骨盆神经丛，分布于子宫体、子宫颈、膀胱上部等。骨盆神经丛中含有来自第Ⅱ、Ⅲ、Ⅳ骶神经的副交感神经纤维及向心传导的感觉纤维（**图2-4**）。子宫平滑肌有自主节律活动，完全切除其神经后仍能有节律性地收缩，还能完成分娩活动。临床上可见低位截瘫产妇仍能自然分娩。

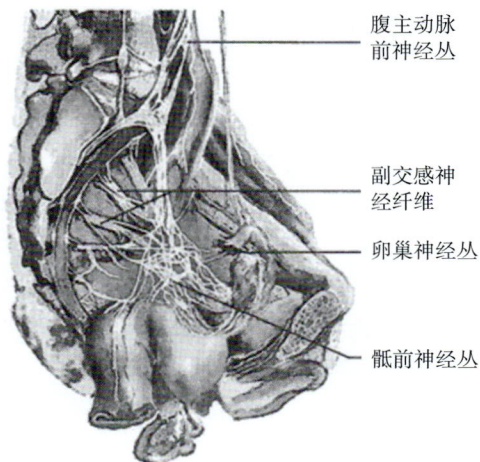

腹主动脉
前神经丛
副交感神
经纤维
卵巢神经丛
骶前神经丛

图 2-4　女性内阴生殖器神经

（沈晓凤）

参考文献

［1］ 戈洛博. 米勒麻醉学［M］. 9版. 邓小明, 黄宇光, 李文志, 译. 北京:北京大学医学出版社, 2020.

［2］ 谢幸, 孔北华, 段涛. 妇产科学［M］. 9版. 北京:人民卫生出版社, 2018.

［3］ 苏雷什, 西格尔, 普雷斯顿, 等. 施耐德产科麻醉学［M］. 5版. 熊利泽, 董海龙, 路志红, 译. 北京:科学出版社, 2018.

［4］ Colvin CW, Abdullatif H. Anatomy of female puberty: The clinical relevance of developmental changes in the reproductive system［J］. Clin Anat, 2013, 26(1):115-129.

第三章
产科麻醉药理学

妊娠期母体各脏器和系统发生一系列生理改变以适应胎儿生长发育的需要，从而对产妇的麻醉与手术过程产生影响。其中，消化系统和心血管系统的改变会直接影响药物吸收、分布与代谢的全过程。这种独特的生理改变主要与妊娠过程中母体激素水平变化、子宫增大引起的器质性变化、胎盘循环阻力降低，以及胎儿胎盘代谢需求增加等有关。妊娠期母体的各种变化，均属正常生理过程而非病理改变。但这些生理变化可使母体潜在的健康问题恶化，增加临产前产科和手术麻醉处理风险，应引起重视。

妊娠期许多药物的药效学和药动学均会发生某些变化。母体血容量随着孕周数增加而显著增加，同时带来稀释效应，即便肝功能正常，血浆蛋白浓度仍会逐渐降低。进入母体中的游离药物浓度水平升高、药效增加、半衰期延长，对于蛋白结合率高、脂溶性低的药物影响尤为显著。由于肾小球滤过率（glomerular filtration rate，GFR）增加，药物排泄方面的变化较代谢方面的变化更为明显，经肝肾排泄药物的清除率可增加50%。

第一节　妊娠期药物代谢与转运

一、妊娠期药物代谢

妊娠期母体由于激素水平的变化引起各个脏器和系统发生明显的生理适应性改变，代谢状况与非孕期有很大差异。此外，自身调节系统也发挥了一定的作用。

（一）药物的消化与吸收

妊娠过程中子宫逐渐增大，从盆腔上升至腹腔，使胃体受到挤压，食管与胃连接部夹角变小，容易产生胃-食管反流，反流性食管炎发生率高达45%~70%。同时，由于激素水平的影响，胃肠道张力下降，蠕动减弱，出现排空延迟。一方面在全麻诱导期容易发生反流误吸；另一方面，会延长口服药物在胃肠的滞留时间，使药物吸收更趋完全。此外，妊娠晚期，由于下腔静脉回流受阻，下肢血液回流不畅，影响经下肢皮下或臀部肌内注射药物的吸收，必要时应采用静脉注射方式，首选上肢静脉。

（二）药物分布

母体循环系统在孕期变化最为显著，心率平均增加17%，每搏量（stroke volume，SV）增加18%，心输出量（cardiac output，CO）平均增加43%，血浆胶体渗透压、体循环阻力和肺循环阻力分别下降14%、21%和34%。血容量自妊娠早期开始增加，至孕32～34周达高峰，随后一直持续至分娩，其中血浆容积增加50%。药物分布容积也随循环容量增加而相应增大，吸收后药物被稀释程度也更加明显，因此妊娠期间，母体用药剂量要高于非孕期。

（三）药物与蛋白结合

孕妇全身体液和血浆容量在妊娠期间均增加，对药物体内分布会产生明显影响。由于血浆容量增加带来的稀释效应，导致单位容积血清蛋白含量降低，以白蛋白降低更显著，常表现为低蛋白血症。此外，妊娠期母体代谢率增加，胎儿代谢产物和排泄物通过胎盘转运至母体，使母体血液中需要与白蛋白结合的内源性物质增加，导致与药物结合的白蛋白更趋减少。因此，妊娠期药物与白蛋白结合能力显著降低。同样剂量的用药，血浆游离药物浓度会高于非孕期，转运到组织和透过胎盘、进入胎儿循环的药物也相应增加，导致妊娠期药效增强。实验证明，孕期导致血浆游离药物浓度增加的常用药有地西泮、苯妥英钠、苯巴比妥、哌替啶、地塞米松等。

（四）肝的代谢作用

妊娠期雌激素水平升高使胆道平滑肌张力降低，活动减弱，容易导致肝内胆汁淤积，引起肝脏药物清除速率减慢，对经肝代谢解毒的药物影响更为显著。

（五）药物排泄

妊娠早期开始，肾血流量增加35%，肾小球滤过率增加50%，后续妊娠期维持较高水平。由于肾血流和肾小球滤过率增加，导致药物经肾排泄加快，尤其是那些依靠肾脏排泄的药物如硫酸镁、地高辛等。相反，肾功能不全会明显延长主要经肾排泄药物的半衰期。妊娠期一旦发生肾功能不全时，应对所用药物的半衰期有充分估计。

二、胎盘与药物转运

胎盘的构成分为三大部分，分别是羊膜、叶状绒毛膜和底蜕膜，其分别是胎儿部分和母体部分，有各自相对独立的血液循环，是母体和胎儿间气体、营养物质以及药物转运的物质交换场所。

（一）转运部位

几乎所有药物都能跨胎盘在母体与胎儿间完成双向转运，胎盘的血管合体胞膜（vascular syncytial membrane，VSM）是药物转运的主要部位，药物跨膜转运速率直接受到VSM厚度的影响。药物交换速率与VSM厚度呈负相关，与绒毛面积呈正相关。孕晚期VSM厚度仅为早期的1/10，而绒毛面积较孕中期增大12倍，绒毛表面合体细胞微绒毛密度也相应增大。这些改变既有利于物质交换，又能加速药物跨胎盘转运过程。

（二）影响转运速度与程度的相关因素

影响药物转运速度和程度的主要因素是药物的理化性质和母胎循环药物浓度差。小分子质量（<500 Da）、高脂溶性、非离子化程度高、非结合型（未与血浆蛋白结合）的药物更容易通过胎盘，通过胎盘的速度与胎盘血流速度呈正相关。足月儿血浆峰浓度一般出现在母体静脉注射药物后0.5～2 h。

第二节　产科常用非麻醉药物对产妇的影响

一、硫酸镁

硫酸镁（$MgSO_4$）是治疗子痫的经典药物，在临床使用已有近百年历史，长期实践证明其解痉效果确切，目前仍是镇静止痉的首选药物。正常妊娠期Mg^{2+}浓度为0.7～1.2 mmol/L，给予$MgSO_4$后，50%的Mg^{2+}进入骨骼组织中，45%进入细胞内，5%留在细胞外液。其中，2/3以游离形态存在，1/3与血浆蛋白结合。Mg^{2+}的有效治疗浓度与中毒浓度接近，使用不当易造成镁中毒，用药期间应监测肌力变化或血浆Mg^{2+}浓度。动物实验表明，$MgSO_4$对子宫血流与母体动脉血压的影响为一过性且轻微。静脉给药、肌内注射Mg^{2+}均可迅速通过胎盘，与胎儿血浆浓度平衡，羊水中Mg^{2+}浓度并不高。另有报道静脉大剂量使用$MgSO_4$可造成胎心基线变异降低，但对胎儿活动无影响。

二、抗胆碱药

剖宫产术（cesarean section，cesarean delivery）中产妇静脉注射0.01 mg/kg阿托品，分布半衰期为1 min，消除半衰期为3 h。剖宫产术前肌肉注射格隆溴铵可迅速被机体吸收，清除半衰期33 min，较非孕时缩短。以上药物在3 h内约有半量以原形经尿排出。产程中静脉注射0.005 mg/kg格隆溴铵对产妇心率和血压的影响与0.01 mg/kg阿托品相当。过去东莨菪碱被广泛用于"朦胧状态半麻醉"分娩，肌内注射同样可被机体迅速吸收，清除半衰期约1 h。

三、升压药

（一）麻黄碱

剖宫产椎管内麻醉起效后母体动脉血压一般会出现一定程度下降，常需要给予小剂量升压药维持循环稳定。母体低血压会造成胎盘灌注不足，引起胎儿酸中毒，应积极预防和控制椎管内麻醉后低血压的发生。激动或拮抗血管壁平滑肌 α_1 和 β_2 肾上腺素受体可以调节血管张力。妊娠期对儿茶酚胺的敏感性下降，激活这两种受体所需药物剂量较非孕时大。妊娠期 α_1 肾上腺素受体下调水平较 β_2 肾上腺素受体明显，致血管扩张，这可能是对母体血容量扩张的一种代偿机制。既往麻黄碱是处理椎管内麻醉后低血压的常用药物。麻黄碱属于非儿茶酚胺拟交感神经药，它的心血管作用类似于肾上腺素：能提升血压、心率，增强心肌收缩力，提高心输出量，维持循环功能稳定。适量麻黄碱不减少子宫胎盘血供，对胎儿循环影响小。与去氧肾上腺素比较的研究表明：麻黄碱可提高胎儿心率，从而增加胎儿心肌耗氧，导致胎儿出现轻度酸血症，而去氧肾上腺素无此影响。

（二）去氧肾上腺素

去氧肾上腺素也是一种非儿茶酚胺类药物，主要选择性激动 α_1 肾上腺素受体，促进外周血管收缩，提升全身血管阻力和动脉血压。过去认为去氧肾上腺素引起血管收缩可能会减少子宫胎盘血流，影响胎儿血供，导致胎儿缺氧与酸中毒。近年来的研究表明，胎盘血供应仅占子宫血流的50%，去氧肾上腺素引起子宫血流减少，并不会影响胎盘供血，不会引发胎儿缺氧与酸中毒，相比较麻黄碱用于治疗剖宫产椎管内麻醉后低血压更有优势。

（三）去甲肾上腺素

虽然去氧肾上腺素目前是产科一线的血管活性药物，但其提升血压的同时会反射性引起心率下降而降低心输出量。去甲肾上腺素是交感节后肾上腺素能神经末梢释放的主要儿茶酚胺之一，是一种强效的 α 肾上腺素受体激动剂，由于还具有微弱的 β_1 肾上腺素受体激动作用，其在收缩血管的同时还具有正性肌力作用，在提升血压的同时并不会降低母体心率及心输出量。而且有研究发现，在处理剖宫产椎管内麻醉后低血压时，去甲肾上腺素不会引起脐动脉血pH值降低。因此，去甲肾上腺素较去氧肾上腺素可能更适合产科麻醉纠正低血压的血管活性药物。

四、降压药

（一）血管紧张素转化酶抑制剂

血管紧张素转化酶抑制剂（angiotensin converting enzyme inhibitor，ACEI）主要用于治疗高肾素型高血压，临床疗效满意。此前曾有报道认为孕早期使用此类药物可造成胎儿先天性肾畸形、肾毒性和新生儿无尿症。孕期用药还可能导致羊水过少，胎儿肺发育不良，甚至胎死宫内，属高度可疑致畸剂。ACEI用药后可通过胎盘，并可经乳汁分泌，影响乳儿，属孕期及哺乳期禁用的降压药物。

（二）肼屈嗪（肼苯哒嗪）

肼屈嗪安全性高，无致畸作用，口服吸收良好，生物利用度高。首剂25 mg，后可按需增至100 mg，每日3次。该药对静脉系统影响轻微，主要扩张以小动脉平滑肌为主，体循环阻力下降40%，同时心输出量增加50%，引起反射性心率增加的效应不明显。临床主要用于治疗急性左心衰、心肺转流（cardiopulmonary bypass，CPB）后低心输出量综合征，静脉注射后20～30 min起效。产科主要用于治疗子痫前期和子痫等急进性高血压，使用时须注意监测血压，因为有时很小剂量也可使血压骤降，影响子宫胎盘灌注，对胎儿构成威胁。如降压效果不明显，可考虑加用β受体阻滞剂或硝酸酯类，以增强降压效果。常见不良反应包括药物性狼疮和体液潴留。药物性狼疮主要是长期大剂量用药所致，停药后可自行消失，体液潴留可考虑复合应用利尿剂控制。

（三）硝普钠

硝普钠为强效、速效血管扩张剂，可通过胎盘。其作用机制为药物进入体内后与红细胞接触后分解出NO，后者激活血小板及小血管平滑肌细胞的鸟苷酸环化酶，水解GTP，生成第二信使环鸟苷（cGMP），从而松弛血管平滑肌。硝普钠药物溶液不稳定，见光后易分解，使药效降低，故药液应现配现用，并且避光保存。当药液变为普鲁士蓝色时表明药液已分解破坏，药液中含大量亚铁氰化物，不能再使用。硝普钠可采用静脉缓慢滴注或微量泵持续泵注的方法给药。血压开始下降后即应减慢输注速率，以免发生低血压。给药的同时必须严密监测血压，最好连续监测有创动脉血压，可提高用药安全性。血压降压幅度过大或下降过快可影响胎盘血流灌注，危及胎儿，临床仅用于重度妊娠期高血压疾病、其他降压药无效而又急需降压者或妊娠期高血压疾病合并顽固性心衰难以纠正时。不应长时间连续用药，产前应用不应超过24 h。

（四）β受体阻滞剂

β受体阻滞剂在妊娠期已经被广泛使用。普萘洛尔的药动学在孕期与产后相似。拉贝洛尔比单纯β受体阻滞剂的作用更好，因为其兼有α、β受体阻滞剂的作用。该药物迅速经肝代谢，血浆半衰期为1.7～5.8 h，拉贝洛尔穿透胎盘屏障的胎儿：母体比率为1。经测量脐带血与胎儿大脑中动脉的血流速度，拉贝洛尔对胎儿血流动力学没有不良影响。重度子痫前期患者全身麻醉时，预先给予5～10 mg拉贝洛尔，重复给药总量不超过1 mg/kg，可有效降低气管插管引起的高血压反应。拉贝洛尔还可用于治疗子痫引起的恶性室性心律失常。

（五）钙通道阻滞剂

硝苯地平是一种具有选择性肾动脉扩张作用的钙通道阻断药。对于重度子痫前期患者，硝

3

苯地平可显著降低平均动脉压（mean arterial pressure，MAP）而不影响子宫胎盘循环。硝苯地平给药采用舌下含服。有一些关于该药引起血压下降而引起心脏缺血性改变的报道，原因在于给药后反射性心率加速。此外，硝苯地平与硫酸镁相互作用可引起严重低血压和神经肌肉阻滞。因此，硝苯地平已不再被认为可安全用于高血压孕妇。尼卡地平是一种二氢吡啶类衍生物，可抑制心肌和血管平滑肌的钙内流，对血管平滑肌选择性较心肌强，因此相比其他钙通道阻断药，负性肌力效应更弱。尼卡地平可降低外周循环阻力，降低收缩压、舒张压、MAP、心输出量和射血分数可能增加。该药与蛋白高度结合，给予单次静脉注射剂量后半衰期仅 2～5 min，静脉泵注半衰期则为 1～2 h。胎盘穿透率为 9%，是目前治疗妊娠期严重高血压的理想药物。

五、抗酸药

抗酸药包括抑制胃酸生成的药物、抑制胃酸分泌药、胃黏膜保护剂、胃酸中和药等。孕晚期子宫增大，胃被推动上移，使胃与食管末端连接部夹角变小，易致胃-食管反流。因此提高胃液 pH 值、减少胃液容积成为产科麻醉前准备的一项重要内容。

（一）口服抗酸药

枸橼酸钠能快速有效地提高胃液 pH 值，减轻或避免反流误吸引起的肺损伤，是产科全麻诱导前有效的抗酸药。由于枸橼酸钠颗粒剂型会增加误吸后细支气管堵塞的风险，改建议使用液体剂型。剖宫产全麻诱导前 60 min 口服枸橼酸钠 30 ml，可减轻误吸后的肺损伤。

（二）组胺 H_2 受体拮抗剂

择期剖宫产术麻醉前 90～150 min 口服 400 mg 西咪替丁可以抑制胃酸分泌。雷尼替丁效果优于西咪替丁，对其他药物代谢干扰小，静脉注射 1h 后，胃酸 pH 值即明显升高，持续时间也较长。有研究表明雷尼替丁与枸橼酸钠联合使用效果更好。

（三）质子泵抑制剂

奥美拉唑能抑制胃壁细胞的氢离子泵，抑制胃酸分泌，起效较慢，作用时间长，半衰期 0.5～1.5 h，母体血浆浓度较低，不良反应少。奥美拉唑与枸橼酸钠、胃动力药（甲氧氯普胺）联合使用效果更佳。奥美拉唑对利多卡因的药代动力学无影响，故不会干扰母体使用利多卡因的体内过程。近年新推出的药物还有兰索拉唑，其作用机制和药效与奥美拉唑相似，可以根据实际情况选用。

六、止吐药

妊娠期恶心、呕吐常用治疗药物包括昂丹司琼、多拉司琼、氟哌利多和甲氧氯普胺等。很多有关妊娠期止吐药的研究重点阐述了药物作用，而药理学研究甚少。

（一）甲氧氯普胺

甲氧氯普胺为多巴胺受体拮抗剂，通过增加胃-食管括约肌张力，促进胃排空，用于止吐有一定效果。妊娠早期、择期剖宫产前使用甲氧氯普胺可减少胃内容积。对需行硬膜外或腰麻的择期剖宫产妇，围手术期预防性使用甲氧氯普胺，可有效降低恶心、呕吐发生率。有研究显示，甲氧氯普胺在妊娠羊体内半衰期为71 min，比非孕时（67 min）稍延长。虽妊娠期药物清除率和分布容积低于非孕时，给予此类药物时无须减量。

（二）昂丹司琼、多拉司琼

与安慰剂比较，昂丹司琼和多拉司琼均能有效预防术后恶心、呕吐的发生，但两者之间比较，疗效无统计学差异。随机试验中，昂丹司琼与甲氧氯普胺或安慰剂比较，预防恶心均有效。

（三）氟哌利多

美国食品药品监督管理局（Food and Drug Administration，FDA）曾因有报告提及氟哌利多有致尖端扭转型心律失常的严重不良反应，严正声明剖宫产术后防治恶心、呕吐应首选甲氧氯普胺、昂丹司琼和多拉司琼等。

第三节　产科常用局麻药对产妇的影响

局麻药是产科最常用的麻醉药物，主要用于区域神经阻滞。局麻药作用于神经轴突处，阻滞细胞膜上的钠通道，抑制动作电位的形成与传导，阻断自外周伤害性感受器或痛觉传入纤维上传至大脑皮质的信号转导。

孕妇对局麻药神经阻滞作用的敏感性增高，即通过蛛网膜下腔或硬膜外隙给药，维持同一阻滞平面，孕妇需要量明显减少，这种改变在产后即消失。研究表明产后2天内行输卵管结扎术，布比卡因用量比剖宫产增加30%，可能与器质性变化和激素的共同作用有关。

妊娠晚期，下腔静脉被增大的子宫压迫，使硬膜外静脉丛扩张，硬膜外隙变窄，导致等容积的局麻药扩散范围更广。孕激素也可能是引起妊娠期局麻药用量低于非孕期的原因之一。临床观察发现，妊娠早期子宫虽然增大，然而腹压升高并不显著，但孕妇对局麻药的需要量已开始下降。此外，研究表明，妊娠期神经纤维对局麻药的敏感性增强。体外试验发现布比卡因阻滞孕家兔迷走神经较非孕家兔更快，试验动物对布比卡因的敏感性可以被外源性孕激素显著增强。利多卡因对孕妇正中神经感觉支动作电位的阻滞作用较非孕时更明显。妊娠期脑脊液（CSF）中孕激素浓度高于非孕期，推测这种激素水平升高直接增强了孕妇对局麻药的敏感性。CSF的pH值对局麻药的效价也有影响。孕妇每分通气量较非孕时高，CSF的pH值增大，局麻药更多的是以非离子态形式存在，更容易通过血-脑屏障，增强局麻药效价。

一、利多卡因

利多卡因可与血浆中 α_1 酸化糖蛋白结合，妊娠后，孕妇血浆中 α_1 酸化糖蛋白水平降低，血浆游离利多卡因浓度高于非孕期。剖宫产术硬膜外使用利多卡因，血浆峰浓度出现在给药后 31 min，达 6.39 μg/ml。肝脏是利多卡因主要的代谢场所，利多卡因的代谢产物为单乙基甘氨酸二甲代苯胺（MEGX）和甘氨酸二甲代苯胺（GX）。剖宫产术中，血浆 MEGX 浓度仅为硬膜外给药量的 1/10。蛛网膜下腔麻醉时，给药后 15 min 在血中即可检出 MEGX。

二、布比卡因

布比卡因是分娩镇痛与剖宫产术常用的局麻药，低浓度硬膜外给药时有运动感觉分离效应，这一特点对第二产程中维持母体肌力、促进胎儿娩出有益。硬膜外途径给予布比卡因，血浆吸收率与半衰期在孕与非孕时相近。布比卡因硬膜外注射后，血浆药物峰浓度出现在给药后 26 min，半衰期为 12 ~ 15 h。硬膜外隙给药，药物吸收缓慢，故比静脉给药半衰期长。研究表明，剖宫产时硬膜外给予常用剂量的布比卡因，测得动脉血药峰浓度为 0.78 mg/L，尚未达到中毒剂量水平。腰麻下剖宫产，血浆布比卡因浓度仅为硬膜外麻醉时的 5%。布比卡因主要通过肝微粒体酶细胞色素 P-450 系统分解代谢，主要代谢产物为 2，6-哌可二甲代苯胺（PPX）。剖宫产术硬膜外麻醉时，给药 5 min 后，血浆中即能检出 PPX，持续 24 h，尿中布比卡因浓度无明显变化。

三、罗哌卡因

罗哌卡因是新型酰胺类长效局麻药，与布比卡因相比，罗哌卡因心脏毒性更小，对运动神经阻滞作用更弱，感觉与运动阻滞分离现象更明显。给孕羊静脉注射罗哌卡因，总清除率较非孕时降低，分布容积也略有下降，半衰期无明显变化。孕羊经尿以原形排出的罗哌卡因亦比非孕时少。虽然罗哌卡因与布比卡因结构相似，但药代动力学迥异。比较两者用于剖宫产硬膜外麻醉发现，胎儿娩出时产妇血浆游离罗哌卡因浓度是布比卡因的 2 倍，半衰期较布比卡因缩短约 3 h。

四、氯普鲁卡因

属于苯甲酸脂类局部麻醉药，具有起效快、麻醉效应强、恢复快的优点。氯普鲁卡因在体内迅速被胆碱酯酶水解，血浆半衰期短，全身毒性低于其他局部麻醉药。临床使用中体内蓄积少，停药后立即恢复，不易通过胎盘，对婴儿影响小，所以特别适用于产科麻醉。20 世纪 80 年代，氯普鲁卡因溶液中常加入亚硫酸盐作为抗氧化剂，脊麻时使用可引起短暂的神经症状，表现为腰背中等以上疼痛，放射到下肢，伴有感觉异常，持续 5 天左右，约 7 天后可以慢慢恢复，无感觉、运动损伤后遗症，无神经根影像学和电生理异常。此后，氯普鲁卡因中去除亚硫酸盐而加入乙二胺四乙酸稳定剂，又导致了硬膜外麻醉大容量用药后发生严重的腰背疼痛。尽管目前在有关国产普鲁卡因用于椎管内麻醉的研究中均未报道严重腰背疼痛和并发症，但其局部麻醉药本身的神经毒性仍不应忽视，使用时应避免大剂量、高浓度用药。

第四节　产科常用全麻药对产妇的影响

一、麻醉性镇痛药

（一）哌替啶

单次静脉注射哌替啶 50 mg，在给药后 5 ~ 10 min 出现血浆药物峰浓度，达 1.5 ~ 3 μg/ml，药物半衰期为 2.5 ~ 3 h。母体血浆中约有 63% 的哌替啶与 $α_1$ 酸化糖蛋白结合，妊娠期哌替啶的药动学与非孕时无明显差别。去甲哌替啶是哌替啶的代谢产物，具有活性，通常在产妇注药 10 min 后生成，对人体有致癫痫作用。后续 20 min 内，去甲哌替啶浓度在血浆内迅速增高，此后缓慢增高直至产程结束。在胎儿娩出前 1 h 内或娩出前 4 h 以上给予常规剂量的哌替啶，新生儿的抑制程度和没有用药产妇的新生儿没有差别。产程中多次给予哌替啶，会导致去甲哌替啶蓄积，半衰期可延长至 20 h。

（二）吗啡

吗啡静脉注射 2 ~ 5 mg，3 ~ 5 min 起效；肌内注射 5 ~ 10 mg，20 ~ 40 min 起效。吗啡的代谢产物为吗啡-3-葡糖甘酸（M3G），没有药物活性。妊娠期吗啡的代谢较非孕时加快，表现为妊娠期吗啡清除率加快、半衰期缩短、血浆 M3G 达峰时间缩短。

（三）芬太尼

芬太尼可迅速通过胎盘，其产科麻醉或镇痛的常用剂量为肌注 50 ~ 100 μg 或静脉 25 ~ 50 μg，静脉注药后 3 ~ 5 min 作用达高峰，维持时间 30 ~ 60 min。研究证明，在剖宫产手术时，胎儿娩出前 15 min 以内静脉用常规剂量的芬太尼，没有发现对新生儿有明显的不良影响。芬太尼最常用于硬膜外分娩镇痛，低浓度的局麻药复合小剂量的芬太尼从硬膜外给药，镇痛效果良好且对母婴无不良影响。

（四）瑞芬太尼

瑞芬太尼是一种超短效亲脂性的新型阿片类受体激动药，镇痛作用强，静注后 1 min 可以达到有效的血药浓度，分布的半衰期仅为 1 min，消除半衰期则为 6 min，长期注射不会在体内造成积蓄。同其他阿片类药物一样，瑞芬太尼易透过胎盘，但可在胎儿体内迅速被代谢。产科全身麻醉诱导时使用瑞芬太尼可以降低母亲的应激反应，维持母亲血流动力学稳定，而且不影响新生儿的Apgar评分。

（五）布托啡诺

布托啡诺是阿片受体激动拮抗剂，能激动 κ 受体，产生中枢镇痛作用，对 μ 受体具有部分拮抗作用，呼吸抑制、成瘾和药物依赖发生率低。布托啡诺镇痛强度与哌替啶相当，静脉给药 3 min、肌内注射 10～15 min 起效，30～60 min 达高峰，维持 3～4 h。可通过胎盘和血脑屏障，并可通过乳汁分泌。布托啡诺可用于分娩镇痛、剖宫产或哺乳期妇女术后镇痛，治疗剂量不抑制新生儿呼吸，不影响Apgar评分。布托啡诺的主要代谢场所在肝脏，代谢产物为羟基化布托啡诺，仍具药理活性。主要经肾排泄，肾功能不全患者用药后半衰期明显延长。布托啡诺中枢镇静作用强，适宜剂量用于产程镇痛，效果优于哌替啶。常见不良反应包括嗜睡、眩晕、恶心和呕吐。

二、静脉麻醉药

（一）硫喷妥钠

硫喷妥钠是剖宫产全麻诱导的经典药物。硫喷妥钠溶液偏碱性（pH=10），因脂溶性高可迅速透过胎盘，临床剂量不影响子宫收缩。孕初期硫喷妥钠使用剂量比非孕时减少约18%。临产妇全身麻醉时，硫喷妥钠平均诱导剂量为 261 mg，平均血药浓度 17 μg/ml。虽然孕期硫喷妥钠与血浆蛋白结合率未发生明显改变，但随着产妇血容量的扩张，药物分布容积相应增加，半衰期也相应延长，孕期半衰期比非孕期延长 2～3 倍。

（二）氯胺酮

氯胺酮对呼吸系统和心血管具有拟交感作用，这种作用在产科麻醉中对哮喘或低血容量患者格外有益。氯胺酮的不良反应是增加子宫收缩的强度和频率，对临产妇有明显影响。氯胺酮可收缩子宫动脉系统，升高子宫肌张力，这些变化不利于子宫-胎盘血供和胎盘剥离。氯胺酮升高子宫肌张力与药物剂量有关，当剂量<1 mg/kg 时，一般不易发现这种变化。育龄妇女于妊娠前后使用氯胺酮可出现幻觉。禁用于有精神病史、妊娠期高血压疾病、子痫前期、子痫或子宫破裂危险的孕妇。

（三）丙泊酚

妊娠期丙泊酚的药代动力学与非孕时相似。分布容积和半衰期无明显变化，但药物清除速率较非孕时快。丙泊酚虽然可引起血管舒张效应，但是并不会减少子宫胎盘血流量，在临床使用血药浓度范围内不影响子宫平滑肌的收缩。有研究表明，相较于硫喷妥钠，丙泊酚用于产妇全麻诱导并不会使新生儿缺氧、酸碱失衡等变得更严重。丙泊酚与硫喷妥钠在产妇全麻诱导中对新生儿的影响相似，可安全运用于产科麻醉全麻诱导。

（四）依托咪酯

依托咪酯主要用于血流动力学不稳定者。剖宫产全麻诱导时，依托咪酯剂量达 0.3 mg/kg，用药后平均血浆峰浓度为 1242 ng/ml，此后迅速下降，单次用药后 2 h，血浆药物浓度近乎零。研究发现，母体用依托咪酯和美索比妥诱导，两组新生儿 Apgar 评分无差异。依托咪酯诱导后，最初新生儿体内皮质醇水平有所下降，6 h 后恢复正常。

三、吸入麻醉药

（一）含卤素挥发性麻醉药

妊娠期最低肺泡有效浓度（minimum alveolar concentration，MAC）较非孕时降低，异氟烷 MAC 在孕 8～12 周时下降 28%，产后 12～24 h 恢复至正常水平。其他挥发性麻醉药如氟烷和恩氟烷 MAC 下降的程度与异氟烷相似。所有挥发性麻醉药均有松弛子宫平滑肌的作用。0.5 MAC 的挥发性麻醉药即足以使子宫肌张力明显减低，但剖宫产全麻维持使用氟烷和异氟烷并不明显增加术中出血或产后出血（postpartum hemorrhage，PPH）。新型挥发性麻醉药如七氟烷和地氟烷也不增加产后出血。

产科全身麻醉多采用静脉诱导，吸入维持。含卤素挥发性麻醉药有以下优点：① 允许吸入高浓度氧气；② 减少产妇术后不良记忆；③ 增加子宫血流量；④ 不增加子宫出血；⑤ 对新生儿抑制作用不显著。在某些需要完全松弛子宫平滑肌的紧急情况时，如双胞胎第二胎娩出或残留胎盘剥除时，挥发性麻醉药尤有优势。

（二）氧化亚氮

氧化亚氮是产科麻醉常用的吸入麻醉剂，对子宫收缩无明显影响。70% 的氧化亚氮可迅速通过胎盘屏障，最初 20 min 内由于胎儿摄取，可使血浆浓度下降，胎儿抑制较轻。随麻醉时间延长，新生儿抑制发生率升高，因此应严格限制诱导至分娩的时间。目前常采用的浓度为 50%，与 0.5 MAC 含卤素挥发性麻醉药混合使用。早孕女性氧化亚氮暴露是否能致胎儿畸形目前尚存争议，但氧化亚氮用于助孕技术及剖宫产术麻醉时未发现明显不良反应。

四、肌松药

（一）琥珀胆碱

琥珀胆碱，为去极化肌松药，起效迅速，进入体内的药物能很快被血浆假性胆碱酯酶水解，肌松效果确切，适用于产科全麻诱导。琥珀胆碱脂溶性低，生理 pH 时药物大部分呈离子状态，通过胎盘屏障较少，临床常用剂量（1～2 mg/kg）对胎儿或新生儿影响轻微。中等剂量（3～5 mg/kg）可通过胎盘屏障，虽有新生儿肌电图改变，但无明显呼吸抑制，大剂量（10 mg/kg）对新生儿呼吸有明显抑制作用。若孕产妇妊娠合并严重肝病，子痫前期或子痫孕妇肝功能受损，引起血浆假性胆碱酯酶活性降低，将导致琥珀胆碱半衰期延长，作用时效也相应延长。产妇由于妊娠期血容量扩张，血浆假性胆碱酯酶活性降低30%，但对琥珀胆碱代谢无明显影响。孕期琥珀胆碱引起肌颤遗留的术后肌痛较非孕时明显减轻，但预先给予筒箭毒碱，并不能减轻这些不良反应。

（二）非去极化肌松药

产科全麻遇有琥珀胆碱禁忌证时，如神经肌肉疾病家族史或真性胆碱酯酶缺乏，诱导时宜选用非去极化肌松药。0.6～0.9 mg/kg（2～3 ED_{95}）的罗库溴铵可在1 min内完成气管插管，0.15～0.2 mg/kg（3～4 ED_{95}）的顺式阿曲库铵能在2～3 min内完成气管插管。产科全麻维持一般选用非去极化肌松药。产科全麻中较少应用长效非去极化肌松药如哌库溴铵、泮库溴铵，中长效非去极化肌松药作用时效一般为30～40 min，较适合于剖宫产术麻醉，如维库溴铵、阿曲库铵、顺式阿曲库铵、罗库溴铵。

孕期全麻维持肌松药需要量明显减少。妊娠期非去极化肌松药起效时间缩短，药效持续时间延长。如根据千克体重给予维库溴铵，平均起效时间为80 s，较非孕时144 s明显缩短，肌松维持时间46 min，较非孕时28 min明显延长。妊娠期罗库溴铵药效较非孕时延长。静脉注射0.6 mg/kg罗库溴铵，起效时间79 s，持续时间33 min，与维库溴铵接近。阿曲库铵的肌松持续时间在孕期并未延长。为预防子痫发作的镁剂可延长所有非去极化肌松药的药效持续时间，但对琥珀胆碱的药效持续时间无影响。

常用剂量的肌松药不易透过胎盘屏障，对胎儿影响小，临床多依据临产妇与胎儿（新生儿）的安全性，以及手术要求来选择肌松药。

（徐子锋）

参考文献

［1］ 戈洛博.米勒麻醉学［M］.9版.邓小明,黄宇光,李文志,译.北京:北京大学医学出版社,2020.
［2］ 王国林,徐铭军,王子千.妇产科麻醉学［M］.2版.北京:科学出版社,2012.
［3］ 苏雷什,西格尔,普雷斯顿,等.施耐德产科麻醉学［M］.5版.熊利泽,董海龙,路志红,译.北京:科学出版社,2018.
［4］ Caritis SN, Venkataramanan R. Obstetrical, fetal, and lactation pharmacology-a crisis that can no longer be ignored［J］. Am J Obstet Gynecol. 2021, 225(1):10-20.

第四章

产妇麻醉生理学

妊娠是妇女的特殊生理过程，为满足合成代谢、胎儿生长发育和分娩的需求，孕妇机体各系统均会发生一系列解剖和生理上的变化，尤其是血液循环系统和呼吸系统的变化发生最早、变化最为显著。对于合并基础疾病的产妇，这些生理变化会影响原有疾病的病程进展，增加围产期的母体和胎儿的风险。认识妊娠期母体的这些生理变化，是理解围产期母体生理代偿和应激反应的基础，有助于理解围产期妊娠相关的管理，并采取适宜的麻醉方案保障母婴安全。

第一节　妊娠期血液循环系统生理变化

妊娠期母体的血液循环系统最早发生变化，生理意义在于增加子宫的血流灌注以保证胎儿的生长发育；另一方面，这些变化也为分娩期间可能发生的失血预留了一定的生理储备。

一、血液系统的生理变化

妊娠期血液系统最显著的变化是血容量、血液成分及血浆蛋白均显著增加，但因血容量的增幅超过其他成分的增幅，会出现稀释性贫血和低蛋白血症；同时，凝血功能增强，而抗凝及纤溶功能相对减弱，会出现代偿性高凝状态。

1. 妊娠期血容量

血容量的增加是孕期最早和最重要的变化。血容量的增加最早发生在孕 5 ~ 6 周，孕中期的增加最为显著，至孕 34 ~ 36 周血容量的持续增加达到平台期，之后血容量轻微下降。整个妊娠期总血容量比非妊娠期增加了 30% ~ 50%，平均净增加量 1100 ~ 1600 ml。单胎妊娠的血容量增加与胎儿大小正相关，双胎或多胎妊娠血容量增加更为显著，多胎妊娠者甚至净增 60% ~ 80%。血容量在产后 1 周开始逐渐恢复至孕前水平。血容量增加的同时还发生水钠潴留，表现为周围性水肿，直至分娩后逐渐恢复，这可能与肾素 - 血管紧张素 - 醛固酮、心房利钠肽以及雌孕激素等分泌增多有关。妊娠期女性的血容量可从孕前的70~75/kg增加至95~100 ml/kg，双胎及多胎妊娠者可高达105~110 ml/kg甚至更多。

妊娠相关的高血容量对保障子宫-胎盘灌注和母胎安全有重要意义，包括：维持子宫-胎盘灌注相匹配的血供支持系统；代偿仰卧位或直立位相关的体位性低血压；为分娩期的失血做储备等。

2. 妊娠期血液成分

妊娠期骨髓造血代偿性增生，包括有核细胞增生明显活跃，巨核细胞系统、粒细胞系统与红细胞系统明显增生，淋巴细胞相对减少。由于血容量增幅显著大于血细胞、血红蛋白等血液成分的增幅，导致稀释性贫血，又称"妊娠期生理性贫血"。

促红细胞生成素水平在正常妊娠期间增加50%，妊娠相关激素也促进红细胞的生成和增加红细胞容积。但由于血浆容量的增加更为显著，孕6~20周起，红细胞计数、血红蛋白浓度及血细胞比容均相对下降。孕20周以后，红细胞逐渐赶超血容量的增长趋势，至37周达到峰值，较孕前增加约30%。红细胞计数在产后逐渐下降，至产后6周产褥期结束时基本恢复到正常。相对红细胞计数而言，血红蛋白浓度及血细胞比容更有临床指导意义。

孕妇血红蛋白水平较健康妇女偏低，最常见的为缺铁性贫血。妊娠期间，缺铁性贫血的发生率约50%以上，这与孕期铁的需求量大大增加有关。日常饮食并不能满足母胎所需，而人体的吸收率又仅为10%，所以在孕中晚期，每日应至少补充4 mg铁才能有效地减少缺铁性贫血的发生。有关妊娠期贫血，世界卫生组织（WHO）的标准为孕妇血红蛋白＜110 g/L，我国沿用的标准是血红蛋白＜100 g/L。孕早期，随着血容量显著增加，血红蛋白浓度和血细胞比容逐渐轻微降低，至孕晚期血红蛋白可降至9.5~15.0 g/L，血细胞比容降至28%~40%，同时伴随红细胞沉降率加快。低血细胞比容可降低血液黏稠度，降幅约20%，可减少血流阻力，进而维持子宫-胎盘的血流通畅，降低绒毛血栓形成和梗死的风险。

孕早期胎儿对蛋白需求不大，血浆蛋白可维持正常。随着妊娠进展，为适应胎儿生长发育，蛋白质代谢需求逐渐增加，加之肾小球滤过率增加，使白蛋白排出增加等，血浆蛋白逐步降低，孕晚期达最低，血浆总蛋白减少10%，白蛋白减少20%（足月时可降至33 g/L的低限值），因此，妊娠期血浆胶体渗透压会逐渐降低（降低约5 mmHg），孕产妇易于出现组织水肿。对于肺毛血管通透性增加或心脏前负荷增加的产妇，会出现肺水肿。

妊娠可被看作一次由胎儿"抗原"引起的母体免疫反应，所以孕妇白细胞数量在孕7~8周起轻度上升，孕30周时达到高峰，临产及产褥期显著增加，并持续至产后2周。妊娠期存在多种体液和细胞介导的免疫功能抑制，因此自身免疫性疾病在妊娠期往往得以暂时缓解。

3. 妊娠期凝血系统

从孕早期开始，除Ⅱ、Ⅴ因子保持不变之外，几乎所有的凝血因子浓度及活性均逐渐增加，纤维蛋白原也增加，因而凝血功能增强。另一方面，抗凝功能减弱，包括抗凝血酶Ⅲ、蛋白C、蛋白S的活性减弱。虽然纤溶酶含量可增加，但组织纤溶酶原激活剂（tissue plamnipen activator，tPA）减少，且纤溶酶原激活剂抑制物（plasminogen activator inhibitor，PAI）增加，因此净效应是纤溶活性降低。同时，纤维蛋白降解产物（fibrin degradation products，FDP）、D-

产科精确麻醉

二聚体含量可增高，提示可能存在代偿性的血管内凝血加速状态和继发性纤溶。妊娠期，血小板计数可在正常范围或轻微下降，主要与血小板破坏增加和血液稀释有关。但血小板功能和活力可正常或略有增加，因而出血时间没有变化。

总体而言，妊娠期凝血功能增强，而抗凝和纤溶功能减弱，凝血系统呈现代偿性高凝状态。妊娠期凝血系统的这一变化可减少分娩期出血，但也增加了血栓形成或血栓相关疾病的风险。妊娠期的这种"血栓前状态"不容忽视，尤其是产后，深静脉血栓（deep vein thrombosis，DVT）的危险性可增加5倍。加拿大妇产科医师协会（SOGC）的《产科静脉血栓的预防与治疗指南》指出，有晚期流产、妊娠期高血压疾病、胎儿生长受限等妊娠合并症的孕妇血栓形成倾向也明显增加，应进行血栓形成倾向筛查。因此，针对妊娠期血液系统的这些生理变化，既要补铁，防治妊娠期贫血、低血小板血症、低蛋白血症，也要防治代偿性高凝和血栓前状态，可预防性应用小剂量阿司匹林、低分子肝素等，减少血栓性疾病的发生。

4. 产褥期及产后血液系统的变化

孕晚期及产褥期血容量基本维持稳定状态。分娩后，组织间隙的水分逐渐回到循环里，产后2～5 d血容量可再次暂时性升高，随着产后大量出汗和排尿，产后2～3周血容量逐渐恢复正常。

正常阴道分娩时，单胎的失血量在500～600 ml，双胎的失血量约900 ml，而剖宫产的失血量可达1000 ml。产后失血的生理反应与非妊娠的急性失血反应有很大区别，表现为不仅可以维持等血容量，而且血细胞比容也不会降低。与非妊娠妇女相比，产妇更容易耐受失血。当分娩过程中的失血量等同于孕期增加的血容量时，失血通常是可以耐受的。但肉眼估计的失血量通常都会明显低于实际失血量，因此仍然需要加强对血容量的监测。

二、循环系统的生理变化

妊娠期循环系统基本变化为高排低阻型的高动力性循环，除了前文所述血容量的进行增加，还包括每搏量和心率均显著增加，伴随全身血管阻力的下降。这些变化从孕早期即开始，持续进行到孕晚期。

1. 妊娠期心脏解剖变化

孕早期，伴随血容量的增加，心脏的容量负荷和心输出量进行性增加，心脏的解剖结构也会发生一系列变化，主要表现为可逆的、生理性左室肥厚，一直延续至孕晚期。孕晚期因宫底上抬，膈肌上移，心脏被向上、向左推移，并沿前后轴旋转成横位。心脏超声可见舒张末期心室容积增加和左室室壁厚度增加。胸片可表现出心影增大，少数者可能出现心包积液。

2. 妊娠期心率与心律的变化

如上所述，由于左室肥厚及心脏向上、向左移位，妊娠心电图可表现为电轴左偏及非特异性ST段改变。由于妊娠期的高动力血流状态，可出现生理性杂音。如较常见的收缩期杂音，为主动脉瓣的血流增多所致；较少出现生理性舒张期杂音，多为左室扩大引起二尖瓣反流所致。

妊娠期可能出现的正常心电图表现包括：PR间期和QT间期（未校正）缩短；QRS电轴偏移，

如孕早期QRS轴轻度右偏，孕晚期QRS轴因膈肌上抬而发生QRS轴轻度左偏；一过性ST-T改变。患有长QT综合征的妇女在妊娠期间发生晕厥、猝死等不良心脏事件的风险下降，但在产后9个月发生这类不良事件的风险增加。妊娠中最常见的良性心律失常包括：房性期前收缩、室性早搏、窦性心动过速等。

当出现以下情况需警惕病理情况，包括：Ⅲ级及以上的收缩期杂音；舒张期杂音；严重的心律失常；影像学检查发现不对称的心脏扩大。

3. 妊娠期血流动力学的变化

若按照"血管内容量-前负荷-心输出量-血压"这4步阶梯来看妊娠期血流动力学的系统变化，则妊娠对全身血流动力学的每一步阶梯均产生显著影响。

如前所述，血容量的增加发生最早、最显著，并持续增加至孕34～36周达到峰值，之后轻微下降。前负荷的变化伴随血容量的增加而增加。

心输出量的增加从孕6～8周可开始，最早出现心率增加，增幅可达15%～25%，之后全身血管阻力下降和主动脉瓣口面积增大导致每搏量增加，增幅约20%；孕中期，伴随血容量的显著增加，左室舒张末期容积显著增加，也进一步增加每搏量。妊娠对心肌收缩力的影响尚存在争议，相对于心脏负荷和心率的显著变化而言，孕期心肌收缩力增强的幅度较小。心脏超声显示，孕12周时心输出量可增加35%～40%，到孕34周，心输出量可增加50%，并持续维持到足月。总之，心输出量的增加主要来源于每搏量的增加，其次是心率增快。有研究发现孕晚期心输出量可增加46%，其中每搏量增加了24%，而心率增加了15%。

妊娠期血压的变化常受体位、孕龄影响，也与年龄、经产次数有关。全身血管阻力显著降低，孕中期时收缩压、舒张压和平均动脉压均趋于下降，其中舒张压和平均动脉压降低幅度较收缩压更明显，到孕晚期可逐渐恢复至基线水平。总外周血管阻力（systemic vascular resistance，SVR）在非孕妇为1700 dyn·s/cm^5，妊娠7个月降至980 dyn·s/cm^5，妊娠末期为1200～1300 dyn·s/cm^5。外周血管阻力降低使舒张压的下降比收缩压更明显，最终出现脉压增加。因此，并存脑血管瘤者有可能在妊娠期发生破裂意外。全身血管阻力降低的主要机制是：孕激素、一氧化氮、前列环素等导致的舒血管效应；机体对血管紧张素Ⅱ、儿茶酚胺等缩血管因子敏感性的降低；胎盘循环的低阻力，加上与之相匹配的体循环低阻力，两个并行循环的低阻力并联效应，使总体阻力更低，维持了较低的后负荷；稀释性贫血可降低血液黏度，血流加速，进一步降低后负荷。外周血管阻力降低意味着循环系统自身调节能力下降，对血流急剧变化的代偿能力减弱，这可以部分解释孕妇容易发生低血压晕厥及肺水肿。静脉压随妊娠月龄而增高，下肢静脉压可比正常高10～15 cmH$_2$O。分娩时每次子宫收缩，有300～500 ml血液从绒毛间隙通过卵巢静脉流出系统转移到体循环，可使右房压升高。

此外，与上述体循环阻力降低相似的机制，妊娠期肺循环阻力也下降，降幅约30%。孕晚期时，右室舒张末压略增高，肺循环血流量增多，而肺动脉压不升高。妊娠期间，体循环和肺循环之间的平衡可能被打破，对于合并左右分流的心脏病孕产妇，这种体肺循环的变化对病情进展有重要意义。

产科精确麻醉

4. 主动脉和下腔静脉受压

绝大多数妊娠妇女在仰卧位时都会发生主动脉和下腔静脉受压。有5%~10%的孕妇会发生低血压甚至休克症状，包括面色苍白、出汗、恶心、呕吐及低血压等，即仰卧位低血压综合征（supine hypotension syndrome，SHS），与妊娠子宫压迫导致下腔静脉受压而静脉回流显著减少有关，也可能与仰卧位导致的右房压和心输出量降低有关。另一方面，在妊娠子宫压迫导致下腔静脉血流受阻时，脊柱旁侧支静脉循环可能代偿了一部分的静脉回流，因此并非所有妊娠妇女均会发生仰卧位低血压。

主动脉受压通常不会引起上述下腔静脉受压的低血压症状，但与主动脉被钳夹类似，可提高上肢血压；另一方面，可引起下肢和子宫动脉压降低，而导致胎盘灌注不足、胎儿缺氧。因此，仰卧位时，即使上肢血压正常也可能发生子宫胎盘灌注不足，胎心率（fetal heart rate，FHR）常不稳定，尤其是在全麻或者椎管内麻醉后，主动脉受压对胎儿的影响更明显。

充分认识妊娠期主动脉和下腔静脉压迫的生理改变对麻醉管理非常必要。由于麻醉药物的血管扩张作用与椎管内麻醉的交感神经阻断作用，静脉血回流会进一步减少，因而加重母体低血压，甚至会引起胎儿窘迫。在阻滞平面达到T_4交感神经平面时，70%~80%的孕产妇可在仰卧位发生显著的低血压。因此，孕晚期妊娠妇女，尤其是椎管内麻醉后，应尽量避免仰卧而采取子宫左旋体位，如采取右髋垫高或左旋手术床使母体左倾15°~30°，可缓解绝大多数仰卧位相关的主动脉和下腔静脉压迫。此外，下腔静脉受压促使脊椎静脉丛血流增加，硬膜外间隙和蛛网膜下腔因静脉丛扩张而容积缩小，因此向该部位注入较少量局麻药，即可得到较广泛的阻滞范围。同时硬膜外穿刺出血或血肿形成的发生率亦相应增加。

5. 产时和产后的血流动力学变化

临产时，心率和每搏量进一步升高，进而继续增加母体心血管系统的负荷。心输出量在潜伏期可增加15%，活跃期可增加30%，胎儿娩出时增加45%。在第一产程，主要是子宫收缩使近300ml子宫血液回到母体循环，同时，腔静脉受压在宫缩时得以缓解，因此静脉回流增多，中心静脉压（central venous pressure，CVP）可升高，每搏量和心输出量则显著增加。第二产程，除子宫收缩外，腹壁肌与骨盆肌的收缩，会进一步增加周围血管阻力。产妇的屏气动作可增加肺内压和右室压力，对于左向右分流型心脏病的产妇，可能转为右向左分流而出现缺氧及发绀。同时，腹内压力的增加也使内脏血流向心脏回流增加，导致心脏负荷进一步明显增加。心输出量的进行性增加也与疼痛引起的儿茶酚胺释放有关。椎管内镇痛使产程中疼痛相关的心输出量增加有所减弱，但对宫缩引起的心输出量增加无明显影响。第三产程胎儿娩出时，腹内压骤减，血流回流到内脏血管床，回心血量短暂减少，加之末梢血管代偿性扩张，血压可能略有降低。伴随产后子宫收缩，血流又重新回到血循环，血容量再次增加，心输出量可增加45%，每搏量和右心收缩力亦增加。

分娩结束即刻，心率、每搏量和心输出量仍高于孕晚期，甚至高于产程后期的水平。一方面，下腔静脉压迫的解除、下肢静脉压的降低及子宫收缩引起的循环系统血液再分布，加上低阻力胎盘循环的丧失等，可维持产后早期心输出量的增加，而部分抵消分娩失血的影响。另一方面，产后24~72 h，由于子宫-胎盘循环停止、子宫缩复以及妊娠期过多组织间液的回吸收，可使血容量增加15%~25%，血液进一步被稀释，心脏负担进一步加重，合并心脏病的产妇产后极易发生心力衰竭。

至产后 2~3 周，妊娠期血容量的增加才逐渐恢复至孕前水平，心脏负荷才逐渐下降。产后 6~12 周心率、心输出量和平均动脉压恢复至孕前水平。每搏量和左室舒张末期容积则需要一年或更长时间以后才能恢复正常水平。心脏的其他解剖和功能变化也是可逆的。

总之，整个妊娠过程中，因高动力型循环，循环负荷随孕周逐渐加重，并可延续至分娩后 24~72 h。因此，合并基础心脏病的孕妇可出现各种危险的并发症，如心力衰竭、肺充血、急性肺水肿、右心衰竭；感染性心内膜炎；缺氧和发绀，以及栓塞等，围产期管理任务艰巨。

第二节　妊娠期呼吸系统生理变化

为了适应孕期额外胎儿氧的需求以及母体高动力循环，呼吸系统发生许多重要的适应性改变，包括解剖学改变和功能性改变，而这些改变对妊娠合并呼吸系统疾病的病理产生影响，妊娠期间呼吸系统的生理变化对全麻的实施和管理影响最为明显。

一、妊娠期呼吸系统解剖变化

呼吸系统解剖变化显著，早期主要是激素水平的变化介导，后期受子宫增大影响。

1. 上呼吸道的变化

由于呼吸道毛细血管扩张，整个妊娠期间，鼻、咽、气管等上呼吸道都处于黏膜充血水肿状态，容易出现鼻塞和出血，可能出现声音改变。除非有绝对必要，应避免经鼻气管插管或放置鼻胃管，否则可能引起严重鼻出血。气管插管时操作务必轻柔，避免反复操作，宜选用较小口径的气管导管（6.0~7.0 mm）。上呼吸道解剖结构的改变使得足月妊娠妇女的 Mallampati 气道分级升高，平均可升高半个等级，5% 的妊娠妇女升高 2 个等级。高达 50% 的足月妊娠妇女 Mallampati 气道分级达到 Ⅳ 级。插管困难或插管失败的风险可增加 8 倍。此外，上呼吸道抵抗力下降，也容易发生呼吸系统感染。

2. 胸部变化

胸廓变化明显，主要表现为横径及前后径增加，横径可增加约 2 cm，胸围可增加 5 cm~7 cm。随着子宫增大，膈肌上抬，最大可升高 4 cm。由于孕激素导致韧带松动，肋骨上提并向侧方外展，肋膈角增宽，在妊娠末期可增大 50%（35°）。胸廓容积亦随之增大，肺顺应性基本不变，但胸壁顺应性轻度降低。

二、妊娠期呼吸功能的变化

呼吸功能也发生适应性变化，包括肺容量、肺通气功能、呼吸力学及动脉血气的变化（**表 4-1**）。

表 4-1 妊娠期间呼吸功能指标的变化

呼吸功能指标		成年女性正常范围	妊娠期间的变化
肺容积	潮气量	400 ~ 500 ml	+45%
	补吸气量（吸气储备量）	1500 ~ 2000 ml	+5%
	补呼气量（呼气储备量）	500 ~ 1000 ml	−25%
	残气量	女性1000 ml	−15%
肺容量	深吸气量	潮气量+补吸气量	+15%
	功能残气量	1600 ml	−20%
	肺活量	2500 ml	不变
	肺总量	3000 ml	−5%
肺通气	分钟通气量	潮气量 × 呼吸频率	+45%
	生理无效腔	约占潮气量30%	+45%
	肺泡通气量	（潮气量−无效腔）× 呼吸频率	+45%
呼吸力学	肺阻力	/	−50%
	一秒用力呼气量	2000 ml	不变
	一秒用力呼气量/最大肺活量	＞80%	不变
	闭合容积	/	不变

如前所述，随妊娠进展，子宫进行性增大、膈肌随之上抬，但胸廓可扩张代偿，表现为尽管功能残气量逐渐减少，但深吸气量增加，总肺容量在孕早中期可基本保持正常。但孕28周以后，胸廓代偿性扩张不足，即深吸气量的增加不能代偿功能残气量的减少，肺容量会有所下降，可降低4% ~ 5%（200 ~ 400 ml）。肺容量是衡量最大通气潜力的重要指标，孕晚期肺容量的下降也意味着通气潜力的下降。值得一提的是，对于肥胖孕妇，深吸气量的增加可维持直立位的肺活量，但平卧位时，闭合容量仍会下降，仍可能发生肺活量降低，因此，部分肥胖孕妇平卧位有通气不足、低氧的风险。

潮气量及分钟通气量的增加是妊娠期肺通气功能最显著改变。孕7周开始，分钟通气量可增加30%，至孕晚期可增加50%。其发生机制与孕激素的水平升高、机体代谢率升高有关。孕激素对呼吸中枢有直接兴奋作用，可增加呼吸驱动力，分娩以后，随着孕激素水平的下降，呼气驱动力恢复至孕前水平。妊娠期母体的高代谢也使CO_2产生增多（静息时增加约30%，每分钟多产生约300 ml），尽管呼吸频率可不变，但伴随潮气量的显著增加，分钟通气量也增加，以排出多余CO_2。

呼吸力学方面，最重要的改变是气道阻力的显著下降，降幅可达50%，主要原因是孕激素对气道平滑肌的舒张作用。尽管妊娠期间肺顺应性不变，但胸廓结构改变带来的胸壁顺应性显著下降，其最终效应超过了气道阻力降低的代偿作用，因此妊娠期呼吸做功显著增加约50%，以提供子宫-胎盘循环所需的额外耗氧量而保证胎儿的生长发育所需。

由于呼吸增强，分钟通气量增加，动脉血氧分压（PaO_2）轻微上升或无改变。氧分压的增高有利于子宫-胎盘血氧循环，孕早期 PaO_2 在 $106 \sim 108$ mmHg，孕晚期可降至 $101 \sim 104$ mmHg。由于孕激素可增加呼吸中枢对 CO_2 的敏感性，CO_2 曲线左移，加之过度通气，因此，虽然妊娠期 CO_2 产出增多，二氧化碳分压（PCO_2）维持在 $30 \sim 34$ mmHg，这有利于胎儿血中的 CO_2 向母体血扩散。因为肾脏排出碳酸氢盐增加，使血浆碳酸氢盐的代偿性降低，从而避免了明显的呼吸性碱中毒，pH 值可保持在 $7.41 \sim 7.44$。

妊娠期氧耗量也伴随着代谢率的增加而渐进性增加，主要是为了满足胎儿、子宫、胎盘的生长需要。到足月时，氧耗量增加 $20\% \sim 50\%$。高通气所致的 2,3-二磷酸甘油升高提高了血红蛋白与氧的结合力，加之心输出量的增加，氧输送能力也显著增加，但增加的程度不足以代偿氧耗的增加。氧耗的增加，加之功能残气量减少所致的通气潜能下降，使妊娠妇女更容易发生缺氧，因此麻醉期间应保证产妇充足的氧供。

三、分娩期和产褥期呼吸功能变化

分娩期间，分钟通气量可因疼痛、焦虑等进一步增加。宫缩时的疼痛可引起显著的过度通气，而宫缩间歇期通气功能可无明显变化。未接受分娩镇痛的产妇，分钟通气量在第一产程增幅可达 $70\% \sim 140\%$，第二产程增加 $120\% \sim 200\%$。这种过度通气可导致明显的低碳酸血症和碱血症，$PaCO_2$ 可降至 $10 \sim 15$ mmHg，进一步引起母体换气不足和氧解离曲线向左移动，氧气与母体血红蛋白结合得更紧密会降低胎儿的氧利用率。

由于过度通气、子宫收缩和分娩期间的代谢需求增加，氧耗量也随产程进展而增加，第一产程增加 63%，第二产程增加 75%。因此，宫缩间歇期短时间的呼吸暂停即可引起明显的低氧血症。分娩镇痛可减弱宫缩痛引起的通气变化，避免宫缩间歇期母体低氧血症的发生。

分娩结束后，膈肌下移，功能残气量即开始增加，恢复至孕前水平尚需要几周时间。随着孕激素水平迅速下降，产妇呼吸动力随之下降，呼吸功能渐渐恢复至孕前水平，但血气至分娩后 $6 \sim 8$ 周后才恢复正常。

妊娠期间呼吸系统的生理变化影响了麻醉实施与管理的难度，应重视气管插管及呼吸管理。① 由于上呼吸道的水肿，容易出现面罩通气困难，增加气管插管难度，插管失败发生率高。气管插管前应当进行充分的准备工作，做好困难气道的准备。② 由于功能残气量下降、耗氧量和分钟通气量增加，无呼吸时动脉血氧分压下降速度比非孕期快 3 倍。插管失败和低氧血症是麻醉相关妊娠妇女死亡的重要原因。③ 全麻期间应调整呼吸参数，达到 $PaCO_2$ 在 30 mmHg 左右。对于妊娠期间出现的呼吸困难，或貌似正常的 PCO_2 甚至高碳酸血症，为肺活量显著下降的病理状态，多发生于严重贫血、心肺疾病、肺水肿或膈肌高度上移的孕妇，需提高警惕。④ 妊娠末期，因腹式呼吸受限，最大通气潜力已接近代偿边缘，因此麻醉期间应避免抑制胸式呼吸，避免椎管内麻醉的阻滞平面过高。

产科精确麻醉

第三节　妊娠期消化系统生理变化

妊娠期间，子宫增大引起消化器官位置改变，同时激素水平改变也使得各消化系统发生可逆的解剖、生理和功能变化。

一、食管胃肠的生理改变

因子宫增大的影响，胃的解剖位置移向膈肌的左上方，胃长轴从正常垂直位向右旋转45°，胃内压增高，同时可引起食管的腹内段进入胸腔，导致食管下端屏障压降低，加上雌孕激素可松弛食管括约肌，最终减弱了这一段区域阻止胃内容物反流的作用。使用镇静催眠药和抗胆碱药时，食管下端屏障压的降低更为明显。妊娠期间30%～50%的妇女有胃食管反流（gastroesophageal reflux），其发生率在孕早期约10%，孕中期40%，而孕晚期为55%。胃食管反流的高危因素包括：妊娠前或妊娠期间有胃灼热表现的妇女、经产妇，合并糖尿病及分娩时的疼痛、焦虑等。孕妇年龄与反流发生负相关。有关胃排空，以往认为，受孕激素和胃位置改变的影响，胃肠平滑肌张力减退，排空速度减慢。但近年来多项研究已证实，生理情况下，即使是肥胖孕妇，胃排空速度无明显变化。因此，孕产妇的麻醉前禁食要求和常规无异。但是，分娩期间因宫缩痛的刺激，胃排空会减慢；椎管内麻醉时使用阿片类药物，也会减慢胃排空。有关胃酸分泌，尽管有胎盘分泌的促胃酸激素的水平升高，但血浆促胃泌素水平无明显变化，妊娠期间和产后胃酸分泌变化不大或略有下降。

总之，妊娠期间胃位置发生改变，胃内压增加而食管下端屏障压下降，因此反流误吸的风险较高，若实施全麻，应按饱胃处理。正常情况下，胃排空和胃酸分泌均无显著变化，但分娩痛和阿片类药物的使用可减慢胃排空。

二、肝胆的生理改变

孕早期肝脏的大小形态没有变化，但随着子宫增大，肝脏位置略向上移．并被推向右后方，故孕晚期能触到肝脏则均为病理性。妊娠生理变化的影响使肝脏负担加重，包括：母体高代谢状态增加肝脏代谢与合成功能的负荷；胎儿的呼吸和排泄等功能均需母体完成；妊娠期内分泌变化所产生的大量激素需在肝脏代谢和灭活等。同时，由于胎盘的分流，肝脏处于相对缺血的状态，妊娠期高血压疾病等合并症可进一步加重肝损伤。此外，分娩、手术、麻醉、上行感染等因素也可能对肝脏造成再损伤。因此，妊娠期肝脏处于高风险状态，妊娠合并肝脏疾病容易恶化，妊娠期严重的肝脏损伤已成为我国孕产妇死亡的主要原因之一，须重视妊娠合并严重肝脏损伤。

由于孕激素对胆道平滑肌的松弛作用，胆囊常呈低张性扩张，加之胆汁酸的分泌增加约50%，胆固醇大量分泌，常发生胆汁瘀积，因此妊娠期间胆囊疾病的风险增加，如妊娠合并胆石症的发病率为5%~12%。

三、其他

妊娠期间，50%~80%的妇女会出现恶心、呕吐，孕10周的发生率最高。其中，3%的妇女会发生妊娠剧吐，表现为体重减轻、脱水、酮症、电解质紊乱，严重者甚至发生肾衰竭或食管破裂。血清人绒毛膜促性腺激素（human chorionic gonadotropin，hCG）水平升高与孕期恶心、呕吐反应发生率升高有关。值得一提的是：发生妊娠呕吐反应者往往妊娠结局良好，流产发生率会降低，围产期死亡率也降低，但相关机制尚不明确。

此外，因雌激素水平高，妊娠期妇女可出现齿龈肥厚，易致牙龈出血、疼痛或牙齿松动，因此，气管插管时需轻柔操作，避免损伤。

第四节　妊娠期内分泌系统生理变化

妊娠期间，除胎盘和胎儿分泌的激素起主要作用外，母体的内分泌系统也发生显著变化，以适应机体变化的需要。

一、甲状腺和甲状旁腺的生理变化

妊娠期甲状腺功能在不同妊娠阶段表现不同，且甲状腺功能紊乱在妊娠期和产褥期发病率较高，若未及时诊治，可对母婴健康有不良影响，甚至影响胎儿脑发育。受孕后血清hCG显著增加，与促甲状腺素（TSH）具有同源性，可直接作用于甲状腺，促进甲状腺激素分泌增多，产生一系列高代谢变化，这种促进作用在孕8~12周达到顶峰，出现一定程度下降后稳定至分娩。因此，妊娠期伴随hCG增加可出现血清T4浓度的增加，同时血清TSH水平下降，美国甲状腺学会2012年的《妊娠期及产后甲状腺疾病诊断及治疗指南》指出，整个妊娠期间妇女的TSH值比非孕时的TSH值（0.4~4.0 mU/L）有所降低，其正常下限降低0.1~0.2 mU/L，正常上限降低约1.0 mU/L。另一方面，甲状腺激素外周代谢的变化也贯穿整个妊娠过程，包括胎盘脱碘酶活性的增加，可抑制T4和T3过度活化，从而避免胎儿在生长发育中暴露于过量的母体甲状腺激素下。

甲状旁腺呈生理性增生，激素分泌逐渐增加，钙离子浓度下降，易出现低钙血症，因此孕妇常发生手足肌肉抽搐。

二、胰腺功能和糖代谢的生理变化

由于胎盘催乳素和游离皮质醇的抗胰岛素的作用，机体对胰岛素的敏感性随孕周增加而下降；另一方面，胰岛 β 细胞增生、肥大，通过代偿性亢进来增加胰岛素分泌，以维持机体糖代谢。表现为孕早期胰岛素的敏感性增加、母体的能量代谢转换加快、容易出现饥饿感；在孕中晚期，逐渐出现程度不等的胰岛素抵抗、高胰岛素血症。

由于糖需求大，休息或空腹血糖水平稍低于孕前水平，但孕妇摄入碳水化合物后的血糖水平将高于非孕妇。餐间和夜间睡眠中有发生低血糖的倾向（空腹低血糖）。而且，由于较低的空腹血糖水平，可导致空腹低胰岛素血症，因而可能发生饥饿性酮症。

三、垂体功能的生理变化

因妊娠刺激垂体中催乳细胞增生，垂体的体积较未孕期增加20%～40%，主要表现为垂体前叶增大。催乳素从妊娠7周至足月随妊娠的进展而逐渐升高，血清催乳素值由未孕时的10 μg/ml上升至足月妊娠时的200 μg/ml，其作用为促进乳腺发育，为产后哺乳做准备。分娩后不哺乳者，于产后3周内降至孕前水平。妊娠期间缩宫素分泌减少，垂体后叶的缩宫素储存量在妊娠期间增加约30%，这为分娩期间及分娩后立即大量释放缩宫素提供了储备。正常的缩宫素对应激的反应在妊娠晚期会减弱，这可能是防止早产的一种保护措施。

妊娠早期由于妊娠黄体，继而胎儿胎盘单位产生大量雌、孕激素，对下丘脑和垂体产生负反馈作用，抑制促性腺激素分泌，故妊娠期卵巢无排卵。

四、肾上腺皮质功能的生理变化

妊娠期间，肾上腺皮质增厚，母血清皮质醇浓度随妊娠月份逐渐升高，足月妊娠时比未孕期高3倍，主要原因是皮质醇产生增加而清除减少。但皮质醇进入血循环后，约有90%与皮质类固醇结合球蛋白结合，仅10%以游离形式起活性作用，所以孕妇无肾上腺皮质功能亢进现象。

肾素-血管紧张素-醛固酮系统对正常妊娠期间血压-血容量稳定性的调节起重要作用。雌激素可使血浆中肾素活性增强3～10倍，醛固酮的分泌是在妊娠15周开始增多，足月时已为非孕妇的10倍。高肾素活性及高醛固酮可抵消大量孕酮所致的排钠利尿及肾小球滤过率增高，可避免发生负钠平衡及血容量减少。

第五节　妊娠期神经系统生理变化

一、中枢神经系统的生理变化

妊娠期间，颈内动脉增加，同时脑血管阻力下降，因此脑血流量增加，血脑屏障通透性也增加。动物模型中，妊娠期疼痛耐受能力是增加的。人类胎盘能够产生内啡肽和脑啡肽，因此血浆和脑脊液中内啡肽、脑啡肽水平在妊娠期增加。孕晚期，痛阈可增高。尽管如此，妊娠妇女在妊娠期对实验性疼痛的耐受力并没有增加。因此，内啡肽、脑啡肽及其他激素变化对妊娠妇女疼痛的耐受力及分娩疼痛的影响仍不明确。

妊娠期间，对麻醉药物敏感性可增加。吸入全麻药（如异氟烷）MAC降低30%~40%，因此，孕妇行吸入全麻时，应控制MAC在正常值的60%~85%。同时因分钟通气量增加而功能残气量减少，吸入麻醉药的摄取更快。同样，妊娠妇女对静脉全麻药（如丙泊酚）需求降低约10%，对镇静药（如苯二氮䓬类）的敏感性也增加。妊娠期和产褥期，对甾类非去极化肌松药（如罗库溴铵）的敏感性也增加，而阿曲库铵敏感性不变，但药物清除率增加，肌松药半衰期缩短，表现为肌松药的起效时间和持续时间都缩短。

二、周围神经系统

伴随子宫逐渐增大，为维持重心，脊柱解剖结构会发生一系列生理改变，包括代偿性胸部向后、颈部向前、肩部下垂、腰椎前凸等。近一半的孕晚期妇女可发生背伸肌和棘突旁韧带的过度拉伸而出现腰背及骶部酸痛。还有部分孕产妇可因股外侧皮神经的牵拉而出现大腿前外侧皮肤感觉的轻度缺失。由于颈部前屈，肩胛下塌，尺神经和正中神经受到牵拉可引起上肢疼痛、麻木及乏力。

妊娠期间脊柱的生理变化对实施椎管内麻醉有一定影响，包括下述几方面：① 腰椎前凸可能引起棘突间隙狭窄，造成椎管内穿刺困难；② 增大的骨盆使妊娠妇女侧卧位时呈髋高头低的倾斜；③ 因硬膜外静脉丛充盈及硬膜外脂肪增加，导致硬膜外腔容积缩小，而脑脊液容量减少，椎管内麻醉时所需局麻药量减少；④ 静脉丛充盈还可增加操作时损伤出血、局麻药吸收入血的风险；⑤ 足月孕产妇硬膜外腔负压的比例降低，侧卧位时硬膜外压力为正压。分娩过程中，由于腹内压增加、下腔静脉受压，导致静脉血液通过椎静脉丛回流增多，硬膜外压力会进一步增加。分娩后6~12 h硬膜外压力会恢复到孕前水平。

随妊娠进展，子宫对下腔静脉的压力也会逐渐增加，导致静脉血液向椎体内静脉、椎旁静脉和硬膜外静脉丛这些侧支循环的分流增加。硬膜外静脉丛充血导致硬膜外和鞘内容积均减少。另外，硬膜外静脉的穿刺损伤在产科患者中更加常见。

三、自主神经系统

妊娠期间，为维持维持血流动力学稳定，交感神经活性反射性增强。其机制在于：由于妊娠子宫对主动脉的压迫，心输出量下降，交感神经因而反射性增强，通过提高外周阻力维持动脉血压稳定。随孕周增加，这种对交感神经系统的依赖逐渐增高，足月时达高峰，分娩后36～48 h恢复到孕前水平。此外，副交感神经活力则相对下降，这可解释椎管内麻醉时尽管交感神经被阻滞，但很少出现严重的心动过缓。

第六节　妊娠期其他系统生理变化

一、泌尿系统的生理变化

1. 肾脏解剖结构的变化

妊娠期肾脏的位置不会变化，肾脏在体表的投射点也不会改变，肾脏大小略有增加，以长径明显。由于妊娠期肾血流量增加和肾间质间隙增加，肾脏长径可增加1～1.5 cm，产后6个月内逐渐恢复正常。

受增大的子宫压迫和孕激素影响，从妊娠3个月开始，肾盏、肾盂和输尿管出现扩张并持续至分娩后12周，以骨盆入口以上部位明显。由于子宫多呈右旋状态，以及右输尿管越过髂动脉及卵巢血管进入骨盆，故右侧肾盏、肾盂和输尿管扩张较左侧显著。

2. 肾脏功能的生理变化

妊娠期间由于心输出量的增加，肾血流量上升50%～85%，这也是妊娠期间肾脏增大的主要原因。肾小球滤过率（GFR）从孕4周开始增加20%，孕9～11周增加45%～50%，孕12周达到高峰水平（增加50%～65%）并维持至36周，孕中期GFR可从100 ml/min增加到150 ml/min，之后下降约20%，产后3个月恢复到孕前水平。GFR增加导致血尿素氮和肌酐水平降低，因此，孕期产检时血肌酐、尿素氮、尿酸常低于正常；如果发现上述指标在正常参考值范围，应考虑可能有潜在的肾脏疾病，需要进一步的检查和随访。

由于子宫对膀胱和输尿管的压迫作用，妊娠期间常发生尿频和夜尿增多，但很少出现3000 ml/d以上的多尿。孕晚期部分孕妇会发生不同程度的尿失禁，但多数无须特殊治疗。

GFR的增加减少了蛋白质的重吸收，同时增大的子宫压迫肾静脉导致肾静脉压升高，加之肾小球基底膜毛细血管通透性的增加，可出现生理性蛋白尿。尿常规检查时尿蛋白可 ± 或+。如果尿蛋白超过500mg/d，应考虑为病理性，如肾小球疾病或子痫前期。

GFR增加使葡萄糖滤过增加，超过肾小管对葡萄糖的重吸收能力，肾糖阈降低，加之血容量增加抑制近曲小管对葡萄糖的重吸收，有5%～40%的孕妇会出现生理性糖尿。尿糖排出高峰在妊娠8～11周，分娩后1周尿糖逐渐恢复正常。此时相应血糖和糖耐量检查结果正常，因此对于尿糖检查反复阳性的孕妇，应及时检查血糖水平，以便及早明确是否有妊娠期糖尿病（gestational diabetes mellitus，GDM）。

综上，妊娠时孕妇会出现肾盂扩张、肾积水以及尿频、夜尿；肾功能的主要变化表现在GFR升高约50%，因此血清肌酐、尿素氮降低，轻度低钠血症和水潴留，生理性血压降低。妊娠期泌尿系统的这些生理变化是胎儿正常发育和母亲健康的重要保证。

二、机体代谢

妊娠期间的机体代谢，除满足胎儿生长及胎盘和子宫发育的需要外，还要满足母体心血管和呼吸系统额外做功的需要。妊娠期基础代谢率于妊娠早期稍有下降，于妊娠中期逐渐增高，到末期可增加15%～20%，氧耗量增加20%～30%，主要为子宫营养血管所用。

母体体重增加存在显著的个体差异，平均为12 kg，其中胎儿和胎盘生长及羊水量增加为主要因素，占40%，约4.5 kg；母体脂肪蓄积占28%，为2～3 kg；其他还有乳房和子宫重量的增加、母体循环血量及组织液的增长及血管外组织的增加。妊娠早期及中期体重增加主要受母体因素影响，如循环血量、组织液及子宫、乳房等的改变引起，后期则主要受胎儿因素的影响。在妊娠晚期，由于母体血浆胶体渗透压下降，以及由于增大的子宫对下腔静脉的压迫，下肢静脉回流受阻，而发生液体潴留、下肢水肿。分娩后上述现象即消失，体重随之下降。

三、骨骼肌肉系统

妊娠期间，受体内激素影响，全身骨骼、关节及韧带特别是骨盆子宫支持组织变软，骨关节略松，活动性增加，有利于分娩。但骨关节过度松弛可引起髋关节、耻骨联合部位疼痛，严重时可发生耻骨联合分离，导致局部疼痛，活动受限。

综上，各个系统的生理性改变会伴随妊娠全程，直至分娩后，充分认识并理解这些妊娠相关的生理变化，尤其是对于有相应器官或系统合并症或并发症的孕产妇，甄别妊娠相关的生理变化与基础疾病的病理状态，是实施精准产科麻醉的基础，对保障围产期的母婴安全有重要意义。

（伍静）

参考文献

［1］ 切斯特纳特.Chestnut产科麻醉学：理论与实践［M］.连庆全，姚尚龙，主译.北京：人民卫生出版社，2016.
［2］ 贝辛格，巴克林，甘布林.产科麻醉学［M］.陈新忠，黄绍强，译.北京：中国科学技术出版社，2020.
［3］ 苏雷什，西格尔，普雷斯顿，等.施耐德产科麻醉学［M］.5版.熊利泽，董海龙，路志红，译.北京：科学出版社，2018.
［4］ Chan WS，Rey E，Kent NE，et al. Venous thromboembolism and antithrombotic therapy in pregnancy［J］. J Obstet Gynaecol Can，2014，36(6):527-553.

产科精确麻醉

第五章
胎儿和新生儿麻醉药理学

第一节　产科常用非麻醉药物对胎儿和新生儿的影响

　　围产期经常使用的药物主要包括缩宫素和麻醉性镇痛药。缩宫素是最有效的子宫收缩药物之一，可以兴奋子宫平滑肌，引起子宫收缩，主要用于催生引产，产后止血和缩短第三产程。正确使用缩宫素对胎儿的健康不会有很大的影响。较少见的需要药物治疗并发症包括抗感染或预防感染、胎儿肺不成熟、早产和分娩、妊娠合并心脏病、妊娠合并癫痫、妊娠期使用精神药物、妊娠期肝内胆汁淤积症等。妊娠期用药治疗疾病的同时，间接地对胎儿的生长发育有益，但药物也同样对胎儿可能产生不良影响。药物对胚胎和胎儿的影响分为以下几个方面：① 致畸作用；② 长期潜伏效应（如己烯雌酚导致青春期后阴道腺病）；③ 智力发育受损；④ 成年后患代谢性疾病和心血管疾病的高发性率。

　　分娩和分娩过程中使用的药物治疗既不涉及生长限制也不涉及结构缺陷，因为这些毒性分别是在长期治疗或妊娠早期暴露后发生的。相比之下，胎儿功能或行为缺陷和死亡是在分娩中治疗患者时非常关注的问题。功能或行为缺陷的例子包括血液不全、肾损害、动脉导管过早闭合、呼吸抑制、嗜睡、易怒、注意力和社会反应能力低下。如果胎盘灌注受到威胁，例如药物引起的产妇低血压，就可能发生胎儿死亡。

一、分娩过程中使用的抗感染药物

　　在分娩期间使用抗生素，可以预防和治疗产妇感染，以及预防新生儿疾病。在产褥期短期使用抗生素，以预防新生儿B组链球菌感染、手术相关性细菌性心内膜炎、产后子宫内膜炎和治疗绒毛膜羊膜炎。许多试验已经评估了在胎膜早破后使用预防性抗生素来延长妊娠（并随后改善新生儿结局）。在接受抗菌药物治疗时，不仅要考虑妊娠期和哺乳期的生理变化对药物代谢的影响，更要重视药物对胎儿和新生儿的致畸性和不良反应。在产前给产妇使用抗生素时，所有抗生素都可能在一定程度上穿过胎盘进入胎儿循环。随着孕龄的增加和蛋白结合程度的降低，某些药物的胎盘转移会增加，如氨苄西林。一般来说，只有少数抗生素在妊娠期间被禁用，许多抗生素被认为可在妊娠期间使用或可能低风险。大多数常用的抗生素都可在妊娠期间使用，包括青霉素、头孢菌素、万古霉素、克林霉素和红霉素（碱、硬脂酸或琥珀酸乙酯）。一些抗生素在怀孕期间是禁忌或谨慎使用的，比如，四环素类药物在妊娠期禁止使用，它继发于对胎儿牙齿和骨骼的不良影响以及孕妇的肝毒性。怀孕期间氟喹诺酮类药物的使用是有争议的，动物实验中发现对其软骨发育有影响，但在临床使用中并未发现对胎儿有明显的骨损害，早孕期应用并未发现严重畸形明显增加。呋喃妥因无致畸作用，但是在妊娠晚期应用可引起胎儿溶血性贫血，故妊娠晚期不建议应用。呋喃唑酮未见对胎儿致畸作用的报道，G-6-PD缺乏者应用本品可能产生溶血性贫血，妊娠晚期慎用。妊娠晚期也应避免使用磺胺类药物，因为它可能导致新生儿黄疸和溶血性贫血。链霉素和卡那霉素的剂量相关毒性已有报道，特别是对母体和新生儿第八对颅神经和肾脏的损害，孕期应避免长时间使用这些药物。

二、防治早产的药物

随着围生医学的发展，早产儿的存活率有了明显的提高。治疗早产的药物包括宫缩抑制剂、糖皮质激素、肺表面活性物质、镇静剂以及抗生素。

1. 宫缩抑制剂

治疗的前提是产妇对药物无禁忌，无延长妊娠的禁忌，胎儿健康并可继续妊娠，早产诊断明确。宫缩抑制剂药物主要包括：① β_2肾上腺素受体激动剂。主要药物为利托君。尽管利托君是美国FDA批准治疗早产的药物，但由于其不良反应大，故临床应用过程中应严密监测。利托君对母体的心血管不良反应最为突出，还可引起孕妇血糖升高及胰岛素分泌增加；利托君能迅速通过胎盘，引起胎心增快。② 硫酸镁。硫酸镁阻滞钙离子内流，使细胞内钙离子浓度下降，从而抑制神经肌肉兴奋，松弛平滑肌，可用于早产的治疗。对于32周前早产，应用硫酸镁可以起到减少后代脑瘫的作用，应注意避免与钙通道阻滞药联合使用，以免导致血压过低，胎盘供血减少。③ 缩宫素受体拮抗剂（阿托西班）。通过竞争性结合缩宫素受体抑制子宫收缩，且不改变子宫肌层对缩宫素的敏感性，对子宫收缩的抑制作用与缩宫素受体含量呈正相关。长期使用对孕妇和胎儿均很安全，耐受性良好。

2. 糖皮质激素

通过间接刺激肺表面活性物质的合成降低新生儿呼吸窘迫综合征的发生，代表药为地塞米松和倍他米松。对于临床上有宫内感染征象的患者应严禁使用。

3. 镇静剂

镇静剂的使用可以加强宫缩抑制剂的作用，使肝葡萄糖醛酰基转移酶活性增加，有利于新生儿黄疸的清除。予苯巴比妥10 mg/kg静脉滴注，然后每日口服100 mg。

三、妊娠合并心脏病的治疗药物

妊娠合并心脏病用药治疗时既要考虑药物的有效性，又要考虑药物对胎盘-胎儿的供血影响和对胎儿的安全性，以保证医疗安全。妊娠合并心脏病的药物治疗主要包括抗心力衰竭治疗、抗心律失常治疗、抗凝治疗等，目前常用药物如下：

（1）氢氯噻嗪：中效利尿药。对胎儿无致畸作用，但妊娠晚期长期服用可能造成新生儿血小板减少。

（2）硝酸甘油：小剂量的硝酸甘油即可扩张静脉、动脉系统。目前尚未发现硝酸甘油对胎儿有不利影响。

（3）硝普钠：硝普钠主要通过扩张循环小动脉，一般仅用于心源性休克、急性硝酸酯治疗无效及未能控制的高血压性心力衰竭等。由于本药具有引起胎儿硫氰化物中毒的潜在危险，因此只能于分娩前短期应用。

（4）普萘洛尔：由于普萘洛尔为 β_2 受体阻断药，可阻断子宫肌 β_2 受体而刺激子宫收缩导致早产。

（5）美托洛尔：美托洛尔为 β_1 受体阻断药，妊娠期使用较少引起宫缩，比 β_2 受体阻断药相对安全，现在已替代普萘洛尔。

（6）Ⅳ类抗心律失常药物：代表药物为维拉帕米、地尔硫。可引起胎儿心动过缓、传导阻滞、胎儿低血压、心收缩力降低，可能引起早产、胎儿畸形。

（7）常用的抗凝药为肝素：肝素的分子质量较大，一般不能通过胎盘，尚无肝素致胎儿畸形的报道。

（8）低分子肝素：与肝素相比，低分子肝素出血、血小板减少、骨质疏松等不良反应明显减少，其半衰期长、作用持久，无须监测凝血指标和血小板，具有更好的安全性，因此逐渐取代肝素。多数文献报道低分子肝素对胎儿无致畸作用。

（9）华法林：近期的研究显示，华法林对胚胎的致畸作用与剂量相关，当华法林的剂量＜5 mg/d时较安全。国际标准化比值（international normalized ratio，INR）决定华法林的用药剂量。

（10）阿司匹林：阿司匹林能通过胎盘，孕妇使用阿司匹林，胎血中的药物浓度可超过母血中的药物浓度。目前已有大量的临床研究以及循证依据认为小剂量应用对胎儿无致畸作用。小剂量治疗量为每日口服阿司匹林25～75 mg，临产前3天停用阿司匹林。

四、妊娠合并癫痫的治疗药物

癫痫孕妇的后代畸形率比一般正常妇女高2～3倍，而大多数抗癫痫药（antiepileptic drugs，AEDs）是造成胎儿畸形的主要原因。对这类患者妊娠期进行治疗时，应尽量权衡治疗的利弊，合理选择抗癫痫药物。用药期间应尽量采用单药治疗，如果患者已经妊娠，则不宜立刻停药或换药以避免癫痫发作，将剂量调整为控制癫痫的最小剂量，加强血药浓度监测，补充叶酸和维生素 K 及加强产前检查，以减少或避免发生胎儿畸形。

1. 传统的 AEDs

丙戊酸钠、卡马西平、苯巴比妥、苯妥英钠等传统的 AEDs 在脐带血中的浓度与母体的血药浓度相近，对胎儿均有致畸作用，对胎儿存在危害。

2. 新型的 AEDs

与上述传统的 AEDs 相比不良反应少、更易耐受，但尚无证据证实其对妊娠妇女更安全。目前常用药物包括：

（1）拉莫三嗪：拉莫三嗪是一种对妊娠期妇女相对安全的 AEDs，属于叶酸拮抗剂，所以也具有致畸危险。国际拉莫三嗪妊娠登记的畸胎率为 2.9%，均出现在孕早期服用拉莫三嗪母亲的胎儿，而孕中、晚期服用者无畸胎。

（2）托吡酯：托吡酯可引起新生儿拇指、趾骨、口轮匝肌发育不全，唇、腭裂和尿道下裂。

（3）奥卡西平：奥卡西平单药使用未见致畸报道。

（4）左乙拉西坦：有动物实验证实左乙拉西坦可引起骨骼畸形和生长受限。

五、妊娠期精神病治疗药物

妊娠期、分娩期、哺乳期均是女性抑郁症发病的高峰期，特别是妊娠期抑郁症发生率可高达 16%，且多在妊娠初期发病，因妊娠而停用抗抑郁剂复发者可达 50%。尽管目前多提倡妊娠期抑郁症可采用非药物疗法或中药等替代疗法，但实际临床中仍以抗抑郁剂使用居多。常用药物包括：

（1）选择性 5-羟色胺再摄取抑制剂（selective serotonin reuptake inhibitors，SSRIs）：早孕期如使用帕罗西汀应加强胎儿心脏检查。妊娠晚期使用 SSRIs 对新生儿可能产生影响，表现为轻度呼吸困难、神经敏感性增强等，应增加新生儿监护。最近 FDA 提出新生儿持续肺动脉高压可能与 SSRIs 使用有关。

（2）三环类抗抑郁药（tricyclic antidepressants，TCAs）：使新生儿表现为出汗或呼吸困难、惊厥、震颤等戒断样反应，而致畸风险率却未见明显增高。

（3）心境稳定剂：双相情感障碍比单相型抑郁症的发生率更低，目前美国妇产科医师学会（American College of Obstetricians and Gynecologists，ACOG）推荐拉莫三嗪可作为双相情感障碍妊娠期妇女维持治疗的药物，同时对胎儿的影响较小。

（4）氯丙嗪：致畸危险性不大，能迅速控制精神分裂症患者的躁狂症状。

（5）其他药物：舒必利、氟奋乃静癸酸酯和三氟拉嗪在妊娠期使用似无致畸效应，但通过阻断多巴胺 D_2 受体而升高血催乳素水平和引起锥体外系反应，对妊娠不利。

六、妊娠期肝内胆汁淤积症的药物治疗

妊娠期肝内胆汁淤积症（intrahepatic cholestasis of pregnancy，ICP）是妊娠期特有的并发症，

产科精确麻醉

临床上以皮肤瘙痒和胆汁酸等生化指标异常为特征。该病主要危及胎儿，增加围生儿的患病率和病死率。目前ICP药物治疗的研究仍局限，尚无经典的、统一的治疗方案。

熊脱氧胆酸（ursodeoxycholic acid，UDCA）目前被认为是ICP治疗的一线药物，在缓解瘙痒症状和血清学指标及延长孕周、改善母儿预后方面的疗效得到越来越多的临床试验证实。

常用降胆酸药物如下。

（1）地塞米松：目前ICP治疗中地塞米松的地位主要在于短期使用帮助有早产风险的ICP孕妇促胎肺成熟，减少早产儿呼吸窘迫综合征的发生。

（2）考来烯胺：改善ICP患者的瘙痒症状及部分生化指标，有学者认为考来烯胺可以作为仅次于UDCA的ICP二线治疗药物。由于考来烯胺影响脂溶性维生素A、维生素D、维生素K的吸收，易发生产后出血，故考来烯胺的治疗会增加产后出血的危险，甚至引起新生儿颅内出血。用该药时应同时补充维生素K等脂溶性维生素。

（3）苯巴比妥：在改善母儿预后方面苯巴比妥未取得良好效果。由于苯巴比妥在近分娩期使用有引起新生儿呼吸抑制的风险，限制了其在ICP药物治疗中的应用。

第二节　产科常用局麻药对胎儿和新生儿的影响

一、局麻药物药效与药代动力学特点

产科局麻药物药效与药代动力学是产科精确麻醉的重要组成部分，孕产妇麻醉的安全与舒适，局麻药物对胎儿及新生儿不良影响的控制均与它们密不可分。

根据分子结构，局麻药可分为两类：酯类局麻药阻滞效应强，但穿透弱，多用于表面麻醉，比如丁卡因；酰胺类局麻药，具有阻滞效能与穿透力适中的特点，是产科麻醉中的常用药物，利多卡因、布比卡因和罗哌卡因是其代表。局麻药物作用机制是通过阻断神经细胞内膜上的电压门控钠通道，抑制钠内流，阻止动作电位的产生和神经冲动的传导，从而产生局部麻醉作用。同样，如果局麻药物入血，也会作用于心脏，中枢神经上的钠通道，表现为局麻药物的中枢和心脏毒性作用。轻者心功能抑制、耳鸣、视物模糊、一过性神经症状，严重的可引发肌肉抽搐、意识丧失，甚至心搏骤停。与酯类局麻药相比，酰胺类药物可以被快速吸收进入血液，有研究证实，硬膜外麻醉后5～10 min，即可在母亲和胎儿的血浆中检测到局麻药物，并对胎儿和新生儿产生影响。局麻药物脂溶性越高，就更容易发生胎盘转运，20世纪70年代由于对局麻药物胎儿毒性认识不足，利多卡因等被广泛应用于宫颈旁神经阻滞，以缓解第一产程疼痛，然而这些局麻药物被吸收入血后，透过胎盘屏障至胎儿血液循环，造成相当数量的胎儿窘迫，甚至死亡。

胎儿及新生儿局麻药物毒性靶点主要在中枢神经系统和心血管系统，胎儿时会出现QRS波增宽，心率减慢，以及心律失常，出生后主要表现为肌张力异常，自主运动少，对外界刺激的反应性降低，显著的心率减慢、脉搏细弱等循环抑制现象。重度可出现中枢性呼吸抑制、心律失常、心搏骤停等，如不及时处理，可危及生命。研究显示，在分娩镇痛的补救镇痛中，单次0.375%利多卡因 10 ml 硬膜外补救，就会造成胎心率基线平坦，并对宫缩的反应性下降等，虽然上述症状会随着时间推移而消失，但这足以提示补救镇痛后出现的胎儿窘迫。

二、局麻药物对胎儿及新生儿的影响机制

随着对局麻药物毒性阈值、胎盘转运机制等的深入研究，局麻药物的产科应用目前已经变得更为安全和科学。首先，局麻药物的毒性阈值存在年龄差别，早期研究发现，婴儿利多卡因血药浓度为 3 μg/ml 时，即出现呼吸抑制，皮肤刺激反射消失，而成人这一血药浓度阈值为 5 μg/ml。血脑屏障、神经鞘膜成熟度、郎飞结密度等可能是婴幼儿局麻药物毒性阈值低的原因。其次，与成人相比，新生儿局麻药物的暴露时间和强度均增加。新生儿肝脏肾脏处于发育中，局部麻醉药物的代谢及消除会延迟。新生儿 α_1-酸性糖蛋白血浆浓度低，同等药物剂量下，游离的局麻药物浓度相比成人增加。因此，即使产妇能耐受的局麻药物浓度，对于胎儿和新生儿就可能会引发毒性反应。其次，局麻药物的胎盘高效转运与药物分子量、离子化程度负相关，与脂溶性以及胎盘屏障两侧血药浓度差值正相关（表 5-1）。局麻药物存在两种形态，非离子型（非解离型）是不带电的游离碱基，是局麻药物通过细胞膜的必需形式，而离子型（解离型）是带电的阳离子，在细胞膜内阻断钠通道，但是不能通过细胞膜。当局麻药物分子离子型与非离子型的比例为 1∶1 时，其 pH 值即为 pKa。任何情况下，pKa 更接近生理 pH 值的药剂具有更高的胎盘转移。研究显示，利多卡因（pKa = 7.9）血浆浓度的脐静脉/母体静脉比为 0.8，而布比卡因（pKa = 8.1）的脐静脉比为 0.3。另外，蛋白结合率可以通过间接途径影响局麻药物的胎盘转运。局麻药物少量入血后，可与血浆蛋白结合缓冲，蛋白结合率高的局麻药物，由于其游离血药物浓度更低，相应胎盘屏障两侧的血药浓度梯度也变低，这一定程度上减少了局麻药物的胎盘转运。最后，胎儿酸中毒的情况下，胎儿体内局麻药物的离子化比例会更高。由于离子化药物无法通过胎盘返回母体循环，从而产生所谓的"离子捕获"现象，此刻，我们更应警惕局麻药物对胎儿及新生儿的毒性效应。

三、产科常用局麻药对胎儿和新生儿影响的防治

局麻药物对胎儿及新生儿的不良影响的核心是局麻药物的胎盘转运。因此，产科精确麻醉要求在保证产妇镇痛质量的前提下，尽可能降低局麻药物使用剂量，减少药物血液吸收，最终减少局麻药物胎盘转运。

椎管内是目前可验证的产科局麻药物的最佳给药途径。早期局部组织浸润或者神经干阻滞，由于周围组织血运丰富，单次推注后常会造成大量局麻药物吸收入血。而硬膜外分娩镇痛，则采用低浓度高容量持续或脉冲输注的方式，不仅降低了麻醉药物的使用总量，而且，低浓度持续给药延缓了麻醉药物吸收速度，进而降低药物血浆峰浓度。同样，通过蛛网膜下腔麻醉来降低产妇局麻药物用量，硬膜外追加剂量也尽可能在胎儿娩出后给予。

产科精确麻醉

降低局麻药物血管内吸收可以通过以下方式：优化硬膜外置管技术，比如硬膜外导管置入前给予 3～5 ml 生理盐水，其润滑和帐篷效应，能够降低硬膜外导管误入血管的发生率；而提高椎管内穿刺质量，避免椎管内血管丛损伤，则可以降低局麻药物的血液吸收；添加局麻药物的佐剂，如 2.5 μg/ml（1∶400 000）肾上腺素，不仅可以减缓药物吸收入血，延长作用时间，还可通过 α_2-激动剂作用产生一定的局部麻醉作用。由于 15 μg 肾上腺素会在 30 秒内使心率增加 30%，通过观察产妇心率变化，可以辅助判定局麻药物是否误入血管内。

酰胺类局麻药物具有胎盘转运率低、蛋白结合率高、麻醉效能强的特点，是产科椎管内麻醉的理想用药。多项研究显示，罗哌卡因不仅能满足高质量分娩镇痛的要求，还避免了长期局麻药物输注对胎儿和新生儿带来的不良影响。另外，由于感觉神经纤维比运动神经纤维更纤细，更容易被阻滞，这为降低局麻药物浓度提供了理论基础。低浓度罗哌卡因具有明显感觉运动分离阻滞效应，研究证实，通过增大局麻药物的输注容积，持续或脉冲给药方式下，0.0625% 的罗哌卡因复合 2 mcg/ml 舒芬太尼，能最大限度降低其对胎儿及新生儿的不良影响。

椎管内麻醉中，多次注入利多卡因会出现局麻药物效能下降现象，即所谓的快速耐药性，这无疑增加了局麻药物的使用剂量。重复注入酸性盐制剂的局麻药物可引发氢离子潴留，周围组织 pH 值下降，局麻药物离子化增加。由于离子化药物分子为带电阳离子，不能通过细胞膜，这使得神经纤维细胞膜内的局麻药物分子减少，阻滞效能显著降低。但是碳酸化局麻药物可以改善这一现象。碳酸利多卡因是用碳酸氢钠调节利多卡因的 pH 值，并在二氧化碳饱和条件下制成的碳酸利多卡因水溶液，因其偏碱性的 pH 值，与盐酸利多卡因相比，非离子型药物分子更丰富，其扩散速度更快，阻滞更完全。并且释放的 CO_2 可迅速通过神经膜，使细胞内 pH 值快速下降，引发细胞内的局麻药物分子更多地向离子型态转变。这不仅可缩短局麻药的起效时间，还能增强阻滞效能。由于碳酸利多卡因浸润穿透力极强，药物中毒概率高，应常规加用肾上腺素。不同于工厂配置的碳酸利多卡因，临床工作中也可以采用 2% 盐酸利多卡因添加一定比例的碳酸氢钠临时配置成碱化利多卡因，因为溶液不稳定，必须临用前配置，配置比例一般为 2% 的盐酸利多卡因 10 ml 加碳酸氢钠 1 mmol。碳酸化利多卡因在保证麻醉效果的前提下，显著缩短起效时间，降低使用剂量，尤其适合于需要药物迅速起效的急诊产科手术。

表 5-1　局麻药物的理化特性

局麻药物	分子量 (mol/weight)	离解常数 (pKa)	脂溶性	蛋白结合率(%)
普鲁卡因	236	8.9	0.6	5.8
丁卡因	264	8.5	80	75.6
利多卡因	234	7.9	2.9	70
布比卡因	288	8.1	27.5	95
左旋布比卡因	288	8.1	27.5	95
罗哌卡因	274	8.1	14	94

第三节　产科常用全麻药对胎儿和新生儿的影响

一、胎儿药代动力学特点

由于产科全麻用药可通过胎盘转移至胎儿体内，其对胎儿和新生儿的呼吸和远期神经发育的影响是很多学者的重要关注点。

母体-胎儿之间的交换，可通过4种机制中的任一种发生：单纯扩散、易化扩散、转运体介导机制和囊泡运输。大多数药物的分子量小于1000且为非解离状态，可以通过单纯扩散透过胎盘。药物扩散的速度和峰值取决于多种因素，包括母体-胎儿浓度梯度、母体蛋白结合率，以及药物的分子量、脂溶性和解离程度。最终有多少药物进入胎儿体内，主要由母体的血药浓度决定。

婴幼儿和成人之间除了体重差异，出生后快速生长发育导致药物的药代动力学和药效学也存在显著差异，这些差异取决于年龄、发育阶段和遗传因素。药代动力学方面，新生儿和婴儿有较大体表表面积和细胞外液，导致水溶性药物的分布容积增高；身体脂肪含量在出生后开始增加，9个月时达到顶峰，然后再次开始下降；新生儿血浆结合蛋白低，导致游离药物比例增加，药效增强。增大的分布体积和增高的游离药物浓度在一定程度上有相互抵消作用。

药物消除方面，胎儿血液循环的解剖特点有助于降低脐静脉血中高浓度药物带来的风险。胎儿大约75%的血液首先通过脐静脉进入肝进行代谢（首过效应），虽然胎儿和新生儿的肝酶系统代谢活性低于成人，但是依然可以代谢大多数药物，降低进入大脑和心脏血液中的药物剂量。另外，药物通过胎儿的静脉导管进入下腔静脉，在进入门静脉和肝循环前，还被来自下肢和盆腔脏器不含药物的血液稀释。胎儿独特的循环解剖特点增加了母体-胎儿间药物代谢动力学的复杂性，也降低了胎儿体内药物浓度和母体药物浓度的比值，该比值还取决于母体的给药剂量和给药持续时间。一些常用全麻药物的胎儿/母体比值如**表5-2**所示。

表 5-2　部分常用药物的胎儿/母体比值

药物	胎儿/母体比值	药物	胎儿/母体比值
氧化亚氮	0.85	右美咪定	0.84
异氟烷	0.71	阿托芬太尼	0.3
依托咪酯	0.04～0.5	芬太尼（硬膜外）	0.37～0.94
氯胺酮	1.2	哌替啶	1.0

产科精确麻醉

药物	胎儿/母体比值	药物	胎儿/母体比值
丙泊酚（单次静注）	0.22～0.7	吗啡	0.61
丙泊酚（泵注）	0.5～0.76	瑞芬太尼	0.73～0.88
地西泮	0.57～2.0	舒芬太尼	0.81
劳拉西泮	1.0	去氧肾上腺素	0.7
咪达唑仑	0.62	麻黄碱	0.7～1.13

二、产科常用全麻药对胎儿和新生儿的影响

1. 挥发性气体麻醉药

挥发性麻醉药脂溶性高并且分子量低，能迅速穿过胎盘，并迅速与胎儿组织平衡。胎儿的药物浓度取决于母体血药浓度和胎儿娩出前吸入麻醉气体的持续时间。长时间大剂量地吸入挥发性麻醉药可导致新生儿抑制、呼吸循环系统抑制及肌张力下降。如考虑挥发性麻醉药导致新生儿抑制，可对其进行辅助呼吸以排出麻醉药。

卤化剂气体麻醉药如七氟烷、安氟烷和异氟烷除了抑制子宫收缩，长时间高浓度的气体麻醉药还可能对胎儿的心功能造成影响，造成新生儿心肌抑制。对开放性胎儿手术的超声心动图检查发现，母体使用高浓度的地氟烷可导致胎儿出现中度至重度心功能不全。此外，暴露于高浓度的七氟烷，产妇和胎儿脑电图上均可能出现癫痫样电活动和广泛的强直痉挛性发作。因此，尽管是成功使用了多年的挥发性麻醉药，且有利于松弛子宫，但对于胎儿来说，它可能并不是一种理想的麻醉药。因此，一些机构采用减少挥发性麻醉药浓度（1.0～1.5 MAC）并与瑞芬太尼和丙泊酚联合方式用于剖宫产全麻手术。最近的非灵长类动物研究发现，在婴儿期反复接触临床相关浓度的七氟烷会导致1～2岁时的神经认知障碍和行为改变。

氧化亚氮可迅速通过胎盘，有较强的镇痛作用，对母婴无明显的不良影响。有研究发现，氧化亚氮暴露时间与胎儿/母体氧化亚氮浓度比之间的关系，分别是：2～9 min（0.37），9～14 min（0.61），14～50 min（0.70）；1 min时的Apgar评分与麻醉持续时间呈负相关，这一结果在其他研究中也被观察到。

2. 静脉镇静药

目前剖宫产最常用的全身麻醉静脉诱导药物是丙泊酚，其胎儿/母体比值约为0.71。在异丙酚诱导剂量为2.5 mg/kg或输注剂量小于6 mg/（kg·h）时，异丙酚对新生儿神经行为评分或持续自主呼吸时间没有影响。然而，较高剂量的异丙酚［9 mg/（kg·h）］与新生儿较低的神经和适应能力评分相关。常规静脉诱导剂量（2～2.5 mg/kg）的丙泊酚可能会导致新生儿一过性肌张力下降、镇静，不影响新生儿10 min的Apgar评分，但反复或大剂量给药可以产生明显的新生儿抑制。

依托咪酯起效迅速，可快速发生水解，作用时间短，呼吸抑制作用小。与硫喷妥钠和丙

泊酚相比，依托米酯对产妇血流动力学的影响较小。依托咪酯迅速穿过胎盘，胎儿/母体比值（0.04～0.5），有很大的变化。常规诱导剂量（0.3 mg/kg）的依托咪酯导致新生儿皮质醇降低的作用不超过6 h，并且没有发现明显的临床意义。

氯胺酮是N-甲基-D-天冬氨酸受体抑制剂，可迅速通过胎盘，胎儿和母体内的血浆药物浓度很接近，呼吸抑制作用较小，常规诱导剂量的氯胺酮对新生儿无呼吸抑制。当静注1～1.5 mg/kg时，未观察到新生儿抑制，一般不超过2 mg/kg。据报道，高剂量时，阿普加评分低，新生儿呼吸抑制，需要复苏。

安定容易通过胎盘，静脉注射10 mg，30～60 s内，或肌注10～20 mg，在3～5 min内即可进入胎盘。安定在新生儿的半衰期较长，可导致胎儿出生后镇静、肌张力减退、发绀等。

咪达唑仑是一种短效水溶性苯二氮䓬类药物，几乎没有不良的血流动力学影响，可迅速透过胎盘，可降低吸入全麻药的MAC，与镇痛药合用有呼吸抑制作用。有研究报道，0.2 mg/kg的咪达唑仑麻醉诱导比3.5 mg/kg的硫喷妥钠麻醉诱导，新生儿Apgar评分更低，达到自主呼吸的时间更长；脐带血气测量在两组之间没有差异；然而，接触咪达唑仑的新生儿在出生后4h内，神经行为评分、体温、肌张力较低。咪达唑仑用于剖宫产全身麻醉诱导的适应证较少，只有在其他药物有相对或绝对禁忌证时才应使用。

3. 阿片类药物

所有阿片类药物，特别是那些脂溶性高的，如瑞芬太尼、芬太尼、舒芬太尼，很容易通过胎盘传给胎儿。因此，通常在分娩后才使用阿片类药物，以降低新生儿抑制的风险。

哌替啶是全世界产科最常用的长效阿片类药物之一，具有高脂溶性和50%～70%的蛋白结合率，孕产妇给药结果母婴的血药浓度比为0.75。通常静脉或肌注给药，剂量为50～100 mg。其在母体中半衰期为2.5～3 h，活性代谢产物去甲哌替啶的半衰期为13～23 h，可积聚在母亲和新生儿体内，导致呼吸和神经行为改变，新生儿出生后Apgar评分降低和辅助呼吸时间延长，故限制使用哌替啶在剖宫产期间作为主要止痛剂。

吗啡5 min的胎儿/母体血液浓度比为0.96。与哌替啶类似，其活性代谢产物吗啡-6-葡萄糖苷酸在新生儿体内半衰期较长，有导致新生儿呼吸抑制的风险，故较少运用于产科全麻。

芬太尼具有高度脂溶性，药效持续时间短，无活性代谢物。静脉注射小剂量芬太尼[1～2 μg/(kg·h)]与没有注射芬太尼的产妇相比，两组新生儿的Apgar评分和呼吸运动并没有明显的差别。临产前使用大剂量芬太尼，可能会导致新生儿呼吸抑制。

舒芬太尼高脂溶性，易通过胎盘。舒芬太尼对$\mu_1:\mu_2$受体激动比例为100:1，呼吸抑制风险相对较小，但因代谢产物去甲舒芬太尼具有活性，及镇静作用强，新生儿出生后可能出现抑制、倦怠、镇静等。

瑞芬太尼是短时效阿片类受体激动剂，在血液中代谢完全依赖于特异性酯酶，而这套系统在胎儿已完全成熟，半衰期仅1.3 min，持续使用无蓄积效应。并且与母体血浆相比，瑞芬太尼可以更快地被胎盘内的酯酶所代谢，因此胎儿-母体血药比值很低。瑞芬太尼的这些特性使其安全性大于其他依赖肝缓慢代谢的长效阿片类药物，可以考虑运用于剖宫产全麻。但有研究人员观察到，即使给予相对低剂量的瑞芬太尼[0.5 μg/kg静脉注射，接着0.15 μg/(kg·min)持续输注至腹膜切口］，暴露于瑞芬太尼的婴儿的Apgar评分和脐血pH值低于产妇在分娩后接受芬太尼5 μg/kg的婴儿；一些暴露于瑞芬太尼的新生儿需要气管插管。

4. 肌松药

大多数肌肉松弛剂是高分子量、高电离的、脂溶性低，因此它们通过胎盘的能力有限，常规剂量的肌松药很难转移到胎儿体内。然而，如果长时间大剂量地给予非去极化肌松药，也会产生明显的胎儿神经肌肉阻滞。

琥珀胆碱分子量较小但解离程度较高，因此，临床剂量的琥珀胆碱难以通过胎盘屏障，不会导致胎儿或新生儿的肌肉松弛。1～1.5 mg/kg的琥珀胆碱静脉注射后起效迅速（30～45 s），后被血浆中的胆碱酯酶水解，效果持续的时间较短，只有极少量进入胎儿体内。注射较大剂量的琥珀胆碱（2～3 mg/kg）才能在脐带血样中检测出来，而极大剂量的琥珀胆碱（10 mg/kg）才可能导致新生儿神经肌肉阻滞。非去极化快速肌松药罗库溴铵对新生儿Apgar评分、酸碱测量、持续呼吸时间或神经行为评分等无不良影响。维库溴铵少量穿过胎盘，然而根据Apgar评分和NACS评估，新生儿结局似乎没有受到不利影响。

三、全身麻醉药对胎儿和新生儿神经发育的影响

由于道德伦理的约束，胎儿及新生儿的药物研究受到很大限制，可参考的文献很少，大部分药物婴幼儿的使用依据来源于成人研究的结果。麻醉药是否会对新生儿或胎儿大脑功能造成远期特定影响，目前尚无定论。两项前瞻性研究表明，短期麻醉剂暴露并不会造成长期的神经发育后果。2016年，美国FDA发出警告，"在3岁以下儿童，或妊娠后3个月孕妇的手术或操作中，反复或长期使用全身麻醉和镇静药物，可能影响儿童大脑的发育"。

关于胎儿麻醉暴露的数据有限。一项研究回顾了剖宫产术中采用过全身麻醉出生的胎儿在其5岁时的学习障碍发生率，并没有发现相关性。迄今为止还没有关于妊娠中期接受胎儿麻醉如何影响神经认知的研究。目前还不清楚哪一种全身麻醉剂优于其他药物，妊娠期接触全身麻醉比新生儿期更有益或有害还不得而知。为了系统地收集当前的数据，已经建立了一个国际注册中心，以评估胎儿手术患者的长期神经发育结果（Clinical Trials.gov网站，标识码NCT02591745）由于许多接受胎儿手术的患者在婴儿和儿童时期再次暴露于全身麻醉，因此，与产后暴露相比，宫内暴露于麻醉药物是否对神经认知结果有任何影响尚不清楚，这使得数据收集和分析变得困难。

四、小结

由于胎盘屏障和脐静脉血进入胎儿肝脏的首过效应，绝大多数常用产科全麻药物的胎儿/母体血药浓度比值小于1。除了肌松药，大多数静脉镇静药、阿片类药物、挥发性气体麻醉药都能透过胎盘，对新生儿产生不同程度的呼吸抑制及镇静，其中以挥发性气体麻醉药、丙泊酚和瑞芬太尼等对呼吸的影响最小，故可采用挥发性麻醉药浓度（1.0～1.5 MAC）并与瑞

芬太尼和丙泊酚联合方式用于剖宫产全麻手术。由于剖宫产全麻过程中，胎儿暴露于全麻药的时间较短，除了短时间的呼吸抑制及镇静风险，目前没有任何证据表明会有远期神经发育方面的影响。

（尹玉花　张文华　陈景晖　宋兴荣）

参考文献

［1］ Briggs GG，Wan SR. Drug therapy during labor and delivery，part 1［J］. Am J Health Syst Pharm，2006，63(11): 1038-1047.

［2］ Briggs GG，Wan SR. Drug therapy during labor and delivery，part 2［J］. Am J Health Syst Pharm，2006，63(12): 1131-1139.

［3］ Caritis SN，Venkataramanan R. Obstetrical，fetal，and lactation pharmacology-a crisis that can no longer be ignored［J］. Am J Obstet Gynecol，2021，225(1): 10-20.

［4］ Duff P. Foreword: New Antibiotics and Antibiotic Prophylaxis in Obstetrics［J］. Clin Obstet Gynecol，2019，62(4): 756-757.

［5］ From the American Association of Neurological Surgeons (AANS)，American Society of Neuroradiology (ASNR)，Cardiovascular and Interventional Radiology Society of Europe (CIRSE)，et al. Multisociety Consensus Quality Improvement Revised Consensus Statement for Endovascular Therapy of Acute Ischemic Stroke［J］. Int J Stroke，2018，13(6): 612-632.

［6］ Ren Z，Bremer AA，Pawlyk AC. Drug development research in pregnant and lactating women［J］. Am J Obstet Gynecol，2021，225(1): 33-42.

［7］ Ward RM，Varner MW. Principles of Pharmacokinetics in the Pregnant Woman and Fetus［J］. Clin Perinatol 2019，46(2): 383-398.

［8］ Morishima HO，Ishizaki A，Zhang Y，et al. Disposition of bupivacaine and its metabolites in the maternal，placental，and fetal compartments in rats［J］. Anesthesiology，2000，93:1069-1074.

［9］ Booker PD，Taylor C，Saba G. Perioperative changes in alpha 1-acid glycoprotein concentrations in infants undergoing major surgery［J］. Br J Anaesth，1996，76:365-368.

［10］ Ueki R，Tatara T，Kariya N，et al. Comparison of placental transfer of local anesthetics in perfusates with different pH values in a human cotyledon model［J］. J Anesth，2009，23:526-529.

［11］ Capogna G，Camorcia M. Epidural analgesia for childbirth: effects of newer techniques on neonatal outcome ［J］. Paediatr Drugs，2004，6:375-386.

［12］ Dwyer R，Fee JP，Moore J. Uptake of halothane and isoflurane by mother and baby during caesarean section ［J］. Br J Anaesth，1995，74:379-383.

［13］ Boat A，Mahmoud M，Michelfelder EC，et al. Supplementing desflurane with intravenous anesthesia reduces fetal cardiac dysfunction during open fetal surgery［J］. Paediatr Anaesth，2010，20(8):748-756.

［14］ Constant I，Seeman R，Murat I. Sevoflurane and epileptiform EEG changes［J］. Paediatr Anaesth，2005，15(4):266-274.

[15] Raper J, De Biasio JC, Murphy KL, et al. Persistent alteration in behavioural reactivity to a mild social stressor in rhesus monkeys repeatedly exposed to sevoflurane in infancy[J]. Br J Anaesth, 2018, 120 (4):761-767.

[16] Alvarado MC, Murphy KL, Baxter MG. Visual recognition memory is impaired in rhesus monkeys repeatedly exposed to sevoflurane in infancy[J]. Br J Anaesth, 2017, 119(3):517-523.

[17] Karasawa F, Takita A, Fukuda I, et al. Nitrous oxide concentrations in maternal and fetal blood during caesarean section[J]. Eur J Anaesthesiol, 2003, 20:555-559.

[18] Palahniuk RJ, Cumming M. Foetal deterioration following thiopentone-nitrous oxide anaesthesia in the pregnant ewe[J]. Can Anaesth Soc J, 1977, 24: 361-370.

[19] Yau G, Gin T, Ewart MC, et al. Propofol for induction and maintenance of anaesthesia at caesarean section: a comparison with thiopentone/enflurane[J]. Anaesthesia, 1991, 46: 20-23.

[20] Gin T, Gregory MA, Chan K, et al. Pharmacokinetics of propofol in women undergoing elective caesarean section[J]. Br J Anaesth, 1990, 64:148-153.

[21] Gregory MA, Gin T, Yau G, et al. Propofol infusion anaesthesia for caesarean section[J]. Can J Anaesth, 1990, 37:514-20.

[22] Esener Z, Sarihasan B, Guven H, et al. Thiopentone and etomidate concentrations in maternal and umbilical plasma, and in colostrum[J]. Br J Anaesth, 1992, 69:586-588.

[23] Reddy BK, Pizer B, Bull PT. Neonatal serum cortisol suppression by etomidate compared with thiopentone, for elective caesarean section[J]. Eur J Anaesthesiol, 1988, 5:171-176.

[24] Little B, Chang T, Chucot L, et al. Study of ketamine as an obstetric anesthetic agent[J]. Am J Obstet Gynecol, 1972, 113:247-60.

[25] Bland BA, Lawes EG, Duncan PW, et al. Comparison of midazolam and thiopental for rapid sequence anesthetic induction for elective cesarean section[J]. Anesth Analg, 1987, 66:1165-1168.

[26] Nation RL. Meperidine binding in maternal and fetal plasma[J]. Clin Pharmacol Ther, 1981, 29:472-479.

[27] Gerdin E, Rane A, Lindberg B. Transplacental transfer of morphine in man[J]. J Perinat Med, 1990, 18:305-312.

[28] Draisci G, Valente A, Suppa E, et al. Remifentanil for cesarean section under general anesthesia: effects on maternal stress hormone secretion and neonatal well-being: a randomized trial[J].Int J Obstet Anesth, 2008, 17:130-136.

[29] Kvisselgaard N, Moya F. Investigation of placental thresholds to succinylcholine[J]. Anesthesiology, 1961, 22:7-10.

[30] Magorian T, Flannery KB, Miller RD. Comparison of rocuronium, succinylcholine, and vecuronium for rapid-sequence induction of anesthesia in adult patients[J]. Anesthesiology, 1993, 79:913-918.

[31] Dailey PA, Fisher DM, Shnider SM, et al. Pharmacokinetics, placental transfer, and neonatal effects of vecuronium and pancuronium administered during cesarean section[J]. Anesthesiology, 1984, 60:569-574.

[33] Jevtovic-Todorovic V.Anaesthesia-induced developmental neurotoxicity: reality or fiction[J].Br J Anaesth, 2017, 119(3):455-457.

[34] Sun LS, Li G, Miller TL, et al.Association Between a Single General Anesthesia Exposure Before Age 36 Months and Neurocognitive Outcomes in Later Childhood[J].JAMA, 2016, 315(21):2312-2320.

[35] Davidson AJ, Disma N, de Graaff JC, et al.Neurodevelopmental outcome at 2 years of age after general

anaesthesia and awake-regional anaesthesia in infancy (GAS): an international multicentre, randomised controlled trial[J].Lancet, 2016, 387(10015):239-250.

[36] Sprung J, Flick RP, Wilder RT, et al.Anesthesia for cesarean delivery and learning disabilities in a population-based birth cohort[J].Anesthesiology, 2009, 111(2):302-310.

[37] Olutoye OA, Baker BW, Belfort MA, et al. Food and Drug Administration warning on anesthesia and brain development: implications for obstetric and fetal surgery[J].Am J Obstet Gynecol, 2018, 218(1):98-102.

[38] Andropoulos DB. Effect of Anesthesia on the Developing Brain: Infant and Fetus[J].Fetal Diagn Ther, 2018, 43(1):1-11.

第六章
胎儿和新生儿麻醉生理学

第一节　胎儿和新生儿循环系统生理变化

胎儿-新生儿循环的过渡血流动力学发生明显变化，是一个快速而又复杂的过程。本章对胎儿和新生儿循环系统的生理、出生后循环发生的变化进行介绍，为胎儿手术、新生儿复苏及手术麻醉的实施提供基础理论依据，麻醉医师应广泛深入地理解这些生理过程。

一、胎儿循环

（一）胎儿循环通路

胎儿的循环通道使血液不流经肺脏，这样左右心室将血液共同泵入体循环动脉系统，提供全身氧供，这一并联循环模式使胎儿正常生长和发育。来自胎盘的氧合血通过脐静脉和门静脉回到胎儿体内。静脉导管在其与下腔静脉（inferior vena cava，IVC）连接处与左侧门静脉和左侧肝静脉相连。约有50%的脐静脉血不经肝窦直接进入IVC，其余的脐静脉血回流到肝脏，再经肝静脉进入IVC。胎儿的IVC血来自胎儿的下半身、脐静脉及肝静脉。在下腔静脉中，来自静脉导管的血流速度比来自胎儿下半身和肝静脉的血流快，这有利于将富含氧的血经卵圆孔（foramen ovale，FO）运输到左心房（left atrium，LA）。

由于下腔静脉瓣（Eustachian valve）、希阿里网（Chiari network）和卵圆孔的位置关系，下腔静脉血经右心房（right atrium，RA）进入LA的时间占整个心动周期的80%。IVC血经三尖瓣进入右心室（right ventricle，RV）的时间占心动周期的20%（心房收缩）。绝大部分来自上腔静脉（superior vena cava，SVC）的血液也通过三尖瓣进入右心室。右心室射血到肺动脉（pulmonary artery，PA）。10%～15%的肺动脉血经肺脏进入LA，其他肺动脉血通过动脉导管（ductus arteriosus，DA）分流到主动脉的远端。因此，胎儿期的右心室提供了大约2/3的心输出量，而左心室仅提供1/3的心输出量。在静脉导管、FO和DA位置存在血液分流，其动力学特性将确保含氧量较高的血液被优先运输到胎儿的冠状动脉和脑部血液循环。一旦胎儿在宫内存在导致左心室射血受阻或输出量下降的心脏病变，这种氧合血流的优势运输模式将会受到影响。

（二）胎儿循环的分流通道

1. 卵圆孔

卵圆孔呈裂口样，其上唇为第二房间隔的镰缘，较为牢实，状似裂口的"门框"；下唇为第一房间隔组成，较为菲薄，状似"门帘"。卵圆孔的裂口直径约8 mm。胎儿期经脐静脉的含氧量高的血液进入右心房，再经卵圆孔到左心房，而由肺静脉回左心的血流很少，故左心功能的发育大多靠卵圆孔开放供血。左心房的压力低于右心房，是胎儿时期右心房血流入左心房的重要原因，卵圆孔瓣向左心房开放，可阻止血液逆流。

2. 动脉导管

动脉导管是连接主动脉和肺动脉间的肌性管状通道。足月时胎儿的动脉导管外径在0.5～0.6 cm，内径约3.5 mm，长约1.25 cm，其血流速度在胎儿心血管系统中最快，并随孕周增加而逐渐增快。因胎儿期肺循环阻力高于体循环，动脉导管保持肺动脉向主动脉的血流方向，使氧合程度低的血绕过尚未完全发育、无呼吸功能的肺脏，直接流入降主动脉，以便通过脐动脉入胎盘进行氧合。

3. 静脉导管

在人类胎儿期，静脉导管是连接胎儿腹内段脐静脉与下腔静脉系统的通道，将脐静脉内的富氧血导入下腔静脉，至右心房，再经卵圆孔进入左心房。除少数变异外，大多数胎儿静脉导管起自门静脉窦部，斜行向上至下腔静脉。胎儿应对缺氧、出血等状况时，括约肌舒张，经静脉导管的血流量增加，使下腔静脉回心血量增加。生理状态下，经过胎盘气体交换后的脐静脉具有血容量大和血氧分压高的特点。一方面，静脉导管限制从脐静脉进入心脏的血流量，调节心室前负荷；另一方面，下腔静脉血中，来自静脉导管的血流速度比来自胎儿下半身和肝静脉的血流快，这有利于将来自脐静脉的富氧血快速运输至右心房。

（三）胎儿的心输出量及其分布情况

与出生后左右心输出量相等不同，胎儿右心室输出量几乎是左心室的2倍。胎儿期心输出量定义为两个心室射出的血液总体积，即联合心输出量（combined ventricular output，CVO），其中右心室输出量占2/3，左心室输出量仅占1/3。妊娠晚期人类胎儿右心室输出量约330 ml/（kg·min），左心室输出量约170 ml/（kg·min），CVO约500 ml/（kg·min）。

影响胎儿心输出量因素包括心率、心室前后负荷以及心肌功能状态。胎儿心肌收缩成分少，收缩功能远比成熟心肌低下，胎儿心肌细胞处于最适长度肌节状态，根据Frank-Starling定律，胎儿通过增加心脏每搏量来提高心输出量的能力非常有限，心率下降时，每搏输出量不能相应增加，故胎儿心输出量很大程度取决于心率，胎儿心率明显上升（如胎儿快速性心律失常）或明显下降（如胎儿宫内窘迫）均可明显降低心输出量。胎心后负荷增加将导致胎儿心输出量减少，右房压及右室舒张末压等前负荷过低会导致心输出量显著下降。

胎儿循环中胎盘血管阻力最低，接受CVO最大占比的血量，便于胎儿与母体间更充分的物质交换。为了满足胎儿器官发育的需求，整个胎儿期心室输出量随孕周逐渐增加，分布至胎盘的血流比例逐渐减少。妊娠早、中期胎盘血流量约占CVO的55%，至妊娠晚期减少至约40%，即由250 ml/（kg·min）减至180 ml/（kg·min）。

（四）胎儿循环的血氧含量

胎盘是胎儿和母体之间气体交换的场所，在子宫内起到呼吸系统的作用。氧合血经单根脐静脉从胎盘输送至胎儿，脐静脉血氧分压（PO_2）约32 mmHg，脐动脉血氧分压15 mmHg，远低于出生后水平，但因胎儿期血红蛋白的氧解离曲线左移，以保证携带更多的氧，所以胎儿血氧饱和度可以维持在较高水平。胎儿时期，在血液进入主动脉供应全身器官前，氧合的脐静脉血已与去氧合的体循环静脉血在多处进行混合，使血氧饱和度下降，供应全身各处的血液几乎都是氧合血与腔静脉血的混合。

从胎盘获得的氧合血（PO_2为32~35 mmHg，血氧饱和度为80%）通过脐静脉到肝，与来自下腔静脉和肝静脉的血流混合后血氧饱和度降至约70%入右心房，血氧含量较高的脐静脉血优先经卵圆孔进入左心房，此为胎心排出的含氧量最高的血液，但左房中混合了小部分未经氧合的肺静脉回流血，故左心房左心室的血氧饱和度降约65%，流入升主动脉。上腔静脉血大部分源于脑部，小部分源于上肢，冠状窦血源为心肌，故二者的血氧饱和度均非常低。上腔静脉血（PO_2=12~17 mmHg，血氧饱和度为40%）、腹部的下腔静脉血、冠状窦血在右心房汇合后经三尖瓣流到右心室，右心室血（PO_2为18~20 mmHg，血氧饱和度为55%）入肺动脉主干后大部分经动脉导管进入降主动脉，因主动脉弓有少量氧合程度较高的血流经峡部入降主动脉，故降主动脉血氧饱和度提高至60%，供应胎儿身体下部。冠状动脉、脑及上肢血氧含量（PO_2为25~28 mmHg，血氧饱和度为65%）比降主动脉血氧含量（PO_2为20~22 mmHg，血氧饱和度=60%）高。

（五）胎儿循环的特点

（1）成人的肺循环和体循环相互独立并形成"串联"循环，胎儿期左右心室都把血液射入体循环，胎儿循环的两条通路构成"并联"循环。胎儿左心射血主要供应的是以脑部为主的上半身，还包括冠状动脉及上肢；右心射血主要供应的是的是以胎盘为主的下半身，还包括胃肠道、泌尿系统和下肢。出生后血液气体交换部位由胎盘转移到肺（**表6-1**）。

表6-1　胎儿及新生儿的循环特点

特征	胎儿循环	新生儿循环
循环方式	并联	串联
分流	存在（必要的）	无

特征	胎儿循环	新生儿循环
肺血管阻力	高	低
心输出量	低	高
气体交换场所	胎盘	肺脏

（2）胎儿循环在静脉导管、卵圆孔、动脉导管存在血液分流，其血流动力学特性确保左心室的含氧量较高的血液被优先运输到心、脑、肝和上肢等高代谢器官，低氧合血流入右心室，然后至胎盘氧合。

（3）胎儿所需的营养和气体交换是通过脐血管和胎盘与母体之间以弥散方式进行，胎盘氧气交换能力远不如肺脏强大，故胎儿循环血氧水平远低于出生后。胎儿体内循环的血液，只有脐静脉内流的是动脉血，其他都是混合血，只是混合成分的比例不同，各部位血氧含量只有程度上的差异。肝供血的含氧量最高，心、脑、上肢次之，而下半身供血的含氧量最低。

（4）胎儿期右心室承担着较左心室更大的容量负荷和压力负荷，是心脏泵血做功的主要部分，并负责供应胎盘，右心室质量明显大于左心室。因此胎儿期右心室是优势心室，这与成人循环不同。

二、新生儿循环

胎儿出生后即建立串联循环，左、右心室分别将血液泵入特定的血管床（RV泵入肺动脉；LV泵入主动脉）。胎儿出生时，脱离胎盘和肺泡通气的启动对建立串联循环具有即刻作用。要维持成熟的串联循环模式，胎儿的循环通道必须关闭（表6-2）。胎儿循环通道的关闭受到一系列复杂的神经生化和激素等因素的影响。

表 6-2　胎儿结构和与之对应的成熟结构

胎儿结构	成熟结构
动脉导管	动脉韧带
卵圆孔	卵圆窝
静脉导管	静脉韧带
脐动脉	脐内侧韧带　膀胱上动脉
脐静脉	圆韧带

（一）动脉导管的闭合

在胎儿时期，动脉导管因血液中高浓度的前列腺素（依前列醇和前列地尔）而维持开放状态。新生儿的动脉导管关闭包括功能性关闭和永久解剖性关闭两个阶段。功能性关闭由导管壁平滑肌收缩引起，通常在出生后1天之内发生。氧分压增高和前列腺素浓度的降低促使功能性关闭。动脉导管的收缩具有氧浓度依赖性，高浓度氧通过增加平滑肌细胞内氧化磷酸化的速率促使动脉导管收缩。此外，动脉导管对氧的反应也可能存在年龄依赖性；足月儿的动脉导管氧反应性比未发育成熟的新生儿强烈。去甲肾上腺素和肾上腺素可能通过影响体-肺血管阻力而促进动脉导管关闭。乙酰胆碱对动脉导管组织具有直接收缩作用。永久解剖性关闭常发生在正常足月儿出生后的2～3周。导管腔由纤维结缔组织填充，残留的组织结构称为肺动脉韧带。某些先天性心脏病患儿之所以能够存活主要依赖于动脉导管的开放。早产儿具有动脉导管关闭延迟的风险。这可能与前列地尔降解减少、合成增加以及动脉导管对氧反应性收缩的敏感性下降有关。

（二）卵圆孔的闭合

在胎儿期，右心房的压力高于左心房，IVC的血流模式也有利于FO保持开放。脐静脉血流终止后，回到右心房的静脉血量明显下降，导致右心房压力下降。此外，肺部通气使肺动脉和肺静脉的血流量明显增多，导致左心房压力增高。左心房压力较右心房压力高，引起卵圆孔盖瓣的功能性关闭。在右心房压力持续增高的情况下，右向左分流可能会持续存在。功能性关闭通常进展为解剖性关闭。然而，约30%的正常成年男性和50%的5岁以下儿童可能存在卵圆孔闭合不完全，呈针尖样开放。

（三）静脉导管的闭合

脐血管在受到机械性刺激后出现强烈收缩，高氧分压明显促进了这一收缩过程。脐静脉血流的降低可以导致静脉导管的被动关闭。PaO_2、$PaCO_2$或pH值对静脉导管的影响较动脉导管小。静脉导管大约在出生后1周时发生功能性关闭，3个月内发生解剖性关闭，残留组织被称为静脉韧带。除了建立成熟的串联循环外，肺循环、心输出量及其分布、心肌功能和心肌细胞的生长与肥厚等方面，在出生后数周、数月甚至数年也会持续发生明显改变。

（四）肺血管的变化

胎儿因肺血管阻力高而导致肺血流量低。仅有极血流到达肺血管床，而且PaO_2很低，这可能引起低氧性肺血管收缩，导致了胎儿高肺血管阻力的形成。形态学检测发现，胎儿和新生儿的肺小动脉中层平滑增厚。胎儿的肺血管床也会对诸多刺激因素产生反应。PaO_2、pH值和白三烯类物质浓度的下降可以诱发肺血管收缩。乙酰胆碱、组胺、缓激肽、前列地尔、前列腺素、依前列醇、前列腺素D_2、β-儿茶酚胺等是强效的肺血管扩张剂。

婴儿出生后肺泡开始通气，使肺部组织对肺小血管的机械挤压减轻，并使PaO_2升高，导致肺血管床阻力明显下降。在出生后的数周或数月内，肺血管发生重构；最明显的变化是中间平滑肌层明显变薄。到出生后6个月，PVR已降低到接近成人水平。出生后肺脏的正常发育成熟过程会受到诸如先天性心脏病相关的病理性改变的明显影响。

（五）新生儿的心肌效能

在母体子宫内，右心室的输出量约为330 ml/（kg·min），而左心室的输出量仅为170 ml/（kg·min）左右。出生时，左右心室的输出量基本相等，约为350 ml/（kg·min）。对右心室来说，仅需轻微提升每搏输出量，但左心室则需要明显提升每搏输出量。新生儿的高输出量状态有效限制了心输出量的进一步增加。到第8～10周时，心输出量降低到150 ml/（kg·min）左右。

（六）出生时的血流动力学改变

1. 后负荷失匹配

新生儿心脏更易于受到后负荷失匹配的影响。因此，在流出道阻力增大的情况下，每搏输出量难以维持。

2. 前负荷储备有限

新生儿心脏前负荷储备有限。同成人相比，新生儿的心脏通过Frank-Starling机制提升每搏输出量的能力有限。

3. 心肌收缩力低下

新生儿心肌细胞的收缩成分比成熟心肌细胞少，其含水量更高。另外，线粒体和肌浆网更少，且T管系统发育不成熟，心肌收缩更多依赖于细胞外钙。肌浆网、T管系统以及钙调控蛋白的发育较快，出生后3周已基本发育成熟。

4. 心室顺应性低下

心肌弹性成分和收缩成分缺乏导致新生儿心肌顺应性下降。

5. 心室间的相互依赖性高

一侧心室腔内的压力变化会通过室间隔传递到对侧心室，未成熟心肌更容易发生这种情况。右心室舒张末的压力增高会对左心室舒张期的充盈产生极大影响。这主要与室间隔左移和左心室伸展性下降有关。同样，左心室舒张期末的压力升高也会对右心室舒张期的充盈产生极大影响。这种左右心室间的强效交互作用是由心室顺应性低所致，因为在出生时，左右心室的心肌质量相等；出生后左心室的压力负荷和容量负荷增加，使得左心室相对肥厚。正常成熟心脏的LV与RV的质量比为2：1，胎儿出生后数月才能达到这一比值。

6. 自主神经支配不完善

在出生时，负责提升心率和心肌收缩力的交感神经系统尚未发育完善。因此，心肌细胞局部释放去甲肾上腺素对心肌收缩力的增强作用不如循环中儿茶酚胺水平增高所产生的作用强。所以，通过心肌神经末梢释放去甲肾上腺素来产生作用的变力性药物（如多巴胺）在用于低年龄的患儿时，可能必须应用较大的剂量才能发挥作用。另一方面，使心率产生反射性减慢的副交感神经在出生时已发育完全。心肌代谢不成熟：成熟心肌主要依赖碳水化合物和乳酸作为主要能量来源，而新生儿心肌则更多地依赖无氧代谢，这对未成熟心肌可能具有一定的保护作用。所以，新生儿期的心肌更易耐受低氧。

第二节　胎儿和新生儿呼吸系统生理变化

从胎儿到出生后的过渡是一个急剧的适应过程，需要在几秒钟内从完全依赖胎盘转换为通过肺的充气灌注完成气体交换。对于早产、窒息或是合并心肺功能障碍相关异常情况（如先天性膈疝、气管食管瘘、某些先天心脏疾病）的婴儿来说，手术、吸入性麻醉药以及其他药物、正压通气和感染的叠加作用，虽然能降低远期患病率，但也会对短期内维持生理稳定性带来严峻的挑战。

一、胎儿时期呼吸系统

肺部系统的发育过程，根据形态学变化可分为五期（胚胎期、假腺管期、小管期、囊状期、肺泡期）。熟知这一系列发育过程可以预估母婴因素（如羊水过少）、遗传因素或是发育受损相关的先天畸形发生时间。

（一）胚胎期（胎龄0～7周）

在胚胎3～4周时，喉气道丛最先以憩室形式从原始前肠中出现，覆盖内胚层上皮细胞。在胚胎期，随着上皮细胞从前肠最终侵入间质形成气管，至此大气道出现，并在上皮细胞和间质细胞的相互作用下，气道发育出一系列分支。到胚胎发育第5周，分支已经进展到肺叶和肺段支气管水平，由5个肺叶形成。到胚胎期末，18个主要小叶已清晰可见。尽管这一时期肺泡上皮与食管上皮相似，但在整个发育过程中，原始内胚层细胞通过分化发育成熟会形成大量具有成人肺组织特征的上皮细胞。在胚胎期，肺部脉管系统的发育也同步进行。在胚胎4周时，发育中肺芽周围的内皮祖细胞最终形成内皮细胞管，并连续不断地合并形成肺内动脉。与胚胎期发育进程相关的先天畸形可累及大气道和（或）全部肺段，包括肺发育不全、异位肺叶、肺叶性囊肿、发育不全、畸形、狭窄或软化，以及血管畸形。

（二）假腺管期（胎龄7～17周）

假腺管期气道的分支速度最快，随着上皮细胞的分裂，其周围腺管样间质团块对分支进行调节，间质抑制气管的分支化，却诱导支气管分级。到胎儿14周时，形成出生后70%的气道。到17周时，总气道、终末细支气管和原始腺泡已经完全建立。在假腺管期，血管结构伴随气道发育的同时，迅速分支形成肺动脉与肺静脉，该结构源于间质组织并与气道并行。气道的假复层上皮进一步分化，近端逐步被柱状细胞取代，远端被立方细胞取代。在11～16周期间，纤毛上皮出现，气道黏液首次合成，立方细胞最终发育成熟为Ⅱ型肺泡细胞。在肺部发育的这一时期发生的损伤会改变支气管的生长模式，造成以肺部生长不良（肺发育不全）、隔离损害以及囊性腺瘤样畸形为特征的损害。

在肺部生长的这一关键时期，呈圆顶状的膈膜肌腱开始发育，它不仅能形成原始的呼吸肌，而且能分离胸膜腔与腹膜腔，并能促进肺脏的生长。在胚胎第3周末，膈膜由许多中胚层组织构成，形成的横膈将胸膜-心包腔从腹膜腔中分离出来。值得注意的是，胸-腹膜管能允许这两个腔之间进行有限但持续的交通。横膈在胚胎第6周从枕骨和上颈节（C_3）水平向下迁移到胸节水平，第8周至L_1水平。在下降的过程中，$C_3 \sim C_5$的神经组织穿过中胚层并最终发育为膈神经。大约在这一时期，左右胸腹膈膜关闭胸膜腔与腹膜腔之间的连通。正如在小鼠模型中所阐明的，肌肉前体细胞向侧面迁移形成原始膈膜的边缘，然后伴随着新膈神经的分支放射性发育为整个膈膜。

先天性膈疝是由于胸膜腔和腹膜腔未能完全分离所造成的。胎儿10～12周时，肠管从羊膜（妊娠早期肠管所在位置）回到腹腔之前，膈膜完全关闭。如果两个体腔的隔离不完整，肠管很容易进入胸腔，那么肠管将占据肺部生长所需的空间。后外侧先天性膈疝（胸腹膜裂孔疝）由胸-腹膈膜关闭不全所致，占膈疝发生率的95%（占活产新生儿的1/4000～1/2000），通常为单侧发病（左侧为78%，右侧为20%，2%为双侧），但常与同侧严重肺发育不全伴对侧肺发育异常相关。除肺发育异常外，其他常伴膈疝发生的异常（如先天性心脏病、中枢神经系统异常）并不与其直接相关。先天性膈疝的病因并未完全清楚，但其基因相关性已经受到重视（如非整倍染色体突变）。

宫内暴露于致畸物会影响视黄酸酶途径，在胚胎早期第5～7周时，原始非肌肉膈组织的异常引发一系列事件导致孕晚期后外侧壁关闭不良，进而诱发先天性膈疝。值得注意的是，在转基因鼠实验中诱导出肺部发育不良但不伴先天性膈疝的鼠，提示先天性膈疝是原发疾病。

（三）小管期（胎龄8～27周）

上皮细胞分化为Ⅰ型和Ⅱ型肺泡细胞，Ⅰ型细胞参与构成最初的肺泡-毛细血管屏障。表面活性物质大约在24周时能被检测到，而在26～28周开始活跃地生成。在胎儿26周后，呼吸小囊与肺毛细血管联系紧密，提高了充分气体交换的可能性，这对于子宫外的生存至关重要。在这一发育阶段之前，气体交换由于肺泡表面面积以及肺间质和（或）脉管系统功能的不足而处于不完善状态。例如，在小管期出生的婴儿能否存活一定程度上取决于肺泡表面活性物质的缺乏程度（呼吸窘迫综合征）。尽管输注外源性肺泡表面活性物质能够改善新生儿的肺功能，但由早产儿生命支持（如辅助供氧、机械通气、感染）产生的损害经常会导致肺发育不全或肺泡发育不良及后期的支气管肺发育不良。

（四）囊状期（胎龄28～36周）

气体交换表面积的增加是肺发育囊状期的主要特征。随着腺泡扩张和腺泡壁变薄，肺周围面积扩大。由于Ⅱ型肺泡细胞越来越多地分化为Ⅰ型细胞且毛细血管与其并行发育，使气体交换更加容易。

（五）肺泡期（胎儿36周直到2～3岁）

在肺泡期，随着肺泡分离和数目增加，气体交换的表面面积逐步增大，这个过程会持续到3岁。Ⅱ型肺泡细胞增殖并在胚胎34～36周之后占据主导地位。Ⅱ型肺泡细胞的关键特征是具有嗜酸性片状小体，其特异性的腺泡可以储存和释放表面活性物质的脂质和蛋白质。在这一时期，健康婴儿的肺泡总数仅为（2～5）千万，2～3岁时增至3亿，可达到成年人的水平。肺泡期的发育异常可导致呼吸窘迫综合征、慢性肺疾病以及肺泡或肺泡毛细血管发育不良。尽管罕见，但一些遗传缺陷也对肺部发育产生不良影响，如表面活性蛋白系统的突变。

调控肺部发育的分子学基础尚未完全清楚，但此过程中有很多转录和生长因子起到关键性作用。除此之外，周围间质似乎对上皮细胞的发育具有直接作用，且间质-上皮之间的相互作用似乎是正常发育的必要条件。多种机械性因素在宫内和出生后都影响着肺部发育。例如，在动物模型中，继发于羊水过少导致的胎儿肺部液体不足可以引发肺发育不全；在人类中，继发于肾发育不全的排尿过少而出现的羊水过少症中有明显的肺发育不全。同样，继发于慢性羊水渗漏的羊水过少也会干扰肺部发育。最后，在微管期和囊状期，维持充足肺部液体容积在促进肺部生长发育中的作用是针对先天性膈疝诱导肺部发育而实施的各种胎儿干预性治疗（如在宫内气管封堵）的基础。

胎儿的呼吸对于维持肺部有效容积也有所帮助，而这可能通过激活牵张介导释放的生长因子来促进肺发育。在动物中，当胎儿的呼吸被阻断时，肺部生长减慢。胎儿呼吸动作减小可能是一些神经功能障碍、腹壁缺损和在子宫内暴露于某些物质（如慢性暴露于安定和母亲吸烟）等相关的肺部发育不全的发生基础。胸腔内占位性病变如先天性膈疝、先天囊性淋巴组织畸形，以及继发于机械因素的胸部骨骼缺陷可以阻碍肺部发育，同时，这些异常也会损害胎儿的呼吸，使原发的胸腔占位性损害更加恶化。

二、新生儿期呼吸系统

（一）肺部发育

出生后肺部的发育包括完善肺泡期发育，以实现气道和微血管的发育成熟（从出生至2～3岁）。换而言之，肺泡-毛细血管微结构实现从双毛细血管网到单一毛细血管网的转变。出生后，应用糖皮质激素治疗会阻断这一进程，进而损害肺部发育。出生后两年直到青春期后期，肺部通过细支气管和肺泡的增长而不断发育。后期的肺泡化是否在幼儿期以及之后持续存在，以及它的机制目前仍存在争议。

早产和（或）感染能显著影响肺部的发育，尤其是肺泡化。例如，肺部炎症标记物已证实宫内感染（如绒毛膜羊膜炎）与肺部发育不良为特征的慢性肺疾病发生率增加相关。除此之外，经常应用于早产儿的生命支持治疗（例如机械通气、辅助供氧）已被报道会对正常的肺部发育造成损害，导致肺泡化异常。特别是氧化应激，也已被证实与肺部发育异常有关。其他与早产相关的生理问题，如动脉导管未闭和免疫功能紊乱也与之有关。如同正常发育期肺实质与脉管

6

系统的紧密联系，早产相关的治疗也同时会对肺部脉管系统造成叠加损伤。例如，慢性肺疾病的早产儿伴有肺部动、静脉平滑肌增多，在孕龄27周前出生的婴儿常会存在肺泡毛细血管的发育不全和发育不良。因此，近期新生儿临床救治的调查研究着重于在提供机械通气和辅助供氧等必要治疗的同时，将远期肺损伤的发病率降至最低。

营养不良状态和环境暴露，如母亲在怀孕期间吸烟，与全身的生长不良和早产风险相关。除此之外，母亲吸烟也与婴儿期长期存在呼吸统疾病有关。这些呼吸问题可能会在之后的儿童期得到改善，但也可能持续到成年，随着正常的年龄增长，肺功能降低愈发显著。出生前后，暴露于二手烟都会对肺部发育过程中的结构改变造成影响，同时会改变气道解剖结构和大小。肺部感染时，喘息增加，同时不同程度地降低用力呼气流量，并可能提高气道反应性，或产生支气管痉挛，以及增加气道阻力。

（二）气道解剖

新生儿气道解剖与成人不同，这对于麻醉医师来说具有重要意义。新生儿的头相对较大，枕骨突出，气道细小且具有良好的顺应性（即易于压缩），在颈部弯曲和过伸时都有可能发生气道阻塞。由于气道直径小，当存在上气道湍流和下气道（第5级支气管分支远端）层流时，根据泊肃叶方程可知气流会遇到更大的抵抗阻力，也就是说，气道阻力在气管支气管树的不同部分与气道半径的四到五次方成反比。值得注意的是，在上气道环状软骨的环形区域，气道半径减少50%（如气道感染或创伤导致的气道水肿），气道阻力和呼吸功增加五次方，即增至36倍。

婴儿经常被称为"强制性鼻呼吸"，由于先天性异常（如双侧后鼻孔闭锁）、气道炎症或感染导致的黏液水肿和分泌物增多，以及一些治疗操作（如放置鼻胃管）而阻塞鼻通道时，其常难以维持足够的通气。另一种描述方法提出"鼻呼吸优先"，因为许多鼻道阻塞的新生儿会转为经口呼吸，通过腭帆提肌和腭垂肌参与完成这一过程。尽管如此，在鼻气道阻塞时，还是可能发生氧气饱和度下降，甚至在成功转换为经口呼吸之后，也会因疲劳而继发呼吸衰竭。

新生儿的喉部结构与儿童及成人不同。基于尸体气道重建发现，新生儿的喉部形状习惯上称为"漏斗形"，随着年龄增长更加接近圆柱形（即成人型）。然而，近期在体影像学报告已证明，新生儿喉结构实际上与成人相似，呈圆柱形。婴儿镇静状态下，声门开放的部位表面上是小儿上气道最狭窄的部位，但环状软骨仍是气道"功能"上最狭窄的部位，这种误区也许是由于MRI在给声门摄像时无法获取吸气相图像产生的。尽管僵硬的环状软骨环不易变形，但声带可以从静息状态微微张开，适应如气管导管一样僵硬的结构。新生儿的喉前部比后部更尖，形成一个椭圆形，横轴比前后径更窄。当用力将紧密契合气管的圆形气管导管通过声门时，会在前后轴产生额外的压力，导致黏膜缺血、声门下水肿、短期或长期的喘鸣，以及气道瘢痕或狭窄。

新生儿气道的其他特点在实施气管插管时也一定要考虑在内。新生儿颈部相对较短并且喉的位置较于成人（$C_4 \sim C_6$）也更靠近头部（$C_3 \sim C_4$）（值得注意的是，喉的位置是更靠上，而不是更靠前）。狭窄的会厌可能为 Ω 形或U形，喉镜镜片直接上提很困难。相对肥大的舌头、易受通气操作人手指压迫的柔软的下颌结构、环状软骨压迫都使新生儿易于发生上呼吸道梗阻。新生儿气管由于软骨、平滑肌和可收缩的成分较少，其顺应性更高，但同时气流阻力更大。早产儿上气道尤其容易塌陷，这是因为稳定颈部的筋膜还未发育完全，以及稳固咽部的控制上气道肌肉还未发育成熟。

与上气道的情况类似，下气道顺应性高并且极易塌陷，气流峰值降低，同时气道阻力与呼吸功增加。可闻及的喘息与急性支气管痉挛可能相关或并无关联。由于喘息在新生儿中与除支气管痉挛之外的许多病因均有关，新生儿对于支气管扩张剂的反应性不可预测。

（三）胸壁解剖结构和呼吸机械运动

胸壁是由肋骨轮廓、腹部和相连的肌肉组织构成，具有呼吸泵功能并提供呼吸系统的框架结构。相较于大龄儿童和成年人，新生儿的呼吸泵功能因其解剖、机械结构及组织学特点不同，功能相对较差。与成人肋骨结构相比，新生儿肋骨架构相对柔软、角度呈水平位，潜在地限制吸气时胸腔的向外向上运动。

胸廓软骨的顺应性（chest wall compliance，C_{CW}）要远大于肺顺应性（lung compliance，C_L）。尽管在出生时胸壁的柔软性十分有益，但在出生后，这一特性却是不利因素。尽管整个呼吸系统的顺应性（respiratory system compliance，C_{RS}）主要由C_L决定，但较大的C_{CW}：C_L比值预示着新生儿静息肺容量较小。而且，胸壁顺应性使其在自主吸气时会向内凹陷，产生无效的胸壁运动，显著降低吸气的机械效率，即胸壁扭曲变形造成能量浪费。羊实验模型显示，胸壁可能是通过肋骨架构的钙化和（或）胸壁肌肉张力的增加，逐渐发育成熟、变硬（与直立姿势相适应），使得C_{CW}降低接近于C_L水平。

在发育过程中，呼吸肌的结构、分子生物学和功能都有所改变。在胎儿期间，呼吸肌受到胎儿呼吸的锻炼，因此在足月出生时，虽然其储备有限但已可以提供呼吸所需动力。同成人相比，新生儿的呼吸泵功能还不能耐受较强的呼吸负荷，因此很容易出现呼吸衰竭。与其他肌肉系统一样，呼吸肌（主要是膈肌）的特点，可用前负荷、后负荷和肌纤维特性来定义。新生儿膈肌和肋间肌易发生呼吸疲劳，这通常与I型细胞的缺乏有关。I型肌细胞的特征是慢周期性、有氧代谢、耐疲劳，以上似乎非常适合呼吸运动。早产儿膈肌只有大约10%的I型细胞，到足月时，这个比例上升到25%～30%，而在整个婴儿后期，I型细胞的数量增加到成年人比例，即55%。然而，当考虑到其他结构特点［如肌球蛋白重链亚型（myosin heavy chain isoform，MHC）的表达、MHC蛋白含量］和功能特性（如最大特异性收缩力、痉挛收缩时间），新生儿膈肌实际上被认为更具抗疲劳能力。独特的肌球蛋白重链亚型的发育，对能量需求降低，使其通过减少能量消耗防止新生儿膈肌疲劳。在一项孕中期到出生后2个月的羊膈肌模型研究中，胚胎后期膈肌的疲劳易感性降低，但在足月分娩后大约1周时升至最高，然后随出生年龄增加而逐渐降低。值得关注的是，特异性收缩力在足月产前2周内增加了两倍，且与胎儿的呼吸运动相关，最大特异性收缩力的增加与MHC成分升高有关。与早期研究结果相似，MHC1成分的升高与氧容量增加有关。另一方面，体外对疲劳耐受性的变化应考虑到发育期膈肌的固有特性，包括膈肌厚度降低、力量-频率、长度-张力、力量-速度功能的有效性较差，这些都会增加呼吸衰竭的危险性。显而易见，横膈膜疲劳易感性的概念十分复杂，除发育对肌肉成熟的作用外，还可能受到包括激素水平（如皮质醇、甲状腺素）和氧化状态（如营养状态、脓毒血症和酸中

6

毒）等生理环境的影响。继发于呼吸肌本身特性和前、后负荷的不利因素，呼吸泵尚没有足够的能力来维持稳态。能够影响肌肉本身功能状态的因素包括代谢失调（电解质紊乱）、低氧血症和休克。肺过度通气导致充气量增加而改变前负荷。胸壁机械效能降低、上呼吸道通气阻力增加（源于气道大小和易塌陷的特点）、肺顺应性改变导致出现呼吸窘迫综合征、肺水肿和其他肺疾病，从而使后负荷（即呼吸做功）增加。中枢和周围神经系统中控制呼吸泵的成分也会导致呼吸衰竭。新生儿呼吸衰竭可表现为呼吸窘迫如呼吸急促、凹陷、辅助呼吸肌运动，高碳酸血症、呼吸性酸中毒、低氧血症和（或）呼吸暂停。除给予适当的干预治疗如给氧、机械通气包括连续正压通气、营养支持外，甲基黄嘌呤可用于改善膈肌功能。

功能残气量在被动状态（指无呼吸肌活动）下，残余肺内的气体容积称为功能残气量（functional residual capacity，FRC）。FRC的大小与向内的肺回缩力与向外的胸壁弹性回复力的净作用相关。在胸壁顺应性的作用下，新生儿潮式呼吸呼气末肺容积接近FRC，导致小气道塌陷、肺不张、通气血流比失调和低氧血症的发生风险显著升高。新生儿通过以下几种方式来保持和代偿FRC：加快呼吸频率缩短呼气时间，"喉制动作用"（通过声门关闭介导的内源性呼气末正压），稳定胸壁的肋间肌张力，以及当肺容量减少时打鼾。

由于呼吸储备有限及通过呼气的动态改变在FRC基础上增加呼气末容积的特点，新生儿呼吸做功增加和呼吸系统的神经支配损伤导致呼吸衰竭的风险增加。这些情况包括全身麻醉（伴或不伴神经、肌肉阻滞）、快动眼睡眠、全身感染和休克。除其对肋间肌功能作用的影响导致不协调、无效的呼吸运动外，中枢神经抑制使上呼吸道肌肉松弛增加气道阻力和呼吸做功。FRC降低和继发肺不张时，膈肌需求增强，肺顺应性的降低也使呼吸做功和肺泡复张的能量需求增加。急性肺部疾病伴有肺顺应性降低、气道阻力增加（如肺水肿）或横膈功能下降会加重麻醉、睡眠、多种新生儿异常（如感染）以及发育障碍（如肺发育不全）对呼吸的影响。持续气道内正压能够在合并肺或其他疾病的早产儿麻醉和睡眠过程中维持FRC和机械通气有效性。正压通气可以维持和恢复FRC，尤其在使用呼气末正压通气（positive end expiratory pressure，PEEP）时。

（四）肺表面活性物质

内源性肺表面活性物质，或"肺表面活性剂"用以维持肺容量。这种泡沫样的产泡物质是一种大分子聚合物，可以降低肺泡表面张力，降低肺萎陷的趋势，增加肺顺应性。在胎龄约20周时，胎儿呼吸有关的机械力刺激表面活性物质相关基因表达。然而，在不进行治疗的情况下，表面活性物质对自主通气的支持作用，只有在胎龄大于32周时才足够有效。在一些早产儿中（通常胎龄小于32周），表面活性物质不足表现为呼吸窘迫综合征。胎儿肺成熟度可通过羊水中肺表面活性物质成分卵磷脂和鞘磷脂的比例（L：S比例）来评估。该比例可用于预估胎肺的状态。L：S＞2.0时，呼吸窘迫的危险性较低，而L：S＜2.0时，呼吸窘迫的危险性较高。表面活性物质的代谢循环或结构遗传缺陷会导致致命性或慢性肺疾病，如肺泡蛋白沉积症。表面活性物质损害可诱发多种新生儿期外的肺疾病，包括成人型呼吸窘迫综合征。

Ⅱ型肺泡细胞在肺泡中具有多种重要功能，包括作为Ⅰ型肺泡细胞（肺泡上皮细胞主要种群）的前体细胞进行损伤后上皮细胞修复，以及产生和分泌表面活性物质。表面活性物质储存于细胞器板层小体中，通过局部分泌作用释放，最终在肺泡表面形成单层膜结构，减少肺泡表面气-液界面张力。表面活性物质包含多种成分，如管状磷脂、液滴、单层膜结构，这些结构各司其职，包括分散在肺泡表面形成单层膜、在单层膜破坏（如氧化）时储存活性物质，以及在呼气时抵抗回缩和快速重吸收。局部环境（如在呼吸周期中机械力和钙浓度的变化）以及多种磷脂成分和表面活性相关蛋白（pulmonary surfactant-associated protein，SP）形成了一种特别的表面活性分子，会影响表面活性物质的表象。因此，与循环或降解（被肺泡巨噬细胞吞噬）高度相关的复杂通路已经演化为这种重要分子的能量和底物的强烈活性。约85%的表面活性物质成分可通过Ⅱ型肺泡细胞的重吸收再生成。表面活性物质由脂质（90%）、蛋白质（10%）和碳水化合物的乳剂组成。脂质大多是磷脂，包括磷脂酰胆碱，如二棕榈酰磷脂酰胆碱，占哺乳动物表面活性物质成分的40%~45%（质量）。异质磷脂混合物对现快速覆盖肺泡表面（水相）和抵抗萎陷是必要的。表面活性相关蛋白（SP-A、SP-B、SP-C和SP-D）具有多种功能。SP-B和SP-C都是小疏水性蛋白，与表面脂质作用紧密，能降低表面张力，以及在呼吸周期机械力改变时稳定表面活性物质。SP-A和SP-D是较大的结合蛋白家族成员，可以在肺内结合感染性粒子，易化免疫系统识别，清除肺内病原体。这些蛋白不只对新生儿免疫系统很重要，在鼠模型中，它们还可以调节肺泡吞噬能力。SP-A和SP-D可以调节表面活性物质的摄取，但具体的作用还有待阐明。

表面张力模型是球形的，可用Laplace法则$P = 2\gamma/r$计算，P是肺泡内压或肺泡的"塌陷压"（即必要的抵抗气液界面分子间作用力的压力-向内缩短球体半径，促进塌陷的作用力）。该公式阐明膨胀压力与表面张力（γ）成正比，与肺泡半径成反比（r）。吸气时，由于呼吸泵产生的作用力，肺泡半径增加，因此，塌陷压呈降低趋势。呼气末，在没有表面活性物质作用的情况下，需要较大的膨胀压力来防止肺泡塌陷。在肺泡表面膜中，表面活性物质可以产生很大的表面压力，降低肺泡回缩时的表面张力。当肺泡膨胀时，表面单层膜很薄地分布于肺泡表面，由于半径加大，表面活性物质作用减弱。当肺泡较小时（如呼气时），表面活性物质被压缩，更好地减少较小半径肺泡的表面张力。因此，表面活性物质在很大范围内发挥缓冲表面张力的作用。

肺泡不独自存在，是组成一团一团的腺泡。肺实质包括肺泡本身，它们可通过牵拉作用直接影响相邻气道。当肺容量大时，如正压通气情况下，肺泡表面积与肺容量的比值与表面张力无关（与组织间相互作用有关）。在这种情况下，表面活性物质的治疗作用可能被人工增加的肺容量掩盖。宏观上看，如积极地控制呼吸治疗，肺泡和气道的塌陷会被肺和胸壁的弹性回缩力抵消。

6

第三节　胎儿和新生儿消化系统生理变化

在胚胎发育时期，消化系统的主要功能由胎盘替代，通过胎盘，胎儿自母体血中摄取营养物质，出生后消化系统发挥作用。肝脏在胎儿代谢中起到关键的作用，但在宫内时胎盘和母体肝脏在肝功能方面起重要作用，在出生后短期内，新生儿肝脏在代谢方面的能力就需要达到成人水平，这一过程很大程度上要在数小时内就完成。要为新生儿提供最佳治疗，必须了解胎儿、新生儿与成人肝脏生理方面的不同。

一、解剖

肝脏独特的体系结构和细胞组成反映了它在代谢、止血、激素调节、生物合成和清除内源性物质等方面的重要作用。出生后，肝脏具有双重血供。肝动脉将富含氧的动脉血输送至肝脏。门静脉将从消化道吸收的各种物质输送至肝脏，包括消化的食物成分（如游离脂肪酸、氨基酸、葡萄糖等）、大分子蛋白质、胃肠激素（如胰高血糖素）、微生物、免疫细胞和信号分子等。胆小管是肝细胞紧密连接形成的管网，并汇集形成肝管。胆汁被主动分泌进入胆小管，并且在正压作用下，从胆道系统流入小肠。由于肝脏的独特结构，肝细胞同时与血液（肝动脉/门静脉）和肠道（胆小管）联系，因此，在肠道、胎盘和血流之间起媒介作用。肝细胞有时可以通过胆道系统处理加工吸收营养物质，应答胃肠道激素和清除血中外源性物质（如药物）。功能受损（如发生脓毒血症时）会导致胆汁淤积、肝细胞损伤和巨细胞肝炎。

二、胎儿时期肝脏发育

异质性肝实质的特征性组织学特点，包括肝血窦及其中伸展的肝细胞紧密连接形成的胆小管，是由一系列复杂的过程形成的。这一过程包括细胞凋亡、信号形成、增殖、肝细胞极化，涉及许多来自不同胚胎组织类型的细胞。在妊娠3~4周，肝原基从后前肠的内胚层上皮分化而来。这些原始的前肝细胞折叠进膈膜中胚层间质细胞群，形成了来自内胚层和中胚层混合细胞群。在宿主转录因子的调控下，内胚层的干细胞分化成能够进一步形成胆管或肝细胞的祖细胞，而中胚层的细胞形成血管、Kupffer细胞、窦内皮、纤维和结缔组织。同时，形成肝静脉和门静脉系统的祖细胞来源于卵黄囊。胆管细胞进一步分化成胆道系统的肝内部分和肝外部分。参与胆道系统形成过程中的多种转录因子均得到确认，胆总管最早是作为连接肝管和十二指肠之间的桥梁出现的，胆囊和胆囊管随后产生。妊娠前3个月时，肝外的胆管被内胚层细胞封闭着。如果这些胆管不重新开放的话，将发展为胆道闭锁，有时会导致新生儿生后几个月内出现肝衰竭。同样，肝内胆管形成受阻也可能导致婴儿期肝衰竭。

人类在妊娠大约14周时就可以检测到胆红素。与生后不同，宫内时胎盘清除大部分的胆红素，胎儿的肝脏胆汁通路只清除了一小部分。人类胎盘允许游离胆红素的双向转运。动物模型中，胎盘能够通过脐动脉和羊水有效清除胆红素。

在妊娠第1个月末时，体内就能检测到最初的肝细胞功能（蛋白合成和分泌）。在胎儿早期，循环中的主要蛋白是甲胎蛋白。从孕5~6周开始至孕中期，肝脏增大40倍来完成主要的造血功能。在孕早期，肝脏包含比肝细胞更多的造血细胞。孕晚期时，骨髓成为造血的主要场所，但是肝脏的髓外造血功能可以持续到出生之后。妊娠的2~3个月时，清蛋白的合成开始，并在足月时就能达到成人的清蛋白的血浆浓度。妊娠第10周开始合成糖原，胆管分泌的胆汁量在12周时达到了成人的50%～60%。

三、新生儿期肝脏解剖

在妊娠期间，胎儿通过复杂的主动和选择转运机制调节胎盘经脐静脉吸收的葡萄糖、氨基酸、脂质和小分子物质。出生前，约50%的脐静脉血流入肝脏，其余部分经静脉导管流入下腔静脉和右心房。这种分流使得富含氧的血液从右心房经过未闭的卵圆孔进入左心循环和脑，在缺氧时，分流可能会增加。流入肝脏的富含氧的血液虽在流量上有所变化，但其中大部分直接流入左叶，流入右叶的血液中50%也由脐静脉供应，右叶剩余部分血供主要来源于门脉循环。

脐带被夹闭后，肝脏不再接受由胎盘提供的富含氧和营养物质的血液，由门静脉取而代之成为提供来源于肠道营养物质的主要途径，而且肝动脉为肝脏提供氧含量更高的动脉血。餐后，门静脉血流增加，达到肝动脉血流的两倍。出生后2周内静脉导管功能性关闭。新生儿心输出量的1/4直接供应肝脏，肝脏重量占新生儿体重的4%，而成人只占2%，这反映了肝脏在新生儿生理功能上的重要作用。

四、新生儿期肝脏合成功能

由于不能继续通过脐静脉直接从母体摄取各种基础物质，新生儿必须通过消化食物、肝糖原分解、糖异生等途径维持血糖稳定。妊娠晚期储存在心脏和肝脏的糖原在胰高糖素、儿茶酚胺等激素调节下分解成葡萄糖直到喂养建立。分娩过程中，应激反应或者患病会加速储存糖原的消耗，进而导致低血糖。值得注意的是，由于这些糖原是在妊娠晚期合成并储存的，早产儿尤其容易发生低血糖。此外，早产儿由于代谢需求更高，主要是脑代谢，其单位体重的葡萄糖消耗量比足月儿更大。在胎儿时期，尽管关键酶已经有表达，但糖异生并不活跃。然而，在出生后4～6 h，糖异生就在维持血糖稳定中起到重要作用，在早产儿中也是如此。

新生儿不能够通过肠内途径获得充足热量，就必须接受外源性葡萄糖支持来预防低血糖（血浆葡萄糖浓度40～90 mg/dl）发生，一般采用静脉注射的方式。新生儿，包括早产儿，血糖浓度升高会反应性产生胰岛素，从而促进糖摄取，用于立即供能或能量存储（甘油三酯或糖原）。突然减少或中断外源性葡萄糖供应（如中断静脉补充葡萄糖、胎儿从血糖高的妊娠期糖尿母体分离、长时间禁食而未补充静脉葡萄糖等）会增加低血糖发生风险。低血糖的其他危险因素包括肝功能障碍（如休克或脓毒血症）、先天性代谢异常等。

门脉循环携带的氨基酸和肝动脉携带的血浆蛋白运送到肝脏，通过尿素循环降解或者作为肝脏合成血浆蛋白的原料。这些肝脏产生的蛋白质包括免疫球蛋白以外的大部分循环蛋白质。营养不良或者肝脏疾病时，可能表现有循环蛋白（如清蛋白和铜蓝蛋白）浓度的降低，相反，在急性炎症时，肝脏代谢和更新蛋白质效率降低，从而导致某些循环蛋白质（如纤维蛋白原、急性反应蛋白）浓度增高。健康的早产儿通常合并有相关的低蛋白血症，这主要是由氨基酸

6

的摄入减低和清蛋白丢失（肾、肠道损失或者是第三间隙渗透增加）引起的，而不完全是由于肝脏不能合成大量清蛋白。异常的低蛋白血症常与水肿（如第三间隙）、腹水、充血性心衰互为因果。

在进食后（或者是静脉营养期间），肝细胞调节游离脂肪酸的代谢，使它们以甘油三酯的形式沉积在肝脏中或形成脂肪组织。禁食期间，这些富含能量的分子转化为酮体为神经元和其他细胞供能。酮体生成障碍与代谢途径上潜在的致命缺陷有关（如一种脂质氧化的重要酶-长链3羟酰脱氢酶的缺乏）。

五、新生儿期肝脏代谢功能

当肝脏转化为胆汁排泄的主要器官时，胆汁转运酶系统也随之活化。胆汁包括胆红素（血红素降解的最终产物）和清洁剂样的胆汁酸（由胆固醇合成的两性甾醇分子）。除了作为多种合成途径的重要分子阻断剂之外，胆汁酸在脂肪消化途径中也是必不可少的，包括乳化部分消化的脂滴，吸附脂溶性维生素（A、E、D、K）。活化关键的内源性消化酶和母乳脂肪酶（也称为胆盐刺激性脂肪酶）。

肝肠循环是机体保留胆汁的关键机制。大约95%分泌到肠道的胆汁酸通过门脉循环重吸收，并且通过一系列特殊胆汁酸转运蛋白被肝细胞摄入。尽管在胎儿第14周时就能检测到胆汁酸生成，但新生儿和早产儿体内的合成机制还不成熟，这增加了他们发生胆汁障碍性脂肪痢、维生素缺乏和热量营养不良的风险。

出生之后，肝酶活性迅速增加。例如，虽然乳酸浓度在脐带血和新生儿中通常是升高的（平均值为3.8～4.6 mmol/L），但是在产后24 h之内就迅速降低至成人水平（平均为2.08 mmol/L，成人正常上限为1.8 mmol/L）。血浆乳酸浓度持续性升高提示乳酸生成增加（低灌注和无氧代谢）、肝功能障碍、线粒体代谢缺陷。

通过第一阶段（氧化还原反应和水解）、第二阶段（与葡萄糖醛酸和其他物质聚合反应）和第三阶段（通过肝脏/胆道系统排泄）反应的方式，肝脏在生物转化、外源性物质和药物的解毒方面也起关键作用（见第三章）。细胞色素酶P450系统介导第一阶段的反应，并且在出生时就已经受到不同程度诱导。50%的药物经CYP3A亚族代谢。重要的是，这些蛋白质的调节基因呈发育相关性表达。例如，在宫内时CYP3A7的活性非常高，而出生时则降为阴性。与之相反，CYP3A4在宫内活性很低，而在生后6个月时活性已经达到成人的50%。第二阶段也呈年龄相关性模式，例如，吗啡的葡萄糖醛酸化作用直到出生后2～6个月才能达到成人水平。这些不成熟的代谢途径与两个明显的临床现象有关。第一，发育期肝脏可能因不能排出高浓度的化合物而产生毒害作用；第二，未成熟肝脏清除能力不足，为了避免药物血清浓度过高产生不良反应（如某些肌松药、麻醉药、咖啡因、茶碱和异丙酚等），用药的剂量也应随年龄而变化。

新生儿肝功能不成熟和（或）异常对麻醉和手术提出了诸多挑战。一些药物（如头孢曲松、呋塞米和苯唑西林，但不含甲氧西林）与胆红素竞争清蛋白的结合位点。如果与清蛋白分离，那么未结合或"游离"的胆红素的浓度比例增加，这样就加重了该分子透过血脑屏障产生神经毒性的风险。值得注意的是，在某些情况下，防腐剂或其他添加剂而非药物本身可以从清蛋白（静脉用安定的苯甲酸钠）中置换胆红素。酸血症主要通过影响胆红素溶解度以及降低质子化胆红素与清蛋白的结合来加重胆红素的神经毒性。此外，一定水平的胆红素引起的神经损伤因控制进出脑组织的相对转运保护机制的有效性而发生变化，也就是说，从脑将胆红素主动转运至血液可能缓解损伤，但酸中毒可能会抑制这一活性效果与此相似，由于发育期大脑存在明显的凋亡和坏死风险，特别是存在感染或其他应激情况下，发育期脑组织损伤的严重程度取决于非结合胆红素持续的时间和浓度。

因此，新生儿麻醉医师必须认识到，重症疾病新生儿发生血流动力学和呼吸不稳定，以及相关的呼吸或代谢性酸中毒、低清蛋白血症和肝功能障碍的风险更高，这也增加胆红素神经毒性的危险。此外，肝功能障碍和不成熟会干扰药物的正常代谢，包括常规使用的麻醉药物（如肌松剂）。术前必须仔细评估凝血状态，并在术中进行积极监测和治疗。

第四节　胎儿和新生儿内分泌系统生理变化

胎儿营养代谢和生长发育直接受内分泌活动的调控。胎儿神经内分泌系统呈自主发育，独立分泌神经内分泌激素，随血液循环运送到靶细胞或靶组织而发挥各自的生理或生物学效应。氮类激素如垂体肽类激素、甲状腺素、胰岛素、胰高血糖素等，不能通过胎盘。甾体类激素如皮质醇可通过胎盘，但在胎盘酶的作用下其结构发生变化，正常情况下也不能作用于胎儿。因此，胎儿与母体的神经内分泌激素相互独立，分别发挥作用。

一、胎儿神经内分泌系统

胎儿神经内分泌系统由下丘脑神经内分泌细胞、垂体、内分泌腺及分布于其他器官内的散在内分泌细胞组成。下丘脑通过垂体柄与垂体相连，与垂体的发生、结构和功能关系密切，常被统称为神经内分泌下丘脑-垂体系统（neuroendocrine hypothalamo-hypophyseal system，NHS），主要分泌神经肽类激素。大鼠胎儿的下丘脑-垂体系统发育较迟，到出生后才成熟，绵羊胎儿的下丘脑-垂体系统在妊娠中期开始发生功能活动。主要的内分泌腺，包括肾上腺、性腺、甲状腺等，都受腺垂体分泌激素调节。内分泌腺可根据分泌激素的化学性质不同，分为含氮激素和类固醇激素，前者主要分泌肽类、胺类和蛋白质类激素及氨基酸衍生物，后者主要分泌肾上腺皮质激素和性激素。

（一）皮质醇

妊娠早期胎儿的皮质醇水平很低，胎龄36周时逐渐增长到20 μg/ml，足月分娩时增长到45 μg/ml；而在出生后数小时内可达到峰值，约200 μg/ml。虽然目前并没有发现明确的皮质醇缺乏相关疾病，但多项研究发现，患严重疾病的新生儿中50%以上存在皮质醇缺乏，因而可以推断，胎儿-新生儿能否正常过渡可能与体内皮质醇的水平相关。

（二）儿茶酚胺

临床上经常使用儿茶酚胺治疗早产儿生后低血压，儿茶酚胺也是新生儿应对出生后各种应激状态的重要激素。通过测量脐带血儿茶酚胺浓度发现足月儿的肾上腺髓质及其他交感神经组织能够释放儿茶酚胺（去甲肾上腺素、肾上腺素和多巴胺）来应对各种应激。有回顾性分析显示，无剖宫产指征而行择期剖宫产的新生儿脐血儿茶酚胺类激素水平明显低于阴道自然分娩新生儿，提示此类新生儿出生后应激能力降低，也就意味着这些新生儿可能出现异常过渡。

（三）甲状腺激素

甲状腺轴于妊娠晚期逐渐成熟，表现为促甲状腺激素、T_3和T_4水平与皮质醇水平同期升高，逆三碘甲腺原氨酸（rT_3）水平也于同期逐渐下降。出生后促甲状腺激素水平迅速达到峰值然后回降，T_3和T_4则因皮质醇的增加、脐带结扎和生后环境的寒冷刺激而升高。

二、胎儿胰腺内分泌功能

胎儿胰腺主要由A（α）、B（β）细胞组成，妊娠晚期这两种细胞增殖形成胰岛。A细胞和B细胞分别合成胰高血糖素和胰岛素。胎儿发育中A细胞的功能较B细胞开始早，A细胞分泌的胰高血糖素可诱发B细胞分泌胰岛素。胰高血糖素通过刺激糖原分解和糖异生增加血糖浓度，抑制脂肪和蛋白质合成，促进脂肪和蛋白质分解以及尿素合成。

胎儿期胰高血糖素水平很低，分娩时显著升高，为新生儿快速利用肝糖原抵抗低血糖做准备。胰高血糖素对胎儿的作用比对新生儿的作用小。胎羊第40天时B细胞开始活动，第60天时血浆出现胰岛素，第90天时靶细胞出现胰岛素受体，受体数目和亲和性随胎龄而增加。大鼠胎儿第11天时B细胞开始活动，第18天时血浆出现胰岛素，第14天时靶细胞出现胰岛素受体，其数目和亲和性亦随胎龄而增加。

胎儿的胰腺在妊娠第20周后能对增加的葡萄糖和氨基酸做出反应而释放胰岛素，尽管此时释放的胰岛素处于一个非激活状态，但到孕中期胎儿糖皮质激素起效后胰岛素开始激活，激活后的胰岛素调节糖原和脂质合成相关的酶的表达。因此，胎儿糖原储备在妊娠27周后开始，而后缓慢升高持续到妊娠36周。肝糖原在此后迅速增加直到足月时组织含量达到50 mg/g。新生儿肝糖原含量占体重的比重不足5%，它能够在短时间内迅速消耗以满足急剧的能量需求，而这就解释了婴儿在禁食期容易发生低血糖的原因。甘油三酯、游离脂肪酸和甘油可以通过胎盘。在胰岛素的影响下，肝脏合成游离脂肪酸，脂肪组织摄取葡萄糖，进而合成甘油三酯。在孕晚期，胎儿脂肪储存在脂肪组织中，约占体重的16%，相当于5000千卡的能量储备。

三、出生时内分泌反应

分娩与内分泌应激反应相关，其中血浆儿茶酚胺、胰高血糖素和皮质醇激素的含量会出现大幅度增加。胰高血糖素增高时，血浆胰岛素浓度降低，进而引发肝糖原分解、脂肪分解和糖异生。出生时，循环中的儿茶酚胺升高也会出现同样的反应。尽管上述机制会纠正生理偏差，维持机体的动态平衡，然而新生儿血糖仍会在出生后 2 h 出现生理性降低。新生儿进食前，糖原分解和糖异生是葡萄糖来源的唯一途径。通过对足月儿的糖动力学评估，健康的新生儿的葡萄糖合成速度是 5 ~ 8 mg/（kg·min）［或 28 ~ 45 μmol/（kg·min）］，这其中的 50% ~ 70% 来自糖异生。在出生 12 h 内，肝糖原从 50 mg/g 消耗为 5 mg/g，之后通过脂肪氧化提供能量，直到肠内营养的建立。甘油或脂肪酸的产生速度可以用来估算脂肪的代谢速度，相当于 6 ~ 12 μmol/（kg/min）。

（一）低血糖

对于新生儿低血糖尚无一个精确定义，一般认为血糖浓度低于 47 mg/dl 时，定义为低血糖），而且并没有一个准确的正常血糖的标准。生理学中血糖浓度的正常范围为 70 ~ 100 mg/dl（3.9 ~ 5.6 mmol/L），最低血糖浓度为 60 mg/dl（3.3 mmol/L）。发育极不成熟（低体重儿或极低体重儿）或者患有某些疾病（如缺血、缺氧或败血症）的婴儿对糖的需求量更大，并且更易发生低血糖。其他具有出生后低血糖危险因素的婴儿包括：母体患有糖尿病婴儿、大于胎龄儿或小于胎龄儿、Wiedemann-Beckwith 综合征或宫内发育迟缓的胎儿、分娩后窒息（5 min Apgar 评分＜5分）以及孕周小于 36 周的婴儿。通过输注 3 ~ 4 mg/（kg·min）的葡萄糖可以防止足月儿低血糖，而输注 6 ~ 10 mg/（kg·min）的葡萄糖可以防止极低体重儿发生低血糖。

对于妊娠小于 28 周的新生儿来说，如果出生后几小时未补给葡萄糖，几乎不可避免发生低血糖，其原因包括早产儿糖原存储有限、氨基酸糖异生的能力差、维持血糖平衡的脂质存储不足等。早产儿由于脂肪储备不足（脂肪含量＜2%体重），酮体生成能力严重受限。尤其对新生儿，不同严重程度的低血糖可以对中枢神经系统产生破坏性作用。低血糖会激活应激反应并改变脑血流和代谢。低血糖时，大脑糖代谢能够降低至基础值的 50%，使得能量来源更加依赖于酮体与乳酸的代谢。不同于足月儿的是，早产儿似乎不能耐受这种变化并提供可替代的能源，即使是轻度的低血糖也可能会造成不利于神经发育的后果，包括思维发育迟缓的危险因素增加。脑损伤不仅会由长时间的低血糖造成，还可以因轻度低血糖合并轻度缺血或缺氧造成。MRI 检测到超过 90% 患有低血糖并且出现症状（血糖水平＜45 mg/dl 或 2.6 mmol/L）的足月儿会出现脑白质异常。

（二）高血糖

高血糖为血糖浓度＞125 mg/dl（＞7 mmol/L）或血浆糖浓度＞150 mg/dl（＞8.25 mmol/L），通常会在胎龄小于 30 周的早产儿生后第一周内发现。应激、糖皮质激素、甲基黄嘌呤治疗以及给予过多的葡萄糖都会造成新生儿高血糖。葡萄糖输入速率常规保持在 4 ~ 7 mg/（kg·min）

来满足新生儿的基本葡萄糖需求。然而，如果给予出生体重大于1 kg的新生儿输入葡萄糖超过8 mg/（kg·min）和给予出生体重小于1 kg的极低体重儿输入平均速率为4～8 mg/（kg·min）的葡萄糖都可能会导致高血糖。高血糖通常发生在血浆糖浓度突然大幅度增高时（如静脉推注25%或50%的葡萄糖），这会增加脑室出血的风险，但其因果关系还尚未被证实。在局部缺血缺氧时，过量的葡萄糖代谢不足会引起乳酸堆积以及细胞内pH值下降，进而严重影响细胞功能，甚至造成细胞死亡。通过大幅度降低葡萄糖输注速率来治疗高血糖会显著减少热量的摄取，这会对生长发育造成远期影响。

第五节　胎儿和新生儿神经系统生理变化

一、神经系统发育

当人胚发育至第3周后，细胞开始迁移，神经管膨胀。在人胚4～5周时，神经管头端形成3个明显的膨出，它们是原始脑泡结构（brain vesicle）。从前往后依次为前脑泡（prosencephalon）、中脑泡（mesencephalon）和后脑泡（菱脑泡，rhombencephalon）。前脑泡将形成大脑半球和间脑，中脑泡将形成中脑，后脑泡将形成脑桥、延髓和小脑。

随着上述三种脑泡的发育、分化和演变，脑泡间的室隙也逐步发育成若干的脑室空腔。脑室区（ven-tricular zone）与神经管管腔相邻，将成为大脑的脑室系统和脊髓的中心管。在前脑和间脑中由此出现了左、右对称的侧脑室和位于正中的第三脑室。中脑泡发育构成了中脑导水管，菱脑泡分化出第四脑室。脑室中充满了脑脊液，各脑室间相通。在人胎发育到第6周时，脑室已经出现。神经管闭合的障碍是先天畸形的常见原因。当头部闭合不全时，会产生无脑儿。

神经系统不同的细胞群落从有丝分裂期逐步演化有一定规律，目前不知何种机制掌控神经系统特殊的细胞增殖分化的规律。这些规律如下所述。

在大脑皮质，最底层的细胞比浅层细胞先产生，如大脑皮质第Ⅴ层细胞比第Ⅳ层细胞先产生；形态稍大的神经元，如小脑的浦肯野细胞，比稍小的细胞（如小脑的颗粒细胞）先产生；发育的中枢神经系统细胞有自腹侧向背侧发展的趋势。神经系统细胞增殖有两个特别时段：首先是神经元产生的主要时段，在人胎第10～18周；其次是神经胶质细胞产生阶段，胶质细胞前体在发育的很早期就存在，但胶质细胞的大量产生在妊娠中期到生后第18～24个月。

进一步从时间顺序上分析胚胎神经系统的发育，在胚胎期末和胎儿期开始前（妊娠第8周），旧皮质开始分化。人胎第9周时的大脑半球表面出现较浅的皮质板，后脑与末脑的神经核和神经束出现。纹状区上方的脑壁中有细胞迁移至边缘层，并逐步发育成新皮质。该处从单层神经上皮不断繁殖发育而出现中间层和边缘层。到胎儿早期（妊娠第11周）时，大脑半球左右新皮质区都复有一层幼稚锥体细胞。到胎儿期中期时（妊娠第4～5个月），这些细胞分化成内、外两层。在这内外两层之间，将演化出日后大脑皮质的第Ⅳ层。此后，第Ⅳ层的细胞在胎儿中期末（妊娠第7个月）再分化为第Ⅱ和第Ⅲ层的细胞。

到妊娠第14周初，小脑两半球形成，大脑皮质已覆盖中脑和间脑。在妊娠第3个月时，大脑半球继续向后延伸，发育成胎儿的枕叶。此时，所谓的大脑皮质表面仍然是平坦的，没有皱褶。大脑皮质表面的脑沟与脑裂的主要发育和快速增长是在妊娠中期（妊娠约第6个月末）。到妊娠第8个月初，胎儿的脑回已接近成人。

大脑皮质中神经细胞已有树突结构。到第18周时，海马结构出现，小脑分为前叶和后叶，新小脑也已发育。到妊娠第20～21周时，大脑半球已有原始脑沟。皮质内已能见到突触结构，海马锥体细胞的树突棘形成。到人胎第26～27周时，大脑内能见到髓鞘结构。之后，神经系统中细胞间的连接趋于精细和复杂。半球内侧的海马沟首先出现，接着是顶枕沟、距状沟和嗅球沟。在妊娠第6个时，外侧沟与中央沟出现；到第7个月末，颞下沟与额上沟出现。之后皮质的发育继续进行。在妊娠的后1/3期出现第三级脑沟。这些区域的发育与脑功能和生理功能的发生和发展密切相关。任何因素（环境因素在胎儿期的作用较突出）如能作用于大脑半球的发育，势必会影响相应生理功能的发展。

脑的发育迅速，34周胎龄时只有足月儿脑重的65%，新生足月儿脑重已达成人脑重的25%左右。出生时神经细胞数目已与成人接近，但其树突和轴突少而短。小儿出生后，皮质细胞的数目不再增加，此时脑重的增加主要是神经细胞体积的增大和树突的增多、加长，以及神经髓鞘的形成和发育。出生时神经髓鞘的形成和发育不完善，神经纤维约在4岁时才完成髓鞘化。婴幼儿时期，由于神经髓鞘形成不完善，当外界刺激作用于神经纤维传入大脑时，因没有髓鞘的隔离，兴奋可传入邻近的神经纤维，不易在大脑皮质形成明确的兴奋灶；同时，各种刺激引起的神经冲动在无髓鞘的神经传导速度也较缓慢。

早产儿最易发生脑白质损伤，足月儿易损伤的是深灰质核，如基底生发中心和丘脑。有证据表明，早产儿脑室周围白质选择性地对低血压产生的缺血敏感。发生围生期缺血缺氧性脑损伤的足月儿和早产儿存活后其临床缺陷也有所不同。最新证据支持向增强MRI（如高分辨MRI、光谱成像、扩散张量成像）获取的有关脑发育过程的新认识，提出了"灰白质的交界模糊不清"的现象，越来越多的足月儿白质损伤和早产儿灰质损伤被认识。此外，将磁共振成像确定的损伤部位解剖细节和细胞种群的选择易损性相结合，可用于估算脑发育过程中"连接性"损伤的发育转归，并将这些模式与长期随访确认的临床转归相关联。

谷氨酸在发育期细胞的增殖、分化、迁移过程中扮演重要角色，但其在缺血缺氧性损伤中过量释放会造成"兴奋毒性"状态并导致细胞死亡。当谷氨酸受体被过度刺激时，细胞内钙蓄积并激活caspase-3，而导致细胞异常凋亡。N-甲基-D-天冬氨酸（N-methyl-D-aspartate，NMDA）受体主要介导活化，与其他亚基相比，亚基（NR2B）在妊娠早期可导致灭活作用减慢，从而延长作用时间。氧化应激是新生儿脑损伤的根源。脑中表达NMDA受体的区域也表达神经元型（nNOS）和诱导型氮氧合酶（iNOS）。当内皮型氮氧合酶（eNOS）诱导脑部血管舒张时，由缺血缺氧iNOS介导产生的过量NO成为活性氮簇。由于缺血缺氧或游离铁离子能够产生过量的氧和氮自由基，不仅与出血耗竭内源性抗氧化系统相关，而且还会损伤细胞膜并可导致细胞死亡。氧化应激通过调节谷氨酸受体增强了兴奋毒性，而新生儿脑中抗氧化系统尚未发育完全导致神经系统受损。

二、神经发育阶段脆弱细胞群

（一）早产儿

两种独特类型的细胞（底板神经元和前少突胶质细胞）构成孕中期的胎儿脑白质，它们对缺血缺氧性为敏感，并表达谷氨酸受体。底板神经元位于皮质下白质区，孕10周前首次出现，在第24～32周时达到高峰，此时，底板区是皮质层厚度的4～5倍。直到其在皮质中的位置最终确定，底板区一直是细胞和丘脑皮质轴突的等候区。通过表达多种多样的神经递质和生长因子，该区域编排了神经上皮胚层细胞向远隔位点（如胼胝体、基底生发中心、丘脑）的迁移，并刺激突触的形成。这些神经元具有大量兴奋性氨基酸（如谷氨酸）受体，兴奋性氨基酸是正常神经发育的重要调节介质，但缺血缺氧会刺激递质过量释放，产生兴奋毒性和白质损伤。最近的体外研究显示，相对于其他皮质细胞，底板神经元对谷氨酸更敏感。底板区的损伤可能会破坏重要位点的轴突发育（如丘脑皮质区），阻碍关键的神经分布和互联，中断皮质丘脑间的反馈，并导致长期功能性损害。在脑发育的关键时期，除早产儿外，其他新生儿的行为、认知和其他复杂的高级皮质功能（如执行功能）所对应的特定区域缺陷，经推测与各种远距离结构间的关联有关。在人类中，底板区于孕晚期开始退化，出生后6个月完全消失。因此，底板神经元是一种过渡期细胞种群，调节基本的丘脑皮质发育。

在髓鞘形成以前，脑室周围白质软化（PVL）易感性达到高峰（23～32周）期间，晚期的少突胶质细胞前体细胞（前少突胶质细胞）是皮质下白质的主要组成细胞。虽然成熟的少突胶质细胞相对具有抵抗力，未成熟的少突胶质细胞对氧化和兴奋毒性应激尤为敏感，受损后无法发育成熟，导致弥漫性低髓鞘化和轴突破坏。因此，前体细胞的损伤会抑制其发育成熟，导致表现兴奋毒性的细胞种群持续存在，而且不能产生形成髓鞘的成熟少突胶质细胞。

小胶质细胞是一种独特的巨噬细胞，最初在正常脑髓鞘发育中发现。它们在孕晚期聚集在脑皮质的白质区，在孕37周后迅速减少。尽管小胶质细胞在脑正常发育（凋亡、轴突发育、血管发育）中十分重要，但感染/炎症对其异常激活会促成细胞因子和谷氨酸的释放，导致活性氧和氮簇的产生。

因此，在神经管和前脑发育建立以后，中枢神经系统的发育主要为增殖和迁移。脑室和脑室旁神经元的增殖涉及神经系统发育的每个过程。在孕期的第二到第四个月，大部分增殖的细胞是神经元。从第五个月开始直至成年，主要则为胶质细胞。干扰迁移（如从底板区迁移）、异常的活化（如小胶质细胞）和（或）不能增殖/成熟（如前少突胶质细胞），这些都是发育期脑损伤的病理生理学关键因素。

（二）足月儿

胎盘早剥、胎盘梗死、产伤、脐带脱垂或受压等临床原因造成的足月儿缺血缺氧损伤，与常见的其他相似因素（炎症或感染）造成的早产儿损伤截然不同。总体上说，足月儿缺血缺氧脑病主要损伤靶点在深灰质核团，尤其是基底生发中心。而在早产儿中，选择易损性与特定谷氨酸受体（尤其是NDMA）及其多种亚型（如NR-2B＞NR2A）的过度表达有关。在基底生发中心中，这些受体与大量表达nNOS的神经元共存，因此形成了损伤的敏感区。此外，出血后，因缺血缺氧和游离铁离子反应（当过氧化氢遇到游离的铁离子时，Fenton反应产生羟自由基）产生的自由基也可能导致氧化损伤。

与通常认为足月儿损伤多与宫内慢性损害（炎症或感染）有关的传统观点相反，大多数发育期脑病似乎来自生后前几周（或前几个月）的围生期损伤。由于损伤属于相对急性且会持续很长时间，神经保护性治疗对于改善长期的转归十分重要。例如，低温疗法已经进入了足月儿中重型缺血缺氧性脑病的标准治疗范围。然而，尽管已有证据证明其有效性，但是低温疗法对预防新生儿脑病远期并发症来说并非万能之策。相对于单一的治疗方法，更为推荐多模式围生期神经保护或治疗，这对改善转归十分重要。

三、脑血流的自主调节

脑血流的自主调节作用可以使脑血流量在较大范围的体循环压力（成人平均动脉压为 $60 \sim 150$ mmHg）变化中保持恒定。这种现象意味着，血管通过收缩和舒张以适应灌注压变化来维持血流的稳定。多种血管活性因子参与脑血流调节（如氢离子、钾离子、腺苷、前列腺素和渗透压和钙离子）。"被动压力"的意思是指打破了这种现象，即血压的变化改变脑血流量。被动压力下的脑血流被认为是新生儿（尤其是早产儿）中枢神经系统损伤和损害神经发育的重要危险因素。尽管自主调节机制在正常胎儿、早产儿、足月儿以及足月动物中已经完善，但其调节范围相对于发育成熟后的个体更为狭窄。正常血压在孕晚期显著增加，但是自主调节机制的上限并不改变，胎龄越小，早产儿的正常血压与自主调节机制的下限越相近。动脉血压的迅速增加会破坏未成熟脑中脆弱的血管，而低血压和低灌注压则会导致局部缺血。因此，早产儿的脑血流在低血压和高血压的环境下都很脆弱。

重症新生儿的脑血流自主调节机制应该是"不完整"的，并非"全或无"现象，即不是单纯的存在或者缺失。这种自主调节机制的平台期并非完全平缓，而是向上倾斜的。这段曲线倾斜的斜率决定了自主调节紊乱的程度。尽管自主调节机制作用的阈值还没有完全确定，足月儿的范围为 $25 \sim 50$ mmHg（平均动脉压），而早产儿的范围相对狭窄。同样，生后年龄和其他因素也会影响自我调节机制的范围。在复杂的情况下，新生儿中常见的代谢异常（如缺氧、高碳酸血症）会损伤脑血流的自主调节。

具有完善自主调节功能的发育期婴儿（可自主呼吸或机械通气48h后），脑血流量对二氧化碳变化（$PaCO_2$每改变1 mmHg，脑血流量变化为4%）的反应强于对血压变化（血压每改变1 mmHg，脑血流量变化1%）的反应。然而，自主调节严重受损时，如新生儿严重窒息、癫痫以及早产儿小幅度机械通气，尤其是生后第一天行机械通气的情况下，这种反应不能得到有效预估。脑血流量对 $PaCO_2$ 变化的反应也随着孕龄、生后年龄、神经损伤、全身疾病和代谢异常而改变，低碳酸血症和高碳酸血症仍被认为对脑流有显著影响。在新生儿中，高、低碳酸血症都与严重的神经损伤有关。高碳酸血症还会直接抑制早产儿（500~1500 g）的脑血流自主调节。同样，在发育的不同阶段，低氧和低血糖也直接影响脑血流。

因此，常规治疗手段（机械通气、气道吸引）、代谢失调（低血糖，高、低碳酸血症，低氧血症，高、低钠血症和低钙血症）、动脉导管未闭和其他损伤（癫痫、脓毒血症）都可能显著影响新生儿对血流动力学和脑血管状态异常的代偿能力。

第六节　胎儿和新生儿泌尿系统生理变化

一、肾脏发育

在子宫内，胎盘维持胎儿代谢和电解质平衡。肾脏在胚胎第5周出现，并且第8周内开始在近端区域和皮质中出现肾单位。20周胎龄时，1/3肾单位已经发育；胎龄35~36周，肾单位的数量等于正常的年轻成年人；直到产后相当于胎龄34~35周对早产儿才停止发育新的肾单位。当肾单位全部形成后，肾脏通过增加肾小球和肾小管大小来完成成熟发育。血管的生长发育与肾单位呈平行关系。

成熟健康的足月儿中肾单位的数量变化高达5倍，遗传和环境因素都能成为肾单位数量减少的原因。早产和子宫内生长迟缓都对出生后肾脏生长有负面的影响。

尿液最初在胎龄10周时形成，并且尿量从胎龄20周的2~5 ml/h增加到30周时的10~12 ml/h，35周时为12~16 ml/h和胎龄40周的35~50 ml/h。胎儿肾产生大量维持正常羊水体积所必需的低渗尿液，尤其是在妊娠18周后，而且大量胎儿尿是正常肺发育所必需的。例如，少尿导致羊水过少，这与特异性面容、畸形足、肢体挛缩，以及在严重病例中的肺发育不全（Potters症或羊水过少症）相关。

二、全身水分布的发育变化

胎龄16周时，体内的总水量占体重的94%；胎龄32周时为82%，足月时大约占75%。细胞外液所占比重从胎龄24~25周时的65%减少至足月时的约50%。同时，细胞内液则从妊娠早期的34%增加到50%。在生后的前3~7天内，健康足月婴儿体重减少5%~10%，主要是细胞外液的减少。经皮肤的体液流失与胎龄有关，在ELBW婴儿中可达60~100 ml/(kg·d)。最初的5天内，胎龄在25~27周的婴儿体液丢失量急剧下降［从45 g/(m²·h)到约19 g/(m²·h)］。裸露的早产儿比足月儿蒸发水量损失多达15倍。裸露的VLBW婴儿在最初24 h内可通过蒸发损失体重的10%。

三、肾功能

（一）肾小球滤过率和血流

胎儿和新生儿肾功能特点是肾血流量、肾小球滤过率（GFR）、固体排泄和浓缩能力降低。某种程度来说，由于肾血管阻力增加，宫内期的肾血流量减少。出生后，由于动脉血压增加和肾血管阻力降低，肾血流显著增加，使得心输出量中流向肾脏的比例增加（宫内为2%～4%，1周龄为10%，成年后为25%）。肾血流量在胎龄30周时约为20 ml/（min·1.73m²），35周时为45 ml/（min·1.73 m²），足月时为80 ml/（min·1.73 m²），生后8天时为250 ml/（min·1.73 m²），5月龄时为770 ml/（min·1.73 m²）。同样，随着肾单位数量的增长，宫内期GFR迅速增加。因为胎儿肾脏生长从髓质深部开始，所以髓旁肾单位在出生时比其他肾单位更成熟，并且具有比外皮质和内皮质肾单位更长的肾小管。由于肾小球分布均匀，"管球不平衡"使新生儿近端肾小管对物质的重吸收不足。

早产儿的GFR是孕龄和生后年龄的功能体现。生后前24 h，胎龄25周之前出生的婴儿的GFR可能低至2 ml/（min·1.73 m²）；胎龄25和28周之间出生的婴儿，其GFR为10～13 ml/（min·1.73 m²）；胎龄34周后出生的婴儿为20～25 ml/（min·1.73 m²），已接近足月儿水平。尽管在ELBW婴儿中GFR增加的速率较慢，但所有无获得肾功能不全的新生儿在2周龄时GFR都增加1倍，在3个月龄时达到3倍。此后，GFR的增加速率更为缓慢。来自法国的多中心研究报道了胎龄27～31周婴儿在出生后第一个月获得的GFR测量数据显示GFR〔ml/（min·1.73 m²）〕的准确数值与以往研究不同，但是总体增加趋势是相似的，即在出生后第一个月的第7天到第28天里GFR增长大约1倍（第7天，18.5±12.6；第14天，20.6±13.1；第21天，22.2±11.7；第28天，26.2±19.6），增长量与胎龄呈反比。

GFR的数值在12～24个月时达到成人水平。由于出生后肾脏迅速发育成熟，超过27周胎龄的3周大早产儿可能比6h的足月胎儿的肾脏功能更成熟。肾脏的成熟显然是满足"需求"（从胎盘中分离以及溶质暴露）的结果。肾脏的过滤和浓缩能力在暴露于溶质时增加。

出生时，血清肌酐反映母体肌酐值（因为胎盘在维持代谢中占主导地位，而非胎儿肾脏），并且高于正常1～2周龄的足月新生儿（0.4 mg/dl）。在出生后的前4周里，早产儿血清肌酐浓度大于足月儿。27周前出生的胎儿和31～32周胎龄时出生的胎儿，其出生时血清肌酐浓度相同，并且在出生后前3天内两者皆升高，然后逐渐降低至＜0.5 mg/dl。有报道称，大多数早产儿的最大肌酐浓度更高且出现得更晚（生后第3.5日比第1日）。肌酐清除率皆增加，但是＜27周胎龄婴儿增加得较为缓慢。GFR和肌酐清除率的变异度受孕龄和生后年龄影响，这表示依靠肾脏清除的药物，其半衰期在生后的数周到数月间可变。

（二）肾小管功能

细胞外液量、水平衡，以及钠和其他电解质浓度是相互关联的，并且在出生后发生显著变化。除了肾单位总数、肾小球功能和肾血流量的显著发展之外，肾小管在整个胎儿期和出生后逐渐成熟。值得注意的是，必需底物（如葡萄糖和氨基酸）重吸收的不足与肾小管的不成熟有关。快速生长发育的代谢需求和（或）新生儿合并肾功能疾病使液体管理和营养支持更为复杂。肾小管细胞与其他上皮细胞一样具有极性。也就是说，独特的通道、转运蛋白和其他蛋白质聚集于顶部（尿液侧），而基底侧膜（血液侧）提供了溶质从管腔到毛细血管（重吸收）和毛细血管到小管的转运（分泌）。蛋白质在每个膜上的分布限定了肾小管不同部位在解剖学和功能上的不同，并且使肾脏可以在近曲小管重吸收肾小球滤液中大部分的物质，以及在更远端小管摄取水和溶质成分。例如，虽然在肾小管全程重吸收钠，但是近端小管重吸收60%～80%的肾小球滤过钠和水。此外，葡萄糖、磷酸盐和大多数氨基酸主要都在近曲小管被重吸收。髓袢、远曲小管和集合管浓缩尿液和泌钾，还有10%～15%的钠在远曲小管（醛固酮应答）和集合管［抗利尿激素（antidiuretic hormone，ADH）决定了尿渗透压］被重吸收。远曲小管管液中钠离子含量部分取决于近曲小管转运的效率。

从肾小球滤出的原尿中重吸收氨基酸、葡萄糖、碳酸盐、磷酸盐的膜蛋白（转运体）位于近曲小管的顶部细胞膜上，它们均是"主动"转运（即需要耗能才能逆浓度跨膜转运物质）。顺电化学梯度的钠离子移动的同时为逆浓度物质转运提供了能量。例如，葡萄糖、氨基酸和钠离子协同跨膜转运，其他物质都是交换转运（如 H^+-Na^+ 交换体），即钠离子和物质的跨膜转运方向相反（即交换机制）。而后钠离子的浓度梯度需要依赖钠钾泵来重新建立。在所有真核细胞中，钠钾泵对于维持钠离子浓度梯度的代谢作用是至关重要的。钠钾泵位于肾小管细胞膜的基底侧，其活性约占全肾耗氧量的70%。

钠依赖性转运功能的发育：出生后，由于钠钾泵活性增强，近曲小管对钠离子的重吸收增加5～10倍，这部分继发于 β 亚单位调节的发育变化。也就是说，胎儿的 $β_2$ 亚型（在细胞顶端和基底膜侧均有表达）在出生后表达下调，而 $β_1$ 亚型表达上调并只分布在基底膜侧。成熟的功能性酶（钠钾泵）由 a_1 和 $β_1$ 的异二聚体组成。糖皮质激素促进包含这两个亚基的酶 mRNA 表达，母体应用倍他米松可以在早产儿出生前促进胎儿肺成熟，同时也可以促进胎儿肾功能成熟。

远曲小管的吸收能力随着胎龄的增长而增强，对于胎龄小于30周的婴儿，5%的滤过钠从尿中排出体外，而在足月儿中仅有0.2%被排出。缺氧、呼吸窘迫和高胆红素血症可能会增加部分钠排出。同样，新生儿尿液浓缩能力比成人更有限（早产儿为245～450 mOsm/L；足月儿为600～800 mOsm/L；成人为1200～1400 mOsm/L）。相反，胎龄大于35周的新生儿尿液稀释能力接近成人水平（约50 mOsm/L），小于35周的新生儿约为70 mOsm/L，但是这两者都不能像年长儿童那样快速排泄水负荷，即应用DDAVP之后达到的最大尿渗透压，在胎龄为30～35周婴儿中仅有约520 mOsm/L，在足月出生的4～6周婴儿中可达570 mOsm/L，而6个月婴儿在应用DDAVP之后尿液浓缩到1300～1400 mOsm/L。绝大多数婴儿在出生后6～12个月时，还不能最大限度地浓缩尿液。

未成熟肾脏的浓缩能力有限与抗利尿激素（ADH）缺失无关。实际上，不管是早产儿还是足月儿，其体内的ADH水平都是增高的，但在出生之后ADH水平迅速降低。未成熟的皮质髓质渗透梯度和低GFR可能导致了最大程度浓缩和稀释尿液的能力受限。

新生儿尤其是早产儿的血浆电解质浓度反映了肾小管的不成熟性。例如，新生儿血浆碳酸盐浓度的降低（极低体重新生儿中为12~16 mEq/L，胎龄为30~35周的新生儿为18~20 mEq/L，足月儿为20~22 mEq/L，成人为25~28 mEq/L）是由碳酸盐从尿液丢失引起的，导致尿pH值偏碱性并引起轻度代谢性酸中毒。钠氢反向转运体（Na^+/H^+ exchanger，NHE）碳酸盐交换的泌氢经历了明显的发育成熟变化。尽管目前已经确认的NHE至少有6种不同亚型，但在生后肾功能成熟时，NHE-3（位于近曲小管和髓袢升支粗段）重吸收的碳酸盐约占总量的90%，而在围生期只有不到60%。糖皮质激素和甲状腺激素都能促进其发育成熟。年龄相关的NHE变化会导致新生儿、年长儿或成人的酸碱失衡。氢离子是主动分泌的，分泌的氢离子与碳酸盐反应从而产生碳酸和CO_2。这些物质通过碳酸酐酶的作用进入肾小管细胞，除了年龄相关的NHE功能不足，碳酸酐酶也可能未发育成熟。

葡萄糖在近曲小管通过钠-葡萄糖协同转运体重吸收，与其他协同转运体相似，SGLT-2也随发育而改变。早产儿的肾小管重吸收减少，故尿糖很常见。新生儿的肾小管对葡萄糖的重吸收能力和转运极限都相对低下（足月儿只有150 mg/dl，成人和年长儿为180 mg/dl）。相对于足月儿来说，胎龄小于34周的早产儿的葡萄糖排泄分数较高而最大重吸收值较低。最后，钙离子的吸收主要以被动扩散形式在近曲小管进行，但是肾内大量的钠离子排出增加了尿中的钙排泄。患病的新生儿，尤其是早产儿，需要静脉补充钙来维持正常钙离子浓度。

新生儿血浆钾离子浓度超过5.0 mmol/L是相当常见的，尤其是早产儿同时伴有轻微代谢性酸中毒。非少尿型高钾血症（无肾衰竭情况下血浆钾离子浓度超过6.5 mmol/L）的特点是出生后1~3天内血钾浓度快速升高，并且在ELBW中发生频繁。与较大婴儿、儿童和成人相反，这种高血钾并不是由钾离子排泄异常或过多摄入导致的，而更像是与胞内钾迅速外移和RBC内钠钾泵活性异常有关。在年长儿童和成人中，高血钾的治疗包括输注胰岛素及葡萄糖、钙或碳酸氢盐、利尿剂、沙丁胺醇、腹膜透析和离子交换树脂等，新生儿还可以考虑进行血浆置换。

（三）肾素血管紧张素系统

新生儿体液和电解质稳态受到复杂的激素调节作用，在某些方面与年长儿和成人相比具有其独特性，肾素血管紧张素系统起到至关重要的作用。肾素在孕17周时就可以被检测出来，血浆肾素活性（plasma renin activity，PRA）与胎龄呈负相关，孕30周时为60 mg/（ml·h）；足月时为10~20 ng/（ml·h），但是新生儿体内的PRA至少是成人的3倍。与成人相比，大量的PRA与血浆中醛固酮的增高有关。缺氧和血容量减少能增加血浆肾素和Ang Ⅱ含量。尽管PRA在围生期的特殊作用目前尚不清楚，但不能否定其重要性，因为母体ACEI的应用与胎儿尿道闭锁、肺发育不良、生长迟缓和肾小管发育不良有关。

前列腺素在维持肾小球滤过率和肾血流量上的作用，主要是通过与RAS系统在血管收缩作用上相互制衡实现的。早产儿PGE2的分泌量和前列环素代谢产物是足月儿的5倍、年长儿的20倍。重要的是，应用吲哚美辛治疗动脉导管未闭所致的肾衰竭和这些激素导致的血管收缩相关。

在新生儿中，垂体后叶素抗利尿激素（ADH）的血浆浓度比此后的任何时候都要高，尤其是在顺产之后，这被认为是分娩后第一个24 h内尿量减少的原因，至少是原因之一。在某种程度上，垂体后叶素可能导致了出生后细胞外液减少，而且促使吲哚美辛诱发早产儿肾衰竭。缺氧、肺不张、脑室内出血和BPD会增加足月儿和早产儿的尿ADH浓度。

　　新生儿体液和电解质的管理需要考虑到肾脏生理发育，尤其关系到钠离子和水的排泄，以及葡萄糖稳态。钠、钾、钙和葡萄糖的需要量分析对术前评估维持输液和术中实验室指标监测十分必要。由于心肺和中枢神经系统的不成熟和易感性，术前维持正常的血容量和血浆电解质浓度能够提高术中的稳定性。尽管术中常需要快速补充晶体液和（或）胶体液，但最大限度地维持术前稳态也能够使手术期间血压的波动最小化。

（刘双梅）

参考文献

［1］　徐智策.胎儿发育生理学［M］.北京:高等教育出版社,2008.
［2］　雷曼.新生儿麻醉学［M］.赵平,译.天津:天津科技翻译出版有限公司,2018.

产科精确麻醉

第七章
产科术前评估与术前准备

第一节　产妇术前评估

对妊娠妇女进行详细的术前评估是麻醉医师最重要的工作之一，所有进入产程的产妇都有接受紧急麻醉管理的风险，麻醉医师应该在产妇入院后尽快完善各项评估。最理想的情况下，对于高风险产妇，即使是准备行经阴道分娩，麻醉前评估也应该在中期妊娠晚期或晚期妊娠的早期进行。这项工作可以了解产妇的详细情况，以便进行进一步会诊、优化医疗条件和讨论麻醉方案，为分娩做准备，并且应该提倡多学科团队成员之间早期的交流。有些病例因为时间紧迫，留给麻醉诱导和手术评估的时间很有限，尽管如此，产妇基本的信息，备选麻醉管理方案的风险和利弊也应充分考虑。通常择期剖宫产的产妇麻醉前评估可在麻醉门诊进行，而急诊剖宫产和分娩镇痛前的评估是在手术床旁或者在产房里进行。产妇术前评估内容包括：病史、体格检查、实验室检查等（图7-1）。

一、病史回顾

在给产妇实施麻醉前应准确地采集病史，内容包括：产妇的现病史（包括此次妊娠情况、胎儿情况，是否有妊娠合并症），既往孕产史（包括妊娠次数、分娩次数、孕龄），既往手术麻醉史，是否有食物药物过敏史，是否服用抗凝药物等。需要系统评估产妇的各脏器功能，对存在合并症或异常情况的产妇需特别评估相关器官的功能状态。

（一）心血管系统评估

心血管系统评估应该包括心功能分级和心脏受损程度，重点评估目前妊娠状态下心功能状态以及对麻醉手术的耐受程度。安装心脏起搏器的产妇要了解目前起搏器的功能；冠脉支架置

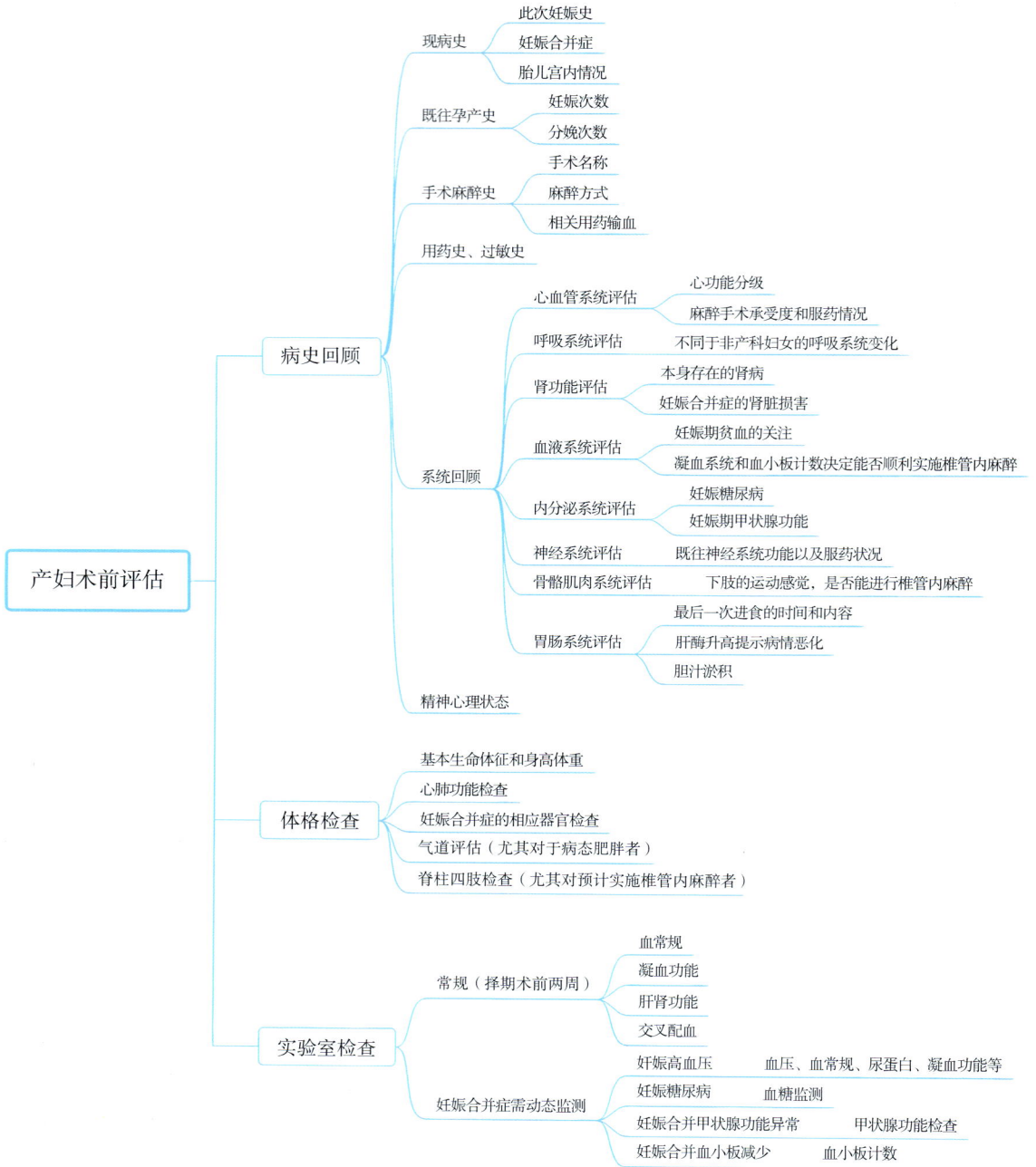

图 7-1 产妇术前评估

产妇术前评估
├─ 病史回顾
│ ├─ 现病史
│ │ ├─ 此次妊娠史
│ │ ├─ 妊娠合并症
│ │ └─ 胎儿宫内情况
│ ├─ 既往孕产史
│ │ ├─ 妊娠次数
│ │ └─ 分娩次数
│ ├─ 手术麻醉史
│ │ ├─ 手术名称
│ │ ├─ 麻醉方式
│ │ └─ 相关用药输血
│ ├─ 用药史、过敏史
│ ├─ 系统回顾
│ │ ├─ 心血管系统评估
│ │ │ ├─ 心功能分级
│ │ │ └─ 麻醉手术承受度和服药情况
│ │ ├─ 呼吸系统评估 ── 不同于非产科妇女的呼吸系统变化
│ │ ├─ 肾功能评估
│ │ │ ├─ 本身存在的肾病
│ │ │ └─ 妊娠合并症的肾脏损害
│ │ ├─ 血液系统评估
│ │ │ ├─ 妊娠期贫血的关注
│ │ │ └─ 凝血系统和血小板计数决定能否顺利实施椎管内麻醉
│ │ ├─ 内分泌系统评估
│ │ │ ├─ 妊娠糖尿病
│ │ │ └─ 妊娠期甲状腺功能
│ │ ├─ 神经系统评估 ── 既往神经系统功能以及服药状况
│ │ ├─ 骨骼肌肉系统评估 ── 下肢的运动感觉，是否能进行椎管内麻醉
│ │ └─ 胃肠系统评估
│ │   ├─ 最后一次进食的时间和内容
│ │   ├─ 肝酶升高提示病情恶化
│ │   └─ 胆汁淤积
│ └─ 精神心理状态
├─ 体格检查
│ ├─ 基本生命体征和身高体重
│ ├─ 心肺功能检查
│ ├─ 妊娠合并症的相应器官检查
│ ├─ 气道评估（尤其对于病态肥胖者）
│ └─ 脊柱四肢检查（尤其对预计实施椎管内麻醉者）
└─ 实验室检查
   ├─ 常规（择期术前两周）
   │ ├─ 血常规
   │ ├─ 凝血功能
   │ ├─ 肝肾功能
   │ └─ 交叉配血
   └─ 妊娠合并症需动态监测
      ├─ 妊娠高血压 ── 血压、血常规、尿蛋白、凝血功能等
      ├─ 妊娠糖尿病 ── 血糖监测
      ├─ 妊娠合并甲状腺功能异常 ── 甲状腺功能检查
      └─ 妊娠合并血小板减少 ── 血小板计数

产科精确麻醉

入术后的产妇要了解放置的时间、类型和术后服药情况；妊娠合并心脏病包括心瓣膜疾病、先天性心脏病、心肌病、冠状动脉疾病，以及心律失常等，心脏功能分级大多参照NYHA心功能分级或Goldman心脏风险指数评分，必要时联合心血管专科和产科专家会诊，以便做出正确的判断和充分准备。

（二）呼吸系统评估

产妇呼吸系统评估与非产妇有以下几点不同之处：

（1）上呼吸道变化：妊娠期Mallampati气道分级增加，而分娩期和严重子痫前期的产妇更为严重。这些改变会加重气管插管的难度。

（2）产妇肺容量会减少，合并限制性肺疾患如严重脊柱后凸侧弯畸形和病态肥胖使产妇出现严重呼吸疾患的可能性增高。

（3）如果哮喘急性发作产妇的PCO_2为40～50 mmHg的"正常值"，提示其患有严重呼吸衰竭。

（三）肾功能评估

（1）应询问有无急、慢性肾功能衰竭和与之相关的病史，如原发性肾病、自身免疫性疾病等。

（2）合并子痫前期时，蛋白尿提示既往健康产妇的肾脏发生可逆性损伤。

（四）血液系统评估

（1）凝血系统：此类产妇有易出现青肿、瘀点、瘀斑，鼻出血、牙龈出血的病史。应询问产妇是否有家族性出血史以及血液疾病史（如血小板减少症、血友病等），是否近期或正在使用影响凝血功能的药物。

（2）血红蛋白水平：随着血红蛋白浓度的下降，产妇会出现疲乏、虚弱、气短的症状。

（五）内分泌系统评估

（1）关注产妇是否有糖尿病，了解糖尿病的类型、病程时长、已知的并发症，以及血糖控制情况等。

（2）妊娠糖尿病的产妇需关注肾功能损害和视网膜病变的可能。

（3）患有甲状腺疾病的产妇，可能因甲状腺肿大伴有气道梗阻；妊娠期甲状腺功能异常者需要评估近期用药情况和甲状腺功能情况。

（六）神经系统评估

（1）询问产妇既往有无神经系统疾病病史以及对其造成的影响，如头痛、阵发性短暂无力、运动障碍、神志异常等。

（2）对癫痫产妇应该询问其癫痫控制情况、目前使用哪些药物治疗、依从性如何。

（3）一些患有多发性硬化的产妇可能有下肢无力和麻痹，需要对这些产妇进行宣教，因为

7

她们可能把病情恶化曲解为椎管内麻醉的影响。

（4）截瘫的产妇需要评估受损伤的节段。如果受损平面在 T_5 以上的产妇可能不会感觉到分娩痛。

（七）肌肉骨骼系统评估

（1）应询问产妇是否有椎管内麻醉困难置管史。

（2）如果分娩前有慢性腰部疼痛症状或有背部手术史，在实施椎管内麻醉前对此应有文字记录。

（八）消化系统系统的评估

（1）由于产妇需要接受麻醉，应该记录最后一次进食时间和内容。产妇（病态肥胖、胃食管反流、饱胃）可能存在误吸高风险。

（2）肝酶明显增高的产妇可能患有重度子痫前期和 HELLP 综合征。

（3）妊娠期肝内胆汁郁积症可能出现严重瘙痒。

除了系统评估病史，麻醉科医师应了解产妇的精神心理状态，与产妇适当沟通和交流，并对产妇进行心理干预，缓解焦虑情绪，这样能够显著减少产妇、胎儿和新生儿并发症的发生。

二、体格检查

所有预期进行手术或者分娩镇痛的产妇均要测量其基本生命体征（无创血压、脉搏、呼吸、血氧饱和度、体温）以及身高和体重。从麻醉医师的角度来看，检查气道可能是体格检查中最重要的部分。气道检查的记录包括 Mallampati 评分、牙齿状况、颈部活动度（尤其是颈后仰）、颈围、甲颏距离、体型、面部和颈部畸形（即既往手术、放疗或创伤造成的畸形，以及先天畸形）。对心血管系统检查包括听诊（杂音、异常心音和肺部啰音），以及动脉搏动、颈静脉扩张和周围性水肿的检查。呼吸系统检查包括听诊（即喘鸣、呼吸音减弱、异常呼吸音）和视诊（即发绀、杵状指、呼吸费力）。神经系统的基本检查应记录精神状态、言语、步态、脑神经功能、运动神经功能和感觉神经功能等的缺陷。肾脏系统体格检查包括评估血容量的项目（尿量、心率、卧位和坐位血压、黏膜的评估）；血液系统评估观察产妇脸色，是否有心动过速和低血压，检查心脏是否有扩大。此外，患有妊娠合并症如高血压、糖尿病、甲状腺功能减低等产妇需检查是否存在可能的靶器官损害。

计划行椎管内麻醉的产妇需要检查背部穿刺部位有无感染，是否存在脊柱侧弯、背部手术和腰椎前凸，评估椎管内穿刺的难易程度。椎管内操作前产妇存在背部疼痛或有慢性腰部疼痛症状，需要检查下肢的运动神经和感觉神经，并与产妇充分讨论椎管内阻滞技术潜在的风险。

三、实验室检查

产妇在术前应常规检查血常规、凝血功能（包括 PT/APTT/INR）、血生化（包括肝肾功能/血电解质）、心电图、血型检测、筛查和交叉配血试验，若2周内病情无明显变化就没有必要复查。血小板计数检查对患有妊娠期高血压疾病、子痫前期、HELLP综合征和其他凝血障碍疾病的产妇具有重要的临床意义；对拟行椎管内麻醉或镇痛的产妇，应常规检查血小板。

存在合并症或病情有变化者，应进行相应的实验室检查。妊娠期高血压疾病产妇宜行动态血压监测，检查眼底并明确有无继发心、脑、肾并发症及其损害程度，应追踪进行血常规、凝血功能、尿蛋白等检查，警惕病情向更严重的子痫或HEELP综合征发展。糖尿病产妇一定要对血糖进行严密监测，保证产妇的安全。心律失常或心肌缺血产妇应行动态心电图检查。妊娠合并心脏病产妇需常规做超声心动图检查；既往不规则服用抗凝药的产妇（换瓣、冠脉支架）应做超声心动图检查和凝血指标监测。对于合并或可疑中枢神经系统疾病产妇应行头部CT、核磁共振、脑电图等检查。

总之，就术前评估的工作而言，麻醉医师应该掌握专业知识以及技能以应对产妇复杂的病情，无论是在术前对门诊产妇进行评估，还是麻醉诱导前在床旁进行快速判断，麻醉医师必须了解各种急慢性疾病对麻醉和手术风险的影响。尽管麻醉医师在术前评估中的作用发生了变化和延伸，术前评估的宗旨始终没有改变。

第二节　产妇术前准备

为了提高围术期产妇的安全，保证手术顺利进行，术后的快速恢复，麻醉前需要做好充分的准备工作。产科医师和麻醉医师应当重视不可变的危险因素，包括产妇的年龄、手术急慢程度、既往麻醉意外史以及设备条件等；纠正和消除可变因素，即调整产妇的病理性危险因素，使产妇达到最佳状态时被送入手术室。下面将分别叙述分娩镇痛、剖宫产麻醉、高危产科麻醉、妊娠妇女非产科手术的麻醉前准备（**图7-2**）。

一、分娩镇痛的麻醉前准备

椎管内镇痛是国际公认最安全有效的分娩镇痛方法，充分的操作前准备是分娩镇痛取得成功的关键。椎管内分娩镇痛的镇痛前准备流程如下所述（**表7-1**）。

下面叙述分娩镇痛的术前准备。

1. 评估和知情同意

认真了解产科及麻醉相关的病史、体格检查和实验室检查，询问产妇最后进食固体食物的时间。告知产妇椎管内穿刺的优点、潜在的不良反应和并发症，如感染、硬脊膜穿破后头痛（post dural puncture headache，PDPH）、神经损伤等。尽早和产科医师商讨确定最终的镇痛方案。

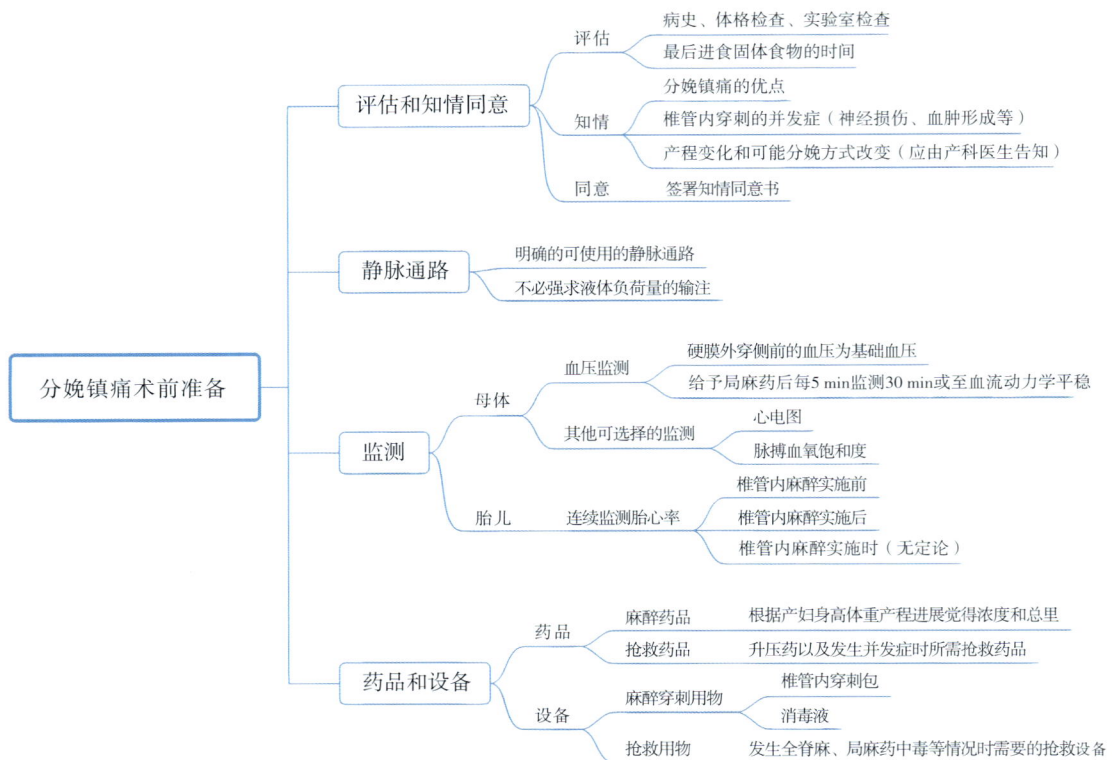

图 7-2　分娩镇痛术前准备

表 7-1　椎管内分娩镇痛前的准备

1. （尽早）与产科医师交流
   - 回顾产妇的孕产史
2. 进行精心的麻醉前评估
   - 回顾产妇的孕产史、麻醉用药史、健康史
   - 进行针对性的体格检查（生命体征、气道、心脏、肺、背部）
3. 回顾相关的实验室检查和影像学检查
4. 考虑是否需要血型检测、筛查或交叉配血试验
5. 制订镇痛计划
6. 签署知情同意书
7. 检查设备
   - 检查常规设备
   - 检查急救设备
8. 开放外周静脉通路
9. 产妇监护（血压、心率、脉搏血氧饱和度）
10. 胎心率监护
11. 实行团队暂停（time-out），核实信息

2. 静脉通道的建立

在硬膜外穿刺之前需建立明确的静脉通道。不必要输注特定的液体容量，因为液体容量负荷并不能有效地防止低血压的发生。

3. 监测

在硬膜外穿刺之前、期间或之后，确保产妇和胎儿的安全至关重要。

（1）母体无创血压检测：硬膜外穿刺之前的血压作为基础血压。在给予局部麻醉药之后，至少每5 min测量一次血压直至30 min或血流动力学稳定。

（2）胎儿监测：监测胎儿心率的基础值，在椎管内镇痛后监测可能出现的胎儿心率异常。美国麻醉医师学会建议在椎管内镇痛实施之前和之后检测胎儿心率变化，但关于是否有必要在椎管内镇痛操作期间（穿刺体位改变等影响监测准确性）连续监测胎儿心率，目前尚未有定论。

（3）其他监测：心电图和脉搏血氧饱和度（pulse oxygen saturation，SpO_2）的监测是非必需的。但在硬膜外镇痛开始和给予试验剂量期间，SpO_2能够监测产妇心率的变化情况。

4. 设备和药品

准备好麻醉穿刺包，再根据产妇的情况（身高体重、宫缩发动的频率密度、疼痛程度以及产程进展情况）配置局麻药的总量和浓度。准备好复苏药物、血管活性药（如麻黄碱和去氧肾上腺素），这是安全实施椎管内麻醉，以及处理椎管内麻醉并发症（如低血压、全身中毒、脊髓麻醉平面过高及呼吸抑制）所必需的。在给予椎管内镇痛之前，还必须检查是否备有紧急气道设备。

二、剖宫产术的术前麻醉准备

对于有择期行剖宫产指征的产妇，有较为充足的时间进行麻醉前准备，然而产科情况瞬息万变，经常会出现一些威胁母婴安全的情况需要紧急终止妊娠，这给麻醉前评估和准备带来了挑战。任何情况下，需要麻醉医师沉着冷静做出全面、系统的评估和准备，在保障母婴安全的前提下，尽可能给产妇和产科医师提供舒适的手术条件。下面介绍剖宫产麻醉的术前准备（**图7-3**）。

1. 患者评估与知情同意

麻醉前评估应了解完整的病史，体格检查和实验室检测（上节所述）。确定实验室检查结果的有效性，硬膜外麻醉开始前要求有血常规和凝血功能，以规避潜在的硬膜外血肿风险。通常来说，要求在实施剖宫产前两周内进行血液检查。常规的剖宫产前，应进行血型配型和交叉配血。对于存在妊娠合并症的产妇，尤其是子痫前期的产妇，需要动态监测血小板计数、胆汁酸浓度、尿蛋白定量等相关实验室指标。

对拟行剖宫产的产妇，知情同意包括介绍麻醉方案，讨论麻醉风险和益处，介绍备选方案，给产妇机会让她提问题并解答她的问题，直至产妇满意。以下几种麻醉风险应该告知产妇：① 阻滞失败或部分失败的可能性；② 改变麻醉方式的可能；③ 椎管内麻醉会引起下肢无力；④ 仰卧位低血压的发生；⑤ 实施硬膜外穿刺时有穿破硬脊膜的风险等。

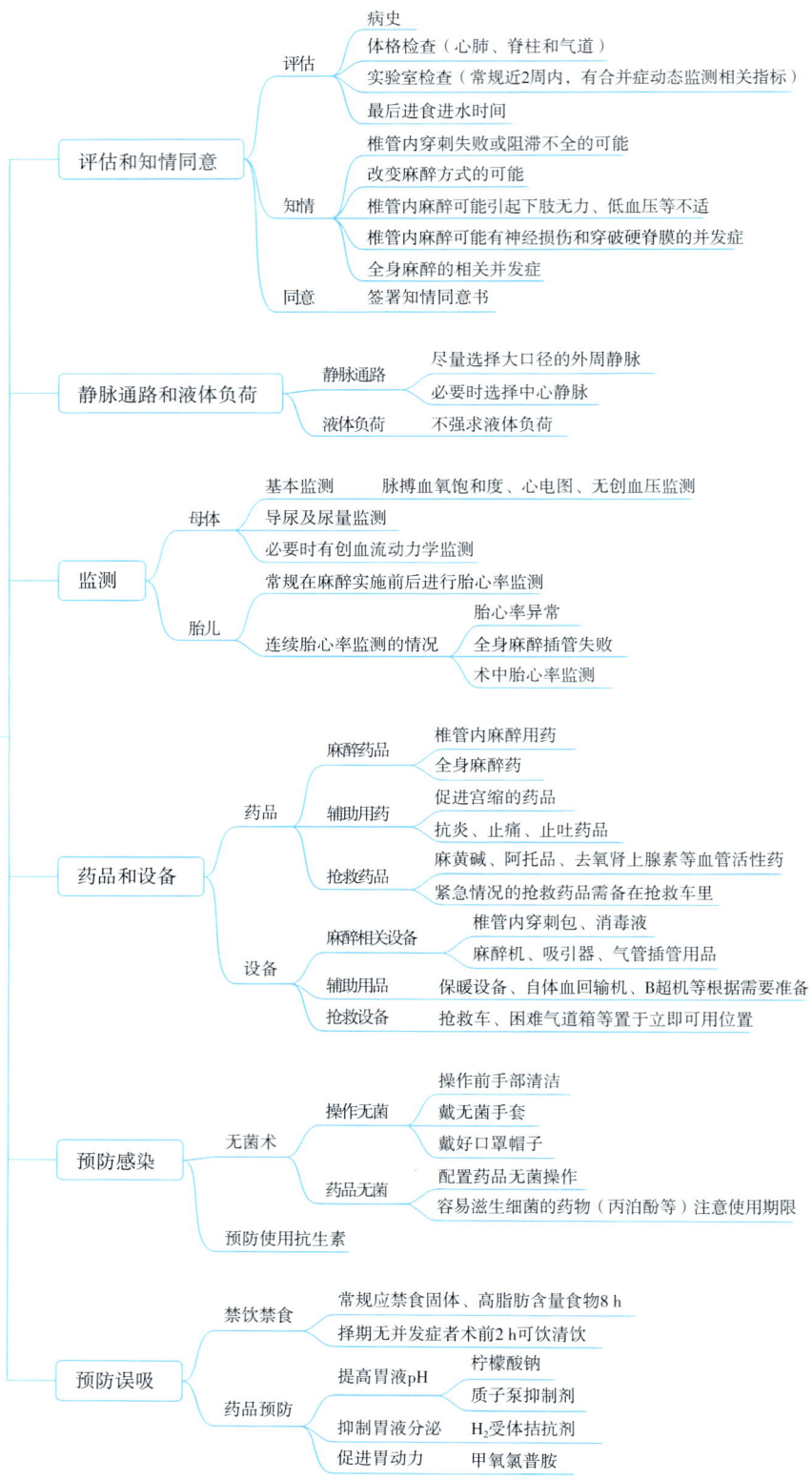

图 7-3　剖宫产术前准备

剖宫产的术前准备
- 评估和知情同意
  - 评估
    - 病史
    - 体格检查（心肺、脊柱和气道）
    - 实验室检查（常规近2周内，有合并症动态监测相关指标）
    - 最后进食进水时间
  - 知情
    - 椎管内穿刺失败或阻滞不全的可能
    - 改变麻醉方式的可能
    - 椎管内麻醉可能引起下肢无力、低血压等不适
    - 椎管内麻醉可能有神经损伤和穿破硬脊膜的并发症
    - 全身麻醉的相关并发症
  - 同意
    - 签署知情同意书
- 静脉通路和液体负荷
  - 静脉通路
    - 尽量选择大口径的外周静脉
    - 必要时选择中心静脉
  - 液体负荷
    - 不强求液体负荷
- 监测
  - 母体
    - 基本监测　脉搏血氧饱和度、心电图、无创血压监测
    - 导尿及尿量监测
    - 必要时有创血流动力学监测
  - 胎儿
    - 常规在麻醉实施前后进行胎心率监测
    - 连续胎心率监测的情况
      - 胎心率异常
      - 全身麻醉插管失败
      - 术中胎心率监测
- 药品和设备
  - 药品
    - 麻醉药品
      - 椎管内麻醉用药
      - 全身麻醉药
    - 辅助用药
      - 促进宫缩的药品
      - 抗炎、止痛、止吐药品
    - 抢救药品
      - 麻黄碱、阿托品、去氧肾上腺素等血管活性药
      - 紧急情况的抢救药品需在抢救车里
  - 设备
    - 麻醉相关设备
      - 椎管内穿刺包、消毒液
      - 麻醉机、吸引器、气管插管用品
    - 辅助用品
      - 保暖设备、自体血回输机、B超机等根据需要准备
    - 抢救设备
      - 抢救车、困难气道箱等置于立即可用位置
- 预防感染
  - 无菌术
    - 操作无菌
      - 操作前手部清洁
      - 戴无菌手套
      - 戴好口罩帽子
    - 药品无菌
      - 配置药品无菌操作
      - 容易滋生细菌的药物（丙泊酚等）注意使用期限
  - 预防使用抗生素
- 预防误吸
  - 禁饮禁食
    - 常规应禁食固体、高脂肪含量食物8 h
    - 择期无并发症者术前2 h可饮清饮
  - 药品预防
    - 提高胃液pH
      - 柠檬酸钠
      - 质子泵抑制剂
    - 抑制胃液分泌　H_2受体拮抗剂
    - 促进胃动力　甲氧氯普胺

产科精确麻醉

2. 静脉通道和液体负荷

建立静脉通路，是产科麻醉抢救取得成功至关重要的步骤，使用较短的大管径导管（如16~18号导管）可以达到最大流速。当外周静脉通路不可用或者需要输注多种血液制品时，可选择中心静脉置管，但应该考虑可能出现置管困难和并发症。

尽管静脉输液可以降低麻醉相关性低血压的发生，但是不应为了输入一定量的液体而推迟麻醉。低血压很容易通过液体治疗和使用血管升压药来纠正，可选择麻黄碱、去氧肾上腺素、去甲肾上腺素，或联合使用。晶体胶体的液体类型、输注速度和给药时间是防止低血压的相关因素，大多数情况下，可以使用乳酸林格平衡来进行液体复苏。

3. 监护

在实施麻醉前，应注意设备和监护仪的功能是否有效，基本的监护应包含产妇SpO_2、心电图、无创血压监测。有创血流动力学监测常应用于有严重心脏病、顽固性高血压、肺水肿或不明原因少尿的产妇。几乎所有接受剖宫产的产妇都需要留置导尿管，有助于避免术中和术后膀胱过度充盈，尿量监测也是产科围术期的重要监测。此外，应该由一名有资质的医务人员在麻醉前后评估胎心率变化。

4. 药品和仪器准备

应常备用于全麻和椎管内麻醉的药品，包括血管活性药物、抢救药等。麻醉设备应包括常规剖宫产麻醉和气道管理所需药品和物品（如插管失败），这些仪器在紧急麻醉时的即时可用性尤为重要，应该考虑将这些抢救设备放在恰当的位置或抢救车上。

5. 无菌术及预防性应用抗生素

产科麻醉医师应认真对待无菌技术，尤其是进行椎管内操作的时候。正确的无菌技术，包括戴口罩，清洁手部卫生，以及在椎管内麻醉前戴无菌手套。

预防性使用抗生素可减少剖宫产术后感染，尤其在切皮前预防性应用抗生素，对择期剖宫产和非择期剖宫产都非常有益，可降低子宫内膜炎的发生率和切口感染的发生率，还可减少发热和尿路感染。

6. 预防反流误吸措施

（1）所有产妇在实施麻醉操作前都应该询问是否进食。目前的建议是对非临产、无并发症的择期剖宫产产妇，术前2 h仍允许摄入适量的清液，如：水、无果肉果汁、碳酸饮料、黑咖啡、茶和运动饮料。有其他误吸风险（如病态肥胖、糖尿病、困难气道）和剖宫产高风险（如胎心率变异）的产妇，应随个体情况进一步限制摄入量。行择期剖宫产（计划剖宫产和术后输卵管结扎）的产妇术前6~8 h内应避免摄入固体食物和高脂肪含量的食物。

（2）对于急诊饱胃或拟行全身麻醉者，麻醉前30 min可酌情口服非颗粒性抑酸药（0.3 M枸橼酸钠30 ml）、静脉注射H_2受体拮抗剂（如雷尼替丁50 mg）和（或）甲氧氯普胺（10 mg）等。

7. 多学科会诊

对高危产妇，建议在麻醉前组织多学科（包括但不限于产科、麻醉科、重症医学科、内科等）讨论。

三、高危产科麻醉前准备

1. 子痫前期/子痫的麻醉前准备

（1）在常规评估和准备基础上，重点评估气道、凝血功能、水电解质酸碱平衡状态、治疗药物应用等情况。

（2）根据手术的紧急程度选用合适降压药物调控血压，使目标血压控制在收缩压 140～150 mmHg，舒张压 90～100 mmHg。重度子痫前期产妇首选硫酸镁预防子痫。

（3）对具有典型征象的子痫产妇应做进一步神经系统检查。对子痫前期/子痫产妇出现昏迷，应做头颅 CT 检查，以排除需要手术处理的病变，如颅内血肿、颅后窝水肿致导水管阻塞性脑积水；同时应采取降低颅内压增高的措施。但对非典型的子痫产妇并无 CT 检查的需要。

2. 前置胎盘、凶险型前置胎盘、胎盘植入等的麻醉前准备

（1）确定异常胎盘的类型（完全性前置胎盘或中央性前置胎盘、部分性前置胎盘、边缘性前置胎盘、凶险型前置胎盘）。

（2）评估术前循环功能状态和贫血程度。重点关注凝血功能状态，如血小板计数、纤维蛋白原定量、凝血酶原时间（prothrombin time，PT）和活化部分凝血活酶时间（activated partial thromboplastin time，APTT）检查，并做弥散性血管性凝血（disseminated intravascular coagulation，DIC）过筛试验。

（3）根据病情，留置桡动脉、颈内静脉穿刺导管行血流动力学监测。如具备条件，术前留置腹主动脉、髂总动脉或髂内动脉球囊。

（4）准备血液回输相关设施设备，做好大出血预案。

（5）高出血风险剖宫产手术需要产科、麻醉科、介入科和输血科等医师共同参与。术前超声和磁共振检查可以为前置胎盘或胎盘植入提供诊断依据，从而实现为该类产妇预防性使用动脉球囊阻断，及时有效地控制术中出血。各科医师需要向产妇及家属详细解释围术期风险、治疗措施及其并发症等。开放大静脉做好补液输血准备，建议进行有创血压监测，准备自体血回收装置，做好抢救和输血准备，同时做好新生儿抢救的准备工作。

3. 困难气道产妇的术前准备

（1）严格禁食，服用非颗粒型抗酸剂和 H_2 受体阻滞剂。

（2）准备各种困难气道设施设备。

（3）强调预充氧的重要性。

（4）多学科抢救团队。

四、妊娠妇女非产科麻醉前准备

妊娠妇女非产科麻醉尽管不常见，但妊娠产妇必须进行手术时，全面的术前评估和麻醉前准备对于保证母体和胎儿的身心健康安全还是至关重要。对于妊娠＜24 周的产妇，如果可能的话，应推迟手术直到妊娠中期或产后；对于妊娠＞24 周的产妇，如果可能的话，应推迟手术到产后。

术前计划和咨询术前评估应该包括以下几点：如果产妇的妊娠状态不确定或者产妇要求的情况下，应该进行相应的妊娠检查；告知其麻醉药和方法可能对胎儿和妊娠产生影响（或者没有影响）的风险；告知其早产的风险。

术前会诊应从产科医师那里获取咨询意见，与产科主管医师共同探讨围术期产妇的安胎策略。吲哚美辛（口服或栓剂）、硝苯地平口服、静脉滴注硫酸镁均是围术期最常用的安胎药物。可以使用非颗粒抗酸药来预防误吸，监测并保持SpO_2、血压、动脉血CO_2和血糖处于正常范围，使用区域麻醉进行术后镇痛，记录手术前后胎儿的心率变化。

【临床案例7-1】

产妇，24岁，162 cm，60 kg。因"停经9月余，下腹痛1天"入院。产妇6个月前本院B超发现"宫内早孕，如孕12周"，后在我院规律产检，未见明显异常。1天前在家中无明显诱因下出现下腹痛，间隔约10 min，无阴道流血流液，自觉胎动如常。急诊拟"G_1P_0孕40周$^{+3}$天 LOA先兆临产"收住入院。入院10 h后，下腹痛加剧，间隔约5 min，检查发现宫口开至3 cm，遂转入待产室。产妇自述疼痛难忍，要求实施分娩镇痛。麻醉医师接到通知后准备进行硬膜外分娩镇痛，首先进行评估和准备。

复习产妇的病史，体格检查着重检查心肺功能和脊柱情况，实验室检查着重查看血小板计数和凝血功能。告知产妇可能存在的穿刺后神经并发症，可能发生仰卧位低血压、下肢无力等情况，签署知情同意书。建立静脉通路，建立血压监测，持续胎心监测，产妇摆右侧卧位行硬膜外穿刺，硬膜外置管成功后给予1%利多卡因3ml作为试验量，5 min后待麻醉起效且无局麻药中毒和全脊麻表现，分次硬膜外给予0.1%罗哌卡因+0.3%舒芬太尼10 ml，麻醉平面平稳上升，镇痛效果满意。

点评：该产妇为分娩镇痛患者，术前访视和评估应在比较短的时间内完成病史采集，重要体格检查和实验室检查；硬膜外置管成功后，导管回抽无脑脊液，不能作为排除硬膜外导管误入蛛网膜下腔的判断标准，还是需要严格评估试验剂量的效果。

【临床案例7-2】

产妇，31岁，156 cm，58 kg。因"停经8月余，发现血压升高6天"入院。产妇7个月前B超发现"宫内早孕"，后在我院规律产检，未见明显异常。6天前我院产检时测量血压为145/100 mmHg，尿蛋白阳性（+）。患者5年前孕33周时因"重度子痫前期，胎盘早剥"在我院剖宫产一男活婴，出生体重1870 g，现体健。产妇现诊断为"G_3P_1孕32周$^{+6}$天，LOA待产，子痫前期，妊娠合并瘢痕子宫"，收住于产科病房。患者入院后予以监测血压q4 h，拉贝洛尔口服控制血压，阿司匹林肠溶片口服改善微循环，地塞米松针肌注促进胎肺成熟。入院后产妇血压波动于（127～167)/（81～101）mmHg，修正诊断为"重度子痫前期"，加用硫酸镁解痉。患者入院两周后，拟择期行子宫下段剖宫产术。

术前评估：产妇现病史，既往孕产史，降压药拉贝洛尔、阿司匹林和硫酸镁用药史是需要关注的；体格检查关注患者目前血压控制情况，是否存在水肿，气道情况（往往合并气道水肿需要注意），需要评估高血压疾病引起的眼底改变。

术前准备：告知可能的风险，签署知情同意书，建立中心静脉通路，建立有创血压监测，行硬膜外穿刺（血小板和凝血功能正常），分次硬膜外注入局麻药，麻醉平面平稳上升，直至效果满意。

点评：该类患者保障围术期安全的主要环节和内容包括完善的术前评估、恰当的麻醉方式选择、科学优化的麻醉管理。术前评估应重点关注血压控制情况、重要脏器功能状态、凝血功能状况等。根据患者的整体情况和麻醉医师擅长的麻醉技能选择合适的麻醉方式，只要没有椎管内麻醉禁忌证，重度子痫前期患者优先选择椎管内麻醉。

（付树英　胡明品）

参考文献

［1］ American Society of Anesthesiologists. Practice Guidelines for Obstetric Anesthesia: An Updated Report by the American Society of Anesthesiologists Task Force on Obstetric Anesthesia and the Society for Obstetric Anesthesia and Perinatology［J］. Anesthesiology，2016，124(2)：270-300.

［2］ Girard T，Palanisamy A. The obstetric difficult airway: if we can't predict it, can we prevent it［J］. Anaesthesia，2017，72(2)：143-145.

［3］ Chestnut DH，Wong CA，et al. Chestnut's Obstetric Anesthesia: Principles and Practice［M］. 5th ed. Holland: elsevier，2015.

第八章
产科麻醉方式的选择

产科麻醉主要包括孕产妇的手术麻醉（妊娠期非产科手术麻醉、剖宫产麻醉）、镇痛（分娩镇痛、术后镇痛）和产科危重症救治等。产科麻醉方法主要包括区域麻醉、椎管内麻醉和全身麻醉（**图8-1**）。麻醉方式的选择应根据产妇及胎儿的状态、当时的医疗条件和麻醉医师对各种麻醉方式熟练掌握的情况来决定。麻醉技术的选择应该做到个体化。对大多数剖宫产产妇而言，椎管内麻醉是择期剖宫产术的首选麻醉方式。但在术中抢救复苏时（如子宫破裂、大出血及严重胎盘早剥等），应首选全麻。

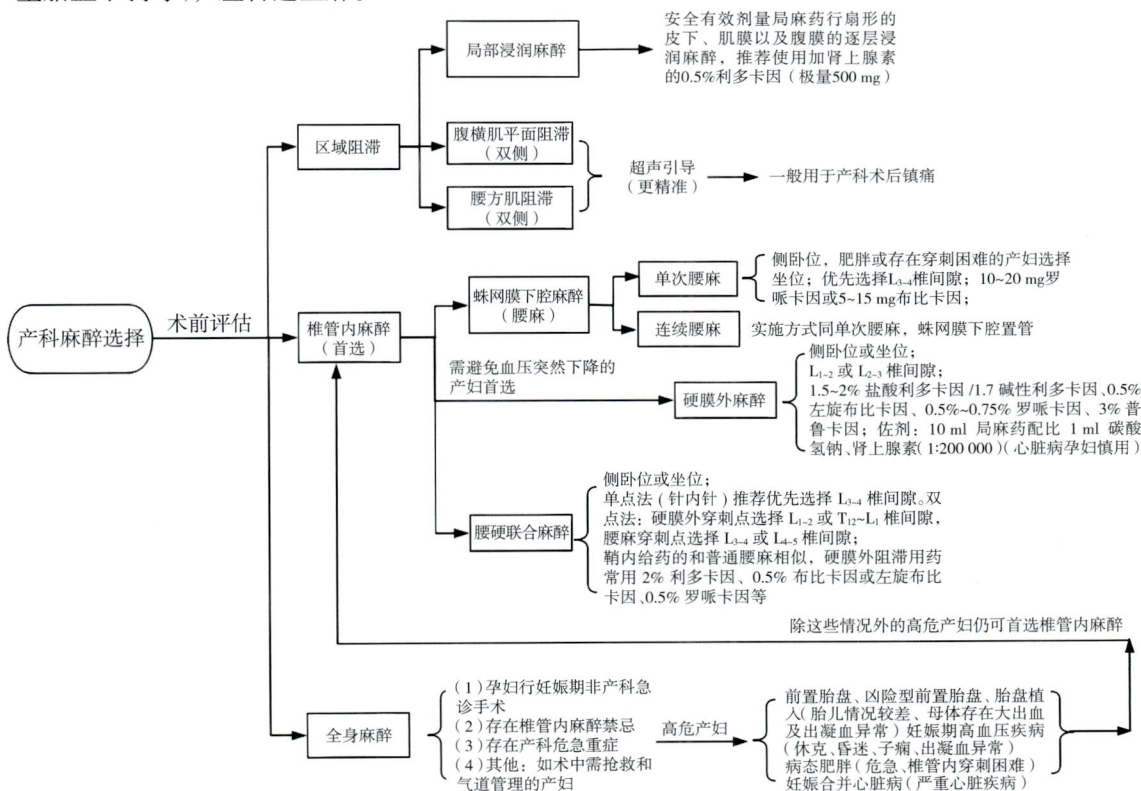

产科麻醉选择 → 术前评估

区域阻滞
- 局部浸润麻醉 → 安全有效剂量局麻药行扇形的皮下、肌膜以及腹膜的逐层浸润麻醉，推荐使用加肾上腺素的0.5%利多卡因（极量500 mg）
- 腹横肌平面阻滞（双侧）
- 腰方肌阻滞（双侧）
- 超声引导（更精准）→ 一般用于产科术后镇痛

椎管内麻醉（首选）
- 蛛网膜下腔麻醉（腰麻）
  - 单次腰麻 → 侧卧位，肥胖或存在穿刺困难的产妇选择坐位；优先选择L_{3-4}椎间隙；10~20 mg罗哌卡因或5~15 mg布比卡因；
  - 连续腰麻 → 实施方式同单次腰麻，蛛网膜下腔置管
- 需避免血压突然下降的产妇首选 → 硬膜外麻醉 → 侧卧位或坐位；L_{1-2}或L_{2-3}椎间隙；1.5~2%盐酸利多卡因/1.7碱性利多卡因、0.5%左旋布比卡因、0.5%~0.75%罗哌卡因、3%普鲁卡因；佐剂：10 ml局麻药配比1 ml碳酸氢钠、肾上腺素(1:200 000)（心脏病孕妇慎用）
- 腰硬联合麻醉 → 侧卧位或坐位；单点法（针内针）推荐优先选择L_{3-4}椎间隙。双点法：硬膜外穿刺点选择L_{1-2}或$T_{12}-L_1$椎间隙，腰麻穿刺点选择L_{3-4}或L_{4-5}椎间隙；鞘内给药的和普通腰麻相似，硬膜外阻滞用药常用2%利多卡因、0.5%布比卡因或左旋布比卡因、0.5%罗哌卡因等

全身麻醉
- (1)孕妇行妊娠期非产科急诊手术 (2)存在椎管内麻醉禁忌 (3)存在产科危急重症 (4)其他：如术中需抢救和气道管理的产妇
- 高危产妇 → 前置胎盘、凶险型前置胎盘、胎盘植入（胎儿情况较差、母体存在大出血及出凝血异常）妊娠期高血压疾病（休克、昏迷、子痫、出凝血异常）病态肥胖（危急、椎管内穿刺困难）妊娠合并心脏病（严重心脏疾病）
- 除这些情况外的高危产妇仍可首选椎管内麻醉

图 8-1 产科麻醉方式选择

8

第一节　区域麻醉

广义的区域麻醉包括神经传导性阻滞，如蛛网膜下腔麻醉、硬膜外麻醉、外周神经阻滞、静脉局部麻醉、局部浸润麻醉和表面麻醉。由于椎管内麻醉的特殊性，本节只讨论狭义上的区域麻醉。区域麻醉相较于椎管内麻醉和全身麻醉来说简单易行，可以单独使用或联合全身麻醉，对于孕产妇这一特殊群体，如非必要，更提倡单独使用区域麻醉。麻醉科医师必须在熟悉周围神经解剖和局麻药药理特性的基础上正确实施区域麻醉，以避免区域麻醉操作以及局麻药引起的不良反应。

一、局部浸润麻醉

局部浸润麻醉用于剖宫产时，在产妇下腹部手术切口范围内，以安全有效的剂量局麻药行扇形，在皮下、肌膜以及腹膜的逐层浸润麻醉（**表8-1**），推荐使用加肾上腺素的0.5%利多卡因（极量500 mg）。此法简单、快速，对母婴安全，也不受禁饮禁食限制。但靠单纯的局部浸润麻醉难以达到完全的镇痛，宫缩仍存在且腹肌不松弛、手术操作不便、局麻药用量过大或误入血管引起母胎中毒的可能。局部浸润麻醉主要适用于：孕产妇存在椎管内麻醉禁忌，全麻技术和设备难以实现，母婴情况紧急如严重胎儿宫内窒息、产妇饱胃、脐带脱垂等急诊剖宫产手术。重度子痫前期产妇局麻药中毒发生率高，术中有疼痛刺激易诱发产妇抽搐，故慎用此法。

表8-1　剖宫产局部浸润麻醉步骤

1. 专业人士对产妇的支持
2. 0.5%利多卡因加肾上腺素（总剂量不超过500 mg）
3. 脐到耻骨联合中点皮内注射
4. 皮下注射
5. 切开深度到腹直肌筋膜
6. 腹直肌筋膜麻醉
7. 壁腹膜浸润后切开
8. 脏腹膜浸润后切开
9. 宫颈旁浸润
10. 切开子宫，娩出胎儿
11. 必要时子宫缝合和关腹时使用全身麻醉

二、超声引导下躯干阻滞

近年来，超声在躯干阻滞中应用得越来越广泛，超声引导下躯干阻滞不同于以往的超声引导下神经阻滞，它不需要寻找相应的神经，仅需要将局麻药注入目标肌间平面，通过平面内药物扩散以浸润目标神经。目前产科常用的超声引导下躯干阻滞技术主要包括腹横肌平面阻滞（transversus abdominis plane block，TAPB）和腰方肌阻滞（quadratus lumborum block，QLB）。

1. TAPB

因其简单易学，是目前应用最为广泛的一种阻滞技术，其通过将局麻药注射到腹内斜肌和腹横肌之间的平面，以阻滞走行于两层肌肉之间的$T_6 \sim T_{12}$肋间神经前支及L_1脊神经前支，从而达到前腹壁镇痛效果。目前超声引导下TAPB常用入路包括侧路法和肋缘下法，其中产科麻醉因其切口位置主要涉及脐以下腹壁，需要阻滞支配下腹部区域的$T_{10} \sim L_1$神经，故通常采用侧路法。操作时产妇取仰卧位，将低频凸阵超声探头横向置于腋前线髂嵴上方定位，可在超声图像上看到腹外斜肌、腹内斜肌和腹横肌这三层肌肉，将局麻药物注射于腹内斜肌和腹横肌之间的平面（图8-2）。每侧使用0.25% ~ 0.375%的罗哌卡因20 ml，总剂量不超过150 mg，阻滞后至少观察30 min。其阻滞范围可达$T_{10} \sim L_1$，持续24 h，最佳6 ~ 12 h。

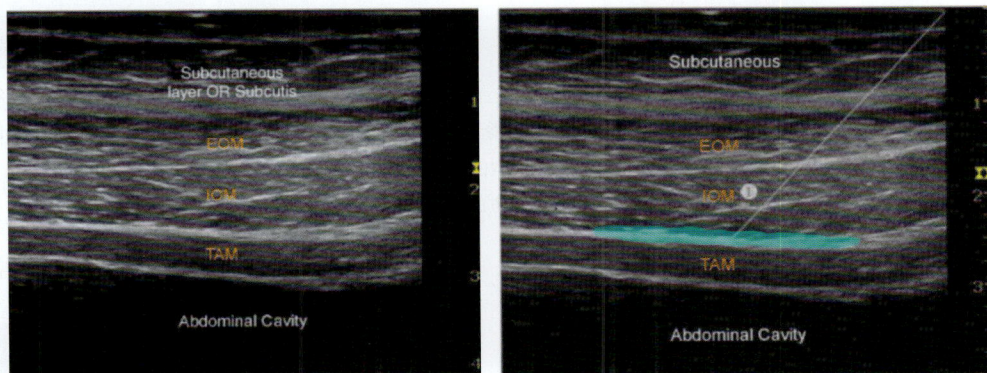

EOM—腹外斜肌；IOM—腹内斜肌；TAM—腹横肌；Subcutaneous—皮下组织；Abdominal Cavity—腹腔

图8-2　腹横肌平面阻滞示意图

2. QLB

QLB自2007年首次被提出至今，有十余年的发展历史，其适用于腹部、髋部、下肢手术等的辅助麻醉和围术期镇痛，与TAPB相比，QLB能同时阻断体表痛及内脏痛，镇痛效果更好，持续时间更长。其主要通过将局麻药注入腰方肌周围的胸腰筋膜，并能扩散至椎旁间隙，依不同入路能获得$T_4 \sim L_2$或者更广泛的阻滞平面。目前超声引导下QLB常用入路包括早期衍生自TAPB的腰方肌外侧路阻滞，其后出现的腰方肌后路阻滞，以及腰方肌前路阻滞和新近的腰方肌肌内阻滞。依据产科手术的临床特点，最适用于产科麻醉的为腰方肌后路阻滞，腰方肌后路阻滞注药位置在腰方肌的后侧、竖脊肌的外侧缘，称之为腰筋膜三角的区域。该方法操作相对安全，可避免腹腔内注射及肠损伤风险。阻滞范围同外侧入路甚至更广，为$T_7 \sim L_1$。操作时，产妇取仰卧位或侧卧位，将低频凸阵探头轴向置于髂嵴上方腋中线位置，向后移动，直至显示腰方肌、腰大肌、竖脊肌平面（三叶草征）（图8-3），平面内技术进针直至针尖到达腰方肌后侧的筋膜三角内，注入局麻药（**图8-4**）。成人双侧阻滞每侧注入0.375%的罗哌卡因20 ml，或单侧阻滞注射0.5%的罗哌卡因30 ml 或25 ml，或0.3%的左旋布比卡因25 ml均安全有效，术后镇痛效果佳。成人罗哌卡因安全剂量为150 mg，单侧注药容积至少20 ml。

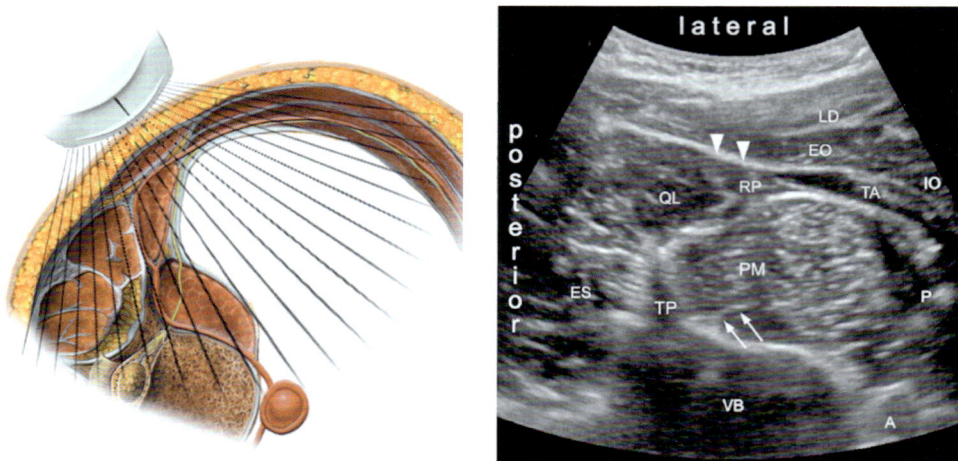

QL—腰方肌；PM—腰大肌；ES—竖脊肌；TP—横突；VB—锥体；TA—腹横肌；IO—腹内斜肌；EO—腹外斜肌；LD—背阔肌；RP—腹膜后隙；P—腹膜间隙；A—动脉；三角形—腰丛；箭头—腹横筋膜；lateral—侧向；posterior—后方

图 8-3　典型的"三叶草"征

L$_4$椎体横突为三叶草的茎柄，后方的竖脊肌、侧方的腰方肌、前方的腰大肌分别代表三叶草的三片叶子

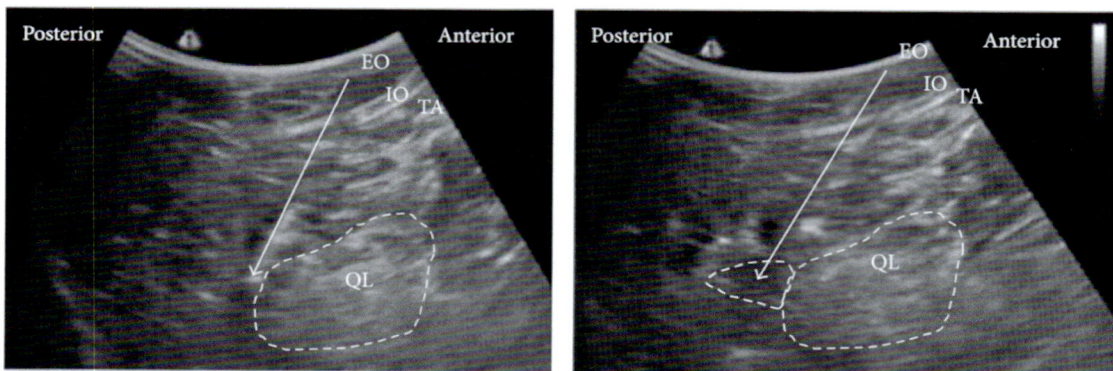

EO—腹外斜肌；IO—腹内斜肌；TA—腹横肌；QL—腰方肌；Posterior—后方；Anterior—前方

图 8-4　腰方肌后路阻滞注药前后比较

第二节　椎管内麻醉

剖宫产最合适的麻醉选择取决于麻醉危险因素、胎儿危险因素和产科危险因素，麻醉医师技术熟练程度，个体化选择麻醉方式，具体见**表8-2**。

表 8-2　剖宫产麻醉的选择

指征	举例说明
椎管内麻醉*	
产妇要求见证胎儿出生和（或）避免全身麻醉	最常见的产妇选择
困难气道和误吸的危险因素	体格检查预测可能的困难气道 插管困难病史 高体重指数（肥胖） 胃食管反流病史（孕期常见）
存在并发症	恶性高热病史 肺部疾病
不耐受全身麻醉或全身麻醉失败	全身麻醉显著不良反应的病史 插管失败，产妇清醒
其他益处	术后椎管内镇痛 减少胎儿接触药物 减少出血 允许陪产
全身麻醉*	
产妇拒绝或不能配合椎管内麻醉	产妇强烈的意愿，在没有插管困难的情况下 严重精神病 严重智力发育延迟 剧烈的情绪不稳定
存在椎管内麻醉禁忌证	凝血障碍 穿刺点感染 败血症 未纠正的重度血容量不足（如前置胎盘，子宫破裂） 颅内肿物，颅内压增高 已知局部麻醉药物过敏（很少见）
紧急剖宫产没有时间实施椎管内麻醉	胎儿脐带脱垂伴随持续心动过缓
椎管内麻醉失败	多次穿刺失败 节段性麻醉不全 术中无法纠正的持续疼痛
胎儿因素	计划的产时宫外治疗（EXIT）

*某种麻醉技术的指征和禁忌证是相对的，必须针对个人情况做麻醉的选择

手术的紧迫性和预期的手术持续时间是决定麻醉选择的重要因素。特别在非紧急情况下，椎管内麻醉是剖宫产术的首选麻醉方式。目前用于剖宫产的椎管内麻醉技术主要包括蛛网膜下腔麻醉、连续蛛网膜下腔麻醉、连续硬膜外麻醉和腰硬联合麻醉（combined spinal-epidural anesthesia，CSEA）。

一、概况

所有的椎管内麻醉技术都必须有足够的感觉平面，以最大限度地减少产妇的疼痛和避免紧急全身麻醉。由于运动神经纤维较粗大，较难阻滞，所以屈髋和踝关节背屈的阻滞可以反映相应区域感觉和交感神经的阻滞（主要是腰骶段）。但是因为腹腔和盆腔器官的传入神经与$T_5 \sim L_1$的交感神经干的上下行纤维伴行，所以剖宫产麻醉的感觉平面应在$T_6 \sim S_5$水平。**表8-3**列出了剖宫产各种椎管内麻醉技术的优缺点。

表8-3 四种剖宫产椎管内麻醉技术的优缺点

椎管内麻醉技术	优点	缺点
硬膜外麻醉	不需要穿破硬脊膜 可置入导管行早期分娩镇痛 可调节感觉阻滞范围 持续术中麻醉 持续术后镇痛	麻醉起效慢 与脊麻相比，局部麻醉药剂量大 母体局部麻醉药中毒风险高 胎儿接触局部麻醉药的风险高
腰硬联合麻醉	肥胖产妇穿刺较容易 局部麻醉药和阿片类药物剂量小 胸腰骶麻醉起效快 可调节感觉阻滞范围 持续术中麻醉 持续术后镇痛	确认硬膜外导管功能延迟
连续脊麻	局部麻醉药和阿片类药物剂量小 麻醉起效快且完善 可调节感觉阻滞范围 持续术中麻醉	硬膜外穿刺术后头痛风险高 如果蛛网膜下腔导管被误认为是硬膜外导管，可能引起药物过量和全脊髓麻醉
单次脊麻	操作简单 局部麻醉药和阿片类药物剂量小 胸腰骶麻醉起效快	麻醉持续时间有限 无法调节感觉阻滞范围 低血压发生率高 硬脊膜穿破后头疼

二、蛛网膜下腔麻醉

蛛网膜下腔麻醉亦称脊麻或腰麻，就是将局麻药注入脑脊液。相对于硬膜外麻醉，由于药物注入脊髓旁的脑脊液内，阻滞起效的时间更短，效果更可靠。对于手术效果而言，腰麻效果确切，从而减少了静脉辅助镇痛剂的使用或转为全身麻醉的风险。同时为手术医师提供了良好的肌松，也减轻了产妇对牵拉产生的不适。鉴于这些原因，腰麻已成为欧美国家剖宫产手术最普遍的麻醉方式；但是也存在缺点，见**表8-3**。

（一）适应证

适应证包括：下腹及盆腔手术，肛门及会阴部手术，下肢手术，分娩镇痛。

（二）禁忌证

禁忌证包括：孕产妇拒绝；患有精神病、严重神经官能症、精神高度紧张等不能配合操作的孕产妇；严重脊柱畸形、外伤等可能影响穿刺的孕产妇；休克、低血容量等血流动力学不稳定的孕产妇；穿刺部位感染或菌血症可导致椎管内感染的孕产妇；低凝血功能状态的孕产妇；血小板数量 $< 50 \times 10^9 / L$；中枢神经系统疾病，特别是脊髓或脊神经根病变的孕产妇；其他可能导致椎管内出血、感染者。

（三）麻醉实施

1. 麻醉操作体位

可以选择侧卧位，肥胖或存在穿刺困难的产妇选择坐位。对于肥胖、解剖结构不清或椎间隙小的产妇，坐位比较容易使产妇的背部弯曲，能更好地显露椎间隙。对于胎头位置比较低，特别是胎头压迫脐带使胎心不好的产妇，侧卧位对胎儿比较安全，但脑脊液外流速度可能慢于坐位。

2. 穿刺点

优先选择 $L_3 \sim L_4$ 椎间隙，选择这一间隙是为了避免损伤脊髓的可能。

3. 穿刺方法

建议选用笔尖式腰椎穿刺针行正中路穿刺，穿刺后头痛的发生率明显降低。《美国麻醉医师学会产科麻醉实践指南》指出产妇只可选择笔尖式穿刺针，25 G、26 G、27 G 笔尖式穿刺针是最好的选择，其尖端为铅笔头式圆形，而不是过去采用的斜面切割型。确认腰麻针进入蛛网膜下腔（有脑脊液流出）后注入局麻药。

4. 麻醉药物选择

罗哌卡因常用剂量为 5～15 mg，布比卡因常用剂量为 8～12 mg，相对于等比重或轻比重液，重比重腰麻可缩短起效时间，改善腰麻效果以及利于麻醉平面调整，作用时间为 2～3 h。左旋布比卡因也可用于剖宫产。研究表明，按等效剂量，左旋布比卡因 8 mg、布比卡因 8 mg、罗哌卡因 12 mg 之间相比，腰麻满意成功的机会分别为80%、97%和87%。腰麻时可伍用鞘内阿片类镇痛药以减少局麻药用量，降低低血压发生率和改善麻醉效果。鞘内常用阿片类药物为舒芬太尼 2.5～5 μg、芬太尼 10～25 μg，剂量过大可导致瘙痒等症状。腰麻时，蛛网膜下腔也可以注入吗啡，或吗啡和芬太尼混合，但所用的吗啡应该是没有防腐剂的特殊制剂，静脉注射所用的普通吗啡，不能注入蛛网膜下腔，以免发生神经跟损伤。

5. 用药剂量

通常剖宫产手术的腰麻用药剂量比普通手术要低，这主要是因为产妇椎管内静脉曲张，使得蛛网膜下腔的有效腔隙缩小。一般认为，腰麻效果的决定因素在于所给药物的总量，而不是所给药物的浓度。

6. 建议麻醉阻滞最高平面　　剖宫产手术麻醉阻滞的最高平面建议为$T_4 \sim T_6$，可达到手术所需的范围，否则产妇就可能出现术中疼痛，或转换成全麻。

（四）连续蛛网膜下腔麻醉

如有必要，可谨慎选用连续蛛网膜下腔麻醉（continuous spinal anesthesia，CSA），CSA是通过放置于蛛网膜下腔的导管向其间断注射小剂量局麻药或镇痛药物产生和维持脊髓麻醉的方法。其适应证、禁忌证、穿刺实施的方式同单次腰麻。CSA除了兼具单次腰麻的优点外，还有以下优点：

（1）所用局麻药、镇痛药剂量显著减少，麻醉平面可控性好，效果确切。避免过量局麻药造成的全身毒性反应。

（2）缓慢、分次给药对呼吸循环干扰小、血流动力学稳定。

（3）可广泛应用于术后镇痛和分娩镇痛。

（4）虽然有PDPH的发生，随着细套管针技术应用，减少了脑脊液的外漏，PDPH发生率显著降低。

（5）留置于蛛网膜下腔的导管长度、方向、所用局麻药的浓度及合适的剂量选择是避免马尾综合征等神经系统并发症的多种重要因素。

（6）连续蛛网膜下腔麻醉器具、导管必须严格无菌操作，严密观察控制导管留置情况和时间，可有效避免中枢神经系统感染等并发症。

连续蛛网膜下腔麻醉技术是一项非常有意义的技术，对其临床应用范围、效果的研究有待更广泛更深入的探索。

三、硬膜外麻醉

硬膜外麻醉指将局麻药注入硬脊膜外间隙，阻滞脊神经根部，使其支配的区域产生暂时性麻痹的麻醉方式。硬膜外麻醉具有麻醉效果良好、麻醉平面和血压较容易控制、在避免血压突然下降方面具有优越性，适用于后负荷比较敏感的心脏疾病产妇，是这类产妇的首选麻醉方式。硬膜外麻醉不仅可以通过硬膜外导管实施术后镇痛，而且对于多次剖宫产、腹腔粘连严重或因其他原因所致手术时间延长的产妇，硬膜外麻醉可以反复加药，但要注意，这些优点用腰硬联合麻醉也一样可以达到。与蛛网膜下腔麻醉相比，硬膜外麻醉在达到剖宫产所需的充分感觉阻滞所需的起效时间更长。此外，硬膜外麻醉还可以同时准备阴道产钳试产和做好剖宫产的准备，即"双准备"。在经阴道产钳试产过程中，常常需要强烈的镇痛，以阻滞产钳或切割引起的剧痛，但又要尽可能使产妇能感觉到宫缩，并协助产科医师用力。这就要求麻醉医师少量给药，获得低位平面，其剂量往往为剖宫产全部剂量的1/3左右。如果麻醉平面过高，会导致产妇完全失去感觉、无法用力的情况。在产钳试产不成功的情况下，经硬膜外导管继续加药，可以达到剖宫产麻醉的要求。分娩镇痛后，由于产程的原因需要中转剖宫产，如果产妇的硬膜外镇痛很满意，而此时手术能够等待，可以考虑将镇痛泵停30 min，让低浓度的局麻药被吸收掉，然后通过硬膜外导管给2%利多卡因行剖宫产。对于硬膜外镇痛效果不确切的产妇，最好不要用该导管给予大剂量利多卡因，因为此时万一硬膜外镇痛失败，需要再做新的腰麻时，平面就很难掌握。对这类产妇，应尽量停泵后再实施新的腰麻，并酌情降低腰麻药的剂量，例如把平时用的12.5 mg罗哌卡因的剂量减少到8~10 mg。

硬膜外麻醉也存在以下缺点：见**表8-3**。禁忌证同蛛网膜下腔麻醉。

（一）麻醉实施

（1）麻醉操作体位：侧卧位或坐位。

（2）穿刺点：$L_1~L_2$或$L_2~L_3$椎间隙。

（3）穿刺方法：可根据操作者习惯和产妇脊柱情况采用正中路、旁正中路或侧路进行穿刺。判断是否进入硬膜外隙可采用负压消退法（建议优先选用生理盐水，而非空气），如具备条件，也可采用超声技术。硬膜外穿刺成功后向头端置入导管3~5 cm。

（4）局麻药选择：常用的药物有2%的利多卡因、0.5%的罗哌卡因和左旋布比卡因；0.75%的布比卡因因为循环系统毒性作用的风险不适宜产科硬膜外麻醉。临床上常选择3%的氯普鲁卡因和1.7%的碳酸利多卡因用于紧急剖宫产硬膜外麻醉，特别适合硬膜外分娩镇痛产妇中转剖宫产时应用。

（5）建议麻醉阻滞最高平面：$T_6~T_4$。

（6）硬膜外麻醉局部麻醉药用量较大，应警惕局部麻醉药中毒等不良反应。预防措施包括：注药前回抽、给予试验剂量（1.5%利多卡因3~5 ml）以排除导管置入血管内、分次给药，以确保导管位置没有移至血管或蛛网膜下腔；配伍1：（200 000~400 000）的肾上腺素（合并心脏病、子痫前期的产妇慎用）、局麻药中加入芬太尼50~100 µg或舒芬太尼10~20 µg或艾司氯胺酮0.25 mg/kg以改善硬膜外效果等。

（二）用于硬膜外麻醉局麻药的佐剂

1.碳酸氢钠
局麻药溶液中常加入碳酸氢钠以加快起效。已证实可明显改善利多卡因和氯普鲁卡因的起效时间（每10 ml局麻药配比1 ml碳酸氢钠），但不可用于罗哌卡因，因为碳酸氢钠会使其产生沉淀。

2.肾上腺素
肾上腺素加入局麻药内可增加阻滞的强度。在1.5%利多卡因溶液中加入肾上腺素（1：200 000），注射1 min内产妇心率突然升高10次/min是导管置入血管内的阳性表现。

肾上腺素不可用于心动过速禁忌证的产妇（如心脏疾病）。

（三）高危产妇的麻醉选择

目前，国内对于危重妊娠合并心脏病孕产妇，选择椎管内麻醉和全身麻醉者均有；临床经验提示，用缓慢给药使麻醉平面逐渐增加的硬膜外麻醉，配合辅助措施（适量缩血管药、正性肌力药及预防回心血量骤增等），可满足绝大多数妊娠合并危重心脏病孕妇剖宫产术的需要（表8-4）；前置胎盘、凶险型前置胎盘、胎盘植入、妊娠期高血压疾病和病态肥胖等高危产妇的麻醉选择见表8-4。由于蛛网膜下腔麻醉容易导致血流动力学波动，不建议作为常规首选。

表 8-4 高危产妇的麻醉选择

疾病	麻醉选择	
	椎管内麻醉	全身麻醉
前置胎盘、凶险型前置胎盘、胎盘植入	母体、胎儿情况尚好，预计出血量较少，可选择椎管内麻醉，备全身麻醉；如果母体、胎儿情况尚好，预计出血量较大，可先选择椎管内麻醉，胎儿娩出后视出血情况改气管插管全身麻醉。	胎儿情况较差需要尽快手术，或母体有活动性出血、低血容量休克，有明确的凝血功能异常或DIC，选择全身麻醉。
妊娠期高血压疾病	无凝血功能异常、无循环衰竭、意识清醒的产妇，建议首选椎管内麻醉	处于休克、昏迷、子痫、凝血功能异常者，建议选择全身麻醉。
病态肥胖	已放置有效的硬膜外导管；手术时间超2 h；术前气道评估为困难气道的患者；心肺功能已受损者。	对于危急剖宫产或合并椎管内麻醉禁忌证或椎管内阻滞失败的患者，全麻是唯一的选择。
妊娠合并心脏病	单纯房间隔缺损、室间隔缺损、心功能良好艾森曼格综合征、轻度主动脉狭窄、二尖瓣狭窄、无严重心力衰竭的围产期心肌病、肥厚性梗阻性心肌病（谨慎）	房间隔缺损或室间隔缺损合并肺动脉高压、心功能差艾森曼格综合征、重度主动脉狭窄、心功能三级以上二尖瓣狭窄、严重的心力衰竭失代偿状态、严重的主动脉瓣狭窄、急性左心功能衰竭、肥厚性梗阻性心肌病

四、腰硬联合麻醉

腰硬联合麻醉（CSEA）结合了腰麻和硬膜外麻醉的双重优势，弥补彼此的不足，具有起效迅速、阻滞完善、时控性强、平面可调节等优点。这种方式对多次剖宫产、粘连严重、需要加做输卵管结扎或估计手术比较复杂（有子宫切除的可能）时，是比较适合的麻醉方式。CSE技术的其他优势还包括：传统蛛网膜下腔针置入失败时，可以用硬膜外针引导加长的蛛网膜下腔针进行穿刺；利用蛛网膜下腔针（有脑脊液回流）确认硬膜外针在硬膜外隙，腰硬联合麻醉技术能以小剂量局部麻醉药进行脊麻（这样能减少低血压的发生率），然后使用硬膜外导管加深术中麻醉或进行术后镇痛，体现了CSEA自身的优越性。根据产科麻醉实践指南，与蛛网膜下腔麻醉相比，CSEA并不能改善麻醉效果，但与硬膜外麻醉相比，大大缩短了麻醉开始至皮肤切开的时间，但也存在无法及时定位硬膜外导管位置及存在发生PDPH、低血压、全脊麻的风险

（表8-3）。

禁忌证：同硬膜外麻醉和腰麻。

（一）麻醉实施

1. 麻醉操作体位

侧卧位或坐位。

2. 穿刺点

单点法（针内针）——推荐优先选择$L_3 \sim L_4$椎间隙。双点法——硬膜外穿刺点选择$L_1 \sim L_2$或$T_{12} \sim L_1$椎间隙，腰麻穿刺点选择$L_3 \sim L_4$或$L_4 \sim L_5$椎间隙。硬膜外留置导管$3 \sim 5$ cm。

3. 麻醉方法

单点法（针内针）先行硬膜外穿刺，穿刺成功后用笔尖式腰麻针经硬膜外穿刺针管隙穿破硬膜，确认脑脊液流出后缓慢注入腰麻药液。拔出腰麻针，经硬膜外针置入硬膜外导管。双点法先行硬膜外穿刺，成功后留置硬膜外导管备用，然后行腰麻穿刺，确认脑脊液流出后再缓慢注入腰麻药液。

4. 麻醉药物选择

鞘内给药的和普通腰麻相似，硬膜外麻醉用药常用2%的利多卡因、0.5%的布比卡因或左旋布比卡因、0.5%的罗哌卡因等。如麻醉开始即同步应用硬膜外麻醉，腰麻药物剂量可适当减少。

5. 当腰麻15 min后，麻醉平面低于T_8或未达到手术要求的麻醉水平，或单纯腰麻不能满足较长时间手术的要求或考虑硬膜外镇痛时，则需要经硬膜外导管给药

（1）试验剂量：腰麻后15 min，麻醉平面低于T_8或未达到手术要求的麻醉水平，可经硬膜外导管2%的利多卡因1.5 ml，观察5 min。如果麻醉平面上升仅为约2个脊椎平面，提示硬膜外导管位置合适；如果导管在蛛网膜下腔，则麻醉平面升高明显，但该试验剂量一般不会引起膈肌麻痹。

（2）确认硬膜外导管在硬膜外间隙后，可每5 min给予1%~2%的利多卡因3~5 ml，直至达到理想麻醉平面。

（二）注意事项

（1）CSEA时可发生单纯腰麻或硬膜外麻醉可能出现的并发症，同样需引起高度重视。

（2）硬膜外导管可能会经蛛网膜下腔穿刺孔误入蛛网膜下腔，此时可能有脑脊液经导管流出。上述试验剂量可初步判断导管是否在蛛网膜下腔，因此启用硬膜外麻醉或镇痛时必须给予试验剂量，并且每次经硬膜外导管给药时均需回抽确认有无脑脊液。

（3）硬膜外间隙置管困难，导致腰麻后恢复仰卧位体位延迟，结果出现单侧腰麻或腰麻平面过高或过低。一般要求蛛网膜下腔注药后3~4 min内应完成硬膜外间隙置管。

（4）CSEA时蛛网膜下腔用药量以及硬膜外麻醉用药量均较小，但是麻醉平面往往较单纯蛛网膜下腔麻醉或硬膜外麻醉范围广。

第三节　全身麻醉

尽管剖宫产麻醉的最佳选择是椎管内麻醉，但是在一些特定临床情况下，全身麻醉成为更适合的选择（表8-2）。此外，产科危重症如羊水栓塞（amniotic fluid embolism，AFE）、子宫破裂、胎盘早剥、严重产科大出血以及脐带脱垂、严重胎心异常需要紧急剖宫产；孕妇行妊娠期非产科急诊手术如急腹症、某些恶性肿瘤、神经外科及心脏疾病等，也适用于全身麻醉。但是全麻存在反流误吸、新生儿抑制、术中知晓、插管拔管困难等缺点，因此全麻一般不作为剖宫产麻醉的首选。

一、麻醉实施

产妇实施全麻往往是无奈之举，产科全麻包含气道评估、全麻前准备、快速顺序诱导插管等几个环节，其中气道评估至关重要（表8-5）。

（1）麻醉前评估和知情同意：麻醉前评估见第7章。知情同意需要阐述有关气道管理、误吸和术中知晓的风险。

（2）气道评估：完整的气道评估经常依赖于需要急诊手术的紧急情况。对于急诊手术而言，时间是相对有限的，因此全身麻醉诱导前的重新评估对这些产妇的安全保护是至关重要的。美国麻醉医师学会（American Society of Anesthesiologists，ASA）困难气道管理临床指南列出11条评估要素见（表8-5）。一般情况下联合评估更为可取。张口度、Mallampati分级、寰枕关节活动度、甲颏间距、下颌前突试验进行起来较为快速并且能够鉴别大多数存在困难气道管理的产妇。

表 8-5　术前气道检查内容

术前气道检查内容	可能的不良结果
1. 上牙门齿长度	相对较长
2. 牙齿自然闭合时上下切牙间的咬合关系	上切牙叠合于下切牙前
3. 下颌前突时上下切牙间的咬合关系	下切牙叠合于上切牙前
4. 门齿间距	≤ 3 cm
5. 可见腭垂	产妇取坐位伸舌时不可见（Mallampati分级＞Ⅱ级）
6. 上腭结构	上腭狭窄并高拱
7. 下颌空间顺应性	僵直、坚硬、有肿物占位或无法复位
8. 甲颏间距	短于三指
9. 脖子长度	短颈
10. 粗脖子	粗脖子
11. 头颈活动度	颏间无法触到胸壁或是无法伸颈

全麻前准备：见**表8-6**。全身麻醉诱导前30～60 min内静脉给予甲氧氯普胺10 mg和雷尼替丁50 mg，分别能减少胃容量和降低胃酸。术前30 min内给予清澈、非微粒的枸橼酸钠30 ml可以中和胃酸。枸橼酸钠在紧急剖宫产尤其重要，因为甲氧氯普胺和雷尼替丁可能没有足够的时间发挥药理作用。如果气道评估提示有面罩通气或插管困难，应准备行清醒插管。准备工作，包括抑制腺体分泌药物（如格隆溴铵、阿托品），镇静剂（如咪达唑仑）和气道局部麻醉（如利多卡因喷雾），也可以考虑喉部神经阻滞。准备好吸引器、可视喉镜、纤维支气管镜等处理困难气道等相关器械。产妇应采取仰卧位，子宫左倾。头、颈、肩处于气道管理的最佳位置，即"嗅物位"。建立常规监护，包括心电图、无创血压、SpO_2、$P_{ET}CO_2$监测。100%的纯氧给氧去氮以延迟呼吸暂停所致的低氧血症的发生。

表8-6　剖宫产全身麻醉

1. 与多学科团队讨论手术计划
2. 麻醉前评估及签署知情同意
3. 准备必要的药物和设备
4. 产妇采用子宫处于左倾的仰卧位
5. 开放16号或18号静脉通路，送血液标本做基础检查，如有围生期出血风险，考虑血型和不规则抗体筛检交叉配血
6. 可能的话，诱导前30 min静脉给予甲氧氯普胺10 mg和（或）雷尼替丁30 mg
7. 诱导前30 min内口服非颗粒抗酸药
8. 切皮前60 min预防性使用抗生素
9. 开始监护
10. 团队暂停时间来核实产妇身份、体位、手术部位，必要时检查特殊设备的有效性
11. 面罩给100%的纯氧3 min，给氧去氮。或诱导前指导产妇进行4～8次深呼吸
12. 腹部消毒铺巾完成，确认术者及助手准备好开始手术
13. 快速诱导
    （1）清醒时给予环状软骨压力10 N，意识消失后压力增加至30 N
    （2）硫喷妥钠4～5 mg/kg或异丙酚2～2.8 mg/kg，琥珀胆碱1～1.5 mg/kg，等待30～40 s
14. 气管插管，确认导管位置正确
15. 麻醉维持
    （1）七氟烷和地氟烷1 MAC混合纯氧或50%的氧气/氧化亚氮
    （2）治疗低血压（例如去氧肾上腺素、麻黄碱）
    （3）根据外周神经刺激器追加肌肉松弛药（例如罗库溴铵、维库溴铵）。
16. 胎儿娩出
17. 如果出现宫缩乏力，静脉单次或持续输注缩宫素；考虑其他促进宫缩药物（例如麦角新碱、米索前列醇、卡孕栓）。监测失血量，并根据失血量做出反应
18. 胎儿娩出后调整麻醉维持方案
    （1）减少吸入麻醉剂浓度至0.5 MAC
    （2）追加氧化亚氮或静脉阿片类药物
    （3）注意防止术中知晓，考虑使用苯二氮䓬类药物（例如咪达唑仑）
19. 神经肌肉阻滞恢复，产妇清醒、反应良好后拔管
20. 术后评估（例如疼痛、恶心）

快速顺序诱导：建议选择快速顺序诱导。合并有严重心脏病、血流动力学不稳定者麻醉诱导时应避免注药速度过快，以减轻对血流动力学的影响。诱导前常规吸纯氧3～5 min，或深吸气5～8次（氧气流量10 L/min）。麻醉诱导一般应在手术的各项准备措施（如消毒、铺巾等）完成后开始。

二、麻醉诱导药物选择

（一）静脉麻醉药

丙泊酚 1.5~2.5 mg 是剖宫产全麻常用的诱导药物；血流动力学不稳定或对血流动力学波动耐受性差的孕产妇，推荐依托咪酯 0.2~0.3 mg/kg 替代丙泊酚；氯胺酮特别适合于血容量低、合并哮喘产妇的麻醉诱导，推荐剂量 0.5~1 mg/kg。艾司氯胺酮为右旋氯胺酮，其镇痛效果是氯胺酮镇痛效能的 2 倍，因此剖宫产术中可使用剂量为 0.5 mg/kg，最大剂量不超过 0.75 mg/kg，且苏醒更快，精神方面的不良反应更少。

（二）阿片类镇痛药

传统方法不建议将阿片类镇痛药物用于剖宫产全麻的诱导。但已有越来越多的研究支持其应用于剖宫产全麻的诱导。特别是合并子痫前期、妊娠期高血压、对血流动力学波动耐受性差的心脑血管疾病产妇，强烈建议应用阿片类镇痛药。瑞芬太尼是产科全麻诱导的首选阿片类药物，推荐剂量：0.5~1 μg/kg 静脉注射或以 4 ng/ml 效应室目标浓度靶控输注（target-controlled infusion，TCI）。

芬太尼推荐剂量为 2~5 μg/kg 静脉注射；舒芬太尼推荐剂量为 0.2~0.5 μg/kg 静脉注射。

（三）肌肉松弛剂（肌松药）

氯化琥珀胆碱是经典的产科全麻诱导的肌松药，推荐剂量 1~1.5 mg/kg 静脉注射。罗库溴铵是起效最快的非去极化肌松药，推荐剂量 0.6~1.2 mg/kg 静脉注射。

子痫前期产妇术中为了避免发生低血压和降低脑血管意外风险，可考虑使用丙泊酚、依托咪酯、拉贝洛尔（或硝酸甘油或尼卡地平）、芬太尼或瑞芬太尼加琥珀胆碱或罗库溴铵诱导。

三、人工气道建立

考虑到产科全麻有较高的反流误吸风险，首选气管插管。但是随着声门上人工气道器械的改良，越来越多的证据支持声门上人工气道器械（如喉罩）用于剖宫产全麻，特别是禁食充分、低反流风险的产妇以及气管插管失败者，酌情考虑选用（可视）双管型喉罩。在人工气道建立之前，不反对正压人工面罩通气，但需要控制通气压力（< 20 cmH$_2$O）。

四、麻醉维持

在胎儿娩出之前，应特别注意麻醉深度和药物对新生儿抑制之间的平衡。可复合应用麻醉药物以减少单一药物剂量，可以采用全凭吸入麻醉或全凭静脉麻醉（total intravenous anesthesia，TIVA），也可以采用静吸复合麻醉。避免过度通气，防止胎儿酸中毒。胎儿娩出后可适当加用芬太尼、舒芬太尼等阿片类药物辅助镇痛。控制吸入麻醉药物浓度（七氟烷的MAC尽量控制在1.0以内），以免影响宫缩。尽量缩短麻醉诱导开始至胎儿娩出的时间（I-D间隔时间），最好在10 min之内。

五、麻醉苏醒

手术结束前5～10 min停用吸入麻醉药物，调大氧流量加速洗出肺内吸入麻醉药物；或全凭静脉麻醉苏醒。可适当应用肌松拮抗剂。待产妇完全清醒、各种反射恢复后，拔除气管导管或喉罩。

六、妊娠合并心脏病的危重产妇麻醉选择

全身麻醉的指征包括：① 同期进行心脏手术；② 术前已经存在或术中预计发生心力衰竭失代偿；③ 术前存在凝血功能异常；④ 脊柱结构异常；⑤ 产妇依从性差；⑥ 存在其他椎管内麻醉禁忌证。⑦ 其他适应证见**表8-4**。

七、妊娠期非产科手术麻醉

建议妊娠期尽量不行择期手术，急诊手术如急腹症、某些恶性肿瘤、神经外科及心脏疾病等则参照非孕产妇进行手术。麻醉方式的选择应当根据孕妇的手术指征和手术的部位及性质来考虑，大部分腹部手术由于切口通常延伸至上腹部而需要全身麻醉，如果此时不对孕妇进行气道保护，误吸的风险极高。无论采取怎样的麻醉方法，避免低氧血症、低血压、低血容量、酸中毒、高碳酸血症和低碳酸血症，都是麻醉处理成功的关键问题。术中还应检查血糖水平，尤其对手术时间长或患有妊娠期糖尿病、糖耐受不良的孕妇更应重视。此外，术中重点需要关注的是如何较好地维持母体子宫胎盘灌注和氧合。美国妇产科学会（ACOG）和美国麻醉医师学会（ASA）发布了针对"孕期非产科手术"的声明中指出"应该根据具体情况决定是否使用胎心率（FHR）监测，如果需要FHR监测，应当根据胎龄、手术类型和FHR监测是否容易实施来权衡"。总而言之，每一个孕期非产科手术都需要一个完善的团队（包括麻醉、产科护理、外科、儿科和护理）最大限度地保证孕妇和胎儿的安全。

【临床案例8-1】
产妇，28岁，身高160 cm，体重65 kg，育1-0-1-1。因"剖宫产术后9年，停经8$^+$月"入院。6个月前本院B超检查示"宫内早孕，如孕64$^+$天"，在本院定期规律产检，系统B超检查提示"宫内单活胎，如孕22 W，目前胎盘低置状态，胎盘下缘距宫内口25 mm"，嘱禁性生活，定期随访，外院OGTT试验阴性，1个月前在本院血常规提示"血红蛋白（Hb）108 g/L"，嘱加强补铁，新冠肺炎病毒核酸及抗体均阴性。现孕妇无明显下腹痛，无阴道流血流液，自觉胎

动如常，要求入院终止妊娠，门诊拟"妊娠合并瘢痕子宫 G_3P_1 孕 38^{+5} 周 LOA 待产 妊娠期轻度贫血"收住，拟择期行剖宫产术。询问孕妇的既往病史及有无特殊用药史，体格检查着重检查心肺功能及脊柱情况，实验室检查着重查看血小板计数和凝血功能。孕妇无特殊病史，首选椎管内麻醉。告知孕妇椎管内穿刺可能存在的相关风险，签署知情同意书。建立静脉通路，常规监测生命体征，持续胎心监测，孕妇取右侧卧位，选 $L_2 \sim L_3$ 间隙，行硬膜外穿刺，硬膜外置管成功后给予 2% 的利多卡因 3 ml 作为试验量，5 min 后麻醉起效且无局麻药中毒和全脊麻表现后，硬膜外给予 0.75% 的罗哌卡因 8 ml，注意防范仰卧位低血压的发生，麻醉平面平稳上升至 T_6 平面，麻醉效果满意后开始手术，在手术结束前 10 min，患者主诉睁眼困难。体检发现左眼睑下垂和瞳孔缩小，不同程度结膜充血。无头痛和双上肢麻木，考虑霍纳综合征（Horner syndrome，HS）。术毕予舒芬太尼 100 μg 自控静脉镇痛，术后送 PACU 观察无殊后送回病房，HS 症状在术后 50 min 开始消退。

点评：目前多认为 HS 是良性并发症，有自限性，通常转归良好，一般不会对患者造成伤害。但是腰段硬膜外麻醉一旦出现 HS，多提示交感甚至感觉和运动阻滞平面过高，可能会对循环和呼吸造成影响，必须提高警惕。

【临床案例8-2】

产妇，31 岁，身高 148 cm，体重 65 kg，因"停经 9^+ 月，胎心监护异常 1^+ h"入院。产妇 6 个月前本院早孕 B 超检查示"宫内早孕，如孕 12^+ W"，与孕周相符。孕期在本院定期产检，系统 B 超检查未见明显异常，OGTT 阴性，GBS 阴性。1^+ h 前孕妇来本院产检，查胎心监护提示可疑型，复查胎心监护仍提示可疑型，孕妇自觉胎动减少，考虑"胎窘可能"，建议住院，此时孕妇无明显下腹痛，无阴道流血流液，故急诊拟"G_1P_0 孕 40 周 $^{+2}$ 天 LOA 待产 胎窘可能"收住。入院后产妇如厕时突觉阴道大量流液，呼叫病房医师，予平卧检查：胎膜已破，宫口开至 2 cm，头先露，先露前可及条索状物，可及血管搏动，考虑脐带脱垂，上推胎头避免脐带受压，还纳脐带失败，需行紧急剖宫产术。

麻醉医师接紧急剖宫产电话，与手术医师沟通手术方式，了解产妇既往病史，查看孕妇实验室检查结果，孕妇现出现脐带脱垂，需行紧急剖宫产，因胎心监护提示可疑型，麻醉方式首选全身麻醉，通知助手提前准备麻醉监护设备、麻醉机、负压吸引设备、气管插管用品，药品准备包括全身麻醉药物、血管活性药物等。呼叫其他麻醉医师帮忙，让产妇家属签署麻醉知情同意书，产妇入室后开放静脉通路，监护生命体征，充分预给吸氧，在手术医师进行消毒铺巾的同时，进行快速顺序麻醉诱导，予丙泊酚 130 mg，罗库溴铵 40 mg，瑞芬太尼 35 μg，1 min 左右采用压迫环状软骨气管内插管，插管后予七氟烷吸入维持，MAC 值维持在 1.0 以内，待胎儿娩出后适当加用舒芬太尼辅助镇痛，手术结束前 5 ~ 10 min 停用吸入麻醉药物，调大氧流量加速洗出肺内吸入麻醉药物，予超声引导下 0.25% 的罗哌卡因 30 ml 行双侧腹横肌平面阻滞术后镇痛，待产妇自主呼吸恢复后加用肌松拮抗剂，待产妇完全清醒、各种反射恢复后，拔除气管导管或喉罩。术后产妇送 PACU 继续观察 30 min 左右无殊后送回病房。

点评：尽管剖宫产麻醉的最佳选择是椎管内麻醉，但是在一些特定临床情况下，全身麻醉

产科精确麻醉

成为更合适的选择（如脐带脱垂），对于该类患者应立即启动即刻剖宫产，以最短的时间、最快的速度应对产科紧急情况。该患者系肥胖产妇，因此在有限的时间内做好气道评估显得非常必要；术后对全身麻醉的患者行腹横肌平面阻滞可能是有益的。

（郑若芳　胡明品）

参考文献

［1］ Tawfik MM，Mohamed YM，Elbadrawi RE，et al. Transversus Abdominis Plane Block Versus Wound Infiltration for Analgesia After Cesarean Delivery: A Randomized Controlled Trial［J］. Anesth Analg，2017，124(4):1291-1297.

［2］ Bollag L，Lim G，Sultan P，et al. Society for Obstetric Anesthesia and Perinatology: Consensus Statement and Recommendations for Enhanced Recovery After Cesarean［J］. Anesth Analg，2021，132(5):1362-1377.

［3］ Meng ML，Arendt KW. Obstetric Anesthesia and Heart Disease: Practical Clinical Considerations［J］. Anesthesiology，2021，135(1):164-183.

8

第九章
分娩镇痛

分娩疼痛是女性人生经历中最为严重的疼痛之一，主要是由于子宫收缩、阴道扩张及盆底和会阴受压等引起的，在分娩期间具有普遍性，其疼痛的强度受环境、心理和生理因素的影响。分娩虽然是正常的生理过程，但分娩期间的剧烈疼痛应引起我们的足够重视，剧烈的疼痛及对疼痛的恐惧会使产妇出现焦虑、紧张、情绪波动等，疼痛易导致氧耗增加、宫缩乏力、产程延长，严重者甚至造成产妇和胎儿内环境紊乱。

目前所用的分娩镇痛方法可分为两大类，即非药物镇痛和药物镇痛。非药物分娩镇痛主要包括产前宣教和心理护理、拉玛泽（Lamaze）减痛疗法、导乐（Doula）陪伴分娩法、音乐疗法、自由体位、分娩球镇痛分娩法、穴位刺激等。药物性分娩镇痛主要是通过全身或局部使用镇痛药物或局麻药物，从而达到减轻分娩疼痛的目的，是目前分娩镇痛最为常用的方法。在药物性分娩镇痛中，椎管内镇痛是分娩镇痛的金标准，它不仅能够提供有效的镇痛，而且对母体和新生儿的不良反应少，优于全身用药镇痛，是目前首选的分娩镇痛方法。

随着人们生活水平和医疗条件的提高，人们对高质量舒适化分娩的需求日益增加，同时也对分娩镇痛提出了更高的要求。因此，科学、规范及精确实施分娩镇痛对保障母婴安全十分重要。

第一节　分娩机制与影响因素

分娩机制及影响因素思维导图详见**图9-1**。

一、分娩机制

分娩是一个复杂的生理过程，一般认为是多种因素综合作用的结果。随着现代医学的进展，出现了各种假说，本节简要介绍有代表性的学说。

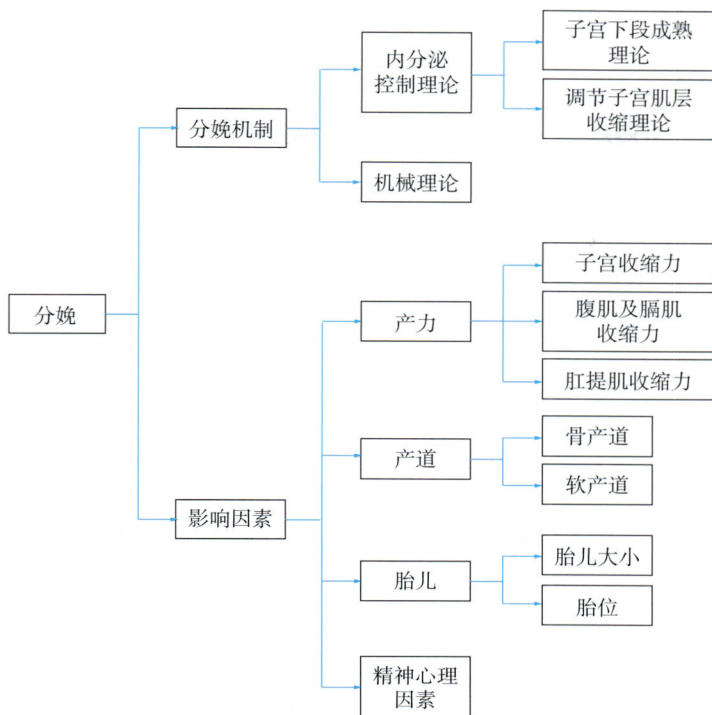

图 9-1　分娩机制

（一）内分泌控制理论

目前被普遍接受的学说为：分娩发动是内分泌因子及子宫内组织分子信号相互作用的结果，主要涉及子宫下段成熟和调节子宫肌层收缩。

1. 子宫下段成熟理论

宫颈成熟是一个生理性炎症反应，其主要的分子机制可能是，炎症细胞因子在局部释放并通过血液循环到达全身，吸引白细胞浸润，白细胞的浸润进一步激活胶原蛋白酶和弹性蛋白酶，并与孕酮、前列腺素、细胞因子、一氧化氮（NO）系统一起引起胶原蛋白降解，透明质酸增加，宫颈成熟扩张。

2. 调节子宫肌层收缩理论

妊娠末期，受雌激素与孕酮比值变化的影响，子宫的间隙连接、钙离子通道及内皮素表达增多，NO 表达逐渐下降，使子宫不再保持静息状态，为分娩发动时有效宫缩打下基础。

（二）机械理论

随着妊娠的进展，子宫容积及子宫壁压力不断增加，到了妊娠晚期，胎头压迫子宫下段和宫颈。以上两方面因素共同作用，产生的机械性扩张经交感神经传递至下丘脑，使神经垂体释放缩宫素，促进子宫收缩，发动分娩。

总之，分娩的发动尚不能被某一个单一理论解释，多数学者认为是受各种分子复杂而协调的作用结果。

二、影响分娩的因素

影响分娩的因素主要包括：产力、产道、胎儿及精神心理因素。

（一）产力

将胎儿及附属物从宫腔内推出的力量称产力，产力包括子宫收缩力（宫缩）、腹肌及膈肌收缩力（腹压）和肛提肌收缩力。

1. 子宫收缩力

子宫收缩力是临产后的主要产力。能迫使宫颈管消失、宫口扩张、胎先露下降、胎儿和胎盘娩出。子宫收缩从分娩开始持续到分娩结束，正常子宫收缩具有以下特点：

（1）节律性：子宫收缩具有节律性是临产的标志，每次子宫收缩由进行期、极期和退行期组成。临产开始时子宫收缩持续约30 s，间歇期约5～6 min，随着产程进展，子宫收缩持续可达60 s，间歇期短至1～2 min。这种周期反复进行，直至分娩结束。

（2）对称性和极性：正常宫缩起自两侧宫角，先迅速向子宫底中线集中，左右对称，然后以每秒2 cm的速度向子宫下段扩张，之后均匀协调地扩散至整个子宫，此为子宫收缩的对称性。子宫收缩力以子宫底部最强最持久，向下逐渐减弱，此为子宫收缩的极性。

（3）缩复作用：子宫收缩时，肌纤维变短变宽，间歇期又重新松弛，但不能恢复至原来的长度，经过反复收缩，肌纤维越来越短，这种现象称为缩复作用。缩复作用使宫腔内容积逐渐缩小，迫使胎先露下降，宫颈管逐渐展平。

2. 腹肌及膈肌收缩力

简称腹压，是第二产程娩出胎儿重要的辅助力量。宫口开全后，每当宫缩时，盆底组织及直肠受胎先露和前羊水囊压迫，反射性引起排便动作，产妇屏气用力，腹肌及膈肌收缩，腹压增加，协助胎儿娩出。在第三产程，腹肌及膈肌收缩力促使胎盘娩出。

3. 肛提肌收缩力

肛提肌收缩力有协助胎先露在骨盆腔内旋转的作用。当胎头枕骨下降至耻骨弓下缘时，可协助胎头仰伸和胎儿娩出。胎儿娩出后，当胎盘降至阴道时，肛提肌收缩力有助于胎盘娩出。

（二）产道

产道指婴儿娩出的通道，包括骨产道与软产道两部分

1. 骨产道

指真骨盆，分娩过程中几乎无变化，其大小、形态与分娩密切相关。临床上将骨盆分为三个平面，即骨盆入口平面、中骨盆平面和骨盆出口平面。临床上单纯出口平面狭窄少见，多同时伴有中骨盆平面狭窄。此外，其他与分娩相关的骨盆因素有骨盆轴、骨盆倾斜度、骨盆深度、耻骨弓角度、骨盆形态等因素。

产科精确麻醉

2. 软产道

是由子宫下段、宫颈、阴道及盆底软组织组成的管道。子宫下段由子宫峡部形成。非孕时子宫峡部长约1 cm，于孕12周后逐渐扩展成为宫腔的一部分，至妊娠晚期子宫峡部被拉长、变薄，形成子宫下段。临产后由于子宫肌纤维的缩复作用，子宫上段的肌层越来越厚，子宫下段被牵拉扩张越来越薄，在两者之间的子宫内面有一环状隆起，称生理性缩复环。

临产后，子宫颈内口受子宫肌收缩及胎先露部支撑下楔状前羊水囊的挤压，向上向外扩张，子宫颈管形成漏斗形。随后，子宫颈管逐渐变短直至消失，成为子宫下段的一部分。初产妇多是子宫颈管先消失，子宫颈外口后扩张；经产妇则多是子宫颈消失与子宫颈外口扩张同时进行。随着产程进展，子宫颈口开全时，足月妊娠胎头方能通过。

（三）胎儿

胎儿的大小、胎位及有无畸形是胎儿能否顺利娩出的重要因素。

1. 胎儿大小

在分娩过程中，胎儿大小是决定分娩成功与否的重要因素之一。

（1）胎头颅骨：由左右顶骨、左右额骨、左右颞骨和枕骨构成，骨与骨之间有骨缝和囟门相隔，颅骨具有一定的可塑性。分娩时，在压力作用下，骨与骨之间可以轻微重叠，以适应骨盆的大小，有利于胎头娩出。

（2）胎头径线主要有四条，分别是双顶径、枕额径、枕下前囟径和枕颏径，以双顶径最为常用，是胎头最宽的横径，临床常以多普勒超声测此值来判断胎儿大小。

2. 胎位

由于胎儿在子宫中的位置不同，因此存在不同的胎产式、胎先露及胎方位。

（1）胎产式：根据胎体纵轴与母体纵轴之间的角度，分为纵产式、横产式和斜产式。分娩过程多数为纵产式，占分娩总数的99.75%，少数为横产式，占分娩总数的0.25%。

（2）胎先露：是指最先进入骨盆上口的胎儿部分。纵产式有头先露和臀先露两种方式，横产式和斜产式往往以肩先露。

（3）胎方位：是指胎儿先露部的指示点与母体骨盆的关系。枕先露以枕骨、面先露以颏骨、臀先露以骶骨、肩先露以肩胛骨为指示点。依据指示点与母体骨盆的前、后、左、右、横的关系确定胎方位。

（四）精神心理因素

分娩时，产妇处于女性特殊的应激事件中。在恐惧、焦虑的状态下，肾上腺素分泌增加，使子宫收缩乏力，影响产程进展。产妇的不良情绪可使自身出现高敏感性、低耐受性，产妇往往表现为痛阈下降、疼痛加剧，而疼痛又加重恐惧和焦虑情绪，形成恶性循环。剧烈的情绪反应最终导致产妇对自然分娩丧失信心。

因此，做好产前分娩的宣教以及产时产妇的心理保健，提高产妇对分娩应激的应对能力，对产妇能否顺利分娩起到重要的作用。

第二节　产程的监测

产程管理思维导图详见**图 9-2**。

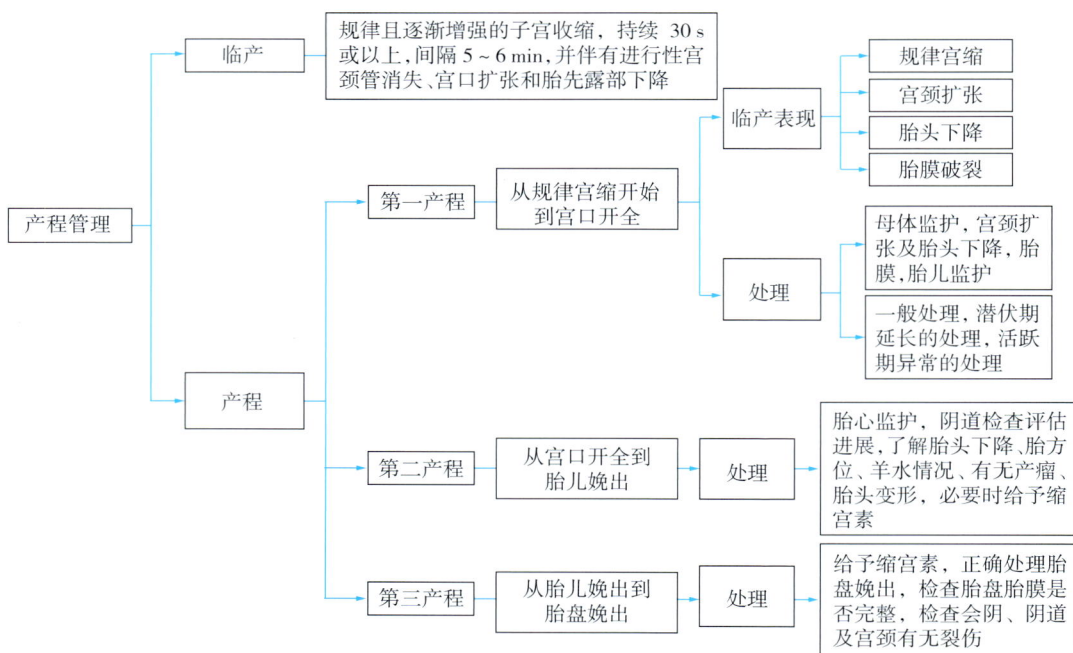

图 9-2　**产程管理**

一、临产

临产开始的重要标志是规律且逐渐增强的子宫收缩，宫缩持续 30 s 或以上，间隔 5 ~ 6 min，并伴有进行性宫颈管消失、宫口扩张和胎先露部下降。分娩发动前，往往出现一些不久将临产的症状称为先兆临产，例如不规律宫缩、胎儿下降感、见红等表现。

二、产程分期

从规律宫缩开始至胎儿胎盘娩出的全过程称为分娩总产程。临床上将分娩过程分为三个产程。第一产程：从规律宫缩开始到宫口开全为第一产程，又称宫颈扩张期。第一产程分为潜伏期和活跃期。潜伏期为宫口扩张的缓慢阶段，一般初产妇不超过 20 h，经产妇不超过 14 h。活跃期为宫口扩张的加速阶段，新产程将宫口扩张至 6 cm 作为活跃期的标志。第二产程：从宫口

产科精确麻醉

开全到胎儿娩出的过程，又称胎儿娩出期。一般初产妇不超过 3 h（椎管内分娩镇痛后不超过 4 h），经产妇不超过 2 h（椎管内分娩镇痛后不超过 3 h）。第三产程：从胎儿娩出到胎盘娩出的时间，又称胎盘娩出期。一般为 5 ~ 15 min，不应超过 30 min。

三、产程监测及处理

（一）第一产程

第一产程为规律宫缩到宫口开全的时期。在此期产妇自觉规律性宫缩，痛感不断加强，其精神状态可影响产程的进展。积极沟通、精神支持、必要的镇静镇痛可以增强产妇自然分娩的信心，有助于分娩顺利进行。

1. 临产表现

（1）规律宫缩：第一产程开始，子宫表现出规律性宫缩，间歇期较长，约 5 ~ 6 min，持续时间较短，约 30 s。随着产程进展，间歇期逐渐缩短，宫缩逐渐增强。当宫口开全时，宫缩间歇仅 1 min 或稍长，持续时间可达 1 min 以上。

（2）宫颈扩张：当宫缩不断增强时，宫颈管在宫缩的牵拉以及羊膜囊或胎先露部向前向下突进的作用下，逐渐变软、缩短、扩张、展平，成为子宫下段的一部分。当宫口开全时，子宫下段、宫颈管、阴道共同形成柔软的桶形产道，进入第二产程。

（3）胎头下降：随着产程进展，胎先露逐渐下降，直到胎先露到达外阴口。

（4）胎膜破裂：宫缩时，胎先露前方的前羊水囊压力不断增加，当压力达到一定程度会发生胎膜破裂，自然分娩时胎膜多在宫口近开全时破裂。

2. 产程监护及处理

（1）母体监护：了解产妇的一般情况，监测血压、脉搏等生命体征。定时观察宫缩频率、强度、持续时间、间歇时间，并予以记录。用胎儿监护仪描记的宫缩曲线，可以看出宫缩频率、强度和每次宫缩持续时间，是较全面地反映宫缩的客观指标。宫缩时孕妇精神紧张，应指导孕妇在宫缩时做深呼吸，以减轻不适感。如出现产前阴道流血，应警惕胎盘早剥、前置胎盘、前置血管破裂等情况。

（2）宫颈扩张及胎头下降：产程图是依据宫口扩张程度、胎头下降位置以及胎心率、宫缩间隔时间与持续时间绘制的曲线图。产程图的横坐标为临产时间（h）、纵坐标左侧为宫口扩张程度（cm）、纵坐标右侧为胎头下降程度（cm）描记出的宫口扩张曲线和胎头下降曲线，是产程图中最重要的两项，既能了解产程进展情况，又能指导产程的处理。

（3）胎膜：胎膜多在宫口近开全时自然破裂，前羊水流出。破膜时，应立即听胎心，并观察羊水的性状、颜色和量，记录破膜时间。若先露为头，羊水呈黄绿色，混有胎粪，应立即行阴道检查，注意有无脐带脱垂，并给予紧急处理。若羊水清亮而胎头浮动未入骨盆者，需卧床并将孕妇臀部抬高，预防脐带垂脱。破膜超过 12 h 尚未分娩者，应给予抗生素预防感染。

（4）胎儿监护：在宫缩间歇期听诊胎心，随产程进展适当增加听诊次数。高危妊娠或怀疑有胎儿窘迫，可行连续电子胎心监护，了解胎儿心率，以及基线变异与宫缩的关系，密切监测胎儿宫内情况。

（5）一般处理：建议分娩镇痛的实施不受宫口扩张程度的限制，但需加强胎心监护。鼓励少量多次饮食，避免摄入高脂高蛋白的固体食物，推荐饮用高能量无渣饮料。分娩镇痛开始之前应开放静脉通路，并维持至分娩结束。分娩镇痛后由麻醉科医师评估产妇下肢肌张力，鼓励产妇下床活动。

（6）潜伏期延长的处理：新产程标准中，潜伏期延长（初产妇超过20 h，经产妇超过14 h）不作为剖宫产指征。潜伏期延长的主要原因有：① 产力异常：最常见的原因是宫缩乏力，以原发性宫缩乏力居多。② 产道异常：潜伏期延长的常见原因是骨盆入口异常。骨盆入口倾斜角度过大或存在头盆不称，影响胎头衔接。③ 胎儿异常：巨大儿、羊水过多导致子宫纤维过度伸展或胎头衔接不良，进一步导致宫缩乏力，而致潜伏期延长。胎位异常如枕横位、枕后位等也是常见原因。④ 产妇精神心理因素：过度焦虑、紧张、进食不足及消耗增加，最终会导致宫缩乏力。当发现协调性宫缩乏力，首先明确病因，检查是否有头盆不称或胎位异常，若估计不能经阴道分娩，应及时剖宫产。若无头盆不称或胎位异常，无胎儿窘迫，估计可经阴道分娩，应加强宫缩。当宫口开大≥3 cm，人工破膜可使胎头直接压迫子宫下段和宫颈内口，引起宫缩，并可了解羊水性状。如破膜后宫缩无改善，可给予缩宫素加强宫缩。对于不协调性宫缩乏力，应镇痛处理，充分休息后多可恢复协调宫缩。如伴有胎儿窘迫，或处理后仍无改善，应选择剖宫产。

（7）活跃期异常的处理：新产程将宫口扩张至6 cm作为活跃期的标志，活跃期宫口扩张速度<0.5 cm/h称活跃期延长。当破膜且宫口扩张≥6 cm后，宫缩正常的产妇宫口停止扩张≥4 h，宫缩欠佳的产妇宫口停止扩张≥6 h称为活跃期停滞。当宫口开大4～5 cm，胎先露通常可达坐骨棘水平。活跃期产程不应减慢，每2 h进行一次检查，如异常应积极处理，不可盲目等待活跃期延长或停滞。若无进展，应首先进行阴道检查，排除头盆不称及胎儿窘迫后，如胎膜未破应行人工破膜，破膜之后继续观察1～2 h；如宫缩欠佳应考虑静脉滴注缩宫素。活跃期停滞提示头盆不称，应进行剖宫产手术。

（二）第二产程

第二产程为胎儿娩出期，即从宫口开全至胎儿娩出。第二产程的正确评估和处理与母儿结局息息相关。需全面监护和评估第二产程时限、宫缩情况、胎心监护、胎头高低、产妇一般情况等。

1. 临床表现

胎膜大多在宫口近开全时自然破裂，如仍未破膜，可在宫缩间歇期人工破膜。当胎头下降至盆底，产妇会因反射性排便感向下屏气用力，会阴膨隆变薄，肛门括约肌松弛，胎头拨露。当胎头双顶径越过骨盆出口，宫缩间歇期也不回缩，称为胎头着冠。随着产程继续，胎头娩出，随即胎肩和胎体娩出。

产科精确麻醉

2. 产程监护及处理

第二产程宫缩频繁而强烈，应行持续胎心监护。当发现胎心异常，应立即阴道检查，评估进展，尽快结束分娩。每1 h进行一次阴道检查，了解胎头下降情况，胎方位，羊水情况，有无产瘤、胎头变形。指导产妇屏气用力，增加腹压。此期不必停止分娩镇痛，必要时可给予静脉2.5 U缩宫素于500 ml生理盐水中调整滴速以加强宫缩。

3. 第二产程异常

包括胎头下降延缓（初产妇胎先露下降速度＜1 cm/h，经产妇＜2 cm/h）、胎头下降停滞（胎先露停留在原处不下降＞1 h）、第二产程延长（第二产程延长的诊断：初产妇＞3 h，经产妇＞2 h；椎管内分娩镇痛时，初产妇＞4 h，经产妇＞3 h）。第二产程异常时要高度警惕头盆不称，需立即综合评估，如无头盆不称或严重胎头位置异常，如胎头下降至≥+3水平，可行胎头吸引或产钳助产。如处理后胎头下降无进展；胎头位置在≤+2水平，考虑剖宫产。

4. 结局判断

研究表明，第二产程时限延长，不良妊娠结局发生率升高。当第二产程＞2.5 h致产妇产褥病概率显著增高，＞3 h致产褥病概率和新生儿病概率显著增高。因此，初产妇第二产程超过1 h，应密切关注产程进展，超过2h应由有经验的产科医师对母胎情况进行全面评估。对并发妊娠期高血压、糖代谢异常、高龄初产的高危产妇，第二产程不宜延长。

（三）第三产程

第三产程为胎盘娩出期，即胎儿娩出到胎盘娩出，需5～15 min，不超过30 min。

1. 临床表现

胎儿娩出后，宫腔容积明显缩小，胎盘不能相应缩小而与子宫壁发生错位剥离，形成胎盘后血肿，由于子宫继续收缩，使胎盘完全剥离后娩出。

2. 产程监护及处理

正确处理胎盘娩出，可减少产后出血的发生率。在胎儿前肩娩出后可给予10～20 U缩宫素，加强宫缩，预防产后出血。胎盘娩出后，检查胎盘胎膜是否完整，检查会阴、阴道及宫颈有无裂伤。在分娩镇痛条件下，更有利于暴露产道，如有裂伤，应立即缝合。

3. 产后观察

胎盘娩出后2 h是产后出血的高危时期，应在产房观察产妇的一般情况、生命体征、阴道出血情况，注意宫缩、宫底高度、膀胱是否充盈、会阴阴道有无血肿，若发现异常情况应及时处理。产后2 h如无异常，可拔除硬膜外导管，送产妇和新生儿回病房。

第三节 分娩痛的产生机制

分娩痛的产生机制思维导图详见图9-3。

分娩痛产生机制

- 解剖学基础
  - 子宫的神经支配
  - 阴道的神经支配
  - 外阴及会阴部的神经支配
- 生理机制
  - 第一产程
    - 子宫收缩
    - 宫颈扩张
    → $T_{10} \sim L_1$ → "内脏痛",定位不确切,随产程进展从下腹部逐渐放射至腰骶部、臀部和大腿部
  - 第二产程
    - 子宫收缩 → $T_{10} \sim L_1$
    - 盆底及邻近组织扩张 → $L_1 \sim L_2$、$S_2 \sim S_4$
    - 胎先露压迫盆内器官 → 骶神经节
    → "躯体痛",定位明确,主要集中在阴道、直肠和会阴部
  - 第三产程
    - 子宫收缩
    - 宫颈扩张
    → $T_{10} \sim L_1$
  - 会阴侧切疼痛机制 → 会阴区组织疏松、血管、神经丰富,对疼痛及其敏感 → 创伤痛、血肿性痛、水肿性痛、感染性痛和硬结性痛
- 心理机制 → 应激、情绪异常可兴奋产妇交感 – 肾上腺髓质系统参与疼痛过程
- 影响因素
  - 生理因素 → 年龄、产次、胎位、胎儿大小、产道条件等
  - 心理因素 → 心理状态、情绪等
  - 环境因素 → 产房环境、种族、文化等

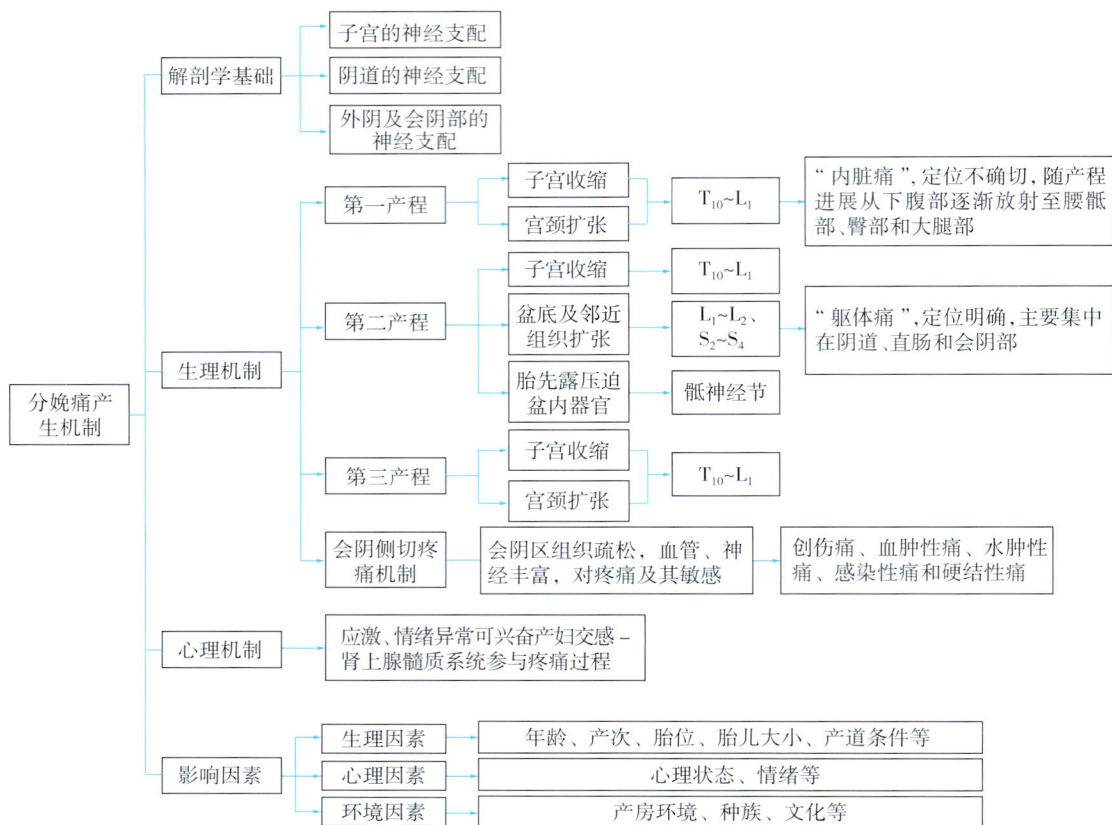

图 9-3 分娩痛产生机制

一、解剖生理学基础

分娩全过程包括从开始出现规律宫缩直至胎盘娩出,其所涉及的解剖位置受不同神经阶段支配。

(一)子宫的神经支配

子宫受交感和副交感神经支配,其中支配子宫体运动的交感神经纤维起自 $T_5 \sim T_{10}$ 脊神经根,其节前纤维于临近交感神经节内交换神经元,节后纤维参与组成主动脉神经丛和腹下神经丛,经骨盆神经丛进入子宫体。支配子宫体的感觉神经纤维经骨盆神经丛、腹下神经丛、主动脉神经丛进入胸腰段交感神经干,经 $T_{10} \sim L_1$ 脊神经进入脊髓。子宫颈的运动和感觉神经主要由 $S_2 \sim S_4$ 副交感神经传导,其分支与骨盆神经丛的交感神经形成子宫阴道神经丛和子宫颈大神经节。

(二)阴道的神经支配

阴道上部的感觉由 $S_2 \sim S_4$ 发出的副交感神经传递,阴道下部则由 $S_2 \sim S_4$ 骶神经前支组成的

阴部神经支配。

（三）外阴及会阴部的神经支配

外阴及会阴部由$S_2 \sim S_4$骶神经前支组成的外阴神经与股后皮神经的会阴支共同支配。

二、分娩痛的产生机制

子宫肌层阵发性收缩、宫颈进行性扩张、子宫下段形成，以及胎先露对盆腔和会阴的压迫等都是分娩痛的来源，因此，不同产程分娩痛的产生机制不尽相同。

（一）生理机制

1. 第一产程

第一产程的疼痛来源于子宫收缩和宫颈扩张，疼痛强度与子宫收缩力量、宫内压力大小有关。研究表明，在第一产程潜伏期子宫收缩时宫内压可达 5.33 kPa（40 mmHg），活跃期时宫内压力可达 6.67 kPa（50 mmHg）。子宫平滑肌收缩、子宫下段拉长、宫颈管展开，这些物理刺激可导致子宫和宫颈局部缺血、缺氧而释放出一些化学物质，如组胺、5-羟色胺、缓激肽、前列腺素和炎性细胞因子等。子宫和宫颈的扩张使子宫周围韧带、附件和腹膜壁层受牵拉，骨盆内脏器官如膀胱、直肠、尿道的压迫拉伸，这些解剖结构的骤变形成神经冲动，经盆腔内脏神经C纤维和Aδ纤维沿交感神经通路，传递至脊髓的$T_{10} \sim L_1$神经根，再经脊髓上行纤维传递至大脑，形成痛觉。此痛觉为内脏痛，定位不确切，随产程进展从下腹部逐渐放射至腰骶部、臀部和大腿部。

2. 第二产程

第二产程的疼痛来源于持续的子宫收缩、盆底及临近组织的扩张。产道的扩张，筋膜、韧带和皮下组织的拉伸，胎儿体位、子宫缺血、子宫系膜的炎性过程和心理因素等都可能影响疼痛的程度。第二产程中，除了子宫收缩的疼痛经$T_{10} \sim L_1$传递，盆腔内器官的压迫及牵拉痛经骶神经节传递，而盆底及会阴部的扩张、撕裂痛则由耻神经（$S_2 \sim S_4$）、股后侧皮神经（$S_2 \sim S_3$）、生殖股神经（$L_1 \sim L_2$）及髂腹股沟神经（L_1）上传至大脑，形成"躯体痛"。此痛觉特点是定位明确，主要集中在阴道、直肠和会阴部。此外，由于胎头下降压迫盆底组织，造成反射性肛提肌收缩，产妇会产生不自主的排便感。

3. 第三产程

第三产程的疼痛是由于子宫收缩及胎盘娩出时宫颈扩张所致。此时，子宫体积明显缩小，子宫内压力下降，痛觉较之前明显减轻。

4. 会阴侧切疼痛机制

会阴侧切术是一部分产妇分娩时需要进行的一种小手术，目的是预防会阴的严重撕裂，但可能造成创面出血、伤口裂开、伤口血肿、直肠阴道瘘、感染等并发症。会阴区组织疏松，血管、神经丰富，对疼痛极其敏感，因此会阴成为产妇常见的疼痛部位。主要表现为创伤痛、血肿性痛、水肿性痛、感染性痛和硬结性痛等。会阴侧切术后疼痛主要影响下肢活动，多表现为坐立和行走障碍。

（二）心理机制

疼痛、紧张、焦虑、恐惧等情绪会引起产妇交感-肾上腺髓质系统兴奋，促肾上腺皮质激素、皮质醇及儿茶酚胺（肾上腺素、去甲肾上腺素、多巴胺）水平增高。α肾上腺素受体兴奋使皮肤、腹腔脏器和肾脏小血管收缩，血液灌注量减少，微循环缺血，致使炎性细胞因子、前列腺素等代谢产物增加，疼痛加剧。多巴胺既是神经介质，又能直接致痛。文化程度、情绪管理能力和分娩环境等也是影响分娩疼痛感知和应激反应强度的重要因素。

三、分娩痛的影响因素

（一）生理因素

分娩疼痛的程度与产妇年龄、产次、胎位、胎儿大小、产道条件等因素有关。初产妇往往比经产妇疼痛更明显，骨盆狭窄、会阴阴道弹性欠佳者或胎儿较大时相对于一般产妇受到的刺激更强、产程更长。自然临产者宫颈较软，产痛较轻，应用缩宫素时宫缩疼更严重，产妇痛阈低者感知的疼痛程度增加。

（二）心理因素

产妇在分娩时的心理状态、情绪可直接影响分娩疼痛的程度，尤其是缺乏分娩经验的初产妇，进入陌生产房、宫缩时剧烈的疼痛、对分娩过程的恐惧以及对胎儿健康的担忧，都会增加产妇的压力和焦虑。恐惧焦虑会增加产妇对疼痛的敏感性，从而引起焦虑—疼痛加剧—更加焦虑的恶性循环。对分娩缺乏认知或既往有不愉快的分娩体验都有可能加重分娩疼痛，而接受过分娩培训、善于管理情绪的产妇分娩时可以减轻疼痛。

（三）环境因素

缺乏分娩经验的产妇，进入陌生的产房，听见分娩期间疼痛惨叫声会增加恐惧心理，疼痛也会变得更加剧烈。相反，温馨的分娩环境以及亲人的陪伴可以减轻分娩疼痛。种族和文化也是影响疼痛耐受和疼痛行为的重要因素。由于种族、文化和信仰的差异，产妇对疼痛的接受能力和表达也存在差异。意大利人、拉丁美洲人、非裔美国人、犹太人和地中海人对疼痛的反应强烈，而英国人、亚洲人、爱尔兰人、美国印第安人和因纽特人对疼痛更能耐受，疼痛表达更少。个体对疼痛的敏感性因教育水平和文化的不同而异，文化程度高的产妇比未接受过良好教育的产妇对疼痛更为敏感。

第四节　分娩痛对产妇与胎儿的影响

分娩痛对产妇与胎儿的影响思维导图详见**图9-4**。

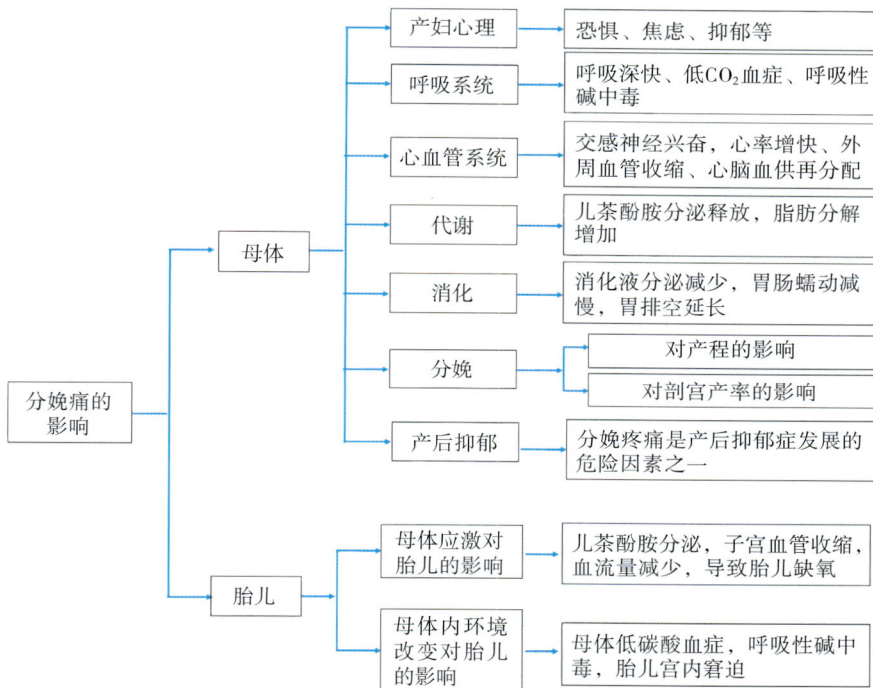

图 9-4　分娩痛的影响

一、分娩痛对产妇的影响

（一）对产妇心理的影响

大部分产妇在孕期会因恐惧分娩而产生焦虑情绪，其中分娩的剧烈疼痛是产妇恐惧分娩的最大危险因素，甚至高于其他因素10倍以上。我国第七次人口普查结果显示，2020年我国育龄妇女总和生育率为1.3，处于较低水平，尽管国家已放开三胎政策，但生育趋势并不乐观，其中有不少女性因恐惧分娩的疼痛而拒绝生孩子。

在分娩过程中，剧烈的宫缩痛可造成产妇情绪剧烈的波动，不少产妇表现为恐惧、焦虑、烦躁，严重时情绪崩溃，伴有自残、轻生等情况。有研究表明，分娩过程中痛苦的记忆会伴随产妇几个月、几年甚至更长的时间。还有研究表明，产痛与产后抑郁有相关性，可增加抑郁的发生率。因此，分娩痛会在孕期甚至产后很长一段时间内影响女性的心理健康甚至生活。

（二）对血流动力学、呼吸及代谢系统的影响

1. 对血流动力学的影响

产程中，引起产妇血流动力学变化的因素很多。妊娠晚期时，孕妇心血管负担逐渐加重，至分娩期时更为明显。研究发现，与妊娠晚期相比，第一产程外周血管阻力（SVR）和心输出量（CO）分别增加10.0%和9.2%，平均动脉压（MAP）增加5.4%，收缩时间比下降21.0%，左心室做功量增加16.4%。另外，每当子宫收缩时，大约有300～500 ml的血液被挤出子宫血窦进入体循环，这种"自体输血"使产妇全身血容量增加，每次宫缩心输出量增加10%～25%，于第一产程潜伏期增加15%，活跃期增加30%，第二产程增加45%，至第三产程胎盘娩出时最高，较分娩前增加80%。当胎盘娩出后，子宫收缩将子宫血窦中大量血液挤入体循环，此时，腹腔内压骤减，内脏血管扩张，使回心血量减少。伴随这一分娩过程中，产妇往往处于疼痛、紧张或焦虑状态下，适度的紧张、焦虑可提高产妇对环境的适应能力，激活交感神经系统，使内源性儿茶酚胺分泌增多，使心、脑血供重新分配。但过度的紧张、焦虑会使产妇持续处于高应激状态，刺激儿茶酚胺大量释放，使外周血管阻力增加，子宫血管收缩，造成子宫血流量减少，加重产妇心血管负担。对于妊娠合并心脏疾病的产妇，则很难耐受这种生理性急剧增加的心脏负担，极易发生心功能快速失代偿。

2. 对呼吸系统的影响

宫缩痛强烈刺激时，产妇常由于呼吸加深加快，呼吸频率高达60～70次/min，潮气量可高达2250 ml。产妇表现为过度通气，排出过多的CO_2，易发生低碳酸血症（$PaCO_2 < 20$ mmHg）和呼吸性碱中毒（$pH > 7.55$）。当$PaCO_2$过低时，母体开始低通气，氧合曲线左移，随着氧分子和血红蛋白结合越来越牢固，胎儿的氧供减少。另外，孕妇妊娠后期膈肌上抬，体内氧储备减少，自身代谢率增加引起耗氧量增大，在宫缩疼痛时耗氧量进一步增加，产妇在宫缩期间很容易发生低氧血症。

3. 对代谢及胃肠道的影响

分娩过程中，当产妇过度地焦虑、紧张时，儿茶酚胺大量释放，使脂肪分解代谢增加，产妇血中乳酸、游离脂肪酸水平急剧增高，易发生代谢性酸中毒。同时，疼痛刺激兴奋交感神经和肾上腺髓质，过多分泌的肾上腺素可抑制胰岛素分泌，促进胰高血糖素的分泌，由此增强了糖原分解和异生，使产妇血糖升高，呈负氮平衡。孕激素和雌激素可松弛食管下段括约肌，降低防止胃食管反流的屏障压力，妊娠晚期增大的子宫使胃的位置上抬、旋转，膈肌食管入口处"夹管阀"效应降低，进一步降低屏障压力。当分娩中发生疼痛、焦虑时，胃内压增高，胃酸分泌过多，易导致恶心、呕吐，同时，进食及阿片类药物也会增加反流误吸的风险。

（三）对分娩的影响

1. 对产程的影响

分娩是一个极其复杂的过程，产程时长也是一个受多种因素影响的综合结果。分娩潜伏期

时，扩张较小的宫颈口与高强度的子宫收缩不协调，容易引起宫颈口水肿、撕裂及胎儿产瘤，导致产程延长或停滞；分娩时疼痛、焦虑状态可激活交感神经系统，刺激儿茶酚胺类物质大量分泌，使子宫血管收缩，血流减少，母体心动过速、氧耗增加；长时间应激状态使得产妇无法得到良好的休息，极易动摇产妇顺产的自信心，无法积极配合生产，而影响分娩的进程及结局。1997—2003年丹麦的一份队列研究发现，单胎、头位、足月、自然临产的25 297例健康初产妇因分娩疼痛和恐惧，增加了难产或产程阻滞的风险。研究表明，分娩过程中，焦虑、疼痛等刺激因素可使产妇体内强啡肽释放增加，后者可抑制缩宫素的分泌，造成宫缩乏力和产程延长。已有研究证实，焦虑的程度与潜伏期及总产程的延长有显著相关性。但目前并没有足够的临床证据证明分娩疼痛会直接导致产程延长或停滞，多数均是通过各种分娩镇痛方法减轻疼痛缩短产程或不影响产程。

2. 对剖宫产率的影响

我国2007年10月至次年5月间剖宫产率高达46%，居世界各国之首，人为因素、无指征剖宫产占总剖宫产数的11.7%，其中产妇惧怕分娩疼痛而选择剖宫产是剖宫产率居高不下的重要因素之一。2015年欧洲6个国家的调查结果显示，3189例初产妇因为严重恐惧分娩会优先选择剖宫产，3233例经产妇因为有过严重疼痛经历，再次分娩时选择剖宫产的概率明显升高，那些接受过剖宫产的产妇并不后悔做出剖宫产的决定，甚至下一次分娩依然愿意选择剖宫产。2017年上海孕产妇调查显示，无论初产还是二胎，分娩意愿都是导致最终剖宫产的重要危险因素，过度恐惧和分娩疼痛是选择剖宫产的主要原因。因此，分娩疼痛让产妇自然分娩信心不足，是剖宫产率增高的原因之一。

（四）对产后抑郁发生的影响

产后抑郁的发生是由多种因素共同作用的结果，分娩疼痛是产后抑郁症发展的危险因素之一。一项多中心、前瞻性、纵向队列评估分娩急性疼痛与抑郁症的相关性研究结果显示：产后36 h内严重急性疼痛妇女发生产后抑郁的风险增加3倍，产后慢性疼痛的妇女产后抑郁增加1.7倍。因此，应重视和解决产妇分娩期疼痛问题。

二、对胎儿的影响

分娩疼痛可引起产妇机体的应激反应，特别是在第一产程活跃期和第二产程，应激反应导致交感神经-肾上腺系统的兴奋和儿茶酚胺物质的分泌，研究表明，分娩过程中儿茶酚胺在宫颈口至3~5 cm时达第一次高峰，宫颈口到9~10 cm时再次到达高峰，胎儿娩出时为第三高峰，体内产生大量儿茶酚胺使子宫动脉过度收缩，子宫血流量减少，可能影响胎儿氧供。

由于宫缩疼痛刺激，产妇发生过度通气，肺通气量增加3倍及以上，导致母体发生呼吸性碱中毒，可使母体发生短暂的呼吸抑制、发展为低氧血症，影响母体氧合，从而使胎盘气体交换量下降，胎儿易出现宫内缺氧。当产妇合并高危因素时，如妊娠期高血压、心脏病、糖尿病等，胎盘氧储备不足以维持和调节因短暂性气体交换不足而导致的胎儿缺氧，可造成胎儿窘迫甚至胎死宫内。

三、减轻分娩疼痛的益处

在医学疼痛指数中，产痛仅次于烧灼痛及断指痛。产痛常见危害：可造成产妇情绪紧张、焦虑、进食减少、宫缩乏力终致产程延长；可致产妇过度通气、耗氧量增加，引起胎儿低氧血症和酸中毒；可致产妇体内儿茶酚胺分泌增加、抑制子宫收缩、产程延长、子宫动脉强烈收缩致胎儿窘迫等。因此，从提高围产医学质量而言，分娩镇痛势在必行。

分娩镇痛可阻断伤害性刺激的传入，减轻产妇的疼痛以及由分娩疼痛给母婴造成的不良影响，从而提高母婴健康及安全，同时还是降低剖宫产手术率的一个有效地手段。美国麻醉医师学会（ASA）明确指出：临产和分娩过程中，椎管内镇痛如硬膜外、蛛网膜下腔或腰硬联合镇痛技术是最有效的镇痛方式，对中枢神经系统抑制作用最小，也是对母体和胎儿影响最小的镇痛方法。

第五节　分娩镇痛常见药物

1874年，乙醚首次应用于产妇药物镇痛，从此开启了分娩镇痛的先河。根据分娩镇痛的方法不同，用于分娩镇痛的药物主要包括全身性或局部使用的镇痛药物，如吸入性镇痛药、全身使用的阿片类药物、椎管内分娩镇痛及区域性神经阻滞应用的局麻药或阿片类药物。分娩镇痛常见药物思维导图详见**图 9–5**。

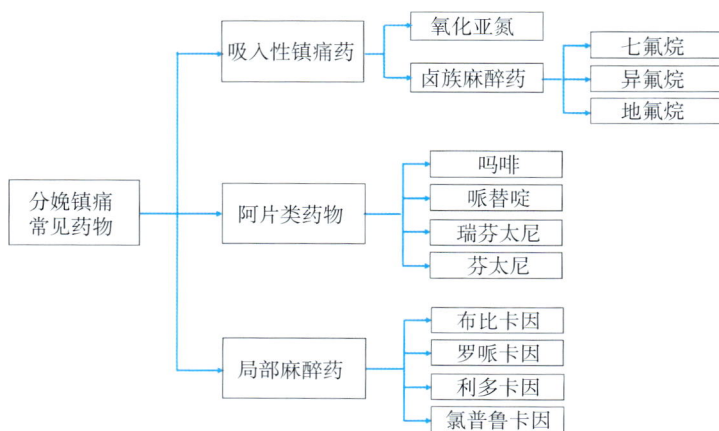

图 9-5　分娩镇痛常见药物

一、吸入性镇痛药物

吸入麻醉的历史悠久，是常用的手术麻醉方法。一项荟萃分析对从2012年之前的26项研究中随机抽取的2959名女性，进行了吸入镇痛药物的镇痛效果分析，作者认为吸入镇痛在减轻疼痛强度和减轻分娩疼痛方面似乎是有效的，然而，镇痛效果存在明显的异质性。

（一）氧化亚氮

氧化亚氮是最常用于分娩镇痛的吸入麻醉药物，迄今为止，仍有许多国家在开展氧化亚氮吸入分娩镇痛，如英国、澳大利亚、加拿大、瑞典、挪威、芬兰和新西兰等。与其他分娩镇痛方法相比，氧化亚氮吸入分娩镇痛法具有以下优点：① 具有镇痛效果，可以缩短产程；② 不影响分娩方式，不抑制胎儿呼吸和循环功能，不增加产后出血量，无明显不良反应；③ 产妇可保持清醒，能主动配合完成分娩；④ 起效和消除速度快，无明显蓄积作用；⑤ 味甜，无呼吸道刺激性；⑥ 使用方便，不需要特殊设备和专职麻醉科医师。

当吸入浓度为50%～70%的氧化亚氮时，其达轻度至中度的镇痛作用，无母婴不良反应，可以安全有效地用于分娩镇痛。由于氧化亚氮难溶于血，所以其起效及消除时间短暂，适合用于自控给药，主要的优点是对宫缩及新生儿无不良影响。然而，在应用氧化亚氮进行分娩镇痛时，需要注意其使用的时间的选择，由于宫缩开始后30s宫缩强度最强，而吸入氧化亚氮50 s时镇痛效应才能达到峰值，因此，在宫缩开始时自控间断吸入氧化亚氮难以达到良好的镇痛效果，要想获得满意的镇痛效果，需要产妇具有较高的配合度，在每次宫缩刚开始时持续吸入直至宫缩结束为止。

（二）卤族麻醉药物

卤族麻醉药的镇痛作用比氧化亚氮更强，但对子宫平滑肌具有剂量依赖性的松弛作用。研究表明，不同卤族麻醉药引起50%的子宫肌肉收缩功能被抑制的最低肺泡有效浓度（MAC）为：异氟烷2.35 MAC、地氟烷1.4 MAC、七氟烷1.7 MAC。目前，异氟烷对子宫平滑肌收缩性的影响有多大尚不清楚，但当卤族吸入麻醉药浓度小于0.5 MAC时，对产后子宫收缩力无显著影响。与氧化亚氮相比，卤族麻醉药不良反应少，但会导致更多的睡意。

当使用异氟烷进行分娩镇痛时，可以单独使用或混合氧化亚氮，与单独使用Entonox（50%的氧化亚氮和50%的氧气混合气体）相比，25%的异氟烷和Entonox混合气体不增加新生儿复苏率，且未出现严重的产妇镇静及产后大出血。有研究显示，在第二产程使用氧化亚氮和恩氟烷进行分娩镇痛时，观察其对产妇遗忘的发生率、新生儿Apgar评分，脐带血血气分析、产妇和麻醉科医师满意度的影响，结果均无显著差异。

七氟烷具有果香味，对呼吸道刺激性小，起效快，目前广泛用于全麻的吸入诱导。在一项自身对照试验中，间断吸入2%～3%的七氟烷，视觉模拟VAS评分比吸入前显著降低，无异常胎心率、缺氧及意识丧失发生，新生儿1 min和5 min Apgar评分分别为9分和10分，表明七氟烷可以为分娩提供有效的镇痛。

地氟烷与其他许多卤族麻醉药不同，起效及消除迅速，代谢产物很少。在分娩镇痛中，吸入30%~60%的氧化亚氮与吸入1%~4.5%的地氟烷相比，产妇疼痛评分、新生儿1 min和5 min Apgar评分、血气分析结果、2 h和24 h神经及适应能力评分均无显著性差异。

卤族麻醉药物用于分娩镇痛由于其镇痛效果较弱，并可能抑制子宫收缩和污染空气（工作场所危害），故限制了其被广泛应用。

二、阿片类药物

多年来，研究阿片类镇痛药在缓解分娩期疼痛的作用结果表明，其镇痛效果是有限的，不良反应多，可控性差，因此未被广泛应用于临床。然而，对于禁忌实施椎管内分娩镇痛的产妇，因分娩疼痛剧烈，产妇强烈要求实施镇痛者，可以考虑使用阿片类药物缓解产妇疼痛。目前，常用的阿片类药物有吗啡、哌替啶、芬太尼、瑞芬太尼等。

（一）吗啡

吗啡是最典型的μ-阿片受体激动剂，脂溶性低，组织穿透力弱，静脉注射使用时仅有不到1%的药物能够透过血-脑屏障发挥镇痛作用。其发挥镇痛作用的主要机制是通过选择性激活脊髓胶质区、丘脑内侧、脑室及中脑导水管周围灰质的阿片受体。同时，通过激动边缘系统和蓝斑核的阿片受体，吗啡还能够能显著改善疼痛引起的焦虑、紧张、恐惧等不良情绪，产生欣快感。但是，应该警惕伴随出现的嗜睡、精神朦胧、神志障碍等不良反应，当出现严重不良反应时应及时唤醒产妇。吗啡可降低子宫肌壁的张力，对缩宫素诱导的子宫收缩作用具有一定的拮抗作用，因此可能会延长产程，应禁用于临产产妇。

分娩早期使用吗啡是北美一些医院进行早期分娩镇痛的方法，多采用的剂量为5~10 mg肌内注射或2~5 mg静脉注射，起效时间分别为20~40 min和3~5 min，作用持续3~4 h。由于吗啡可迅速通过胎盘屏障，临床应用中应该提高警惕，给药5 min后，胎儿和母体的血药浓度比为0.96，在新生儿体内其消除半衰期为6.5±2.8 h，比其在成年人的消除半衰期长（2.0±1.8 h），另外，吗啡及其衍生物可以不同程度地引起胎心率变异性降低。

（二）哌替啶

盐酸哌替啶为μ受体激动药，同时对κ和δ受体有中度亲和力，镇痛作用强度约为吗啡的1/10，其用于分娩镇痛的剂量为单次肌内注射50~100 mg或静脉注射25~50 mg，最强的镇痛效应出现在肌注给药后40~50 min或静脉给药后5~10 min，作用时间一般为3~4 h。哌替啶对母体、胎儿和新生儿是否有不良影响一直备受关注，其可以通过被动扩散穿过胎盘，6 min内在母体和胎儿的血浓度达到平衡，新生儿并发症与总剂量及给药到分娩的间隔时间有关。研究表明，哌替啶肌内注射用药至胎儿娩出的时间间隔在1 h之内或4 h以上时，产妇新生儿与正常未用药的产妇新生儿Apgar评分无明显差异。因此，在估计2~3 h内即将娩出胎儿的产妇中禁用哌替啶进行分娩镇痛。

（三）芬太尼

芬太尼镇痛作用主要是通过激活μ型受体，同时也激活部分δ受体。芬太尼容易透过胎盘，但是平均脐带-母体血药浓度比约为0.31，因此，其分娩镇痛时仍然是可以考虑的全身性应用药物。静脉注射1μg/kg可以产生很好的镇痛效果，并且对血流动力学没有明显的影响，同时对Apgar评分、酸碱状态及2h和24h的神经行为学评分也没有不良影响。芬太尼的药效动力学特点是起效时间约为3～4min，作用持续时间短且没有活性代谢产物，适合用于患者自控静脉镇痛（patient-controlled intravenous analgesia，PCIA）给药模式，因此，在英国使用PCIA分娩镇痛的医院选择芬太尼的产妇占到约26%。

（四）瑞芬太尼

近年来，研究较多的是静脉输注瑞芬太尼在分娩镇痛中是有效的，但其给药剂量和模式仍存在争议，瑞芬太尼静脉分娩镇痛最佳方案尚未明确。当使用瑞芬太尼连续输注（continuous infusion，CI）作为常用的静脉分娩镇痛方法时，随着产程的进展，宫缩痛逐渐加剧，瑞芬太尼CI剂量需要根据疼痛的程度逐渐增加。推荐使用瑞芬太尼CI镇痛的初始剂量为0.025μg/（kg·min），随着产程进展，根据产妇的疼痛程度逐级增加剂量，最大剂量不超过0.15μg/（kg·min）。产妇分娩过程中子宫的收缩是有节律的，当使用瑞芬太尼PCIA给药模式时，设置的间隔时间对于镇痛效果非常重要，推荐瑞芬太尼PCIA剂量0.25～0.5μg/kg，锁定时间2～3min。当使用瑞芬太尼PCIA + CI静脉镇痛模式时，PCIA推荐剂量为0.25μg/kg，锁定时间为2min，CI推荐剂量为0.025～0.1μg/（kg·min）。

三、椎管内分娩镇痛药物

分娩镇痛的方式包括包括椎管内神经阻滞、静脉分娩镇痛、阴部神经阻滞、水中分娩、腰骶椎无菌生理盐水注射等。上述方法中，以椎管内神经阻滞的镇痛效果最完善，对产妇和胎儿的影响最小，是目前安全有效的分娩镇痛方法。下面主要介绍不同椎管内分娩镇痛方法的用药方案。

（一）硬膜外分娩镇痛的药物浓度和剂量

目前，临床上硬膜外分娩镇痛常用的药物包括局麻药和阿片类药物，其中局麻药主要是布比卡因和罗哌卡因，阿片类药物主要是芬太尼和舒芬太尼。硬膜外分娩镇痛时局麻药的浓度范围在0.04%～0.15%，推荐与阿片类药物联合使用。常用药物浓度及剂量见**表9-1**。

9

表 9-1　常用硬膜外分娩镇痛的药物浓度及剂量

药物	负荷剂量	维持剂量
布比卡因	0.04%～0.125%，10～15 ml	0.04%～0.125%，8～15 ml/h
罗哌卡因	0.0625%～0.15%，10～15 ml	0.0625%～0.125%，8～15 ml/h
芬太尼	50～100 μg/10 ml	1～2 μg/ml
舒芬太尼	10～25 μg/10 ml	0.3～0.5 μg/ml

局麻药浓度越低，注入药物容量越大

具体方案如下：

1. 试验剂量

硬膜外置管完成后，应在产妇宫缩间歇期给予试验剂量，以确定硬膜外导管位置，排除导管误入血管或蛛网膜下腔而造成的局麻药中毒或全脊麻等不良反应。试验剂量为含 1∶20 万肾上腺素的 1.5% 的利多卡因 3 ml，当给予试验量后 45 s 内产妇心率快速增加超过基础心率 15 次时，考虑硬膜外导管置入血管内，此时应重新穿刺置管。

2. 负荷剂量

给予负荷剂量 0.125% 的罗哌卡因复合 0.4 μg/ml 的舒芬太尼混合液 8～10 ml，参考药物浓度见表 9-1，可根据产妇疼痛具体情况做相应的浓度调整。以产妇宫缩时疼痛评分 VAS ≤ 3 分为宜，且保证产妇宫缩正常。

3. 给药模式

常用的给药模式包括间断推注（manual intermittent bolus，MIB）、硬膜外持续输注（continuous epidural infusion，CEI）、患者自控硬膜外镇痛（patient-controlled epidural analgesia，PCEA）、硬膜外间断脉冲输注（programmed intermittent epidural bolus，PIEB）和计算机辅助硬膜外间断脉冲输注（computer integrated programmed intermittent epidural bolus，CIPIEB）。目前，临床上常用的镇痛泵设定模式一般有 2 种：CEI 联合 PCEA 和 PIEB 联合 PCEA。以镇痛泵内药物为 0.08% 的罗哌卡因复合 0.4 μg/ml 的舒芬太尼混合液为例：① 硬膜外持续输注：负荷剂量为 0.125% 的罗哌卡因复合 0.4 μg/ml 的舒芬太尼 8～10 ml，泵内药物背景剂量可设置为 10 ml/h，产妇自控剂量为 8 ml/次，锁定时间为 30 min。② 硬膜外间断脉冲式输注：泵内药物可设置负荷剂量为 5 ml，脉冲剂量为 10 ml/h，背景剂量 2 ml/h，产妇自控剂量为 8 ml/次，锁定时间为 15 min。

近年来的研究发现，间断脉冲式输注的镇痛效果明显优于持续注药方式，这是由于间断脉冲式注药方式速度较快，压力较大，可以使药物在硬膜外腔扩散分布得更加广泛和均匀。间断脉冲式输注可以减少药物用量，对母婴安全可靠，产妇满意度高，是一种更科学、合理的方法，值得在临床上推广应用。

（二）其他椎管内分娩镇痛的用药方案

1. 连续蛛网膜下腔镇痛

蛛网膜下腔单次给予舒芬太尼 5～7.5 μg 或芬太尼 15～25 μg，或布比卡因 2～2.5 mg，或

产科精确麻醉

罗哌卡因 2.5 ~ 3 mg，或芬太尼 10 ~ 20 μg+布比卡因 1.5 ~ 2 mg。镇痛药物注入后，连接蛛网膜下腔镇痛泵，给药方式如下：① 间断推注：根据产妇疼痛情况或间隔 1 ~ 2 h，间断蛛网膜下腔注射布比卡因（1.5 ~ 2.0 mg）联合芬太尼（10 ~ 20 μg）混合液或蛛网膜下腔注射舒芬太尼 5.0 ~ 7.5 μg 作为首剂量，并根据产妇疼痛程度重复给予。② 连续输注：用 0.05% ~ 0.125% 的布比卡因联合芬太尼（2 ~ 5 μg/ml）混合液，以 0.5 ~ 2.0 ml/h 的速度持续输注，或舒芬太尼 2.5 ~ 5.0 μg/h 速度输注，使阻滞平面达到 T_8 ~ T_{10}。

2. 蛛网膜下腔－硬膜外联合镇痛

蛛网膜下腔给予舒芬太尼 5 ~ 7.5 μg 或芬太尼 15 ~ 25 μg，或布比卡因 2 ~ 2.5 mg 或罗哌卡因 2.5 ~ 3 mg，或芬太尼 10 ~ 20 μg+布比卡因 1.5 ~ 2 mg。镇痛药物注入后，连接硬膜外镇痛泵，泵内药物浓度及维持剂量同连续硬膜外镇痛，当蛛网膜下腔镇痛效果即将消失时，参照硬膜外用药方式开始硬膜外镇痛。

四、阴部神经阻滞常用药物

会阴区有 3 对神经支配，即髂腹股沟神经、股后皮神经和阴部神经。阴部神经是会阴部神经中最粗大神经，由 S_2 ~ S_4 脊神经前支组成，具有感觉、运动和自主神经功能，分成三支，即肛神经、阴蒂背神经、会阴神经，分别支配肛门周围皮肤、肛提肌、会阴部肌肉、大小阴唇及阴蒂部皮肤。阴部神经阻滞通过阻断两侧阴道神经传导，阻断了阴道和会阴的疼痛传导，并且使盆底肌肉组织完全放松，在起到分娩镇痛的同时又减少了胎儿娩出的阻力，可减少会阴侧切率，对子宫自律神经无影响，不影响宫缩。

阴部神经阻滞（pudendal nerve block，PNB）是一种安全有效的缓解阴道分娩疼痛的方法，主要为外阴和肛门提供镇痛，常用于阴道分娩会阴切开术或自发性阴道分娩撕裂及其修复。因此，特别适用于第二产程，对减轻会阴部的疼痛作用明显。也可用于凝血功能异常而不适宜进行椎管内穿刺以及腰椎畸形、肥胖、水肿等椎管内穿刺困难的产妇。产程中实施阴部神经阻滞时，临床常用的局麻药为 1% ~ 2% 的利多卡因 5 ~ 10 ml 或 0.25% ~ 0.5% 的罗哌卡因 10 ml 或 2% ~ 3% 的氯普鲁卡因 10 ml。

第六节　椎管内分娩镇痛

椎管内分娩镇痛是指将局部麻醉药和（或）阿片镇痛药注入椎管内［硬膜外腔和（或）蛛网膜下腔］，以减轻或消除产妇分娩过程中的疼痛，主要包括连续硬膜外腔镇痛（continuous epidural analgesia，CEA）、腰硬联合镇痛（CSEA）、连续蛛网膜下腔镇痛（CSA）及硬脊膜穿破硬膜外镇痛（dural puncture epidural，DPE）。椎管内分娩镇痛思维导图详见图 9-6。

椎管内分娩镇痛

连续硬膜镇痛（CEA）→ 局麻药+阿片类药物

腰-硬联合镇痛（CSEA）→ 腰麻：舒芬太尼或芬太尼或布比卡因或罗哌卡因或芬太尼+布比卡因
硬膜外镇痛泵：剂量同连续硬膜外镇痛部分的维持剂量

连续蛛网膜下腔镇痛
- 间断推注 → 1. 布比卡因+芬太尼 2. 芬太尼
- 连续输注 → 1. 布比卡因+芬太尼 2. 舒芬太尼
- 手术麻醉 → 布比卡因+芬太尼

硬脊膜穿破硬膜外镇痛 → 局麻药及阿片类药物 → 用药方案参照连续硬膜外镇痛

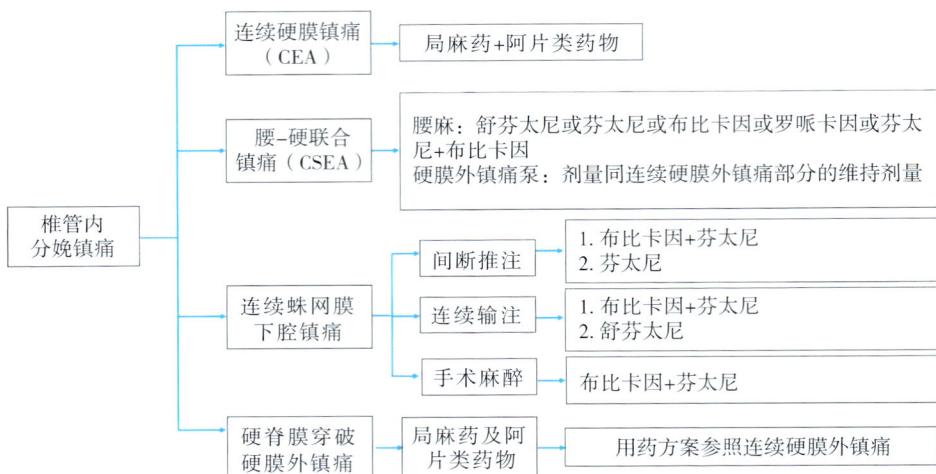

图 9-6　椎管内分娩镇痛

一、连续硬膜外腔镇痛

连续硬膜外腔麻醉是将局麻药物通过硬膜外导管注入硬脊膜外间隙，使脊神经传导受到阻滞，使其支配的区域产生暂时性无疼痛感或疼痛减轻。如果将硬膜外导管连接一个持续定时定量输注药物的镇痛泵，给予连续背景剂量的镇痛药物，称为连续硬膜外镇痛（continuous epidural analgesia，CEA）。

1. 操作方法

椎管内镇痛穿刺时，常采取的体位是左侧卧位或坐位。左侧卧位常用于正常体重指数的产妇，操作时产妇舒适度较高；对于肥胖产妇，坐位可以提供较好的通气，增加定位及穿刺的成功率。硬膜外穿刺通常选择$L_2 \sim L_3$间隙或$L_3 \sim L_4$间隙为穿刺置管的部位，置管成功后，首先给予含1∶20万肾上腺素的1.5%利多卡因3.0 ml的试验剂量，排除导管误入血管内或蛛网膜下腔，然后连接硬膜外镇痛泵。操作完成后，应持续监测产妇的生命体征（血压、心率、呼吸、体温）及胎心率，并通过改良Bromage评分及VAS评分法，观察和评估产妇的运动阻滞情况和镇痛效果。根据VAS评分调整给药的速度及剂量，观察并处理分娩镇痛过程中的异常情况，产妇离开产房时拔出硬膜外导管，完成分娩镇痛记录单。

2. 用药

如表9-1所示，近年来，患者自控硬膜外镇痛（PCEA）作为一项安全有效的技术在临床上得到广泛的使用。PCEA用药趋于个体化、合理化，能够减少局麻药的使用总量，降低相关不良反应，规律间断脉冲式注药方式对产妇的镇痛效果明显优于持续注药方式，是由于药物注射速度较快，使药物在硬膜外腔分布扩散得更加广泛、均匀。在硬膜外分娩镇痛中应用规律间断脉冲式注射技术联合PCEA，可以减少药物用量，镇痛效果更加完善，对母婴安全可靠，提高了产妇满意度，值得临床推广应用。

3. 监测指标

产妇进入产房待产后，应持续监测产妇血压、心率、呼吸频率、脉搏血氧饱和度，胎儿娩出前要连续监测宫缩及胎心。另外，在整个产程中，也应该注意全程观察、记录产妇镇痛前后的疼痛 VAS 评分及改良 Bromage 运动阻滞评分。当 VAS ≥ 4 时，针对镇痛效果不好的原因进行处理，需要采取补救措施改善镇痛效果。常采用增加局麻药物的浓度到 0.125%，追加负荷剂量 8 ml，该措施通常可以提供满意的镇痛效果。

二、腰硬联合镇痛

腰硬联合镇痛（CSEA）在过去的十几年中，已经逐渐成为分娩镇痛常用的技术之一。它将单次腰麻镇痛与连续硬膜外镇痛的优点联合起来，同时把它们的缺点降到最低。CSEA 通过硬膜外留置导管，能够提供手术所需的足够镇痛时间，同时也可以作为腰麻镇痛失败的补救措施。

1. 操作方法

与 CEA 方法相同，产妇通常选择左侧卧位。常规消毒铺巾后，选择 $L_3 \sim L_4$ 或 $L_2 \sim L_3$ 间隙作为穿刺点。使用 18 G 硬膜外穿刺针进行穿刺，当确定穿刺针进入硬膜外腔后，选择 22 G 腰麻针经硬膜外针穿刺进入蛛网膜下腔，确认有脑脊液流出后，注入分娩镇痛药物，注入完毕退出腰麻针，并经硬膜外穿刺针向头端置入硬膜外导管 3 ~ 5 cm，固定导管于患者背部。

2. 用药

推荐的蛛网膜下腔用药为：舒芬太尼 5 ~ 7.5 μg 或芬太尼 15 ~ 25 μg，或布比卡因 2 ~ 2.5 mg 或罗哌卡因 2.5 ~ 3 mg，或芬太尼 10 ~ 20 μg + 布比卡因 1.5 ~ 2 mg。镇痛药物注入后，连接硬膜外镇痛泵，泵内药物同连续硬膜外镇痛部分的维持剂量，当蛛网膜下腔用药的镇痛效果无法达到 VAS ≤ 3 时，应启动硬膜外镇痛。

3. 监测指标

同本节 CEA 部分所述，腰硬联合镇痛技术的常见并发症是胎儿心动过缓，有研究提示胎心监护异常以及胎儿心动过缓的增加与腰-硬联合镇痛技术有关，可能与镇痛起效迅速引起母体循环儿茶酚胺水平急剧下降有关。椎管内麻醉引起的胎心过缓一般是短暂性的，在 5 ~ 8 min 内缓解。当发生胎儿心动过缓时，首先检查感觉平面排除高平面或全脊麻引起的低血压，可以给产妇吸氧、改变体位、加快静脉输液及静脉注射麻黄碱 5 ~ 10 mg 等，同时应暂停缩宫素，可考虑硝酸甘油 100 μg 静注，或 0.8 mg 舌下含化，或特布他林皮下注射，以减缓宫缩。

三、连续蛛网膜下腔镇痛

连续蛛网膜下腔镇痛（CSA）是通过置入蛛网膜下腔的导管一次或分次注入小剂量局麻药，可提供快速、有效的分娩镇痛效果，在产科或非产科患者均可以应用。然而，由于特殊装置的限制，连续蛛网膜下腔分娩镇痛的方法一直没有广泛应用于临床。当使用 CSA 时，主要的难题及争议是蛛网膜下腔穿刺针及导管的选择。首次尝试解决穿刺针问题的是 Touly，采用的是 4 F

的输尿管导管，通过15 G的穿刺针置入蛛网膜下腔。然而，当时临床常用的是15 G穿刺针，在硬脊膜上形成了破口，不可避免地出现了硬脊膜穿破后头痛（PDPH）。

Hurley及Lambert成功将32 G"微管"通过26 G的穿刺针置入蛛网膜下腔。CSA技术的应用从此逐渐增多，且市场上出现了可以穿过22 G或更细穿刺针的28～32 G导管。然而，接下来的许多研究中，揭露了使用微管给予局麻药时，药物在脑脊液中分布不均带来的一系列并发症。这主要是由于导管的内径过小，限制了局麻药注射时的流速，导致局麻药的层流，使得部分神经根暴露在高浓度局麻药下，造成损伤。近来，经FDA允许的一项安全性研究显示，将产妇采用28 G导管蛛网膜下腔持续输注舒芬太尼及布比卡因混合液组（CSA），与连续硬膜外分娩镇痛组（CEA）进行比较，研究发现，导管相关神经损伤的风险小于1%；与CEA组产妇相比，CSA组产妇在第一产程的疼痛评分相对较低，且运动阻滞发生率也较低，但瘙痒评分更高。

1. 操作方法

与硬膜外穿刺相似，左侧卧位也是实施CSA穿刺时最常用的体位。常规消毒铺巾后，选择L_3～L_4或L_4～L_5间隙作为穿刺点，使用28 G导管通过22 G穿刺针置入蛛网膜下腔。通常，当穿刺针穿破黄韧带时，会有明显的落空感，进入蛛网膜下腔后退出针芯，一旦穿刺针尾有脑脊液流出，即置入28 G导管入蛛网膜下腔1～2 cm，退出腰麻针固定导管。

2. 用药

目前尚没有随机临床试验对连续蛛网膜下腔分娩镇痛的不同用药方案进行比较，但是在文献中有大量的病例报告提供了一些指南。鉴于文献报道，下面列出了三种主要的推荐用药方案。

（1）间断推注：根据患者需要或间隔1～2 h，间断蛛网膜下腔注射布比卡因（1.5～2.0 mg）联合芬太尼（10～20 μg）混合液；第二种间断推注的方案，是单次蛛网膜下腔注射舒芬太尼5.0 μg作为首剂量，并根据患者需要重复给予。

（2）连续输注：用0.05%～0.125%的布比卡因联合芬太尼（2～5 μg/ml）混合液，以0.5～2.0 ml/h的速度持续输注，或舒芬太尼2.5～5.0μg/h速度输注，感觉阻滞平面可以达到T_8～T_{10}。

（3）手术麻醉：当需要转为急诊剖宫产时，开始可以给予0.5%的布比卡因（5 mg）联合芬太尼（15 μg）混合液1 ml，每隔5 min追加0.5%的布比卡因（2.5 mg）0.5 ml，直至达到手术需要的阻滞水平。

在实施CSA时，应注意：① 所有用于蛛网膜下腔的药物，必须不含任何防腐剂；② 导管及过滤器存在约1 ml的无效腔，每次追加药物之后，需要用2 ml无菌生理盐水冲洗。

3. 监测指标

实施CSA穿刺时，常见的问题是脑脊液回流不畅。主要原因及应对措施包括：① 神经根或硬膜阻挡针尖斜面，可将针的斜面旋转90°～180°；② 脑脊液压力过低，可用空针抽吸、压迫患者颈静脉或令患者屏气；③ 穿刺时有组织堵在针尖的斜口处；④ 针尖斜面部分或全部未在蛛网膜下腔，应继续进针或拔出针后重新进针。

该方法合并神经并发症报道不一，安全性有待论证，目前未被广泛应用于临床。

四、硬脊膜穿破硬膜外镇痛

硬脊膜穿破硬膜外镇痛（DPE）是指进行腰硬联合穿刺时，用腰麻针穿破硬脊膜，蛛网膜下腔不给药物，留置硬膜外导管，通过硬膜外镇痛方案给药管理。其原理是硬膜外腔的镇痛药液，一部分通过穿破的硬脊膜渗透到蛛网膜下腔，让镇痛效果更加完善。但在临床研究中，镇痛效果仍然存在较大差异，该方法还有待进一步研究。

1. 操作方法

操作流程同腰硬联合穿刺，选择$L_3 \sim L_4$间隙为穿刺点，负压法硬膜外穿刺成功后，暂时不置管，用腰麻针穿破硬脊膜，蛛网膜下腔不给药，留置硬膜外导管后连接硬膜外镇痛泵，根据连续硬膜外镇痛的方案进行分娩镇痛。

硬脊膜穿刺针大小与药物渗透的关系：在临床应用中，使用的穿刺针直径越大，药物渗透越多，镇痛效果越好，但要注意PDPH发生的风险也会越大，因此，要在镇痛与预防PDPH中寻找平衡点，选择相对合适的穿刺针。一项前瞻性随机对照研究结果提示，用26 G针进行硬脊膜刺破，硬膜外推注0.125%的布比卡因12 ml复合50 μg芬太尼，与单纯硬膜外镇痛相比，DPE组的产妇VAS评分无显著差异，但是能够缩短达到充分镇痛（VAS ≤ 1）的时间（10 min vs 8 min）。目前，研究报道25 G、26 G的穿刺针适用于DPE穿刺技术。

2. 药物

DPE用药方案参照连续硬膜外镇痛。硬膜外分娩镇痛时，常常出现骶尾部阻滞不全。研究表明，DPE技术主要刺破硬脊膜后，注入硬膜外腔的镇痛药液向尾部扩散，改善了骶尾部阻滞不全的情况，能提供更快更完善的镇痛效果。因此，与连续硬膜外镇痛比较，DPE分娩镇痛技术的镇痛起效时间更快、阻滞平面更广泛。

3. 监测指标

DPE技术实施过程中，与其他椎管内镇痛方法一样，需要连续监测产妇生命体征及胎心率，同时，要观察并记录椎管内镇痛并发症，如低血压、恶心、呕吐、瘙痒、PDPH等，椎管内镇痛对母婴常见的可能不良影响，主要包括产程延长、胎心率减慢、产间发热等。研究报道，与CSEA产妇比较，DPE技术可能减少产妇转剖宫产、产间发热、胎心率减慢等发生率。

该技术未广泛应用临床，安全性有待进一步论证或研究。

五、分娩镇痛的管理

椎管内分娩镇痛的实施，需要规范的管理流程，并且要求对分娩镇痛过程中可能出现的问题制定具体的应对措施。完善的分娩镇痛流程包括产前宣教、镇痛前评估与准备、签署知情同意书、选择分娩镇痛开始时机、镇痛后监测及填写镇痛记录单等。同时，在椎管内分娩镇痛过程中，应该严密监测，警惕可能出现的相关并发症，主要包括低血压、胎心率异常、产间发热、瘙痒、尿潴留等。图9-7总结了分娩镇痛管理流程。

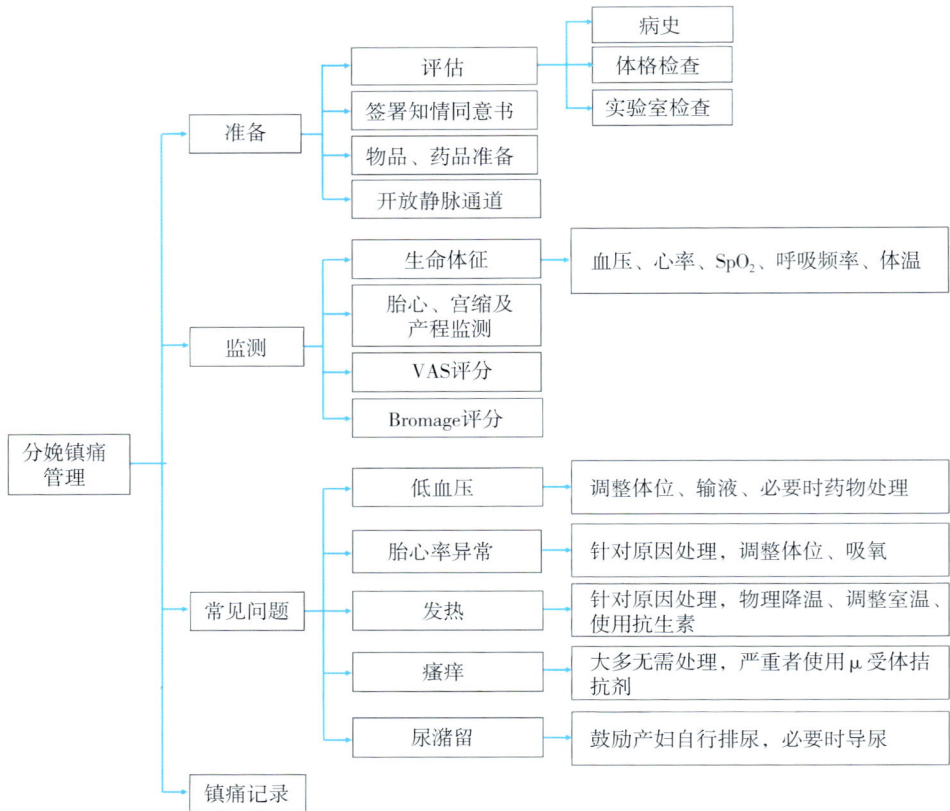

图 9-7　分娩镇痛管理

分娩镇痛管理
- 准备
  - 评估
    - 病史
    - 体格检查
    - 实验室检查
  - 签署知情同意书
  - 物品、药品准备
  - 开放静脉通道
- 监测
  - 生命体征 —— 血压、心率、SpO_2、呼吸频率、体温
  - 胎心、宫缩及产程监测
  - VAS评分
  - Bromage评分
- 常见问题
  - 低血压 —— 调整体位、输液、必要时药物处理
  - 胎心率异常 —— 针对原因处理，调整体位、吸氧
  - 发热 —— 针对原因处理，物理降温、调整室温、使用抗生素
  - 瘙痒 —— 大多无需处理，严重者使用 μ 受体拮抗剂
  - 尿潴留 —— 鼓励产妇自行排尿，必要时导尿
- 镇痛记录

（一）产妇的准备与评估

在进行椎管内分娩镇痛前，应详细询问产妇的相关病史、进行体格检查、实验室检查并评估气道情况，排除椎管内分娩镇痛禁忌证。椎管内分娩镇痛禁忌证包括：产妇拒绝；脊柱严重畸形影响椎管内穿刺；脊髓病变，颅内高压；分娩前存在的神经疾病，如下肢周围神经病变；ASA Ⅲ 级以上；内在和特发的凝血功能障碍及正在应用抗凝抗栓药物并且凝血功能指标异常；对所用分娩镇痛药物过敏；穿刺部位感染及严重全身性感染；严重低血容量，休克；精神病患者不合作者等。

一直以来，椎管内分娩镇痛的时机选择在产程进入活跃期后，即椎管内分娩镇痛在宫口开到 3 cm 后才开始实施。近年来，大量的临床研究证实，潜伏期开始椎管内分娩镇痛并不增加剖宫产率和产钳助产率，且不延长产程。因此，最新的循证医学证据显示并推荐：只要产妇有分娩镇痛意愿且没有椎管内穿刺的禁忌证，应尽早开始实施椎管内分娩镇痛。

另外，在操作前须获得产妇或其委托人的知情同意，并签署镇痛知情同意书。在穿刺前须全面检查急救设备，以保证必要时能够迅速使用复苏药物和设备。镇痛开始前应开放静脉通路，并对产妇生命体征、宫缩及胎心进行监测。

（二）分娩镇痛时机选择

一直以来，传统的椎管内分娩镇痛的时机提倡在产程进入活跃期后，即椎管内分娩镇痛在宫口开到 3 cm 以后才开始实施。近年来，国内外大量的临床研究证实，潜伏期开始椎管内分娩镇痛并不增加剖宫产率、增加产钳助产率、延长产程等。因此，最新的循证医学证据显示并推荐：只要产妇有分娩镇痛意愿且没有椎管内分娩镇痛禁忌证，应尽可能早地开始椎管内分娩镇痛的实施。

（三）相关并发症的防治

1. 低血压

硬膜外麻醉后血管扩张，妊娠期增大的子宫压迫下腔静脉，导致回心血量和心输出量减少，孕产妇易出现血压下降、胸闷、心悸、出冷汗、恶心等症状，主要原因是交感神经阻滞及子宫压迫下腔静脉的双重作用。分娩镇痛期间应常规予以心电监护，密切观察血压变化情况，若产妇发生低血压，应要求产妇左侧卧位，同时可加快补液扩充血容量。排除产科因素后，根据产妇血压改善情况使用麻黄碱或去氧肾上腺素等血管活性药物纠正低血压。

2. 胎心率异常

硬膜外或腰硬联合分娩镇痛后可观察到胎儿心动过缓，原因尚不清楚，可能与子宫张力增加或仰卧综合征导致的子宫胎盘血流灌注降低，或椎管内镇痛诱发的肾上腺素水平下降导致的子宫收缩过频及子宫胎盘灌注减少，进而导致胎儿发生缺血缺氧有关。胎儿心动过缓的宫内复苏处理包括：① 治疗产妇低血压：改变产妇体位、静脉输液或应用升压药。② 吸氧。③ 抑制过强的子宫收缩：停止给予外源性缩宫素，持续的子宫收缩过频可以通过特布他林皮下注射（0.25 mg）、硝酸甘油静脉注射（50 ~ 100 μg）或舌下含服（400 ~ 800 μg）来治疗。④ 胎儿头皮刺激。如果宫内复苏无效，可考虑尽早结束分娩。

3. 产间发热

硬膜外镇痛相关的产间发热（epidural related maternal fever, ERMF）的发生率为 1% ~ 46%。ERMF 的发生机制尚不清楚，可能与非感染性炎症反应有关，发热产妇的炎症因子 IL-6 的基线水平升高。对于体温升高的产妇，需加强监测，包括产妇体温和胎心率。可通过改善产房室温及物理降温等措施来控制产妇体温，以上措施仍不能控制发热，必要时可药物降温。对于发热的产妇，需要检查血常规、C 反应蛋白和降钙素原来判断是否需要抗生素治疗。持续发热时，产科医师可根据产妇情况处理。

4. 瘙痒

产妇应用阿片类药物后，瘙痒发生率较其他人群更高。多数瘙痒症状可在分娩镇痛结束后自行消失，轻度瘙痒可不做特殊处理，严重者可给予小剂量纳洛酮 40 ~ 80 μg 治疗。

5. 尿潴留

目前尚不清楚什么程度的椎管内镇痛会引起分娩过程中尿潴留，有研究显示，行椎管内镇

9

痛潴留的发生率高于行非椎管内镇痛或未行镇痛的产妇，然而，是否存在因果关系尚不清楚。若发生尿潴留，应鼓励产妇自行排尿，必要时可导尿。

第七节 静脉分娩镇痛

尽管椎管内分娩镇痛是安全有效的分娩镇痛方法，但在合并凝血功能异常、腰椎手术史、拒绝接受椎管内镇痛等椎管内镇痛禁忌证者，且产妇要求分娩镇痛愿望强烈，在知情同意并告知不良风险、充分准备及具备急救复苏条件的情况下，可考虑静脉镇痛替代方法。可单独或复合使用瑞芬太尼、芬太尼和哌替啶等阿片类药物或者其他镇痛药。

一、哌替啶静脉分娩镇痛

哌替啶也称为杜冷丁，曾是分娩镇痛中使用最广泛的阿片类药物，因其易于给药，又成本低廉，因此被广泛使用。通常有两种使用方法（**表9-2**）：① 肌肉注射100 mg，肌肉注射每4 h注射2次，肌肉注射后30～45 min镇痛起效，由于哌替啶在母体内的半衰期为2.5～3 h，新生儿体内半衰期为18～23 h，一般用至胎儿娩出前2～3 h以上，否则新生儿发生呼吸抑制的概率明显增加，发作时间延长，并且在胎儿窘迫时不建议使用；② 静脉注射25～50 mg或产妇自控剂量10～15 mg，锁定时间8～20 min，在产程活跃期时，使用静脉注射哌替啶50 mg与纳布啡10 mg镇痛效果相似，均能有效缓解分娩疼痛。有研究者比较哌替啶间断单次肌肉注射（每2 h给予50～100 mg）与背景剂量60 mg/h+单次给药25～200 mg，结果发现后者疼痛评分明显低于前者，而母体不良反应、胎心变异率和Apgar评分没有明显差异。

但哌替啶不宜重复静脉给药，早期有研究报道，重复静脉注射哌替啶1.5 mg/kg并不能有效减少分娩疼痛，只会导致镇静过度。静脉注射哌替啶50 mg后，药物通过被动扩散穿过胎盘，6 min内在母体和胎儿的血浓度达到平衡，2～3 h后在胎儿体内达到血药浓度高峰，4 h后胎儿体内哌替啶代谢产物–去甲哌替啶达到峰值，去甲哌替啶同样也具有药理活性，是一种强效的呼吸抑制药，在产妇体内半衰期为20.6 h，新生儿体内半衰期可达60 h。因此，多次重复给予哌替啶行静脉分娩镇痛后，产妇和胎儿体内哌替啶和去甲哌替啶浓度均会逐渐上升，有蓄积可能。此外，使用哌替啶后，在母体乳汁中也能测出药物及其代谢产物，重复多次使用有在新生儿体内蓄积的可能，产生明显的中枢兴奋作用，引起抽搐。

哌替啶静脉注射的产妇经常发生恶心、呕吐和过度镇静，比使用芬太尼的新生儿纳洛酮使用率更高，比使用瑞芬太尼的新生儿1 min、5 min Apgar评分更低。而且，静脉注射哌替啶50 mg能显著减少胎心率的变异性及胎动，并呈剂量相关性延长产程时间。因此，哌替啶用于分娩镇痛时应严格把握使用时机、药物用量，谨慎使用。

二、芬太尼静脉分娩镇痛

芬太尼是一种高脂溶性、高蛋白结合性的阿片类药物，镇痛效力相当于100倍吗啡、800倍的哌替啶。芬太尼起效快、作用时间短，且代谢产物没有活性，虽然芬太尼容易透过胎盘，但平均脐带–母体血药浓度比低达0.31，可以很好地被应用于分娩镇痛中。常使用方法（详见**表9–2**）包括：① 间断静脉注射（1 μg/kg，50～100 μg/h）。有研究发现，使用1 μg/kg芬太尼能产生很好的镇痛效果，且对血流动力学没有明显影响，对脐带血酸碱状态、胎儿Apgar评分及产后2 h和24 h的神经行为学评分也没有不良影响。② PCIA输注（10 μg，锁定时间12 min），由于芬太尼起效快、作用强、作用时间短且没有活性代谢产物等药动学特点，特别适合PCIA的给药模式。有研究者比较这两种给药方式下的镇痛效果发现，持续输注与间断注射的镇静镇痛效果基本相同，但在分娩后期两组的镇痛效果均不完善，对新生儿Apgar评分、纳洛酮需要量及神经适应试验结果也没有明显差异。产程时间过长的产妇使用芬太尼时，应注意体内药物蓄积，随着输注时间延长，芬太尼的时量相关半衰期也延长，体内药物浓度过高可能导致新生儿呼吸抑制。总之，芬太尼用于静脉分娩镇痛时，大多表现为镇痛效果不足，不良反应过多，国内医院应用并不多。

三、瑞芬太尼静脉镇痛

瑞芬太尼是一种超短效纯μ受体激动剂，脂溶性高，起效快，消除和分布迅速，经血浆和组织脂酶降解为非活性代谢物，时量相关半衰期（context-sensitive halftime，$T_{1/2}$ cs）仅为3.2 min，且时间稳定不延长，这些独特的药代动力学特性，使其用于产科分娩镇痛的可控性与安全性均得以保障。虽然瑞芬太尼也能通过胎盘屏障，但可在脐血中水解，或进入胎儿体内快速代谢并再分布，表明胎儿已具备代谢瑞芬太尼的能力，且新生儿及婴幼儿体内瑞芬太尼的药物分布容积较成人和大龄儿童更大，清除率更快，不易引起新生儿呼吸抑制与低Apgar评分。

（一）镇痛方法

通过比较不同的给药时间、给药剂量和给药速度，将瑞芬太尼分娩镇痛方案（**表9–2**）大致分为三类：连续输注（CI）、患者自控静脉镇痛（PCIA）和CI+PCIA。

连续输注 连续输注法是最简单而常用的方法，但随着产程进展宫缩痛逐渐加重，所需瑞芬太尼剂量需要逐渐增加。有研究者观察连续输注瑞芬太尼分娩镇痛的效果及安全性发现，初始CI剂量为0.025 μg/（kg·min），逐级增加剂量至最大剂量0.15 μg/（kg·min），与镇痛开始前疼痛VAS评分（9.4±1.2分）相比，镇痛后5 min疼痛VAS评分降至5.1±0.4分，镇痛后30 min疼痛VAS评分降至3.6±1.5分，产程中未发现胎儿有不良反应且产妇不良反应轻微。但子宫收缩是间断且不断递进的，与PCIA相比，瑞芬太尼的CI模式需要密切关注产程进展，随时调整给药剂量，且用药量更大，不良反应更多。因此，单纯CI分娩镇痛有逐渐被PCIA或CI+PCIA联合模式所替代的趋势。

9

患者自控静脉镇痛 为了比较瑞芬太尼CI与PCIA静脉分娩镇痛对母婴的影响，作者所在医院设计一项前瞻、随机、双盲对照试验，设定PCIA组剂量从0.1 μg/kg增加到0.4 μg/kg，每级增加0.1 μg/kg，锁定时间2 min；CI组剂量从0.05 μg/（kg·min）增加到0.2 μg/（kg·min），每级增加0.05 μg/（kg·min），以上剂量均由产妇决定是否增加。结果显示：镇痛后1 h PCIA组（VAS评分中位数为3）镇痛效果优于CI组（VAS评分中位数为4），PCIA组［1.34 mg（1.22~1.48）］总瑞芬太尼用量少于CI组［（1.49 mg（1.35~1.61）］，母婴不良反应无差异性。因此，PCIA模式可以减少瑞芬太尼用量，依据产妇镇痛需求，用药可控性增加。

但PCIA模式给药完全依赖于产妇需求，由于子宫收缩并非连续的，何时开始给药似乎是一个非常重要的问题。假定每次瑞芬太尼PCIA单次给药的时间刚好都在子宫收缩（平均持续时间70 s）刚开始时，这样对后续的宫缩痛可以产生完美的镇痛效果。因此，许多研究者都尝试优化PCIA的给药时间，但结果却不尽如人意。

连续输注+患者自控静脉镇痛 为了找出最佳的瑞芬太尼分娩镇痛给药方案，有研究者比较固定单次给药+滴定背景输注和滴定单次给药+固定背景输注两种给药方式，结果显示，两组疼痛评分、产妇满意度、瑞芬太尼累计用药量均无差异，但滴定单次给药组嗜睡发生率（100%）明显高于滴定背景输注组（30%）；滴定单次给药组和滴定背景输注组最低SpO_2分别为92.2±3.8%和94.3±2.6%。目前，瑞芬太尼用于分娩镇痛的给药方法并无固定的模式，这些方案在单次剂量、锁定时间间隔、有无背景剂量和输注速度上存在差异。但作者所在医院推荐瑞芬太尼分娩镇痛方法为CI+PCIA模式，PCIA剂量设定为0.25 μg/kg，锁定时间为2 min，CI剂量为0.025~0.1 μg/（kg·min）逐渐滴定，一般均能在相对安全范围内实现较好的镇痛效果。

（二）产妇及胎儿的不良反应

瑞芬太尼应用于分娩镇痛时，与其他阿片类药物一样具有封顶效应，会产生剂量相关性的呼吸抑制，且抑制程度与年龄、体重相关。由于瑞芬太尼引起呼吸抑制的血药浓度阈值较低，许多产妇还未达到满意镇痛效果就已发生呼吸抑制，导致母体SpO_2下降，从而限制了给药剂量的上限。瑞芬太尼常发生嗜睡问题，发生率约44%，但规律宫缩痛期间，大多数产妇会因为镇痛效果不佳而被迫唤醒。有研究发现，在瑞芬太尼PCIA（0.5 μg/kg，锁定时间2 min）时，产妇心血管系统相对稳定，无须干预，也未发生肌僵或通气不足，在吸氧情况下，SpO_2未低于93%。胎儿娩出时1~5 min Apgar评分平均分9分，脐带血及神经系统检查均正常。

（三）安全预防措施

当瑞芬太尼用于静脉分娩镇痛时，应在人员充足情况下进行，建议给予吸氧2~3 L/min，并连续监测产妇SpO_2，实行一对一助产士陪伴。使用瑞芬太尼静脉分娩镇痛期间，不得再联合使用其他镇静药物，避免发生呼吸抑制。发生轻度呼吸抑制也不必担心，瑞芬太尼消除迅速，无蓄积作用，停药10 min后即可恢复，也可使用纳洛酮拮抗。

表 9-2　常用静脉分娩镇痛药物推荐剂量

药物	单次给药	CI	PCIA	锁定时间
哌替啶（PCIA）			10～15 mg	8～20 min
哌替啶（肌内注射）	100 mg			2 h
芬太尼（静脉注射）	1 μg/kg			
芬太尼（PCIA）			10～25 μg	5～12 min
瑞芬太尼（CI）		0.025～0.15 μg/(kg·min)		
瑞芬太尼（PCIA）			0.1～0.4 μg/kg	2～3 min
瑞芬太尼（CI+PCIA）		0.025～0.1 μg/(kg·min)	0.25 μg/kg	2～3 min

第八节　非药物分娩镇痛

当产妇因某种原因不能接受药物镇痛方法的时候，非药物方法虽然镇痛效果不理想，但可安慰及分散产妇对疼痛的注意力。采取一些辅助减轻疼痛方法如导乐分娩法、拉玛泽减痛分娩法、音乐疗法等可减轻产痛，增强产妇自然分娩的信心。非药物分娩镇痛思维导图详见图9-8。

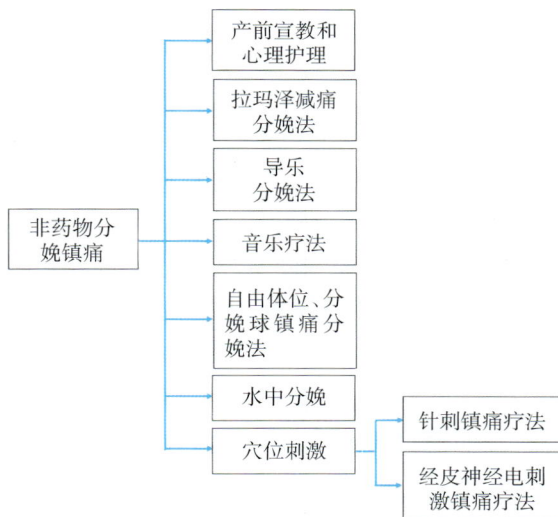

图 9-8　非药物分娩镇痛

一、产前宣教和心理护理

医护人员应常规开展分娩健康教育，宣传分娩、减轻分娩疼痛的有关知识以及如何正确评估分娩疼痛，帮助产妇消除孕期焦虑、紧张及恐惧等不良情绪，调动产妇在生育过程中的参与感与分娩的积极性，提高在分娩过程中的配合程度。建立胎儿大学、产房门诊向产妇介绍妊娠相关解剖、生理及分娩知识，介绍产房的分娩环境，教会产妇使用放松技巧和进行呼吸训练，有助于解除肌肉持续紧张状态，并减轻分娩疼痛。与其他疼痛不同的是，分娩痛具有许多特殊性，涉及产妇生理、情感、社会和文化等多个方面，护理人员在分娩镇痛过程中发挥着不可替代的作用。在产程中给予产妇精神鼓励、心理暗示、陪伴支持等，转移注意力，消除不良情绪，达到精神和肌肉放松，利于宫口的开大和提高产妇的疼痛阈值。

二、拉玛泽减痛分娩法

拉玛泽（Lamaze）减痛分娩法是由法国医师拉玛泽博士在自然分娩法和精神预防性分娩镇痛法的基础上提出的，包括神经肌肉控制运动和呼吸技巧训练两方面内容。通过医护人员有计划的宣教，使准父母掌握分娩技巧及减轻疼痛的各种方法，达到精神及紧张的肌肉适度放松、减轻疼痛、加快产程、让婴儿顺利出生。操作技巧包括：① 廓清式呼吸：用鼻子深深吸气，再缓缓以口呼出，目的是全身放松。② 胸式呼吸：由鼻孔缓慢吸气，嘴巴缓慢吐气，多用于潜伏期。③ 浅而慢加速呼吸：随子宫收缩的增强而加速呼吸，随子宫收缩减慢而减缓呼吸，在宫缩较频繁、宫口扩张3～8 cm的活跃期进行。④ 浅呼吸：在宫缩较紧、宫口近开全时进行。⑤ 闭气用力运动：在宫口开全时进行。⑥ 哈气运动：在胎头娩出2/3时进行，避免用力过猛，以免造成会阴撕裂。

三、导乐分娩法

导乐（Doula）分娩法也称为陪伴分娩法，Doula一词意思是指由一个有经验的妇女陪伴产妇。导乐分娩通常都是由经验丰富的助产士在产前、产中、产后陪伴产妇，并持续给予产妇心理、生理和情感上的支持和鼓励，同时帮助产妇在分娩过程中帮助胎儿旋转和下降，营造一个舒适、安全、放松的环境。目前国内实施导乐陪伴的都是受过专业培训的助产士，通过安慰、暗示、鼓励、按摩、指导呼吸用力等来缓解疼痛。研究表明，导乐陪伴分娩能有效降低阴道手术产率、剖宫产率、新生儿窒息及产后出血发生率。世界卫生组织（WHO）倡导的"爱母分娩行动"和国际母亲安全技术磋商会（IMSTC）提出的"母亲安全行动"事项要点中也强调了产程陪伴的重要性，对于缓解分娩疼痛有显著疗效，同时可减少镇痛药物的使用，使产妇舒适、安全地完成分娩。

四、音乐疗法

在分娩过程中，分娩疼痛不断地刺激产妇中枢神经系统，引起交感神经兴奋性和对外界刺激敏感度增强，很容易产生恐惧、焦虑的心理，尤其是对初次生产的初产妇。良好的音乐刺激可通过听觉信号直接作用于大脑边缘系统、网状结构、下丘脑和大脑皮质，调节产妇精神状态，缓解焦虑和抑制状态；同时，令人愉悦的音乐有助于母体内啡肽分泌，能够缓解分娩疼痛；另外，音乐能够引导产妇进入一种轻松的意境，分散产妇注意力，增加产妇对疼痛的耐受力。有

产科精确麻醉

研究表明，在分娩期间播放音乐，可有效缓解第一产程的分娩疼痛，但应该由产妇自行决定音乐的类型和曲目，以及是否需要在休息和睡眠时暂停音乐播放。也有产妇自孕32周开始接受音乐疗法，直至产程结束，同样能有效缓解产程中的疼痛感。因此，音乐疗法能够给产妇建立一种应对分娩疼痛、焦虑的积极心态，建议联合其他镇痛方案，效果会更好。

五、自由体位、分娩球镇痛分娩法

自由体位分娩法是指产妇在分娩过程中，自由变换、选择令自身最舒适的体位促进分娩，包括坐、卧、趴、立、走、蹲等（图9-9）。自由体位主要适用于单胎、头位、胎儿正常的产妇，妊娠合并严重并发症、头盆异常或不称、胎先露异常、胎头高浮未衔接、药物、麻醉影响运动、急产等情况时为使用禁忌。鼓励产妇在第一产程时走动起来，活动中可指导产妇均匀地摇摆骨盆和慢舞，以帮助胎儿下降和完成旋转，使胎儿纵轴与产轴一致，借助胎儿重力增加对宫颈的压力，反射性地引起有效宫缩，扩张宫颈口，使胎先露下降，加快产程进展。近年来，第二产程中蹲式体位分娩逐渐得到应用，蹲位（包括半蹲位）时双下肢有力支撑住腹部，依靠产妇平时的蹲位排便习惯，利用腹压的用力方向与胎儿重力方向一致，宫缩时联合诸多以上因素使产力得到加强，从而缩短产程、减轻产痛。采用自由体位，特别是竖立或蹲位时，要密切关注羊膜囊状态及防范脐带脱垂。联合椎管内分娩镇痛时，评估双腿肌力，避免腿麻、腿软造成意外滑倒。

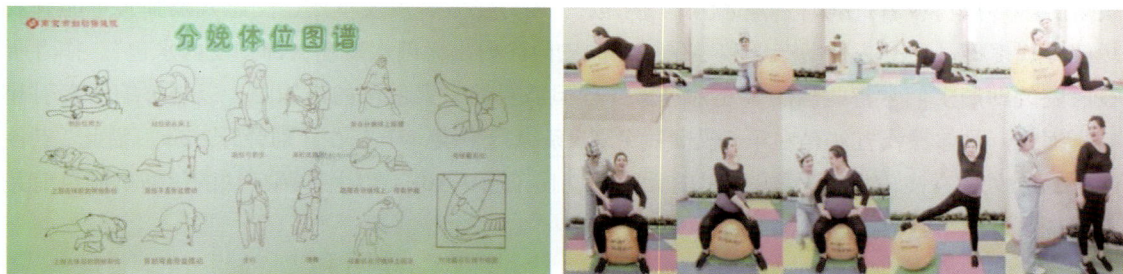

图9-9　自由体位分娩法与分娩球联合应用
（图来自南京医科大学附属妇产医院产房）

分娩球是一个较柔软而又富有弹性的橡皮球，使用方法包括：第一产程潜伏期时，产妇骑坐在球体上进行弹坐运动，以达到按摩盆底肌肉、缓解会阴部及腰骶部疼痛的目的。第一产程活跃期时，产妇跪抱或站立抱住分娩球，依靠球体与皮肤接触缓解疼痛。目前，国内常将分娩球与自由体位分娩法联合应用（图9-9），能够降低产妇的疼痛及焦虑状态，缩短第一产程时间。

六、水中分娩

自1983年Michel Odent首次在《柳叶刀》杂志中提出水中分娩镇痛疗法以来，水中分娩在世界范围内获得广泛应用，一度在国内医院很流行。水中分娩利用水的浮力和静水压使产妇产生失重感，可增加会阴组织的弹性，使盆底肌肉不再需要支撑身体重量而处于放松状态，有利于胎头以最小径线通过产道。此外，适度的水温还可减少产妇体内儿茶酚胺的释放，改善子宫血液灌注，有利于减轻宫缩痛。至2014年美国儿科学会（American Academy of Pediatrics，AAP）与美国妇产科医师学会（ACOG）联合发布一项关于水中分娩疗法的临床报告，水中分娩能有效缓解第一产程的分娩痛，减少麻醉药物用量，缩短产程。但并没有证据表明第二产程可以改善母婴结局，相反还会导致新生儿严重的并发症，如新生儿体温调节障碍、感染、脐带撕裂引起的出血性休克、新生儿吸入性呼吸窘迫以及窒息、癫痫发作等。因此，ACOG和AAP并不推荐常规应用。经过临床验证，该方法弊大于利，并且需要一定的设备和空间，目前已很少应用。

七、穴位刺激

1. 针刺镇痛疗法

针刺是中医学的一个分支，中医认为能量能以"气"的形式通过经络流经全身，许多疾病的发生是因为这种能量流的异常、中断、失衡或阻塞引起的。在对应的经络上插入针刺可恢复气血的调和，可用于治疗多种疾病。有研究表明，针刺和穴位按压对分娩期间恶心、呕吐、胎儿转位均有改善效果。如刺激腕内侧内关穴能有效治疗妊娠初期、分娩和使用麻醉药物期间的恶心、呕吐，针灸疗法（艾灸小趾末端外侧的至阴穴）可使臀位婴儿成功转为头位。针刺镇痛疗法对于分娩疼痛同样也有镇痛效果，多选取针刺双侧合谷穴、足三里穴及三阴交穴，能有效缓解分娩疼痛。或者针刺耳部子宫穴、神门穴、内分泌穴、皮质下穴、交感穴及肺穴也能有效缓解分娩疼痛。还有一种助产士和导乐提倡的皮内注射出无菌水皮丘，即"皮内水包"。作者所在医院的助产士们常将此法用于还未进入产程但需要缩宫素催产的产妇中，以缓解缩宫素引起的宫缩痛。具体操作方法是在第5腰椎棘突划1条纵行中线，于左右分别旁开2 cm，沿此2点各向下2 cm处，在皮内注射4个0.1 ml的无菌水皮丘（图9-10）。以上针刺疗法的镇痛机制目前并不清楚，可能与激活内源性镇痛机制有关。

2. 经皮神经电刺激镇痛疗法

经皮神经电刺激装置可以发出低电压脉冲，于第一产程时，将2个电极板置于产妇的双侧夹脊穴（对应为脊柱$T_{10} \sim L_1$，于其双侧旁开3 cm处），第二产程时将另2个电极板置于产妇的次髎穴（对应脊柱$S_2 \sim S_4$，于其双侧旁开3 cm处，详见图9-11），电刺激频率为2 Hz与100 Hz交替，刺激强度为15～25 mA，每小时刺激1次，30 min/次，刺激强度以产妇能耐受为限。经皮神经电刺激可刺激人体内源性镇痛物质内啡肽产生，提高机体痛觉阈值，同时刺激粗大的传入神经纤维，抑制其他疼痛刺激从这些通路传递。同时，这一方法可以分散产妇对疼痛的注意力，增加产妇的掌控感，减轻焦虑，从而减轻分娩疼痛。

有国内外学者报道，精神镇痛法的镇痛效果从10%～20%至70%～80%不等，镇痛效果差异如此之大表明其效果有不可靠、不确定性。针刺疗法比精神镇痛法更有一定的物质基础，通过对穴位的刺激使痛阈升高，但综合目前文献，估计可减轻产痛30%～40%。如果将以上技术和理念与椎管内或全身镇痛结合应用，或当椎管内镇痛禁忌及镇痛失败时，就多了一种选择。因此，了解各种镇痛方法和理念对减轻和改善产妇分娩期疼痛是非常重要的。

产科精确麻醉

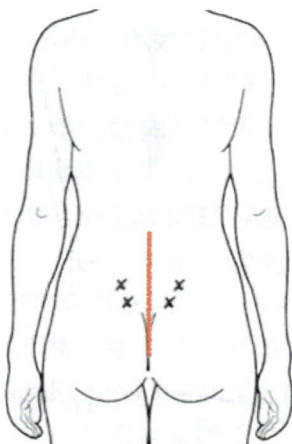

图 9-10　无菌水皮丘的位置

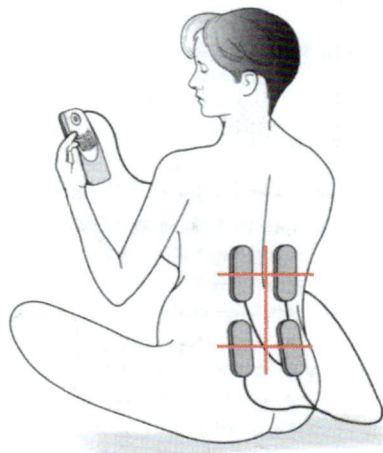

图 9-11　经皮神经电刺激用于分娩镇痛时电极的位置

【临床案例 9-1】

患者，女性，28 岁，身高 158 cm，体重 96 kg，BMI 38.5 kg/m²。

诊断：G1P0 孕 40^{+3} 周。

现病史：自然受孕，规律产检，38 周时已在麻醉门诊就诊，未见异常。自觉下腹部坠胀，无见红，无流液，要求入院待产。

既往史：产妇既往体健，无心脏病、高血压病史，无麻醉手术史，无腰椎疾病史。

体格检查：意识清楚，血压 132/82 mmHg、心率 81 次/min、呼吸 22 次/min，腹部膨隆，规律宫缩，胎心 142 次/min。产科检查：宫颈居中、薄、软，宫口开大 1 cm，头先露，S-2。

辅助检查：血常规、凝血功能无异常。产科超声示：晚孕，单活胎，头位，胎盘成熟度 Ⅱ+，胎儿体重 3850 g，胎心监测未见异常。

经产科医师评估该产妇无剖宫产医学指征，可以阴道试产。现产妇进入产房待产，已出现规律宫缩，产妇难以忍受分娩疼痛，要求行分娩镇痛。

（一）镇痛前准备

常规评估产妇，查看实验室检查结果，充分告知风险，并签署分娩镇痛知情同意书，拟行连续硬膜外分娩镇痛。

（二）镇痛实施

（1）产妇常规开放静脉、监测生命体征、胎心及宫缩，乳酸林格氏液 500 ml 静脉维持。

（2）产妇移至分娩镇痛操作间，取左侧卧位，确定穿刺点，常规消毒，拟行 L₂~L₃ 间隙穿刺，穿刺过程较为困难，反复穿刺后发现有少量脑脊液经硬膜外穿刺针流出。遂退出硬膜外穿刺针，在原穿刺间隙调整穿刺角度，谨慎进针，生理盐水测试阻力消失明显，向头端置入硬膜外导管4 cm，妥善固定。回抽硬膜外导管无血和脑脊液后，经硬膜外导管注入试验量（含1∶20万肾上腺素的1%的利多卡因3 ml），排除误入血管和蛛网膜下腔置管。采用"滴定疗法"，第一次注入0.08%的罗哌卡因+0.4 μg/ml舒芬太尼5 ml，15 min后镇痛平面达T_{12}；再次注入0.08%的罗哌卡因+0.4 μg/ml舒芬太尼2.5 ml，15 min后镇痛平面达T_{10}并固定。密切关注产妇Bromage运动阻滞评分、VAS评分及麻醉平面，连接患者自控镇痛泵后送回待产室。与产科医师及助产士交接穿刺过程的情况，下达意外穿破硬脊膜医嘱，嘱去枕平卧，避免早期下床活动，适量补液。

（三）镇痛过程

（1）产妇1～1.5 h后自觉产痛有加剧趋势，遂开启患者自控镇痛泵。镇痛泵设置为，脉冲剂量5 ml/h，单次追加剂量2.5 ml，锁定时间30 min。镇痛泵内含0.08%的罗哌卡因+0.4 μg/ml舒芬太尼120 ml。

（2）产妇在硬膜外注入镇痛药物10～15 min后，麻醉平面为T_{10}，VAS评分3分，此后一直维持在此水平。在镇痛过程中应密切监护产妇生命体征，持续监测胎心、宫缩。重点关注感觉平面、Bromage运动阻滞评分、VAS评分并详细记录。

（四）分娩镇痛的结束和随访

（1）胎儿娩出后产妇在产房常规观察2 h，拔除硬膜外镇痛泵，保留硬膜外导管24 h，送回病房，嘱其去枕平卧，禁止下床活动。

（2）第二天随访：产妇短时间下床活动后无明显不适，分娩镇痛24 h后拔除硬膜外导管，嘱其按正常生理产出院。电话随访7天后完全恢复正常。

（五）总结分析

该产妇体重指数（BMI）较大，穿刺时较为困难，导致意外穿破硬脊膜。意外穿破硬脊膜的高危因素主要有穿刺过程中产妇高度紧张或由于疼痛不能配合、反复的腰椎穿刺、产妇体重指数过大以及妊娠本身等。意外穿破硬脊膜后，如无产科因素，可继续阴道试产，无须更改分娩方式。调整硬膜外进针方向后可在原间隙谨慎穿刺置管，或在上一间隙穿刺置管，继续行硬膜外分娩镇痛。首次镇痛剂量宜采用"滴定疗法"分次给药，密切关注VAS评分、镇痛平面和运动神经阻滞程度，警惕硬膜外镇痛药从破损的硬脊膜渗漏至蛛网膜下腔，可酌情减少硬膜外镇痛药物容量，依据VAS评分实施个体化镇痛方案。

在分娩过程中应避免下床活动、使用分娩球、长时间截石位，避免过度增加腹部压力，以免脑脊液外漏、增加产后头痛的发生率。麻醉科医师应告知产科医师和助产士穿刺过程的情况。严格执行交接班制度，详细告知接班医师该产妇的处理情况，在产妇床头及镇痛泵贴注明显的标识，提示其他工作者。转剖宫产时硬膜外给药应依据麻醉平面分次给药，以免硬膜外药液渗漏至蛛网膜下腔而导致异常广泛的阻滞。发生体位性头痛症状者，应对症处理，可补液或血补丁治疗。处理应依据产妇情况实施，嘱其多喝水，避免长时间下床活动及便秘的发生，可在麻醉门诊随访。

【临床案例9-2】

患者：女，33岁，身高160 cm，体重69 kg，BMI 27.0 kg/m^2。

诊断：G3P1，孕39^{+2}周，瘢痕子宫。

现病史：此孕经过顺利，规律产检，未见异常。自觉下腹部有坠胀感，无见红，无流液，胎动良好，急诊推床入院。

既往史：平素体健，无传染病史、过敏史、家族遗传病史。3年前因"产间发热"行子宫下段剖宫产术，1年前孕早期人工流产静脉麻醉1次。

体格检查：痛苦面容，血压137/85 mmHg，心率95次/min，呼吸 25次/min，呼吸急促，未见明显阳性体征。产科检查：产妇规律宫缩，宫缩较剧烈，间隙期较短，胎心151次/min。宫颈居中、薄、软，宫口开大1 cm，头先露，S-2。

辅助检查：血常规、凝血功能无异常。宫内超声示：晚孕，单活胎，头位，胎儿体重3250 g，胎心监测未见异常。

产妇规律宫缩，宫缩时疼痛剧烈，VAS评分10分，产妇难以忍受，要求分娩镇痛。

（一）分娩镇痛前准备

（1）产科评估：初产妇已有规律宫缩，产妇要求实施分娩镇痛，每2～3 min宫缩一次，每次持续30 s，宫缩强度好。无阴道试产禁忌证，可行阴道试产。

（2）常规评估产妇，查看实验室检查结果，经评估无椎管内麻醉禁忌证。充分告知风险，并签署分娩镇痛知情同意书，拟实施连续硬膜外分娩镇痛。

（二）分娩镇痛的实施

（1）开放静脉及生命体征监测：常规开放上肢静脉通道，持续输注乳酸林格氏液500 ml，连续监测产妇生命体征、宫缩及胎心。

（2）硬膜外穿刺置管：产妇移至分娩镇痛操作间，取左侧卧位，于L$_2$～L$_3$间隙穿刺置管并妥善固定。回抽无血和脑脊液后，经硬膜外导管给予试验量1.5%的利多卡因3 ml（含1：20万肾上腺素），观察5 min无腰麻征象及明显心率增快、血压升高等体征后，连接患者自控镇痛泵。

（3）硬膜外镇痛泵的设置：硬膜外镇痛泵的注药方式为脉冲式，内含0.08%的罗哌卡因+0.4 µg/ml舒芬太尼。镇痛泵设置为首剂5 ml，脉冲剂量10 ml/h，单次追加剂量5 ml，锁定时间30 min。

（三）镇痛过程

（1）硬膜外首剂注入15 min后，VAS评分降至3分以下，双下肢稍感麻木，无运动阻滞。

（2）镇痛开始3 h后，宫口7 cm，VAS评分为6分，产妇自控镇痛15 min后，VAS评分无明显改善。查看硬膜外导管在位良好，无堵塞、折叠、不通等现象，关闭硬膜外镇痛泵，予0.125%的罗哌卡因+0.4 µg/ml舒芬太尼5 ml，15 min后产妇自觉镇痛效果不满意，予0.2%的罗哌卡因5 ml，疼痛明显缓解。1 h后重启硬膜外镇痛泵，此后VAS评分无高于3分时段，一直维持至分娩结束。

（四）分娩镇痛的结束和随访

（1）胎儿娩出后产妇在产房观察2 h，无异常阴道出血后拔除硬膜外导管，送回病房。

（2）第二天随访：下肢感觉运动无异常，无瘙痒、恶心、呕吐、发热、尿潴留等不良反应。

（五）总结分析

阴道试产的瘢痕子宫产妇能否使用分娩镇痛一直是产科医师热议的话题，产科医师担心疼痛的减轻会掩盖子宫破裂的临床症状。子宫破裂出现以下临床表现：① 首先出现胎心异常改变；② 子宫收缩波形曲线消失；③ 胎先露回缩；④ 疼痛性质为爆发痛或子宫规律收缩疼痛消失；⑤ 生命体征因出血变化如心率快、血压下降等。随着产科监测设备的逐步完善，阴道试产瘢痕子宫产妇的安全性正在逐步提高，瘢痕子宫不再是分娩镇痛的禁忌证。

在分娩镇痛过程中常会出现镇痛效果不佳的现象，镇痛效果不佳与多种因素相关，如胎方位、宫口扩张的速度、镇痛时间、硬膜外导管的位置、肥胖、既往有硬膜外穿刺史等。当出现硬膜外镇痛效果不佳时，应先排除胎方位和宫口扩张速度过快等产科因素，然后检查硬膜外导管是否在位良好，有无堵塞、折叠、不通等现象。排除上述因素后，测定镇痛平面，若镇痛平面达到T_{10}，可逐步提高硬膜外镇痛药物浓度，同时密切观察产妇情况，实施个体化用药方案。若测不出镇痛平面，则在硬膜外腔注入1%的利多卡因8～10 ml，观察5～10 min，如镇痛效果不明显，则考虑重新穿刺置管。分娩过程中如出现子宫破裂表现，应立即启动紧急剖宫产。

（沈晓凤）

参考文献

［1］ 苏雷什，西格尔，普雷斯顿，等.施耐德产科麻醉学［M］.5版.熊利泽，董海龙，路志红，译.北京:科学出版社，2018.

［2］ 中华医学会麻醉学分会产科学组.分娩镇痛专家共识(2016版)［J］.临床麻醉学杂志.2016，32(8):816-818.

［3］ 姚尚龙，沈晓凤.分娩镇痛技术与管理规范［M］.北京:科学技术文献出版社，2017.

［4］ 王国林，徐铭军，王子千.妇产科麻醉学［M］.2版.北京:科学出版社，2012.

［5］ 戈洛博.米勒麻醉学［M］.9版.邓小明，黄宇光，李文志，译.北京:北京大学医学出版社，2020.

［6］ ACOG. ACOG Committee Opinion NO.742:Postpartum pain Management［J］. Obstetrics and Gynecology，2018，132(1):e35-e43.

［7］ Lim G，LaSorda KR，Farrell LM，et al. Obstetric pain correlates with postpartum depression symptoms: a pilot prospective observational study［J］.BMC Pregnancy Childbrith，2020，20(1):240.

产科精确麻醉

第十章
剖宫产麻醉

剖宫产术是产科最常见的手术，涉及母婴安全，对于产科医师和麻醉科医师都是一个挑战。剖宫产术精确选择麻醉方法和麻醉药物取决于很多因素，主要取决于手术类别、ASA 分级、医院条件、是否有禁忌证、麻醉科医师的经验以及患者意愿等。剖宫产的麻醉方式分为局部麻醉（局麻，腹横筋膜阻滞）、椎管内麻醉和全身麻醉。由于产妇的特殊病理生理和气道特征，一般认为椎管内麻醉的安全性高于全身麻醉，因此，椎管内麻醉是剖宫产术最为常用的麻醉方式。

随着妊娠进展，产妇的内分泌系统、心血管系统、消化系统、呼吸系统等会出现与妊娠相适应的生理改变。麻醉科医师应熟悉产妇的病理生理，熟练掌握各项麻醉技术，保障母婴安全。

第一节　椎管内麻醉

椎管内麻醉是剖宫产术中最为常用的麻醉方法，适用于无椎管内麻醉禁忌证的产妇。妊娠期间产妇脊椎解剖学和生理学变化可能会对椎管内麻醉产生一定的影响，主要有：① 妊娠时产妇腰曲弧度增加，腰椎椎间隙变窄，增加椎管内麻醉穿刺难度；② 侧卧位时产妇的头部位置更低，鞘内注射药物易向头端扩散；③ 髂脊最高点连线由非妊娠时的 L_3 椎体或 $L_3 \sim L_4$ 间隙，升至 $L_2 \sim L_3$，可能导致穿刺间隙的选择错误；④ 产妇腰椎后曲的最低点上移（由非妊娠时的 T_8 上移至 T_6），平卧位时重比重局麻药容易向头端扩散；⑤ 产妇硬膜外腔静脉充盈，致血管损伤的概率增加；⑥ 体内激素水平改变导致组织水肿，使黄韧带的鉴别较为困难，意外穿破硬脊膜的概率增加；⑦ 产妇硬膜外腔有效空间减少、孕酮水平增高导致的局麻药敏感性增加等因素使硬膜外麻醉所需局麻药用量较非妊娠患者减少30%～50%。目前可用于剖宫产的椎管内麻醉技术主要包括蛛网膜下腔麻醉、硬膜外麻醉、腰硬联合麻醉。椎管内麻醉思维导图详见**图10-1**。

```
                                                  ┌─ 穿刺点 ──── L₃~L₄或更低的间隙
                                                  │
                                                  │           ┌─ 侧卧位
                             ┌─ 蛛网膜下隙麻醉 ──┼─ 体位 ──┤
                             │                    │           └─ 坐位
                             │                    │
                             │                    │              ┌─ 重比重液 ──── 局麻药+5%~10%葡萄糖
                             │                    │              │
                             │                    └─ 局麻药比重 ─┼─ 等比重液 ──── 脑脊液/等渗盐水稀释的局麻药
                             │                                   │
                             │                                   └─ 轻比重液 ──── 局麻药+灭菌蒸馏水
                             │
                             │                    ┌─ 穿刺点 ──── L₂~L₃间隙
                             │                    │
                             │                    │           ┌─ 侧卧位
                             │                    ├─ 体位 ──┤
                             ├─ 硬膜外阻滞 ──────┤           └─ 坐位
                             │                    │
                             │                    │           ┌─ 直入法
                             │                    └─ 方法 ──┤
   椎管内麻醉 ───────────────┤                                └─ 旁入法
                             │
                             │                    ┌─ 穿刺点 ──── L₃~L₄
                             │                    │
                             │                    ├─ 体位 ──── 侧卧位
                             │                    │
                             │                    │           ┌─ 直入法
                             ├─ 腰硬联合麻醉 ────┼─ 方法 ──┤
                             │                    │           └─ 旁入法
                             │                    │
                             │                    │           ┌─ 鞘内给药
                             │                    └─ 用药 ──┤
                             │                                └─ 硬膜外阻滞用药
                             │
                             │                    ┌─ 局部麻醉药 ──── 布比卡因、罗哌卡因、利多卡因、氯普鲁卡因等
                             │                    │
                             └─ 常用药物 ────────┼─ 阿片类药物 ──── 芬太尼、舒芬太尼、吗啡等
                                                  │
                                                  └─ 其他辅助药物
```

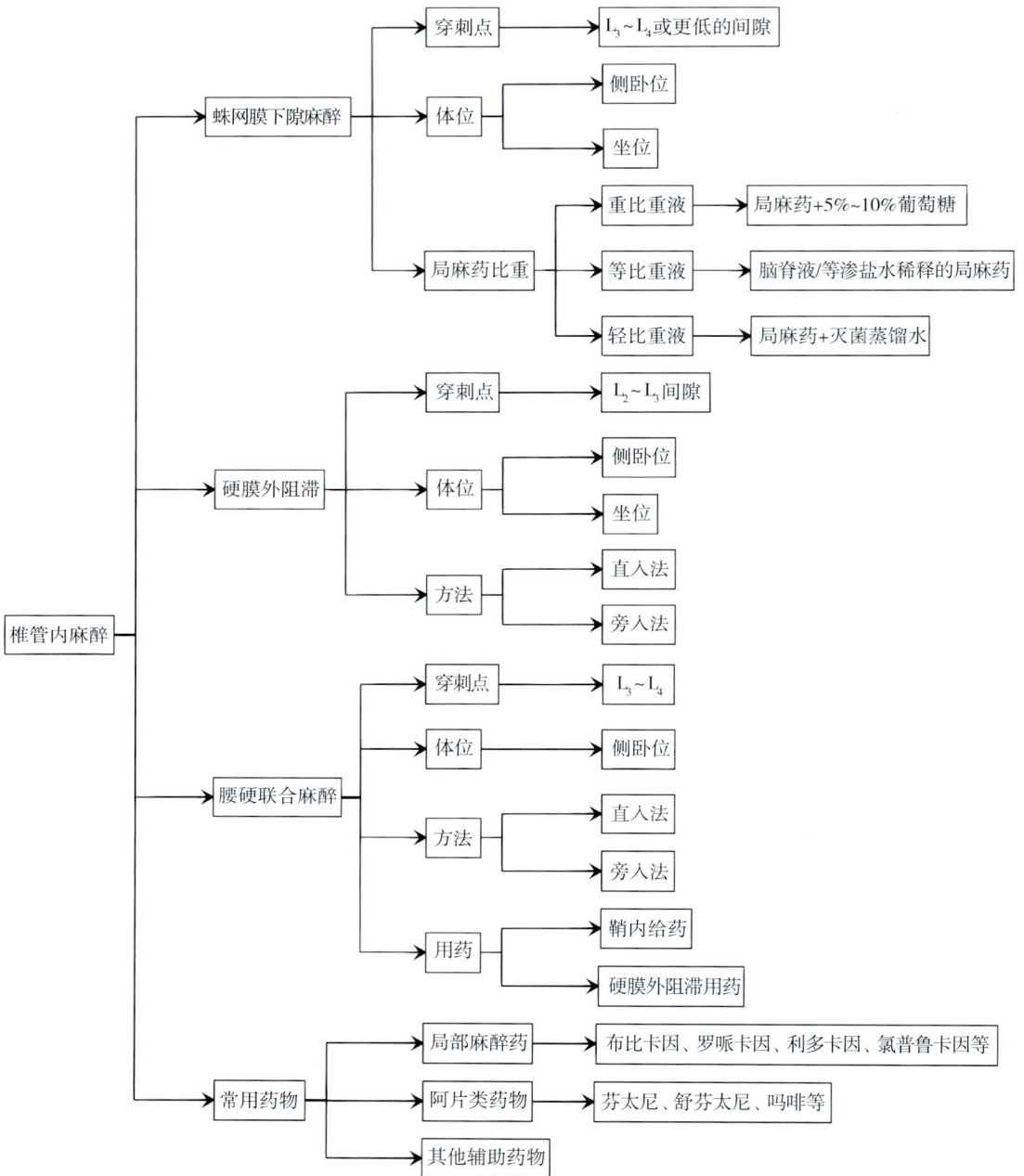

图 10-1　椎管内麻醉

一、蛛网膜下腔麻醉

蛛网膜下腔麻醉亦称脊髓麻醉或腰麻，具有操作简单、麻醉药物集中、起效快、麻醉效果确切等特点。同时，蛛网膜下腔麻醉所需局麻药较少，母体局麻药中毒概率低，很少有药物透过胎盘。穿刺点通常选择 $L_3 \sim L_4$ 或更低的间隙，以减少脊髓损伤的风险，穿刺时可以选择侧卧或坐位，对于肥胖或存在穿刺困难的产妇，坐位是蛛网膜下腔麻醉穿刺的最佳体位。剖宫产麻醉要求达到的阻滞平面最高是 $T_4 \sim T_6$，蛛网膜下腔麻醉阻滞平面与局麻药的比重具有相关性。临床应用时，重比重液常用局麻药和 5% ~ 10% 的葡萄糖配制而成，等比重液由以脑脊液或等渗盐水稀释的局麻药配制而成，轻比重液常由局麻药和灭菌蒸馏水配制而成。

可用于蛛网膜下腔麻醉的局麻药物有布比卡因、丁卡因、左旋布比卡因、罗哌卡因等。最常用的是布比卡因，通常配制成 0.5% 的等比重液或重比重液。有观察认为剖宫产手术布比卡因鞘内注射的 ED_{50} 是 7.25 mg，ED_{95} 是 13 mg。布比卡因起效迅速，一般 5 ~ 15 min，并可维持 90 ~ 120 min。布比卡因虽有很强的心脏和中枢毒性，但蛛网膜下腔麻醉用量少，故其在剖宫产应用中安全性较高。近年来，左旋布比卡因和罗哌卡因在剖宫产中应用越来越广泛。有研究认为，罗哌卡因在蛛网膜下腔麻醉剖宫产中 ED_{50} 和 ED_{95} 分别为 16.7 mg 和 26.8 mg。

此外，阿片类药物可以和局麻药配伍用于蛛网膜下腔麻醉，可以降低局部麻醉药的需要量，改善术中麻醉效果，延长作用时间。芬太尼和舒芬太尼起效迅速，作用时间短，可被脊髓组织吸收，已被推荐为蛛网膜下腔麻醉的复合用药。芬太尼的常用推荐剂量 10 ~ 20 g，舒芬太尼的常用推荐剂量 1.25 ~ 2.5 g，但这两种药物的作用时间较短，均首选推荐用于术后镇痛。因此，除这两种药物外，常复合应用吗啡，吗啡起效时间长，对术中麻醉效果影响小，但术后镇痛效果好，常用的推荐使用剂量为 100 ~ 150 g，这个剂量呼吸抑制罕有发生。

连续蛛网膜下腔麻醉（CSA）是指经留置在蛛网膜下腔的导管小剂量分次注射局麻药进行脊神经阻滞的麻醉方法。CSA 具有起效快、镇痛效果好、肌肉松弛完全、麻醉时间和平面可控、血流动力学稳定、呼吸抑制轻微等优点，目前主要应用于危重症孕产妇的麻醉，如重度子痫前期孕产妇的剖宫产麻醉。CSA 的用药浓度及剂量与单次蛛网膜下腔麻醉相同，依据麻醉阻滞平面和患者的呼吸、循环分次给药。

二、硬膜外麻醉

连续硬膜外麻醉可反复追加药物，可根据临床情况随意调控，对于患有心肺疾病的产妇，特别是后负荷敏感的心脏疾病可作为首选麻醉方式。硬膜外麻醉剖宫产的麻醉方式，有以下缺点：① 所需药物剂量较多，一旦进入血管，可能导致严重的中枢和心脏毒性；② 单纯硬膜外麻醉，由于硬膜外解剖结构特点及定位困难，有可能出现镇痛效果不完全、肌松效果不好等；③ 硬膜外麻醉的起效时间比蛛网膜下腔麻醉慢。

硬膜外麻醉的穿刺点一般选择 $L_2 \sim L_3$ 间隙，向头端置入硬膜外导管，留置 3 ~ 5 cm，穿刺体位可采用侧卧位或坐位，常选用直入法，穿刺困难时可用旁入法。硬膜外麻醉应常规给予试验剂量，试验剂量为1%～1.5%的利多卡因+1：200 000（5 μg/ml）肾上腺素的混合制剂，在正式给药前或硬膜外导管放置完毕后，给予3ml的试验剂量，排除硬膜外导管误入血管或蛛网膜下腔的可能。

用于剖宫产术硬膜外麻醉的常用局麻药有利多卡因、布比卡因、罗哌卡因和氯普鲁卡因等。

（1）利多卡因：用于硬膜外麻醉的利多卡因浓度为1.5%～2%，起效时间介于3%的氯普鲁卡因和布比卡因之间，通常添加1：200 000的肾上腺素以减少局麻药入血，同时肾上腺素可激活受体，使麻醉效果增强。含肾上腺素和不含肾上腺素的利多卡因最大剂量分别是7 mg/kg和5 mg/kg。

（2）布比卡因：常用浓度为0.5%，但起效慢，约30 min，持续时间长，约120～180 min。

（3）罗哌卡因：0.25%的罗哌卡因对感觉神经阻滞较好，但几乎无运动神经阻滞作用，0.75%的罗哌卡因则产生较好的运动神经阻滞作用。常用浓度为0.5%，常用剂量是75～125 mg，起效时间没有利多卡因快，约15～20 min，但持续时间较长，约120～180 min。

（4）氯普鲁卡因：常用浓度为3%，它是目前所有常用于剖宫产局麻药中起效最快的，约5 min，持续时间较短，约45 min。它是唯一用于硬膜外腔的酯类局麻药，能迅速被母体血浆胆碱酯酶降解，故局麻药中毒的风险较小。在某些情况下，如紧急剖宫产、补救硬膜外麻醉不足，当确信导管置于硬膜外腔，并已给予最大安全剂量的酰胺类局麻药未达到需要的阻滞平面时，补充10～20 ml氯普鲁卡因通常能达到满意的效果。

三、腰硬联合麻醉

腰硬联合麻醉（CSEA）结合了腰麻起效迅速、效果确切和硬膜外导管延长阻滞时间的优势，对于多次剖宫产手术、剖宫产子宫切除手术等预期手术时间较长的患者特别适合。对某些心功能不全患者，可优先给予小剂量的腰麻药，然后通过硬膜外导管逐渐增加硬膜外剂量以较好地维持血流动力学平稳。

穿刺点一般选择L_3～L_4，可选择直入法或旁入法，穿刺体位一般为侧卧位。主要操作包括，确认硬膜外穿刺成功后，由硬膜外针置入蛛网膜下腔穿刺针直到针尖穿破硬脊膜，脑脊液流出表明穿刺正确，注入适量的局麻药，然后退出蛛网膜穿刺针，将硬膜外导管置入硬膜外腔3～4 cm，退出硬膜外穿刺针，固定导管备用。

CSEA的用药包括两个方面：鞘内给药和硬膜外麻醉用药。鞘内给药和普通腰麻相似，硬膜外麻醉用药主要用于鞘内给药麻醉效果不足时的补救措施或用于剖宫产术后镇痛，常用药物有2%的利多卡因、0.5%的布比卡因或左旋布比卡因、0.5%的罗哌卡因、3%的氯普鲁卡因等。

第二节　全身麻醉

　　全身麻醉是剖宫产所有麻醉方式的最终备选方式，由于产妇的生理变化及全麻药物对胎儿的影响，剖宫产术很少在全身麻醉下进行。在椎管内麻醉和全身麻醉之间，有时很难做出取舍，最终要综合母婴的具体情况、麻醉医师的插管技术、周围协助人员的数量和质量、各类药物和气道设备是否齐全和预计患者的气道难度等多种因素决定。不少临床研究显示，择期剖宫产在全麻或椎管内麻醉下其新生儿Apgar评分并无显著性差异。全身麻醉诱导迅速，可以消除产妇的紧张和恐惧心理，有利于产妇心血管功能的稳定，保障剖宫产手术的顺利进行。剖宫产时是孕期病理生理变化最显著的时刻，所以在全身麻醉剖宫产前应做充分的术前准备，熟悉不同药物的特点，掌握用药的剂量和时机，将对产妇和新生儿的不利影响降到最低。全身麻醉思维导图详见**图10-2**。

一、麻醉前准备

　　择期剖宫产产妇目前建议禁食禁饮6~8 h，具体取决于患者摄入食物中脂肪的含量。由于分娩中的患者可能需要限期或急诊剖宫产，而已经证实分娩过程中即使摄入轻固体食物也会增加胃的容量和呕吐物的量，在许多医疗中心，限制分娩时固体食物的摄入是常见做法。对于非临产、无并发症的择期剖宫产产妇，术前2 h允许摄入适量清液。对于剖宫产的产妇应按照饱胃患者处理，尤其合并胃排空障碍或有反流误吸高风险（肥胖、困难气道、糖尿病等）的产妇建议延长禁食时间。当面临非择期剖宫产时，应在保证安全的情况下尽可能延长禁食禁饮时间，同时使用中和胃酸的药物，并尽可能地促进胃排空。麻醉前可选择经超声评估胃内容量，综合判断反流误吸风险，选择是否放置胃管排空胃内容物。

　　麻醉前应检查药品和设备齐全、功能正常。由于产科发生困难气道可能性大，应备好困难气道抢救装置（可视喉镜、纤维支气管镜、喉罩等），麻醉科医师应熟练掌握应对各种困难气道插管的策略。保持产妇子宫左倾15°或者维持产妇最佳通气体位，择期剖宫产产妇诱导前予10 L/min高流量面罩吸氧，紧急剖宫产没有足够时间吸氧的可以做5~8次最大肺活量通气充分去氮给氧。

　　对于突然发生的紧急情况，手术团队所有成员之间进行简明清晰的沟通是特别重要的，可以最大限度地提高患者的安全性和减少并发症的发生。如果气管插管失败，就必须保障患者可靠的面罩通气或喉罩通气才能进行手术操作。产妇有较高的喉罩通气成功率，但是由于它不能防止胃内容物的误吸，应该主要作为插管失败的补偿措施。困难气道导致的麻醉相关死亡病例多见于急诊患者，可发生于麻醉诱导期或麻醉恢复期。产妇病情紧急、麻醉监测不当、麻醉科医师经验缺乏和患者的肥胖程度都可能增加产妇的风险。

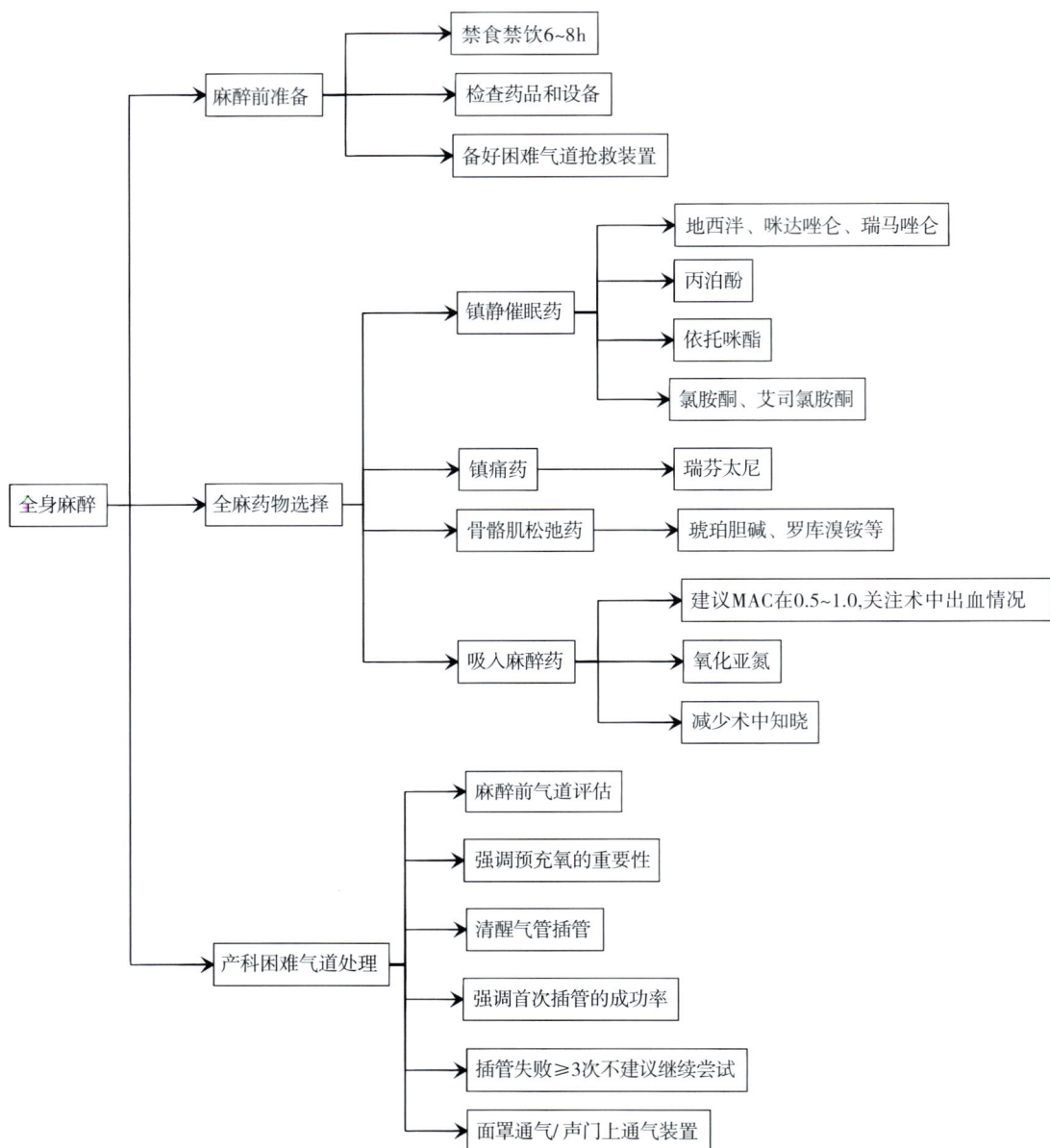

图 10-2　全身麻醉

二、全麻药物选择

　　理想的诱导药物应该提供快速平稳的静脉麻醉诱导，维持血流动力学稳定，对子宫张力或胎儿的不利影响最小，然而目前并未达到这种理想状态。为了减少胎儿和全麻药物的接触时间，最大限度地减少全麻药物对胎儿的影响，因此在全身麻醉诱导前，需确认产科医师已经准备就绪。一般采用快速诱导气管插管，诱导前需按压环状软骨，直到气管插管完成，二氧化碳波形出现。目前全麻诱导主要是丙泊酚和琥珀胆碱配合，一般避免使用阿片类药物，以减少阿片类药物对胎儿呼吸抑制的影响。对血流动力学不稳定，或对降低后负荷敏感的患者，也可以使用依托咪酯或氯胺酮诱导。

（一）镇静催眠药

地西泮常用于分娩过程中镇静和抗焦虑，在新生儿的半衰期较长，可能导致胎儿出生后镇静、张力减退、发绀以及对应激反应的损害，一般在产程早期应用。咪达唑仑可迅速透过胎盘，但透过率少于地西泮，有一定的呼吸抑制作用。

瑞马唑仑是一种新型的苯二氮䓬类镇静催眠药，具有起效快、代谢迅速、对呼吸循环系统影响较小等优势。该药主要通过非特异性酯酶代谢，不易蓄积，不增加肝肾负担，且可被氟马西尼迅速逆转，相比传统镇静药具有明显的优势。

（二）静脉麻醉药

1. 丙泊酚

由于直接抑制心肌收缩和扩张血管，丙泊酚适用于无明显心肺功能障碍的产妇。常规静脉诱导剂量的丙泊酚（2.5 mg/kg）透过胎盘后经胎儿肝脏迅速代谢，不影响新生儿的Apgar评分，但反复或大剂量（9 mg/kg）给药可产生明显的新生儿抑制。

2. 依托咪酯

起效迅速，作用时间相对较短，对产妇血流动力学影响较小。但产妇恶心、呕吐的发生率较高，会降低癫痫发作的阈值，从而增加癫痫患者发作的风险。常规诱导剂量（0.3 mg/kg）的依托咪酯对新生儿皮质醇降低的作用不超过6 h，并且没有发现明显的临床意义。

3. 氯胺酮

具有镇痛、遗忘和催眠的作用，呼吸抑制作用较小。常规诱导剂量（0.5~1 mg/kg）的氯胺酮刺激交感神经系统，抑制去甲肾上腺素的再摄取，有助于维持产妇的动脉血压、心率和心输出量。当产妇合并哮喘或血容量不足导致的心功能不稳定时，氯胺酮是维持血流动力学平稳的理想诱导药物。常规诱导剂量的氯胺酮不会导致新生儿抑制，而大剂量的氯胺酮可增加子宫张力，减少子宫动脉灌注，增加产妇癫痫发作的风险。

艾司氯胺酮是氯胺酮的右旋异构体，其镇静、镇痛作用强度是消旋氯胺酮的2倍。有研究报道，艾司氯胺酮0.5 mg/kg静脉注射用于术中的镇静镇痛是安全且可耐受的。由于艾司氯胺酮起效快，持续时间较短，对心血管和精神方面的不良反应更少，因此在剖宫产等短小手术中具有一定优势。

（三）镇痛药

全身麻醉期间使用阿片类药物的顾虑，主要围绕着这些药物可能透过胎盘，增加新生儿呼吸抑制的发生率。因此，在使用阿片类药物进行麻醉诱导时必须保证新生儿的复苏设备和人员随时可用以进行短暂的新生儿支持。

芬太尼是临床上常见的镇痛药物，静脉注射1 min起效，3~4 min达到最大效应，作用可维持30～60 min，但其脂溶性高极易通过胎盘，大剂量使用可引起胎儿呼吸抑制。

瑞芬太尼为μ受体激动剂，镇痛作用为芬太尼的2～4倍。瑞芬太尼静脉注射起效快，半衰期在4 min内，可被非特异性胆碱酯酶迅速水解，消除不依赖肝肾功能，持续使用无蓄积效应，对胎儿影响较小。0.5～1 μg/kg的瑞芬太尼用于产科全麻的诱导时，产妇血流动力学稳定，且几乎不影响新生儿的Apgar评分。

阿芬太尼是主要作用于μ受体的短效强镇痛药，静脉注射约30 s起效，1.5～2 min达到作用高峰，维持约15 min，且持续输注时其时-量半衰期相对恒定，维持在47 min左右。阿芬太尼行麻醉诱导时，对血流动力学影响较小，较少发生呛咳。7.5 μg/kg可用于剖宫产手术，而几乎不影响新生儿的Apgar评分及气道干预率。

舒芬太尼镇痛作用为芬太尼的5～10倍，但其亲脂性更强，反复应用可产生蓄积作用。一般不用于全麻剖宫产的诱导，胎儿娩出后可追加维持一定的麻醉深度。

（四）骨骼肌松弛药（增加阿曲库胺和顺式阿曲库胺，胎儿娩出后使用）

1. 去极化肌松药

琥珀胆碱具有起效快、肌松效果确切的优点，能为气管插管提供良好的气道暴露。1～1.5 mg/kg的琥珀胆碱静脉注射后起效迅速（30～45 s），可维持呼吸暂停4～5 min，是无禁忌产妇全麻诱导的首选肌松药。静脉注射琥珀胆碱后应对产妇进行长时间的肌松监测，因为一旦血浆中水解酶浓度降低或结构改变，或术前使用过硫酸镁，都可能延长肌肉无力的时间。

2. 非去极化肌松药

和琥珀胆碱一样，非去极化肌松药不通过胎盘。然而，如果长时间、大剂量地给予非去极化肌松药，也会产生明显的胎儿神经肌肉阻滞。

（1）罗库溴铵：是起效最快的非去极化肌松药，静脉注射后60 s即可进行气管插管，对于有琥珀胆碱禁忌证的产妇，罗库溴铵是全麻诱导的合适替代品。静脉注射0.9～1.2 mg/kg罗库溴铵能使产妇在给药60 s之内有足够的肌松条件进行气管插管。罗库溴铵的肌松作用可被其特异性的拮抗剂舒更葡糖逆转，肌松的持续时间甚至短于琥珀胆碱。

（2）阿曲库铵：其优点是通过假性胆碱酯酶水解和Hoffman消除自行降解，不依赖肝肾功能。阿曲库铵0.3 mg/kg可获得满意的肌松效果，快速静脉注射大剂量时（1 mg/kg）可因组胺释放而引起低血压和心动过速，还可能引起支气管痉挛，而临床用量较少发生低血压。增加剂量可缩短起效时间和延长时效。复合给药或持续静脉滴注无蓄积作用，恢复指数不受用药总量影响。

（3）顺式阿曲库铵：ED_{95}为0.05 mg/kg，完全阻滞的起效时间为7.5 min，时效45 min。顺式阿曲库铵的量增至0.2 mg/kg时，起效时间为2.7 min。顺式阿曲库铵的药效与药代动力学与阿曲库铵相似，不受肝肾功能及年龄影响，而在肝功能不全时其起效时间可见缩短。与阿曲库铵不同的是，顺式阿曲库铵不释放组胺。

（4）米库氯铵：是短时效非去极化肌松药，可迅速被血浆胆碱酯酶分解。静脉注射0.2 mg/kg，待90 s后可做气管插管，临床肌松维持15～20 min。持续静脉滴注的给药速度维持在5～10 μg/（kg·min），不论静脉滴注时间多长，肌颤搐从5%恢复到95%的时间约为15 min，无蓄积倾向。米库氯胺在体内的消除不直接依赖肝肾功能，但肝、肾衰竭时，则直接影响分解米库氯胺的血浆胆碱酯酶，因此肾衰可能使胆碱酯酶活性降低 30%～50%，从而延长米库氯胺的时效。米库氯胺的心血管不良反应与阿曲库铵相似。

（五）吸入麻醉药

孕妇吸入麻醉药的最低肺泡有效浓度（MAC）降低。单独采用高浓度挥发性吸入麻醉时，易导致子宫张力降低，仅使用 0.5 MAC 吸入麻醉药仍有宫缩抑制，且这种抑制不能被缩宫素逆转，导致产后出血风险增加。因此产妇使用吸入麻醉药时建议使用 0.5 MAC 浓度，并关注术中出血情况。氧化亚氮麻醉作用较弱，容易产生缺氧，必须与氧气同用，同时复合其他静脉麻醉或吸入麻醉。氧化亚氮可迅速通过胎盘，对循环基本无抑制，对孕妇及胎儿无明显的不良影响。50% 的氧化亚氮复合其他吸入麻醉药对子宫收缩影响小，但使用高浓度的氧化亚氮时应警惕抑制宫缩和缺氧的发生。

吸入麻醉有助于减少产妇的术中知晓，尽管妊娠妇女对伤害性刺激无肢动反应的 MAC 值下降，但是脑电图显示吸入麻醉药中卤化成分对妊娠妇女和非妊娠妇女大脑的作用是相似的。挥发性麻醉药脂溶性高且分子量低，易于进入胎儿体内。胎儿的药物浓度取决于母体血药浓度和胎儿娩出前麻醉持续的时间。长时间大剂量地吸入挥发性麻醉药可以导致新生儿松弛、呼吸循环系统抑制及肌张力下降。如果挥发性麻醉药导致新生儿抑制，应对其进行辅助呼吸以排出麻醉药物。

三、产科困难气道处理

肥胖、舌体肥大、气道黏膜水肿等情况，增加了产科困难气道的发生率，麻醉科医师须掌握紧急剖宫产麻醉中的意外困难气道处理原则。不论是择期或急诊剖宫产产妇都应在麻醉前进行气道评估，识别可能发生的面罩通气困难、气管插管困难、声门上通气困难。强调预充氧的重要性，紧急剖宫产没有足够时间吸氧的可以做 5～8 次最大肺活量通气。对于已知的产科困难气道，推荐清醒气管插管，对未预知的困难气道，强调首次插管的成功率。首次尝试气管插管时应选择麻醉科医师最熟悉的插管方式，可选择直视喉镜、光棒或可视喉镜辅助气管插，助手辅助按压环状软骨，根据导管进入声门后呼气末二氧化碳或听诊判断导管位置，套囊打气后放松环状软骨按压。

若首次气管插管失败，可尝试调整气管导管型号，改变喉镜片型号或大小，追加肌松药，考虑使用 Eschmann 探条、可视喉镜，由经验丰富的上级医师进行第二次尝试，可使用向上向后按压喉部的手法增加喉镜暴露视野。

加拿大呼吸道研究小组于 1998 年发布的指南中指出，产妇进行气管插管的次数不得超过 2 次，而其他指南为不超过 3 次或 4 次。然而，如果既没有呼吸道损伤，又可以维持充足的氧供，而且第 3 次气管插管成功的可能性较高，那么有理由进行第 3 次气管插管的尝试。由于多次插管有可能引起气道水肿，增加面罩通气困难的发生率，三次失败后不建议继续尝试气管插管。此时应首要保证产妇的氧合和通气，可选择面罩通气或声门上通气装置，喉罩是 ASA 推荐的困难气道处理工具。

第三节　容量治疗与管理

围手术期容量治疗是维持手术患者生命体征稳定的重要环节，是手术患者疾病治疗的基础。容量治疗是麻醉科医师的重要临床工作之一，主要目的是维持手术患者的有效循环血容量，保证组织、器官灌注，维持水、电解质平衡，纠正酸碱紊乱。产科患者由于其病理生理学方面的变化，精确容量治疗与管理至关重要。围剖宫产期容量治疗与管理思维导图详见**图 10-3**。

一、围手术期容量的变化

围手术期患者术前禁食、禁饮等会影响体液平衡，禁食、禁饮时间越长，机体缺水越明显，麻醉本身对液体平衡的影响也不可忽视。全身麻醉或椎管内麻醉，交感神经阻滞和外周循环阻力降低等导致母体低血压，使子宫灌注压降低，血流减少，引起相对性血容量不足。因此，腰麻时母体低血压的发生率在大多数研究中都超过 50%，甚至可高达 80%～85%。荟萃分析中还发现剖宫产麻醉中低血压的发生率高达 15%～46.8%。各种静脉麻醉药和吸入麻醉药虽不直接引起液体丢失，但可降低产妇交感神经张力，损害机体对低血容量及应激反应的能力，从而增加仰卧位时低血压的风险。

二、容量治疗的监测方法

目前临床上尚无简便而又直接的方法来准确评估产妇当前的血容量和组织灌注情况，因此，需采用综合方法进行监测和评估，并及时做出正确的判断，以维持患者的围术期体液平衡，确保患者安全。

（一）无创循环监测指标

（1）心率：麻醉手术期间患者心率突然或逐渐加快，可能是低血容量的早期表现，但需与手术刺激、麻醉偏浅、血管活性药物作用、心脏功能异常等其他原因进行鉴别。

（2）无创血压：一般维持术中收缩压大于 90 mmHg 或平均动脉血压大于 60 mmHg，血压下降除外麻醉过深或手术操作因素时，应考虑循环血容量不足。

（3）尿量、颈静脉充盈度、四肢皮肤色泽和温度：尿量是反映肾灌注和微循环灌注状况的有效指标，术中尿量应维持在 0.5 ml/（kg·h）以上，但麻醉手术期间抗利尿激素分泌增加，可影响机体排尿，故尿量并不能及时反映血容量的变化。颈静脉充盈度、四肢皮肤色泽和温度也是术中判断血容量状态的指标。

（4）脉搏血氧饱和度（SpO_2）：在组织血流灌注良好的情况下，描记的 SpO_2 波形随呼吸变

```
                               ┌─ 术前禁食禁饮
              围手术期容量的变化 ─┤
                               └─ 麻醉导致低血压

                                                        ┌─ 心率
                                                        │
                                                        ├─ 无创血压
                                                        │
                              无创循环监测指标 ──────────┼─ 尿量、颈静脉充盈度、四肢皮肤色泽、温度
                                                        │
                                                        ├─ 脉搏血氧饱和度
                                                        │
                                                        ├─ 经食管超声心动图
                                                        │
                                                        └─ 超声测量下腔静脉

                                                        ┌─ 中心静脉压
                                                        │
              容量治疗的监测方法 ─┤                     ├─ 有创动脉血压
                              有创血流动力学监测指标 ────┤
                                                        ├─ 肺动脉楔压
                                                        │
                                                        └─ 每搏量变异度、脉压变异度、脉搏变异指数

                                                        ┌─ 动脉血气、电解质、血糖、胃黏膜pH及血乳酸
                              实验室检测指标 ────────────┤
                                                        └─ 血红蛋白、血细胞比容、尿素氮

                                                        ┌─ 体位改变
                                                        │
                              传统容量管理 ──────────────┼─ 扩容
围剖宫产期容量治疗与管理 ─┤                              │
                              术中容量管理 ─┤            └─ 应用血管活性药

                                                        ┌─ 开放与限制输液之争
                              容量治疗的争议与进展 ──────┤
                                                        └─ 目标导向液体治疗

                                                        ┌─ 乳酸钠–复方氯化钠溶液
                                                        │
                                          晶体液 ───────┼─ 0.9%NaCl溶液
                                                        │
                              液体种类的选择 ─┤          ├─ 5%~10%葡萄糖溶液
                                                        │
                                                        └─ 复方电解质溶液

                                                                  ┌─ 白蛋白
                                                        天然胶体 ──┤
                                          胶体液 ───────┤          └─ 血浆
                                                        │          ┌─ 羟乙基淀粉
                                                        人工胶体 ──┤
                                                                  └─ 明胶

              容量治疗原则 ─────────────── 依患者情况而异
```

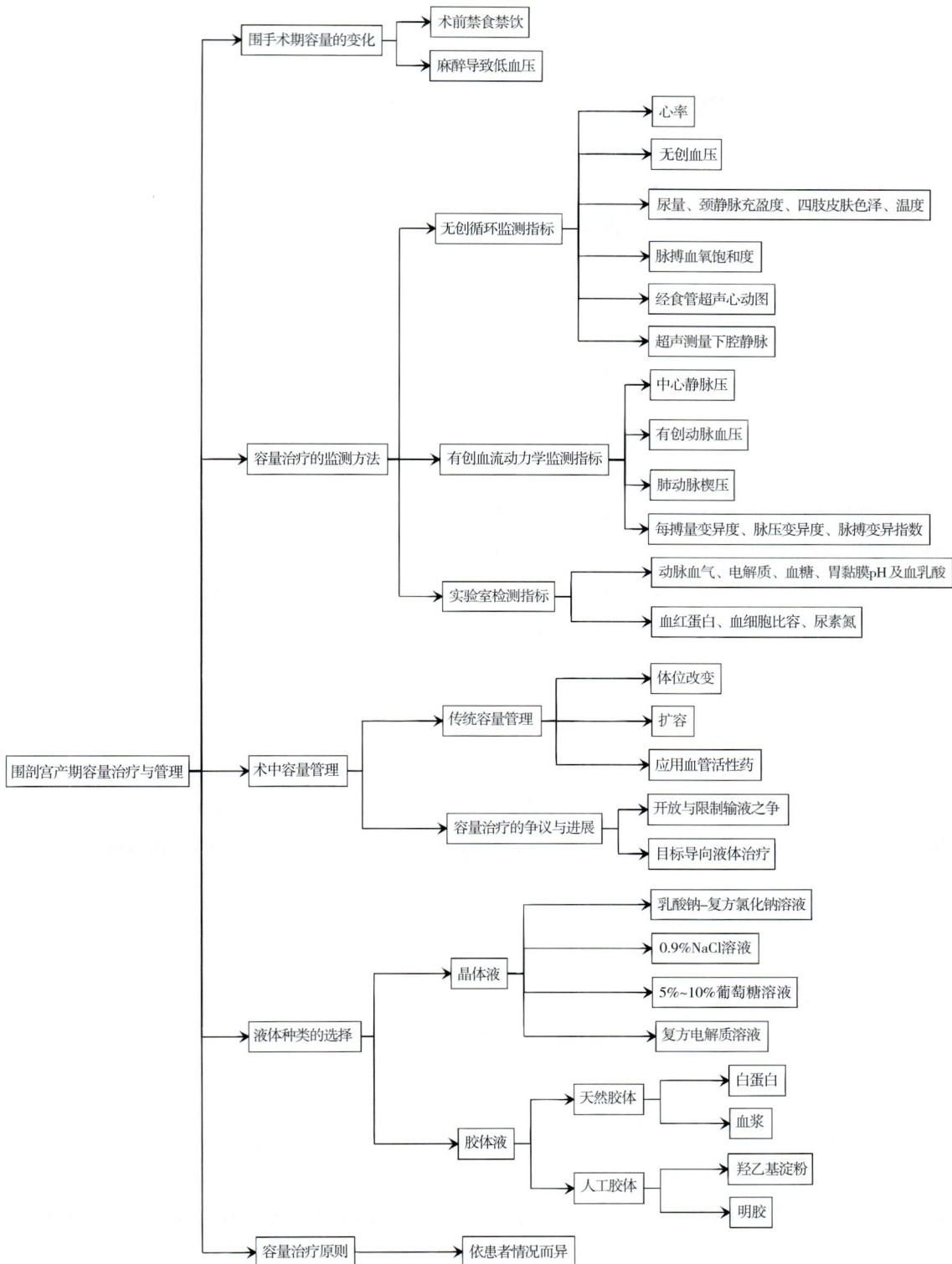

图 10-3　围剖宫产期容量治疗与管理

10

化明显则提示患者血容量不足；SpO_2波形不随呼吸变化，不能完全除外患者血容量不足。

（5）经食管超声心动图（transesophageal echocardiography，TEE）：可有效评估心脏充盈的程度，帮助准确判定心脏前负荷和心脏功能。

（6）超声测量下腔静脉（IVC）：下腔静脉内径及其随呼吸运动的变异率可提供患者容量状态的信息，用于评估液体容量反应性。一般认为下腔静脉直径（IVCD）＞2 mm提示容量过负荷，下腔静脉塌陷指数（IVC-CI）≥18%提示有容量反应。但患者（如配合度、腹内压等）及操作者的经验等多种因素限制了测量的准确性。

（二）有创血流动力学监测指标

（1）中心静脉压（CVP）：正常值5～12 cmH_2O，主要反映右心室前负荷及回心血量的排出能力。其值可与血压、心率、尿量等指标相结合，用于评估循环血容量和右心功能。

（2）有创动脉血压（invasive arterial blood pressure，IABP）：是可靠的循环监测指标，动脉测定的压力大小和波形可反映心输出量、外周血管阻力和血管内容量等状态。连续动脉血压波形与呼吸运动的相关变化可有效指导输液。

（3）肺动脉楔压（pulmonary artery wedge pressure，PAWP）：是反映左心功能和左心容量的有效指标，PAWP异常升高是心脏容量增加或左心室功能异常的表现。

（4）每搏量变异度（stroke volume variation，SVV）、脉压变异度（pulse-pressure variation，PPV）、脉搏变异指数（pleth variability index，PVI）：在机械通气下，借助特殊设备（如FloTrac）动态监测这些指标可指导围术期容量治疗。SVV超过13%、PPV和PVI超过15%，提示患者有效循环血容量不足，但这些指标易受自主呼吸、心律失常、疾病状态等的影响。

（三）实验室检测指标

（1）动脉血气、电解质、血糖、胃黏膜pH（pHi）及血乳酸：在循环血容量和组织灌注不足时，需及时进行动脉血气监测，电解质及血糖的监测也有助于选择输液种类，血乳酸和胃黏膜pH值监测是评估全身以及内脏组织灌注的有效指标，对麻醉手术患者的液体治疗具有重要的指导作用。

（2）血红蛋白（Hb）、血细胞比容（Hct）、尿素氮：当容量不足、机体缺水时，血液浓缩，Hb、Hct、尿素氮均上升；而血液稀释时，Hb、Hct、尿素氮均降低。

三、术中容量管理

（一）传统容量管理

妊娠后的生理改变及麻醉本身的作用，使剖宫产麻醉中低血压的发生率很高。严重的低血压可造成产妇头晕、恶心、呕吐、心血管并发症、呼吸困难、意识丧失甚至循环骤停。而低血压也会造成子宫胎盘血流减少，可能引起胎儿宫内缺氧、酸中毒甚至引起中枢神经系统的损伤。如治疗不当，可能引起产妇医源性肺水肿和严重的高血压，出现新生儿低氧血症、酸血症，降低Apgar评分，增加新生儿的死亡风险。

体位改变、扩容和应用血管活性药是低血压的有效防治手段，对于椎管内麻醉期间低血压防治的传统手段就是扩容。然而有学者指出，尽管对在椎管内麻醉下行择期剖宫产的产妇给予容量预负荷后，产妇心输出量增加了，但仍然无法避免低血压的发生。一项荟萃分析发现，对择期在椎管内麻醉下行剖宫产的产妇，无论是使用预扩容还是同步扩容的液体治疗方式，产妇低血压的发生率都很高，并且相当一部分产妇还需要使用血管活性药物。同时，大量晶体液扩容并不能降低产妇的低血压发生率，反而可能会增加肺水肿的发生。因此，单纯扩容并不有利于剖宫产患者血流动力学的稳定，应在补充容量的同时合理应用血管活性药物，以维持循环功能的稳定。

（二）容量治疗的争议与进展

容量的补充是改善组织低灌注和缺血缺氧损伤的关键因素之一，但术中液体治疗的量存在开放与限制输液之争。支持开放输液的学者认为，足够的液体治疗量可以使术中循环稳定，降低术后恶心、呕吐的发生率，使术后能提前进食固体食物，缩短住院时间等。支持限制输液的学者认为，输液过多后，静脉系统压力升高，使血管内液向组织转移，组织水肿导致氧弥散距离增加，并使小血管和毛细血管受压，加重组织低灌注，使肺水肿导致低氧血症，胃肠道水肿致屏障功能破坏、胃肠功能恢复延迟。由此可见，容量治疗的要点是把握适度，既要避免容量不足和组织低灌注，又要避免液体量过多和组织水肿。

近年来，"目标导向液体治疗"即通过实时监测机体的容量状态，根据产妇的容量情况指导液体治疗这一方法，日益被大家认可和推荐。这是一项个体化的输液方案，也与目前的加速康复外科（enhanced recovery after surgery，ERAS）理念相符，有助于加速患者术后康复，改善患者预后。国内外多项研究发现，在剖宫产中使用目标导向液体治疗，其较常规补液治疗，降低了产妇低血压的发生率，减少了血管活性药物的使用，同时也优化了胎儿的氧供，减少了新生儿乳酸堆积和酸中毒。尤其是对于一些有合并症的特殊产妇，如合并有前置胎盘、严重血容量不足、有出血倾向以及有妊娠高血压综合征的产妇，既往的研究中，既有推荐进行限制性容量治疗的，也有不推荐的。如果对这类产妇围术期能进行目标导向液体治疗，根据产妇具体情况进行适当的容量治疗，既可以维持其血流动力学更稳定，也可以更好地改善母婴的预后，减少术后并发症的出现。但由于指导目标导向液体治疗所需用的一些指标，如肺动脉漂浮导管测定肺毛细血管楔压、SVV、PPV的测量等，需借助于一些仪器在机械通气条件下进行有创监测，以及经食管多普勒超声测定心输出量等方法对操作者熟练度要求较高等的限制，再加上产妇多为清醒保留自主呼吸的状态，这就使得目标导向液体治疗未能广泛用于剖宫产。此外，目前尚缺乏公认的理想液体治疗"目标"，最佳补液策略尚难明确。

四、液体种类的选择

常用的液体可分为晶体液和胶体液两大类，晶体液含小分子量的离子（盐），可含糖或不含糖，主要用于补充电解质、糖和水，血管内滞留时间短暂，仅能起到短暂扩容作用。胶体液含有大分子物质和部分电解质，血管内滞留时间长，还可在一定程度上堵塞毛细血管漏，维持血浆胶体渗透压，吸引组织间液回流入循环血流，发挥相对较长时间的扩容效果。两类液体各有优缺点，关于在围手术期使用哪种液体进行液体治疗以及孰优孰劣的争论，至今仍未统一。

（一）晶体液

晶体液是溶质分子直径小于1 nm，分子排列有序，当有光束通过时不出现反射现象的液体。晶体液的主要功能是恢复细胞外液容量和维持电解质平衡。对于围手术期生理需要量、累计缺失量和第三间隙液体转移量，可选用晶体液补充。由于此类液体静脉输注后，保留在血管内的比例仅为30%左右（不含电解质的晶体液更低，不到10%），大部分转移到血管外的细胞间隙中，因而单纯依靠晶体液扩容易造成组织水肿。常用的晶体液如下，可根据患者的情况进行选择。

（1）乳酸钠-复方氯化钠溶液（平衡液）：每升平衡液中含NaCl 6 g，$CaCl_2$ 0.2 g，KCl 0.3 g，乳酸钠 3.1 g，渗透压和各种离子含量接近人体细胞外液，适合围手术期输液。

（2）0.9%的NaCl溶液：为等渗液，每升含钠及氯离子各154 mmol，氯含量比细胞外液多50%，大量输注可引起高氯血症、代谢性酸中毒。0.9%的NaCl溶液适用于低氯性代谢性碱中毒和稀释浓缩红细胞。

（3）5%～10%的葡萄糖溶液：葡萄糖可提供热量，减少蛋白质消耗，但输入后糖被代谢成二氧化碳和水，很快从肾脏排出，对扩容和维持血容量的作用有限。

（4）复方电解质溶液：每升含氯化钠 5.26 g，葡萄糖酸钠 5.02 g，醋酸钠 3.68 g，氯化钾 0.37 g，氯化镁 0.30 g。具有不含钙离子、pH值为7.4、抗酸能力好、成分与细胞外液相似及不含乳酸盐等优点，是目前最生理化的晶体液。

（5）碳酸氢钠林格注射液：其中生理性的 HCO_3^- 缓冲体系，无需机体代谢过程就能迅速发挥碱化效应，缓解酸中毒。其直接以无机反应方式的排泄，对肝肾负担小，并且不含乳酸，不干扰乳酸的诊断。不含葡萄糖，使用范围更广，是最接近血浆成分的生理平衡液。但与其他晶体液相比，其稳定性较弱。

（二）胶体液

胶体液是溶质分子直径为1～100 nm，当有光束通过时出现反射现象的溶液。按照来源的不同，临床应用的胶体可分为天然胶体和人工胶体。

（1）天然胶体：主要是白蛋白和血浆，可有效地维持循环血容量，但有传播疾病的风险，来源受限，目前主要用于低蛋白血症和补充凝血因子。

（2）人工胶体：目前临床上产科常用的人工胶体主要有羟乙基淀粉和明胶。6%羟乙基淀粉（200/0.5）对凝血和肾功能的影响较小，可用于肾功能不全的患者。明胶溶液对凝血功能影响小，但有过敏反应的缺点，临床应用时应予以注意。

五、围产期的容量治疗原则

围剖宫产期合理的容量治疗原则依患者情况而异，血容量过多或过少都导致微循环灌注下

产科精确麻醉

降及细胞代谢障碍，影响组织生长愈合，导致器官功能损害。过少的液体输注会引起低血容量，组织灌注不足，影响术后恢复，甚至诱发术后急性肾功能衰竭。血容量过多会加重毛细血管渗漏，导致渗出性水肿。同时机体会代偿性通过浆膜将多余的容量置换出去，形成腹水，或进入肠腔，从而加重患者胃肠道的负担，出现恶心、呕吐、腹痛、腹胀甚至肠梗阻症状。过量的晶体液也会导致血液稀释、凝血功能异常，还可能导致组织器官水肿，使肺间质和组织细胞氧弥散距离加大，引起组织缺血、缺氧、酸中毒，从而延迟伤口的愈合。

理想的容量治疗应能够维持产妇最佳的微循环灌注状态及胎盘灌注，使细胞功能活跃，有利于组织的生长愈合；利于产妇早期下床活动与体力锻炼，增加合成代谢，改善营养状况；改善肺部功能及组织氧合，减少肺部并发症，减少产妇术后发生静脉血栓的危险；同时能加速产妇胃肠功能的恢复，减少术后肠梗阻，缩短住院时间，减轻心理及经济负担。

容量治疗就是通过调节人体体液总量来让机体具有良好的组织灌注和氧供。结合孕产妇妊娠期和产褥期生理改变的特点，剖宫产术中进行适度的容量补给，对产妇和新生儿无明显影响。没有任何一种补液方式是所谓的标准，每个产妇都是独一无二的个体，应该有不同的补液需求和给予个体化的补液方案。未来应该更加关注围产期孕产妇血流动力学的稳定，尤其是术中更科学、更精确、更人性化的监测治疗手段，以及产妇离开手术室后的后续治疗与随访。

第四节　剖宫产术后疼痛治疗与管理

疼痛是一种包含了生理、认知、文化、社会和情感因素在内的主观体验。剖宫产术后疼痛包括腹壁切口产生的切口痛、子宫阵发性收缩产生的宫缩痛以及炎症反应导致的炎性痛。持续疼痛会使产妇的交感神经系统兴奋，出现高血压、心率增快、精神紧张等一系列生理变化，还会出现焦虑和抑郁等一系列心理变化，导致睡眠障碍，影响产妇快速恢复和母乳喂养，因此产科的术后镇痛有明显的特殊性。剖宫产术后常用的镇痛方式包括：椎管内镇痛、全身用药、局部镇痛、多模式镇痛。剖宫产术后疼痛治疗与管理思维导图详见**图10-4**。

一、椎管内镇痛

（1）鞘内使用阿片类药物：阿片类药物，特别是不含防腐剂的吗啡，是椎管内镇痛方案的核心药物，主要作用于脊髓背角胶质层的μ阿片受体，抑制C纤维释放兴奋性神经肽而发挥作用。由于其脂溶性低，扩散入神经组织所需时间较长，因此药效持久，镇痛时间可长达14~36 h。鞘内注射吗啡（intrathecal morphine，ITM）也被称为剖宫产术后镇痛的金标准，目前推荐常用剂量为50~200 g。提高剂量虽然能提高吗啡的术后镇痛效果，但是恶心、呕吐、瘙痒等不良反应也明显上升。而亲脂性的阿片类药物如芬太尼、舒芬太尼，由于其亲脂性高，虽然可以优化剖宫产术后镇痛效果，但是镇痛持续时间较短，约为4 h。鞘内注射芬太尼的常用推

```
                                                                  ┌──────────────┐      ┌──────────────┐
                                               ┌─────────────┐    │ 鞘内注射吗啡  │─────▶│推荐剂量50~200 μg│
                                         ┌────▶│鞘内使用阿片类药物│───▶│              │      └──────────────┘
                                         │     └─────────────┘    └──────────────┘
                         ┌─────────────┐ │                        ┌──────────────┐      ┌──────────────┐
                    ┌───▶│  椎管内镇痛   │─┤                  ┌────▶│硬膜外单次注射吗啡│────▶│推荐剂量2~4 mg │
                    │    └─────────────┘ │  ┌─────────────┐  │     └──────────────┘      └──────────────┘
                    │                    └─▶│硬膜外使用阿片类药物│──┤                                    ┌──────────────┐
                    │                       └─────────────┘  │     ┌──────────────────┐          ┌────▶│ 自控硬膜外镇痛 │
                    │                                        └────▶│阿片类药物复合低浓度局麻药│──────────┤     └──────────────┘
                    │                                              └──────────────────┘          │     ┌──────────────┐
                    │                                                                            └────▶│ 连续硬膜外镇痛 │
                    │                                                                                  └──────────────┘
                    │                                        ┌──────┐
                    │                                   ┌───▶│ 口服 │
                    │                                   │    └──────┘
                    │                                   │    ┌──────┐
                    │                      ┌─────────┐  ├───▶│ 肌内注射 │
                    │                 ┌───▶│ 阿片类药物 │──┤    └──────┘
                    │                 │    └─────────┘  │    ┌──────┐
                    │                 │                 ├───▶│ 静脉注射 │
                    │                 │                 │    └──────┘
                    │                 │                 │    ┌──────┐
                    │                 │                 └───▶│ 皮下注射 │
                    │                 │                      └──────┘
                    │                 │    ┌────────────────┐    ┌──────────────────┐
                    │                 ├───▶│对乙酰氨基酚和非甾体类抗炎药│──▶│多模式术后镇痛的重要组成部分│
                    │                 │    └────────────────┘    └──────────────────┘
                    │                 │    ┌──────┐    ┌──────────────┐
                    │                 ├───▶│ 氯胺酮 │───▶│ 亚麻醉剂量镇痛有效 │
                    │                 │    └──────┘    └──────────────┘
                    │                 │                ┌──────────────────────────────────────────┐
┌──────────────┐    │   ┌─────────┐   │   ┌─────────┐  │剖宫产术后 0.5 mg/kg 肌内注射复合 2 μg/(kg·min)持续输注12 h│
│剖宫产术后疼痛治疗与管理│───┼──▶│  全身用药  │───┼──▶│ 艾司氯胺酮 │──┤  └──────────────────────────────────────────┘
└──────────────┘    │   └─────────┘   │   └─────────┘  │   ┌──────────────────────────────┐
                    │                 │                └──▶│60~85 μg/(kg·h)复合阿片类药物配置成PCIA泵│
                    │                 │                    └──────────────────────────────┘
                    │                 │    ┌─────────┐    ┌──────────┐
                    │                 ├───▶│ 右美托咪定 │───┬▶│ 静脉自控镇痛 │
                    │                 │    └─────────┘   │└──────────┘
                    │                 │                  │ ┌──────────────┐
                    │                 │                  └▶│ 区域阻滞镇痛辅助用药 │
                    │                 │                    └──────────────┘
                    │                 │    ┌─────────┐    ┌──────────────┐
                    │                 └───▶│ 地塞米松  │───▶│ 抗炎、镇痛、止吐  │
                    │                      └─────────┘    └──────────────┘
                    │                                         ┌──────────────┐
                    │                      ┌─────────┐   ┌───▶│ 局麻药单次伤口浸润 │
                    │                 ┌───▶│ 局部伤口浸润 │───┤    └──────────────┘
                    │                 │    └─────────┘   │    ┌──────────────────┐
                    │                 │                  └───▶│通过导管向伤口持续输注局麻药│
                    │                 │                       └──────────────────┘
                    │   ┌─────────┐   │                        ┌──────────────────────┐
                    ├──▶│  局部镇痛  │───┤   ┌─────────────┐    ┌▶│1~1.5 mg/kg 0.375%~0.5% 罗哌卡因│
                    │   └─────────┘   ├──▶│超声引导下腹横平面阻滞│──┤ └──────────────────────┘
                    │                 │   └─────────────┘    │ ┌──────────────────────┐
                    │                 │                      └▶│1 mg/kg 0.25%~0.375% 布比卡因│
                    │                 │                        └──────────────────────┘
                    │                 │                           ┌──────────────────────┐
                    │                 │    ┌───────────────┐  ┌──▶│0.2 ml/kg 0.125% 布比卡因│
                    │                 └───▶│超声引导下经肌入路腰方肌阻滞│──┤  └──────────────────────┘
                    │                      └───────────────┘  │ ┌──────────────────────┐
                    │                                         └▶│20~30 ml 0.25%~0.375% 罗哌卡因│
                    │                                           └──────────────────────┘
                    │   ┌─────────┐    ┌────────────────┐
                    └──▶│  多模式镇痛 │───▶│不同药物协同和叠加镇痛效应│
                        └─────────┘    └────────────────┘
```

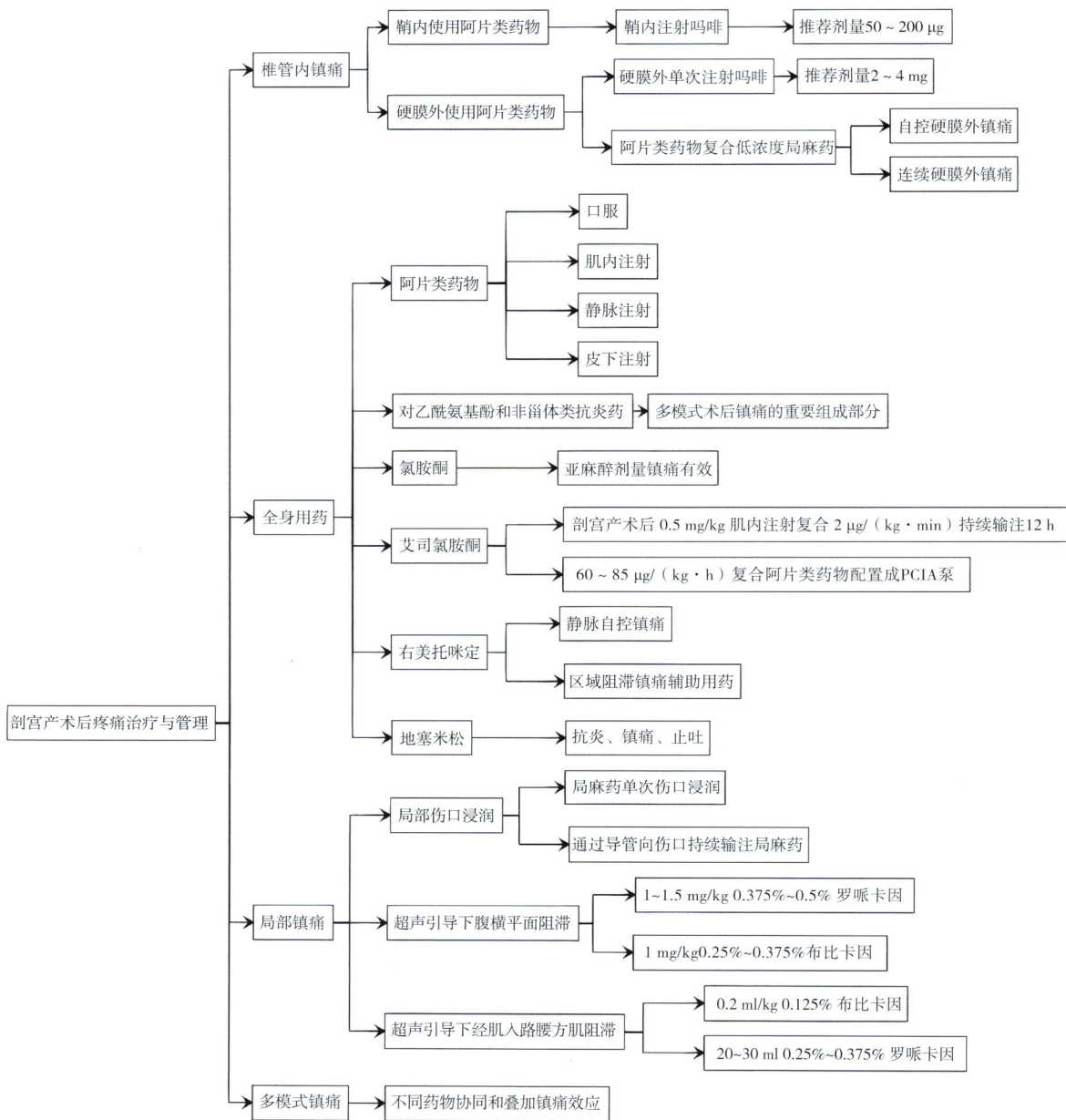

图 10-4　剖宫产术后疼痛治疗与管理

荐剂量为 7.5 ~ 12.5 g，具有封顶效应，增大剂量麻醉效果并不会增加，随之而来的剂量依赖性瘙痒症状会加重。鞘内注射舒芬太尼的最佳剂量为 5 g，镇痛效果与同等剂量的芬太尼相当，但瘙痒发生率高。

（2）硬膜外使用阿片类药物：硬膜外单次注射吗啡的推荐剂量为 2 ~ 4 mg，更大剂量的吗啡单次注射未能提供更加优质的镇痛效果，相反不良反应发生率更高。有学者将硬膜外单次注射吗啡剖宫产术后镇痛与 ITM 进行对比，发现两者镇痛效果相当、不良反应发生率相当。与吗啡相比，氢吗啡酮起效快，作用持续时间短，瘙痒发生率也较低。一些临床观察发现，单次注射时吗啡和氢吗啡酮用药比率为 5：1。硬膜外单次注射芬太尼的推荐剂量为 100 g，舒芬太尼的推荐剂量为 20 g，考虑到作用时间短，目前这种方法较少应用。

阿片类药物复合低浓度局麻药用于患者自控硬膜外镇痛（PCEA）已在多项研究中报道获得满意效果，主要有连续或自控硬膜外镇痛两种模式。目前常用的配方有：① 0.5 ~ 0.75 g/ml 舒芬太尼复合 0.15% ~ 0.3% 的罗哌卡因或 0.125% 的布比卡因，持续输注背景剂量为 3 ~ 5 ml/h，单次剂量 1.0 ~ 2.0 ml，锁定时间 15 min。② 2 g/ml 芬太尼复合 0.15% 的罗哌卡因或 0.15% 的左旋布比卡因，持续输注背景剂量为 3 ~ 6 ml/h，单次剂量 2.0 ~ 3.0 ml，锁定时间 20 min。③ 0.015 ~ 0.04 mg/ml 氢吗啡酮复合 0.08% 的布比卡因或 0.15% 的罗哌卡因，持续输注背景剂量为 3 ~ 5 ml/h，单次剂量 1.0 ~ 2.0 ml，锁定时间 15 min。相比较而言，患者自控硬膜外镇痛较持续硬膜外给药镇痛效果更好，局麻药总用量少，护士和医师的干预少，患者自控和满意度高。不过，此项技术仍存在感染风险增加、产妇活动力受限、医务人员工作量增加等缺点。

二、全身用药

（1）阿片类药物：使用阿片类药物必须遵循个体化原则，在保证镇痛效能的同时，应尽可能地降低不良反应。阿片类药物全身使用包括口服、静脉注射、皮下注射或肌内注射等给药方式。皮下或肌内注射阿片类药物是传统的术后镇痛方法，目前这种方法已渐趋淘汰。在不影响新生儿哺乳条件下，可考虑口服阿片类镇痛药，其优点是给药方便、成本低廉、无神经阻滞相关并发症顾虑、产妇可以提早离床活动。但口服镇痛药物需经胃肠道吸收，只有达到一定的血浆浓度才能发挥镇痛效果，选择药物时，应全面考虑药物的生物利用度、首关效应、肝肠循环、血药浓度。吗啡、羟考酮是剖宫产术后使用较多的口服阿片类药物。吗啡口服制剂常用剂量为 30 ~ 90 mg/d，羟考酮口服制剂常用剂量为 20 ~ 40 mg/d。静脉内给药包括静脉单次给药、分次给药、静脉持续给药以及患者自控静脉镇痛（PCIA）。适用于单次腰麻、术后不方便保留硬膜外导管或全麻下的剖宫产患者，随着镇痛技术和镇痛设备的提高，越来越多的静脉术后镇痛采用 PCIA 模式。常用的药物有舒芬太尼、布托啡诺、氢吗啡酮等。舒芬太尼的 PCIA 常用配方是 0.04 ~ 0.1 μg/(kg·h)，布托啡诺的 PCIA 常用配方是 2 ~ 3 μg/(kg·h)，氢吗啡酮的 PCIA 常用配方是 1.5 ~ 2.5 μg/(kg·h)。

（2）对乙酰氨基酚和非甾体抗炎药（nonsteroidal anti-inflammatory drugs，NSAIDs）：对乙酰氨基酚和 NSAIDs 是多模式术后镇痛的重要组成部分，可协同增加阿片类药物镇痛效果，并减少阿片类药物的使用量。因对乙酰氨基酚确切的镇痛效果和较少的不良反应，目前常用于剖宫产术

10

后辅助镇痛，推荐的口服用法为 1 g/次，每 8 h 一次。目前尚无研究比较不同类型 NSAIDs 的镇痛有效性，临床选择依据医院可获得药物类型、乳汁通过率及药物安全性而定。双氯芬酸钠、酮咯酸是目前两种常用于剖宫产围术期镇痛的 NSAIDs。双氯芬酸钠为栓剂，经直肠给药，用法为每次 100 mg，每 12 h 一次。酮咯酸氨丁三醇静脉用药剂量是每 6 h 静脉注射 15～30 mg，24 h 最大剂量为 120 mg。对乙酰氨基酚和 NSAIDs 联合应用镇痛效果更好，推荐应用于无禁忌证产妇。

（3）氯胺酮：非竞争性 NMDA 拮抗剂，在亚麻醉剂量时能提供有效的镇痛。作为剖宫产术后镇痛辅助用药，常在胎儿娩出后以 0.5 mg/kg 静脉推注或连续静脉输注或以 30～60 μg/（kg·h）的剂量复合阿片类药物配置成 PCIA 泵。小剂量氯胺酮的致幻作用虽有报道但较罕见，头晕、视觉障碍等不良反应明显，限制了其在剖宫产术后镇痛中的应用。

（4）艾司氯胺酮：艾司氯胺酮是氯胺酮的右旋异构体，麻醉效价更高，不良反应更少，跟氯胺酮一样，主要作为剖宫产术后镇痛的辅助用药，目前常用方法为：① 剖宫产术后 0.5 mg/kg 肌内注射复合 2 μg/（kg·min）持续输注 12 h，此种方法能够有效预防术后痛觉过敏。② 术后静脉自控镇痛：推荐剂量为 60～85 μg/（kg·h）复合阿片类药物配置成 PCIA 泵。

（5）右美托咪定：作为 2 肾上腺素受体激动剂，右美托咪定具有镇痛和清醒镇静的作用，而呼吸抑制作用轻微，这些特点均是它用于剖宫产术后镇痛的优势。主要方法有：① 静脉自控镇痛：300 g 右美托咪定 +100 g 舒芬太尼共 100 ml，持续背景剂量 1～2 ml/h，PCA 2 ml/次，锁定时间 10 min。② 区域阻滞镇痛辅助用药：1～1.5g/kg 复合 0.5%～0.75% 的罗哌卡因共 40 ml 行超声引导下腹横平面阻滞。

（6）地塞米松：糖皮质激素不仅具有抗炎作用，同时具有镇痛和止吐作用。地塞米松的临床使用剂量从 1.25 mg 到 20 mg 不等，但最佳使用剂量仍有待研究。

三、局部镇痛

（1）局部伤口浸润：局麻药局部伤口浸润已经成为腹部手术术后多模式镇痛的重要组成部分，其方式有两种：局麻药单次伤口浸润或通过导管向伤口连续输注局麻药。相比于单次，连续输注镇痛效果更好且作用时间更长。有研究显示，局麻药伤口连续输注相对于 ITM 组、硬膜外镇痛组，镇痛效果相当，无明显不良反应发生，使用更加方便，对护理需求更低。局麻药的浓度、剂量、导管放置的位置都可能会影响镇痛效果，因此局麻药伤口浸润只能作为剖宫产术后镇痛的辅助方式之一。

（2）超声引导下腹横肌阻滞：腹横肌阻滞由 Rafi 首次提出，是一种针对腹部手术的镇痛方式，尤其对剖宫产术后镇痛更有效。实时超声成像可以提高腹横肌阻滞的安全性和镇痛效果，减少并发症的发生。腹横肌阻滞作为多模式镇痛方式的一部分，可以有效阻断下腹部痛觉信号和炎症信号从外周向中枢神经系统的传递，缓解切口痛和炎性痛。目前腹横肌阻滞常用药物是 0.375%～0.5% 的罗哌卡因或 0.25%～0.375% 的布比卡因。

（3）超声引导下经肌入路腰方肌阻滞：经肌入路腰方肌阻滞是一种新型的区域阻滞方式，目的是将大剂量局部麻醉药注入腰方肌和腰大肌之间。经肌入路腰方肌阻滞注射点位置较深，

产科精确麻醉

需要超声引导才能完成操作。经肌入路腰方肌阻滞可以通过药物向头侧的扩散阻滞内脏神经，以缓解内脏痛，还可提供$T_4 \sim L_2$节段的镇痛，提供至少24 h的镇痛效果。有学者提出，经肌入路腰方肌阻滞不仅可以缓解剖宫产术后的切口痛和宫缩痛，还可以减少阿片类药物的用量，促进产妇快速康复。常用的局麻药使用剂量为：① 0.125%的布比卡因，总量为0.2 ml/kg；② 0.25% ~ 0.375%的罗哌卡因20 ~ 30 ml。有研究证实，局麻药中加入佐剂如阿片类药物、地塞米松、右美托咪定等可以增加镇痛效果和镇痛持续时间。

四、多模式镇痛

多模式镇痛是联合使用不同种类、不同作用机制的药物，期望协同和叠加镇痛效应，从而增强镇痛效果，并且通过降低每种镇痛药物的剂量，从而达到降低每种药物不良反应的目的。常用的方法有：① 全身麻醉术后即刻在伤口局部用低浓度局麻药浸润，联合阿片类药物或NSAIDs药物静脉输注或PCIA，持续24 ~ 36 h，可提供良好的术后镇痛。36 h或更长时间后，可选择阿片类口服药或对乙酰氨基酚、布洛芬等NSAIDs类口服药镇痛。② 如采用椎管内麻醉下剖宫产，则首选经硬膜外给予低浓度局麻药或吗啡、芬太尼等阿片类药物，同时选择可乐定、右美托咪啶等佐剂。其他方式如肌内注射或口服镇痛药可作为多模式镇痛的一部分。

【临床案例10-1】

患者，女性，33岁，身高160 cm，体重83 kg，BMI 32.4 kg/m²。

诊断：G3P0，孕39周，重度妊高症，子痫前期，心功能Ⅲ级。

现病史：自然受孕，不规律产检，近2周持续性头痛头昏、双下肢水肿，入院待产。患者在病房能缓慢行走，妊娠期间无黑矇、晕厥史。

既往史：患者既往体健，无心脏病、高血压病史。

体格检查：意识清楚、血压183/110 mmHg、心率92次/min、双下肢水肿（++），实验室检查：Hb 102 g/L、血总蛋白47 g/L、尿蛋白（+++）、PT 13.6 s、APTT 37.1 s、血小板132×10^9/L、血电解质及血糖正常。心脏超声心动图示：二尖瓣、三尖瓣轻度反流，心电图无异常。眼底检查：无视网膜水肿。产科检查：晚孕，单活胎，头位，胎盘成熟度Ⅱ+，胎儿体重3100 g，胎心监测未见异常。

（一）术前准备

常规评估产妇，查看实验室检查结果，充分告知风险，并签署同意书，拟在腰硬联合麻醉下行剖宫产手术。

（二）麻醉实施

（1）患者入室后，常规开放静脉、监测生命体征，乳酸林格氏液500 ml静脉维持。超声引导下左侧桡动脉穿刺置管，连接动脉测压，血压172/105 mmHg、心率98次/min。

（2）产妇取左侧卧位，确定穿刺点，严格消毒后，行 $L_3 \sim L_4$ 间隙穿刺，生理盐水测试阻力消失明显，植入腰麻针，脑脊液回流通畅，注入 0.5% 的重比重罗哌卡因 2 ml，向头端置入硬膜外导管，留置 3 cm，妥善固定。通过硬膜外导管分次注入 2% 的利多卡因 10 ml，测痛觉阻滞平面为 T_4，开始手术。

（三）术中情况

产妇术中血压 138/87 mmHg 左右，心率 103～78 次/min，无恶心、呕吐等症状。术中娩出一女婴，1 min、5 min 的 Apgar 评分为 9 分、10 分，体重 3020 g，胎儿娩出后予速尿 20 mg 静注。术中出血 530 ml，输乳酸林格氏液 500 ml，尿量 470 ml。术后采用多模式镇痛，双侧超声引导下 TAPB+ 静脉镇痛泵，术毕送 ICU。

（四）总结

该产妇高血压表现为妊娠后高血压病史，持续性头痛、头昏，病史较短，既往无心脏病病史，故诊断为重度妊高症，子痫前期。在子痫前期的患者中，应做好术中监测，以更好地指导临床诊断处理。腰硬联合麻醉是优选的麻醉方式，既可以避免血流动力学的剧烈波动，也可以避免全身麻醉带来的风险。硬膜外用药尽量避免使用含有肾上腺素的试验剂，以免引起急性严重的高血压。静脉输液需要谨慎，不需要液体预负荷。术后镇痛应引起足够重视，疼痛刺激可能会引起血压增高，诱发子痫的发生，完善的术后镇痛是必要的。

【临床案例 10-2】

患者，女性，40 岁，身高 165 cm，体重 73 kg，BMI 26.8 kg/m²。

诊断：G3P1，孕 36^{+4} 周，凶险性前置胎盘，中央性前置胎盘，胎盘植入，瘢痕子宫。

现病史：自然受孕，规律产检，孕 29 周彩超检查提示中央性前置胎盘、胎盘植入，妊娠期间无阴道流水及见红，现腹痛急诊入院。

既往史：患者既往体健，无心脏病、高血压病史。5 年前在我院因"初产臀位，高龄初产"行剖宫产术。

体格检查：神清，血压 128/78 mmHg，心率 82 次/min，双下肢水肿（++）。实验室检查：Hb 112 g/L、血小板 128×10^9/L、血电解质及血糖正常。产科超声检查：单活胎，头位，中央性前置胎盘，胎盘植入。MRI 示：完全性前置胎盘，胎盘植入。

（一）术前准备

术前组织多学科会诊，充分告知患者风险，备足血量，备好自体血回输机，做好抢救准备。介入科在局部麻醉下行双侧髂内动脉预置球囊术，拟在全身麻醉麻醉下行剖宫产手术。

（二）麻醉实施

（1）患者入室后，开放双上肢静脉，监测生命体征，超声引导下侧桡动脉及颈内静脉穿刺

产科精确麻醉

置管，连接动脉测压。

（2）产科医师开始消毒铺巾，准备就绪后开始麻醉诱导，予丙泊酚、瑞芬太尼、司可林快速诱导气管插管，确认插管成功后通知产科医师开始手术。胎儿娩出后，分次静脉注射咪达唑仑、舒芬太尼、顺式阿曲库铵，同时予丙泊酚及瑞芬太尼静脉输注维持。

（三）术中情况

胎儿娩出后即刻充盈双侧髂内动脉球囊，减少出血，探查发现胎盘与子宫下段广泛致密粘连，已侵犯至浆膜层，启动输血程序。吸尽羊水，待胎盘娩出后，用另一吸引器回收出血至自体血回输机洗涤备用，依据术中动脉血气及实验室检查结果实行成分输血。该产妇术中最低血压维持在93/61 mmHg以上，心率83~105次/min，手术时长90 min，术中出血3100 ml，尿量160 ml，术中输晶体液1000 ml，胶体液500 ml，自体血510 ml，红细胞悬液5 U，新鲜冰冻血浆475 ml，纤维蛋白原2 g。手术结束后，待产妇生命体征平稳，介入科行子宫动脉灌注栓塞术后送MICU继续监护治疗。

（四）总结

胎盘植入产妇的手术需要多学科合作，包括产科医师、妇科医师、麻醉科医师、介入科医师、新生儿科医师、血液科医师等。该手术术中术后可能发生大出血，术前应做好充分准备，加强术中监测，充分备血，必要时可行自体血稀释或自体血回输技术。麻醉方法首选气管插管全身麻醉，术中加强麻醉管理，允许血压在合理范围内波动，在出血未控制前可适当降低血压，减少出血。依据动态的、实时的检验结果指导临床输液、输血，适当补充凝血因子，预防DIC。

（冯善武）

参考文献

［1］ 苏雷什，西格尔，普雷斯顿，等. 施耐德产科麻醉学［M］. 5版. 熊利泽，董海龙，路志红，译. 北京:科学出版社,2018.

［2］ 戈洛博. 米勒麻醉学［M］. 9版. 邓小明，黄宇光，李文志，译. 北京:北京大学医学出版社,2020.

［3］ 王国林，徐铭军，王子千. 妇产科麻醉学［M］. 2版. 北京:科学出版社,2012.

［4］ 谭冠先，郭曲练，黄文起. 椎管内麻醉学［M］. 北京:人民卫生出版社,2011.

［5］ Klimek M, Rossaint R, van de Velde M, et al. Combined spinal-epidural vs. spinal anaesthesia for caesarean section: meta-analysis and trial-sequential analysis［J］. Anaesthesia, 2018, 73(7):875-888.

［6］ Tsukinaga A, Yoshitani K, Kubota Y, et al. Anesthesia for Cesarean Section and Postpartum Cardiovascular Events in Congenital Heart Disease: A Retrospective Cohort Study［J］. J Cardiothorac Vasc Anesth, 2021, 35(7):2108-2114.

[7] Tan HS, Taylor C, Weikel D, et al. Quadratus lumborum block for postoperative analgesia after cesarean delivery: A systematic review with meta-analysis and trial-sequential analysis [J]. J Clin Anesth, 2020, 67:110003.

[8] Roofthooft E, Joshi GP, Rawal N, et al. PROSPECT guideline for elective caesarean section: updated systematic review and procedure-specific postoperative pain management recommendations [J]. Anaesthesia, 2021, 76(5):665-680.

[9] Sharpe EE, Molitor RJ, Arendt KW, et al. Intrathecal Morphine versus Intrathecal Hydromorphone for Analgesia after Cesarean Delivery: A Randomized Clinical Trial [J]. Anesthesiology, 2020, 132 (6):1382-1391

第十一章
孕妇的非产科手术

妊娠期非产科手术并不多见，约占孕产妇的0.75%～2%。包括产科相关手术，如宫颈机能不全、卵巢囊肿扭转或破裂；也可能是产科非相关手术，比如急性阑尾炎、急性胆囊炎，甚至有可能是恶性肿瘤限期手术。

围术期管理孕妇非产科手术需考虑两方面：一是围术期孕妇本身及胎儿的安全，二是预判胎儿的预后。而为保障围术期母体和胎儿的安全，须了解妊娠期不同阶段生理及药理学特征，维持母体正常生理状态及胎儿血供氧供，减少刺激子宫的操作，最大限度保障孕妇和胎儿的安全。

第一节　不同妊娠期孕妇生理特征及麻醉对母婴的影响

一、妊娠期生理特征及对麻醉的影响

（一）呼吸系统的改变

（1）妊娠期妇女肺泡通气量增加约30%，慢性呼吸性碱中毒，氧耗增加。子宫增大，膈肌上抬使功能残气量（FRC）减少20%左右，肥胖孕妇除FRC进一步降低外，还伴存小气道闭合及肺泡氧储备减少。当闭合容量超过FRC时，孕妇将存在缺氧和器官灌注不足的风险。孕妇行非产科腹腔镜手术实施CO_2气腹后，尤其是头低脚高体位时，小气道闭合加剧可致低氧血症。

（2）雌激素可使妊娠期妇女呼吸道纤维组织增生，激活肾素-血管紧张素醛固酮系统导致水钠潴留致组织间液增多，进一步使口咽、鼻咽及呼吸道黏膜水肿。这些结构改变可提高孕妇Mallampati分级。此外，上呼吸道水肿还可致轻度呼吸道感染，患有妊娠高血压疾病的孕妇更为显著，以上因素均增加孕妇全麻困难气道的风险。

（3）孕激素可兴奋呼吸中枢，孕妇过度通气可引起肺泡内二氧化碳浓度降低，肺泡通气量增加。

11

（二）循环系统的改变

（1）由于妊娠期雌孕激素的作用，外周血管阻力及肺血管阻力均下降，为保证回心血量的相对充足，随着孕酮不断增加，肾素-血管紧张素-醛固酮系统亢进导致水钠潴留，孕妇循环血容量自孕8周开始增加，至孕34周达峰值，增加40%～45%。心排量妊娠早期约增加30%，而至妊娠中后期，心排量可增加50%，此时心排量增加是由于孕妇每博输出量和心率增加所致。

（2）妊娠后期，由于子宫压迫下腔静脉，回心血量减少，导致孕妇心排量降低，平均动脉压下降，临床表现为出汗、恶心、呕吐甚至神志改变，这一系列临床征象称之为仰卧位低血压综合征。虽然机体可代偿性增加交感神经活性，进而增加外周血管阻力以纠正血压下降，但是当区域阻滞麻醉或全身麻醉减弱或阻断了这一代偿机制时，体位性低血压将难以避免。因此，对于孕20周以上的孕妇行各类手术时，都应关注和避免因腔静脉受压所致的体位性低血压的发生。值得注意的是，妊娠子宫压迫腹主动脉时，亦可导致孕妇下肢动脉血压下降，而上肢血压并不随之降低，因此，孕妇仰卧位时，即使没有低血压症状，其子宫和胎盘的血供也可能存在供血不足，如长时间未得以纠正，可导致胎儿进行性酸中毒。

（3）妊娠期非产科手术体位多为平卧位，下腔静脉易受压迫，除可造成回心血量减少外，还可加重下肢静脉曲张、下肢静脉淤积甚至静脉血栓形成的风险。

（三）血液系统的改变

（1）孕妇血容量从孕8周开始增加，至孕34周左右时达高峰，增加了40%～45%。

（2）妊娠期妇女总血容量增加40%左右，其中血浆容量在妊娠末期增加约50%，红细胞比容仅增加25%，血浆容量的增加明显高于红细胞比容的增加，这是造成孕妇生理性贫血的主要原因。妊娠期血浆总蛋白虽然增加，但单位血浆蛋白含量仍低于非妊娠妇女，因此，一些蛋白依赖的麻醉药物对孕妇的麻醉作用时间更长，麻醉效能也更强。此外，与孕前相比，足月产妇血浆蛋白浓度降低，其中白蛋白降低25%，总蛋白约减少10%，造成血浆胶体渗透压可从孕前的27 mmHg下降至孕末期的22 mmHg。为保证围术期孕妇良好的循环携氧能力以及药物代谢功能，应使妊娠期妇女的血红蛋白保持在110 g/L以上。

（四）消化系统的改变

（1）妊娠期由于雌孕激素水平显著提高，致水钠潴留，肌肉韧带水肿造成食管下端括约肌功能不全，而隆起的子宫改变幽门解剖位置增加反流误吸的风险。肥胖孕妇的风险更高。

（2）近年来，随着超声技术在围术期的广泛使用，越来越多的医师应用胃超声对围术期患者胃内容物定性和定量分析，大大降低了反流误吸的风险。研究显示，没有妊娠合并症孕妇饮清水1 h后，胃窦容积与前夜禁食水者无差异；但妊娠糖尿病孕妇胃排空速率不及正常人的一半。

（3）为防止反流误吸，建议术前使用组胺H_2受体拮抗剂，可以减少胃酸分泌。我国中华医学会产科麻醉学组的2020年专家共识建议，术前禁食禁饮的时限为清亮液体2 h，清淡饮食

6 h，高热量和脂肪类饮食8 h。

二、手术时机的选择及药物对胎儿的影响

（一）手术方式和时机

妊娠期非产科手术最佳时期为妊娠中期，因为妊娠早期是胚胎发育及器官形成的关键时期，而妊娠晚期则增加了早产的风险。因此，尽量将妊娠期非产科手术推迟至妊娠中期进行。

最新的美国胃肠内镜外科医师协会（Society of American Gastrointestinal Endoscopic Surgeons，SAGES）制定的指南认为，早、中、晚妊娠期都可以接受腹腔镜手术（中等强度、高度推荐）。过去主张将非产科的外科治疗尽可能推迟到妊娠中期实施以避免流产或早产，且对于妊娠晚期孕妇，开腹手术应是首选的手术方式，但最新的文献表明，妊娠期孕妇都可以接受腹腔镜手术，且不增加母体和胎儿的危险，而一味地推迟手术可能增加母婴的不良结局。

研究显示，妊娠期非产科手术不会增加孕妇及胎儿不良结局，不会增加孕妇流产及胎儿早产的发生。

（二）药物对胎儿影响

尽管母体的低血压或低氧血症可增加胎儿不良结局的发生，故应是妊娠期非产科手术给胎儿造成的最大风险，但人们似乎更关注的是麻醉药物是否对胎儿有致畸作用或造成孕妇流产、早产的风险。

药物的致畸作用与种族差异、基因遗传缺陷、暴露时间、剂量大小以及特殊器官敏感性直接相关。大多数研究致畸性的学者发现，动物实验中，在特定的时间窗且给予足够剂量的药物，都会造成动物的畸形。其中，时间窗和药物剂量是两个关键因素。胚胎期（末次月经后31～71天）为重要器官发育阶段，该时期对致畸药物的敏感性较高，易致结构性异常；功能异常常与孕晚期接触致畸药物有关。多数学者认为，一次性极大剂量或长期小剂量用药同样具有致畸性，而仅仅单次、短时间内用药（如一次手术时长）不会造成畸形。

现有与麻醉药品致畸性相关的研究仅限于动物实验，而麻醉药物致畸性研究因在孕妇的前瞻性研究有悖于伦理，故任何类型的药物上市前后均不能在孕妇身上进行安全性检测研究。关于此方面的研究更多地来源于研究麻醉药物对动物生殖的影响、对长期接触麻醉药物的工作人员的流调以及对妊娠期行非产科手术孕妇预后的研究。

美国FDA对妊娠期用药种类及风险进行了评级，将药物安全性等级分为5级。

A：在有对照组的妊娠早期妇中未显示对胎儿药危险，在妊娠中晚期也没有危险的证据，可能对胎儿伤害极小。

B：在动物实验中未发现对胎儿有危险，但缺乏孕妇对照组，或在动物生殖实验中有不良反应，而在孕妇对照组并不能肯定其不良反应，且在妊娠中晚期也无危险证据。

C：动物实验证实对胎儿有不良反应如致畸或胎停育或其他，但在孕妇中无对照组或在孕妇或动物研究中无可参考依据，权衡药物对胎儿的影响利大于弊时使用。

11

D：已有对人类胎儿存在危险的明确证据，但孕妇急需且对母体有利，如孕妇生命垂危或病情严重，而安全性高的药物无效或无安全性药物可供使用时。

X：对动物或孕妇的研究已证实可造成胎儿发育异常，或是基于人类的经验已知其对胎儿有危险，孕妇使用该类药物弊大于利，该类药禁用于育龄妇女或非孕妇女。

围术期常用药物多为B、C类。常用药物中，仅镇静剂为D类，妊娠期使用可造成胎儿发育不良，故妊娠期避免使用该类药物。常用药物中，属于X类的药物并不多，沙利度胺、维生素A、甲氨蝶呤均属于X类。少量乙醇归为D类，大量乙醇归于X类，因此，妊娠期需关注孕妇是否酗酒，过量乙醇可致胎儿发育不良甚至畸形。此外，还应避免使用氧化亚氮，因为动物实验证明它是一种强力的蛋氨酸合酶抑制剂。氯胺酮因为可增加早期妊娠时子宫的张力，也应避免使用。如行静脉术后镇痛，避免常规或长期应用NSAIDs药物，因其存在潜在的胎儿动脉导管早闭或羊水过少的风险。

Shepard列出的对人类有致畸作用的药物及因素，其中并未包括麻醉药品。当前的研究一致认为，单次剂量的镇静剂没有致畸作用，但规律服药与唇裂、腭裂的风险增加相关，因此，妊娠早期（妊娠前3个月）应谨慎使用镇静剂。

目前在任何妊娠阶段使用标准剂量的麻醉药物时，均未显示出对人类有任何致畸作用。一项荟萃分析研究显示，在手术室工作的怀孕的医护人员长期暴露于麻醉药，仅极其轻微地增加了流产的风险。而长期吸烟和暴露于放射线环境下的妊娠期工作人员，胎儿畸形的潜在风险远远高于暴露于微量麻醉药物的孕妇。即使最新的研究也未显示全身麻醉会增加胎儿的畸形率，但部分研究发现，全身麻醉可能增加孕妇早产和流产的风险。大量针对妊娠期接受外科手术的研究结果显示，妊娠期非产科手术后，先天性畸形并未增加，但流产、早产、胎儿生长受限和出生低体重儿的概率增加。同时这些研究还发现，因原发疾病或手术操作所导致的胎儿不良结局要远高于麻醉因素所致的胎儿不良结局。

第二节　非急诊及急诊手术的麻醉选择及围术期管理

一、非急诊手术

（一）手术时机的选择

妊娠期非产科择期手术，应尽量避免在妊娠前3个月（胎儿器官形成期）实施手术，而妊娠晚期手术则增加早产的风险，因此，妊娠期非产科手术较为理想的时机是妊娠中期，该时期发生早产的风险相对较低。

（二）手术方式

近年来，随着越来越多的手术由传统的开腹手术转变为腹腔镜手术方式。妊娠期非产科手术也越来越多地采用腹腔镜手术方式。

许多研究认为，腹腔镜手术明显优于传统开腹手术，其优点包括：缩短住院时间，因术后疼痛较开腹手术减轻故术后麻醉性镇痛药物使用少，降低切口并发症，提早下地活动减少下肢血栓发生等。

此外，腹腔镜下通过放大的视野可以全方位观察盆腹腔，避免了开腹手术对子宫的直接刺激，使子宫更快地恢复正常功能，使胎儿宫内窘迫发生率降低。腹腔镜手术后抗生素、促胃肠蠕动药物及抑制子宫收缩药物用量少，降低了药物对胎儿的潜在风险。因术后恢复快和下地活动早，故胃肠功能恢复快，下肢血栓发生率低。

大多数研究表明，腹腔镜手术和开腹手术对孕妇母体及胎儿的影响无明显差异。尽管临床报道，妊娠期腹腔镜手术与开腹手术相比，术中、术后胎心监护无统计学差异，但目前相关的研究数据有限，尤其是对胎儿动脉血气、胎儿血流动力学等的研究报道极少，现仅有一项动物实验记录了6只孕末期的羊及一只孕狒狒的胎儿血流动力学变化，证实了CO_2气腹造成胎羊高碳酸症和酸中毒，而高碳酸血症可通过母体的过度通气而纠正。一些动物研究发现，CO_2气腹可导致腹膜吸收大量CO_2从而发生胎儿高碳酸血症、高血压以及心动过速。目前对于CO_2气腹对人类胎儿是否存在不利影响还缺乏足够的证据。由此可见，妊娠期腹腔镜手术的潜在风险不容忽视。

有学者建议，孕妇妊娠期非产科手术采用单孔腹腔镜手术，因其切口创伤更小、疼痛更轻，可能更有益于妊娠期手术，但现因报道的病例数量少而无法得出明确结论，也有学者因单孔腹腔镜手术视野差、操作空间小等缺点而对其优越性提出质疑。

妊娠期腹腔镜手术应尽可能推迟到妊娠中期进行，但随着孕周增加，妊娠子宫体逐渐增大，腹腔内可操作扩展空间受限。SAGES制定的指南推荐使用10～15 mmHg的CO_2气腹可安全用于孕妇腹腔镜手术（中等强度，高度推荐）；也有文献推荐低气腹压腹腔镜手术（8～12 mmHg）或无气腹腹腔镜手术。因为气腹压的降低可减慢并减少CO_2的吸收，但无气腹腹腔镜由于它的局限性并未被临床医师所采纳。

（三）麻醉选择及围术期管理

麻醉方式应依照手术部位和手术种类及性质决定。没有研究证明哪种麻醉方式对胎儿预后更有利。椎管内麻醉时，药物透过胎盘屏障微乎其微，使胎儿暴露于各种麻醉药物的风险最低，且易于孕妇的呼吸道管理，极大提高了母体和胎儿围术期的安全性。而椎管内麻醉最大的风险是可造成交感神经阻滞而发生低血压，从而降低子宫血流和胎儿灌注。因此，围术期应密切关注母体容量和血压。在妊娠期非产科手术中，椎管内麻醉适用于宫颈环扎术、四肢手术及泌尿科手术。选择椎管内麻醉时，如果滥用镇静剂或阿片类药物，可抑制呼吸道保护性反射，增加反流误吸风险。

对于此类手术，麻醉医师需要了解妊娠期腹腔镜手术的特点和原则，这不仅有利于麻醉医师确定麻醉方式，而且也有利于与手术医师协作制定有利于母婴结局的围术期诊疗方案。

选择全身麻醉时，宜采用快速顺序诱导。《中国产科麻醉专家共识（2020版）》明确指出，建议优先选择气管插管，但对于禁食充分、反流风险低以及气管插管失败的产妇，声门上人工

11

气道装置（喉罩）已不再被列为禁忌，并优先推荐选用双管型喉罩。指南中还指出，因喉罩置入刺激较气管插管轻微，诱导时可避免使用阿片类镇痛药物，能最大限度减少胎儿呼吸抑制的发生。

术前准备除充分的术前评估外，还可根据孕妇（孕周20周）的焦虑情况适当给予镇静剂以减轻孕妇的焦虑和疼痛。

为更好地预防误吸，在《中国产科麻醉专家共识（2020版）》明确指出，对于无合并症的孕妇，麻醉前禁饮清液体（包括但不限于水、不含果肉的果汁、碳酸饮料、清茶以及运动饮料）至少2 h，禁食固体类食物6~8 h；术前可使用抗酸药和（或）静脉注射H_2受体拮抗剂（如雷米替丁50 mg）和甲氧氯普胺（10 mg）等。

围术期监护除对母体进行有创或无创动脉压监测、心电监测、血氧监测、呼气末二氧化碳、气道压监测外，术前、术中、术后进行宫缩、胎心监护也是必不可少的。

因孕妇生理状态下即为轻度过度通气状态，因此在机械通气时应适当增加每分通气量。孕妇妊娠期乳房随激素水平逐渐增大，子宫增大使膈肌上抬，以上因素致肺顺应性下降，腹腔镜手术气腹时膈肌活动受限，使肺顺应性进一步降低，故应采取低潮气量快呼吸频率的通气方式以提高每分通气量，同时也降低肺容量伤及气压伤的发生。可根据孕妇预期体重（predicted body weight，PBW）来设置潮气量为6~10 ml/kg，孕妇预期体重可根据PBW（kg）= 45.5+［身高（cm）－150（cm）］0.91来计算，使吸气末峰压20 cmH$_2$O，条件允许的情况下可根据血气分析结果及时调整呼吸参数。孕妇功能残气量减少使孕妇的氧储备减少，故孕妇对缺氧的耐受能力明显下降。此外，孕妇对麻醉药敏感性增强，使吸入麻醉药最低肺泡有效浓度（MAC）较非孕人群降低；孕妇通气量明显增加，A/Q比值上升使麻醉药物吸收加速；故在术中监护及判断麻醉深度时需考虑以上因素。

孕妇是困难气道的高风险人群，孕妇的咽部和气道因黏膜水肿而脆弱，插管易造成出血和加重水肿，反复操作更易加剧。此外，孕妇的乳腺增大也会造成喉镜置入困难，可使用短柄喉镜以提高置入成功率。

麻醉后外周血管扩张，机体代偿功能受抑制，孕妇平卧时更易发生仰卧位低血压综合征。因此，无论采取何种麻醉方式，从孕中期开始，都应防止增大的子宫对主动脉及下腔静脉的压迫，可使孕妇左倾30孕妇右臀部垫高以防止下腔静脉受压。

临床研究表明，正常范围内的腹内压增高及二氧化碳气腹对胎儿无明显不利影响。SAGES制定的指南推荐孕妇腹腔镜手术过程中常规监测CO_2浓度（中等质量，高度推荐）。虽然动物实验表明，CO_2气腹可引起胎儿酸中毒，但目前研究尚不能确定是否会胎儿远期存在不利影响。鉴于潜在的不利影响，术中应监测孕妇呼末CO_2或动脉血气，避免胎儿高碳酸血症和酸中毒。此外，术中麻醉医师还应依照监护数据随时与手术医师商榷，透过降低气腹压、缩短手术时间以减少CO_2的吸收，避免高碳酸血症的发生。术中尽量减小头低脚高体位或头高脚低体位的屈度，并缓慢改变体位。术中避免主动脉-腔静脉受压，术中同时监测胎心及宫缩。临床研究显示，CO_2气腹和腹内压升高造成高碳酸血症时，过度通气虽可部分纠正酸中毒，但同时可导致子宫胎盘灌注减少，影响胎儿氧供；腹内压增高可使腔静脉受压加剧，亦加重仰卧位低血压的发生。

妊娠期腹腔镜手术，除常规腹腔镜手术并发症外，还需注意不同孕周对腹腔内脏器位置的影响，防止腔镜器械对子宫的刺激和损伤。

宫颈环扎手术可采用腰麻、硬膜外麻醉或全身麻醉下进行，首选腰麻，因其可提供效果确切且更深的阻滞，减少宫颈刺激引发的宫缩或体动；如采用全身麻醉时，对禁食良好的孕妇可选用喉罩通气，麻醉维持选择吸入麻醉药有利于子宫松弛而降低胎膜膨出的可能；诱导时避免孕妇呛咳或呕吐，因腹压增加也是胎膜膨出或破裂的主要原因之一。

许多女性因体外辅助生殖技术而接受麻醉下取卵术。理想的麻醉不应影响受精或早期胚胎形成，且术后恶心、镇静、疼痛和精神影响应降低到最低程度。现多采用丙泊酚＋芬太尼或瑞芬太尼的全身麻醉。术毕充分的术后镇痛也是避免因疼痛造成流产、早产的有效手段。

术后镇痛可采用静脉镇痛、椎管内镇痛及区域阻滞镇痛多模式镇痛方式。其中区域阻滞镇痛明显由于静脉镇痛，因镇痛药物有可能造成胎心变异性下降的风险。近年来，超声引导下的区域阻滞如腹横肌膜阻滞、腰方肌阻滞等方法被广泛应用于术后镇痛，对于妊娠期的非产科手术，术后镇痛应作为首选。良好的术后镇痛能促进孕妇术后及早下地活动，降低下肢静脉血栓形成的风险。

孕妇在整个妊娠期中因促凝因子增多而呈现高凝状态。研究显示，妊娠期间发生血栓并发症的危险较非孕状态时增加5倍，深静脉血栓的发生率为0.1%～0.2%。腹腔镜手术时气腹可导致下腔静脉血液淤滞，从而增加下肢深静脉血栓的风险。研究显示，12 mmHg 腹内压可明显减弱下肢血液的流速，即使间断使用充气挤压装置或间断电刺激小腿肌肉收缩，也无法完全纠正下肢血液的流速。一些接受大手术的孕妇可以使用低分子肝素或普通肝素来预防深静脉血栓，即使目前缺乏接受腹腔镜手术的孕妇使用普通肝素或低分子肝素预防深静脉血栓的证据。显而易见，围术期特别是术后预防孕妇发生下肢血栓是至关重要的。SAGES制定的指南推荐术中和术后使用充气挤压装置以及鼓励孕妇早期下地活动来预防发生深静脉血栓（中等强度，强烈推荐）。

二、急诊手术

（一）术前准备

妊娠期非产科急诊手术处理原则和手术时机同非妊娠孕妇相同。

尽早诊断及实施妊娠期非产科手术对改善术后母体及胎儿预后具有积极作用。

妊娠期非产科急诊手术需要围术期麻醉医师与产科医师及新生儿医师密切合作，共同制定围术期手术方案，依照孕妇的围术期临床体征及化验检查指标随时沟通并制定解决方案，以最大限度优化孕妇及胎儿状态，减少孕妇及胎儿围术期不良结局的发生。

对于急诊孕妇，因没有充裕的时间进行系统的术前评估，故需手术医师及麻醉医师尽可能地考虑到围术期可能要面临的风险并做好相应的准备（人员、药品、设备等）。

孕妇非产科急诊手术麻醉方式选择全身麻醉更为适宜。因无充分的评估时间，要高度重视孕妇可能存在的困难气道，准备并检查人工气道相关的设施设备（如面罩、喉罩、声门上通气

11

装置以及麻醉机、吸引器、可视化喉镜、可视化纤维支气管镜等），保证设施设备处于可正常工作状态。麻醉科医师应为高年资、经验丰富的，除能够熟练掌握各种操作技能并应对各种困难气道外，还需配备上级医师的协助和指导，保障孕妇急诊手术时能顺利建立人工气道。

对于急诊饱胃、拟行全身麻醉的孕妇，麻醉前30 min可酌情口服非颗粒形抑酸药（如枸橼酸钠）和（或）静脉注射H_2受体拮抗剂（如雷米替丁50 mg）或甲氧氯普胺（10 mg）等。

（二）围术期处理

除常规血压、心率、血氧饱和度或呼末二氧化碳监测外，围术期应严密实施，一旦发生胎儿宫内窘迫，应立即通知产科医师到位并进行处理。SAGES指南建议，急腹症腹部非产科手术的孕妇，应于术前、术中和术后进行胎心监护（中度强度，高度推荐），降低胎儿死亡率。

手术对子宫的操作影响应尽量最小化，避免胎儿早产。

全麻采取快速顺序诱导。使用起效迅速、代谢快速、短效的麻醉药物诱导。建议直接使用可视喉镜作为气管插管工具，因孕妇气道黏膜水肿，故气管导管宜选择较孕前小一号的气管导管。麻醉科上级医师应全程在场，由于孕妇气道黏膜水肿菲薄，极易摩擦出血。因此，如下级医师首次插管失败，应立即更换上级医师再次插管，最多只能尝试三次气管插管。气管插管失败后如果未发生声门周围组织水肿，可以考虑应用声门上气道装置如喉罩（有条件者可使用可插管型喉罩）等。如孕妇术前禁食充分，反流误吸低风险，也可直接采用喉罩，建议优先选用双管型喉罩。如发生通气困难，可视孕妇氧合情况立即唤醒或紧急实施气管切开或环甲膜穿刺。

孕妇行非产科手术常用的静脉麻醉药包括丙泊酚、依托咪酯、艾司氯胺酮；阿片类药物有芬太尼、瑞芬太尼、舒芬太尼。丙泊酚是短效静脉麻醉药，起效快，维持时间短，苏醒迅速。大剂量应用时应注意其对产妇血压的影响。依托咪酯具有循环影响较小、起效快、维持时间短的特点，适用于血流动力学不稳定或对血流动力学波动耐受性差的孕妇。但对新生儿皮质醇合成有一定的抑制作用，故对于非产科手术的孕妇建议只在麻醉诱导时使用。氯胺酮镇痛作用强，对新生儿影响小，特别适用于血容量低、合并哮喘孕妇的麻醉诱导。近几年刚刚上市的艾司氯胺酮为右旋氯胺酮，较氯胺酮镇痛效能更强，苏醒更快，类似"分离麻醉"精神方面的不良反应更少。阿片类药物对于全麻下非产科手术如腹腔镜手术必不可少，特别是对循环波动耐受性差的孕妇。瑞芬太尼是起效、代谢均迅速、短效的阿片类镇痛药，持续应用无蓄积效应。对孕妇可提供良好镇痛，同时对胎儿无明显呼吸抑制等不良反应，是目前临床全身麻醉诱导的首选阿片类药物。但需要注意的是，所有阿片类药物均可穿透胎盘屏障，有引发胎儿呼吸抑制的风险，因此，围术期应用阿片类药物的孕妇都应接受胎心监护。

麻醉维持可以全屏静脉或静吸复合麻醉。卤素类吸入麻醉药（如七氟烷、异氟烷等）、静脉麻醉药都有抑制子宫平滑肌收缩的作用，而卤素类药物的抑制作用更明显。

现常用的肌松药有氯化琥珀胆碱、罗库溴铵、顺式阿曲库胺。氯化琥珀胆碱起效快、作用时间短，是经典的全身麻醉诱导的肌松药。罗库溴铵是至今起效最快的非去极化肌松药，特别适用于短小手术。肌松药既可减少全身麻醉诱导药物的剂量，又能有效抑制麻醉诱导气管插管

产科精确麻醉

的应激反应。如手术创伤大、手术时间长，建议联合使用右美托咪定，在保证循环平稳的基础下可减少麻醉药及阿片类药物的用量。

SAGES 指南指出，围术期不需要提前预防使用宫缩抑制剂，出现早产迹象时建议使用宫缩抑制剂（高度强度，高度推荐）。硫酸镁是常用的保胎药之一，因其拮抗钙离子可抑制子宫肌层收缩、缓解宫缩，但它可延长非去极化肌松剂的作用及降低血管反应性，当发生苏醒延迟和难治性低血压时应考虑硫酸镁的作用。

（车向明）

参考文献

［1］ 王国林，徐铭军，王子千. 妇产科麻醉学［M］. 2 版. 北京:科学出版社，2012.

［2］ ACOG. ACOG Committee Opinion No. 775. American College of Obstetricians and Gynecologists［J］. Obstet Gynecol, 2019, 133:e285-e286.

［3］ Vujic J, Marsoner K, Lipp-Pump AH, et al. Non-obstetric surgery during pregnancy – an eleven-year retrospective analysis［J］. BMC Pregnancy and Childbirth, 2019, 19(1):382.

［4］ Barut B, Gönültas F, Gök AFK, et al. Management of acute cholecystitis during pregnancy: A single-center experience［J］. Ulus Travma Acil Cerrahi Derg, 2019, 25:154-158.

［5］ Mohamed A, Ons K, Zaineb B, et al. Acute appendicitis complicating pregnancy: a 33 case series, diagnosis and management, features, maternal and neonatal outcomes［J］. Pan African Medical Journal, 2018, 30:212.

［6］ 贝辛格，巴克林，甘布林. 产科麻醉学［M］. 陈新忠，黄绍强，译. 北京:中国科学技术出版社，2020.

［7］ Shnider SM, Abboud TK, Artal R, et al. Maternal catecholamines decrease during labor ang whilst ambulating with combined spinal epidural anesthesia［J］. Am J Obstet Gynaecol, 1983, 147:13-15.

［8］ 戈洛博. 米勒麻醉学［M］. 9 版. 邓小明，黄宇光，李文志，译. 北京:北京大学医学出版社，2020.

［9］ 邓小明，姚尚龙，于布为，等. 现代麻醉学［M］. 5 版. 北京:人民卫生出版社，2020.

［10］ Jevtovic V, Absalom AR, Blomgren K, et al. Anesthetic neurotoxicity and neuroplasticity: an expert group report and statement based on the BJA Salzburg Seminar［J］. Br J Anaesth, 2013, 111:143-151.

［11］ Bazdar S, Dehghankhalili M, Yaghmaei S, et al. Acute Appendicitis during Pregnancy; Results of a Cohort Study in a Single Iranian Center［J］. Bull Emerg Trauma, 2018, 6(2):122-127.

［12］ Adam S, Jean G. Risk Factors and Risk Stratification for Adverse Obstetrical Outcomes After Appendectomy or Cholecystectomy During Pregnancy［J］. JAMA Surg, 2017, 152(5):436-441.

［13］ Yu CH, Weng SF, Ho CH, et al. Pregnancy outcomes following non-obstetric surgery during gestation: a nationwide population-based case-control study in Taiwan［J］. BMC Pregnancy Childbirth, 2018, 18(1):460.

［14］ Brown HL. Trauma in pregnancy［J］. Obstet Gynecol, 2009, 114(1):147-160.

［15］ Lin EE, Tran KM. Anesthesia for fetal surgery［J］. Semin Pediatr Surg, 2013, 22:50-55.

11

第十二章
产科输液输血管理

第一节 产妇液体管理特点

血管内容量不仅决定血压，还决定心输出量和供氧量。剖宫产术中维持足够血容量以保障子宫胎盘灌注不仅能优化胎儿氧合和防止酸中毒，而且还能输送营养物质和消除子宫肌层的代谢产物。但是，产妇术中液体超负荷又会增加心血管负荷和肺水肿的风险，还可能导致新生儿出生后3天内体重下降。因此，剖宫产围术期的容量治疗一直是产科麻醉关注的重点之一。

产妇是发生肺水肿的高风险人群，报道的发生率在 8/10 000 ~ 50/10 000 不等。肺水肿是导致孕产妇死亡以及入住 ICU 的重要原因之一。除了妊娠期生理容量的增加外，容量不均衡分布也能导致肺水肿的发生（**图 12-1**）。而产妇心功能差异导致的动、静脉压力变化将直接决定微毛细血管静脉压的变化，血液成分变化可能引起微毛细血管胶体渗透压的变化，这些因素将最终共同决定产妇体内容量的分布。女性对怀孕期间生理和病理变化的代偿能力取决于3个重要因素：潜在的心血管储备、心脏功能以及疾病负担的程度。急性肺水肿可能继发于一种主要的心血管损伤，如子痫前期的严重高血压或与心肌缺血相关的心源性休克。急性肺水肿也可能发生于存在多个低风险因素（如年龄增长、肥胖和原先存在的高血压）且同时过量静脉输液的患者。剖宫产围术期液体正平衡＞2000 ml 是产妇发生肺水肿的独立风险因素。妊娠期妇女大部分具有1个或以上的肺水肿风险因素（**表 12-1**），围术期应对产妇进行全面的评估，针对产妇不同的心血管功能、容量状态以及手术进程，匹配不同的液体量及输液速度，避免容量过负荷或者肺水肿的发生，超声心动图可检测出亚临床的心脏收缩和（或）舒张功能降低，从而识别出有急性肺水肿风险的产妇。

国际术后快速康复学会［Enhanced Recovery After Surgery（ERAS）Society］和美国产科麻醉及围产医学会（Society for Obstetric Anesthesia and Perinatology，SOAP）分别在 2018 年及 2020 年发表了关于剖宫产术后快速康复的相关指南，均提到需要关注产妇的液体治疗。虽然目前并没有关于孕产妇理想液体量或者输液目标的具体参考值可提供，但以上两项指南均指出剖宫产围术期需维持产妇"容量平衡"，这是剖宫产术后获得最佳结局的决定因素之一。

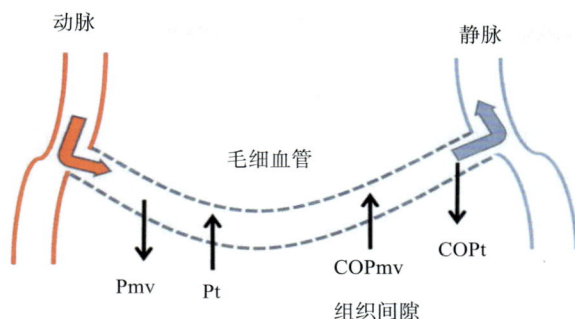

图 12-1　跨毛细血管渗透速率示意图

跨毛细血管液体渗透速率 = Kf［（Pmv − Pt）−（COPmv − COPt）］
Kf. 超滤系数（毛细管渗透性）；Pmv. 微毛细血管静水压（≈ 动脉压 − 静脉压）；
Pt. 组织静水压；COPmv. 微毛细血管胶体渗透压；COPt. 组织胶体渗透压

表 12-1　孕产妇发生肺水肿高风险因素

孕产妇发生肺水肿高风险因素	
孕前情况	心血管疾病（高血压、缺血性心脏病、先天性心脏病、瓣膜病、心律失常、心肌病）、肥胖、高龄、内分泌疾病（嗜铬细胞瘤和甲状腺机能亢进）
孕期特殊疾病	子痫前期、心肌病、败血症、早产、羊水栓塞、肺栓塞
药物因素	β 受体激动剂、糖皮质激素、硫酸镁、利托君、可卡因
补液治疗	液体正平衡 > 2000 ml
胎儿情况	多胎妊娠

第二节　产妇围术期输液管理

一、常规择期剖宫产产妇围术期液体管理

剖宫产术后快速康复指南强调了预防腰麻后低血压在改善母婴结局中的重要性。在常规择期剖宫产中，腰麻后低血压是最常见的并发症，其发生率可高达70%。低血压可导致产妇恶心、呕吐、意识丧失、心搏骤停和子宫胎盘灌注降低，导致新生儿酸中毒。但是，由于输注液体种类、液体量、液体输注时点及输注速度的不同，液体输注在预防腰麻后低血压中的效果在不同文献中的报道差异较大。临床研究证据显示，椎管内操作前晶体液预输注对于降低低血压的发生率或严重程度的效果非常有限，不再推荐使用，可以尝试操作时晶体液同步输注以及胶体液

预输注或同步输注。晶体液与胶体液相比，主要的优势在于：① 几乎不会发生过敏反应；② 对肝肾功能以及凝血功能影响小；③ 费用更低。而晶体液的劣势在于其分子量小，血管内存留时间短，要达到相同的扩容程度，所需液体量为胶体液的 3～4 倍，而外渗的晶体液又容易导致组织水肿或肺水肿。目前，相关指南推荐腰麻后低血压的预防策略中，补液只是作为升压药使用的补充，因此，并不建议为了达到一定的输液量而推迟手术。

常规择期剖宫产中有两类特殊的产妇人群需要在临床处理中引起重视。首先是双胎或多胎产妇，妊娠期血容量增加较单胎产妇更为明显，交感神经兴奋性更高，椎管内神经阻滞后可能出现更明显或持久的低血压，但是通过增加补液量来预防低血压是危险的，胎儿胎盘娩出后，在椎管内阻滞平面逐渐下降的过程中，回心血量明显增加，心脏负荷增加，更容易发生肺水肿，因此双胎或多胎产妇围术期补液应较单胎产妇更为谨慎。其次是产妇因保胎而长期使用利托君抑制子宫收缩，由于利托君的 β 受体选择性不强，作用于 $β_2$ 受体同时也作用于 $β_1$ 受体，故产妇可并发心悸、胸闷、胸痛和心律失常等反应。利托君与糖皮质激素合用时，可显著增加产妇发生肺水肿的风险，因此对于长期使用利托君保胎，并使用糖皮质激素促胎肺成熟的产妇，应采取限制性补液策略，量入为出或者稍微的负平衡。

二、高危孕产妇围术期输液管理

对于有特殊妊娠生理或有妊娠期合并症的产妇，如凶险性前置胎盘（pernicious placenta previa，PPP）、合并先兆子痫或心脏病的孕产妇，常规的液体治疗是危险的。这些产妇术前应该由多学科评估和计划，有创血压监测和心输出量的测量利于优化和管理液体、血管活性药物或者强心药的使用。这些产妇不仅需要警惕胎儿娩出前的心血管系统负荷，而且对于胎儿娩出后的子宫收缩以及宫缩剂使用造成的心血管系统改变同样要引起重视。

1. 大出血产妇围术期输液管理

对于产科大出血患者，确保静脉通路开放（两个外周 14 G 或 16 G 静脉通路）以便液体

和血液复苏，这对于保障孕产妇生命安全是至关重要的。可根据情况放置中心静脉导管用于测压、补液以及给予血管活性药物。

对于可预计的产科大出血，通常可以将围术期容量管理分为三个阶段：第一阶段为术前准备期，可给予产妇一定容量的预扩容，以增加产妇在大出血过程中的耐受性，维持更稳定的血压。但是由于妊娠期血容量增加，并且血浆容量的增加（1000 ml）超过红细胞的增加（500 ml），孕妇多呈稀释性贫血状态。因此，预扩容的液体量通常不要超过 1000 ml，以免进一步加重稀释性贫血以及产妇心脏负荷。第二阶段为急性大出血期，限制输入过多的液体来扩容（晶体液不超过 2000 ml，胶体液不超过 1500 ml），允许在控制性低压的条件下进行复苏。过早输入大量的液体容易导致血液中凝血因子及血小板的浓度降低而发生"稀释性凝血功能障碍"，甚至发生DIC 及难以控制的出血；过量的晶体液往往积聚于第 3 间隙中，可能造成脑、心、肺的水肿及腹腔间隔室综合征等并发症。第三阶段为出血控制期，一旦出血得到控制，或出血速度明显减缓，就需要警惕容量过负荷的风险，需要根据出血量、生命体征变化以及尿量等综合判断对液

体入量进行调整。

在剖宫产大出血过程中，由于循环容量大出大进，在保证循环容量的同时，要注意维持电解质及酸碱平衡，同时通过加热液体以预防产妇低体温的发生，对于加快产妇产后康复具有积极的作用。

2. 妊娠合并高血压产妇围术期输液管理

在正常的妊娠过程中，孕产妇血容量增加40%~50%，处于高血容量状态。但是妊娠合

并高血压尤其是子痫前期产妇多为血液浓缩状态，各种血管舒缩因子功能改变，导致血管痉挛、终末器官缺血。由于子痫前期常伴有毛细血管渗漏和胶体渗透压降低，是孕期妇女发生肺水肿的主要原因之一，因此通过补液纠正血管内容量减低、改善器官灌注是无效且危险的，可能增加发生肺水肿的风险。

但是，由于临床实践中明显的个体差异性，妊娠合并高血压产妇围术期并没有统一的输液标准。虽然有关于目标导向液体治疗方案可提高妊娠合并高血压产妇围术期循环稳定性的报道，但是相关系统评价指出，关于子痫前期妇女理想液体治疗策略的数据有限，需要进一步的随机对照研究来提供更多的证据，以确定哪种液体管理策略最适合这一异质性明显的人群。对于重度子痫前期患者，建议实施椎管内麻醉期间避免或尽量减少静脉液体输注（即静脉给予的晶体液<500 ml），而对于可能的低血压，建议采用预防性小剂量输注升压药［比如，去氧肾上腺素0.5 μg/(kg·min)］并通过逐步调整剂量的方式维持血压接近基线水平。

3. 妊娠合并心脏病产妇围术期输液管理

妊娠合并心脏病位居发达国家产科死因首位，在我国目前仅次于产后出血居第二位。

mWHO（改良版世界卫生组织孕产妇心血管风险分类法）Ⅲ~Ⅳ级产妇均具有剖宫产指征，其预后与麻醉处理是否得当密切相关。妊娠过程中，由于血容量的增加，孕产妇心血管系统的负荷明显增加。在分娩过程中，产妇表现为高静水压和低胶体渗透压，极易发生肺水肿。分娩后产妇体液重新分布，48h内心率和血压先出现下降，3~6 d内因组织内滞留的水分重新进入循环系统，使循环血压升高，血流动力学改变，易发生产后短期内急性心衰，因此妊娠合并心脏病产妇围术期精确的输液管理尤为重要。

对所有接受产科手术的心脏病孕产妇，麻醉科医师均参与术前多学科会诊，全面了解患者病情，并对心脏风险进行分级，在此基础上进行麻醉方法的选择及术前准备。对于合并心脏病孕产妇需要进行剖宫产手术终止妊娠者，均需有创动脉压和血气分析监测，并做颈内静脉置管以便应用血管活性药物。并根据熟练程度酌情放置Swan-Ganz、Picco、Flotrac/Vigileo、MostCare或经胸超声心动图，对心脏功能及容量状态进行实时监测，以指导围术期输液。

妊娠合并心脏病产妇围术期麻醉管理目标主要为维护心脏功能，防止心脏前、后负荷的剧烈变化。因此，容量管理需要精细化，既要防止术前利尿治疗导致的低血容量，又要防止胎儿胎盘娩出后回心血量增加导致的急性左心衰竭。对于已经出现心衰症状、体征或者有肺动脉高压的产妇，遵循量出为入或负平衡的容量控制原则，必要时使用利尿剂以减轻心脏的容量负荷。固定心输出量的心脏病（如主动脉瓣狭窄、二尖瓣狭窄）对失血所致低血容量的耐受性差，精细化的容量管理则要求通过补液维持适当的前负荷。

胎儿胎盘娩出后回心血量的增加有诱发急性肺水肿的可能，因此在没有明显出血的情况下需要严格限制入液量及速度，特别是在产后最初的48 h之内。胎儿娩出后，将产妇置于头高脚低位，产科医师予腹部手法加压以减慢回心血量，同时可酌情加用少量正性肌力药物来维持心功能。

第三节　产妇围术期输血管理

一、产后出血定义及流行病学

产后出血（PPH）全球发生率在6%～11%，仍然是目前全世界范围内产妇发病和死亡的主要原因。2000—2019年，我国孕产妇死因构成中产后出血导致的孕产妇死亡率（maternal mortality ratio，MMR）已从20.8/10万降至3.0/10万。但直至2019年，产后出血仍是我国孕产妇死亡的首要原因，占比约16.9%。PPH精确的输血管理对于保障血流动力学稳定、促进凝血、避免DIC、减少子宫切除及降低孕产妇死亡率等具有重要作用。

在过去的近10年，国家机构和组织对若干实践指南和建议进行了更新，以协助临床医师更好地预防和治疗PPH，其中包括2014年中华医学会妇产科学分会产科学组指南、2017年美国妇产科医师学会（ACOG）的实践公告以及2019年患者血液管理、止血和血栓进展网络（Network for the Advancement of Patient Blood Management，Haemostasis and Thrombosis，NATA）联合国际妇产科联盟（International Federation of Gynecology and Obstetrics，FIGO）、欧盟妇产科理事会及学会（European Board and College of Obstetrics and Gynaecology，EBCOG）和欧洲麻醉学会（Eurioean Society of Anaesthesiology，ESA）发布的产科患者血液管理指南。

产后出血的定义和分类如下：

（1）中华医学会妇产科学分会产科学组对PPH的定义为胎儿娩出后24 h内，阴道分娩者出血量≥500 ml、剖宫产分娩者出血量≥1000 ml；严重产后出血是指胎儿娩出后24 h内出血量≥1000 ml；难治性产后出血是指经宫缩剂、持续性子宫按摩或按压等保守措施无法止血，需要外科手术、介入治疗甚至切除子宫的严重产后出血。

（2）ACOG对PPH定义为不论剖宫产或自然分娩，胎儿娩出后24 h内累计出血量达到或超过1000ml或出血伴低血容量的症状或体征。

（3）NATA对PPH定义为不论剖宫产或自然分娩，胎儿娩出后24 h内累计出血量≥500 ml；严重产后出血是指胎儿娩出后24 h内出血量≥1000 ml或出血伴低血容量的症状或体征；威胁生命的大量出血是指娩出后24 h内出血量≥2500 ml或出现低血容量休克的表现。

二、剖宫产术前出血风险评估

孕晚期增大的子宫胎盘血流为500 ml/min，甚至达到700～800 ml/min，而产科出血由于胎盘植入、羊水混合，出血从阴道流出等原因，使得产科出血具有异常迅速或者缓慢而隐匿的特点。ACOG 指南提出了一个用于评估产妇出血风险的工具表，可以判断预测超过80%的产后出血患者。然而，在超过 10 000 名产妇中的一项回顾性队列研究显示，40%以上高危组产妇并未经历产后出血，工具的特异性低于60%。此外，大约1%的低危组产妇经历了严重的产后出血，表明试图通过风险评估与分级来识别患者的临床应用价值有限。这些发现更表明对产妇出血量进行密切而仔细监测的必要性，包括那些最初被划分为出血低风险组的产妇。但是对于一些可能增加出血风险的因素同样需要引起重视，比如胎盘异常、多胎妊娠、巨大儿、既往产后出血史、妊娠期高血压疾病、绒毛膜羊膜炎、阴道助产、凝血功能障碍等。

三、剖宫产术中出血量估计

产后出血量的估测偏差是普遍问题，低估出血量会延误产后出血的诊断以及处理，严重时可导致孕产妇死亡，因此尽可能准确估计产后出血量对于产妇围术期输血管理至关重要。目前主要的出血量估计方法包括：

（1）称重法和容积法：称量所有浸过血的材料和血块，以确定其累积量。1 g 重量 = 1 ml 失血量，湿物品克重 − 干物品克重 = 失血毫升量。一项包含了150名产妇的前瞻性队列研究对目测估计和重量测量进行了比较，与重量法相比，目测法对失血的估计约有30%的误差，其他研究也得到了类似的结果；吸引瓶中的出血量是可以直接通过容积法估计的，但非常重要的一点是羊水应单独使用一个吸引瓶计量，以便更准确地统计出血量。同时，不能忽略阴道出血，对于出血高风险患者，提前在产妇臀部铺垫便于更换的吸血垫有利于称重阴道出血量。目前称重法和容积法仍是最经典的出血量估计方法。

（2）血红蛋白水平测量：血红蛋白每下降10 g / L，出血量为400～500 ml。但是在产后出血早期没有及时补充容量的情况下，由于血液浓缩，血红蛋白值通常不能准确反映实际出血量。

（3）产科休克指数法（obstetric shock index，OSI）：OSI = 心率/收缩压，当休克指数分别大于1、1.5、2时，估计出血量为1000、1500及2500 ml，当使用称重法和容积法或血红蛋白水平测量估算的出血量与生命体征变化存在较明显差异时，可以参考休克指数法结合产妇尿量、精神状态等估算出血量，以便发现隐性失血。

（4）AI比色技术法：目前有研究AI比色技术估计失血量，基于智能手机的应用程序，通过拍摄使用过的手术纱布和罐子的照片，识别和分析摄影相关区域的几何信息，自动滤除纱布和储血罐内的非血液成分来计算失血量。它作为经典的称重法和容积法的替代方法，具有简便易操作的特点，但仍需临床进一步的验证。

由于目测法在评估失血量时与实际出血量存在较大差异，在产科大出血处理中不做推荐使用，以免贻误产妇救治。在使用多种评估产后出血量方法的同时，要尤其重视实际出血量的极早期正确识别（在出现明显的生命体征变化之前），这在改善产妇结局方面具有重要意义。因为基于孕产妇妊娠循环的生理改变，通常对于出现心动过速或者低血压症状的产妇，其实际出血量可能已经达到总血容量的25%（大约或超过1500 ml）。并且，出血量绝对值对不同体重产妇意义不同，因此最好能计算出产后出血量占总血容量的百分比，妊娠末期总血容量的简单计算方法为非孕期体重（kg）×7%×（1+40%）或者非孕期体重（kg）×10%。也要重视失血速度，重症产后出血情况包括：出血速度＞150 ml/min；3 h内出血量超过总血容量的50%；24 h内出血量超过全身总血容量。

四、输血治疗

（一）纠正贫血

产后出血何时输注红细胞尚无统一指征，往往是根据产妇出血量的多少、临床表现如休克相关的生命体征变化、止血情况和继续出血的风险、血红蛋白水平等综合考虑来决定是否输注。一般情况下，血红蛋白水平＞100 g/L可不考虑输注红细胞，而血红蛋白水平＜60 g/L几乎都需要输血，血红蛋白水平＜70 g/L应考虑输血，血红蛋白在70～100 g/L时，应根据患者心肺代偿功能、有无代谢率增高及有无活动性出血等因素决定是否输注红细胞。每个单位红细胞悬液是从200 ml全血中提取的，每输注两个单位红细胞悬液可使血红蛋白水平提高约10 g/L，应尽量维持血红蛋白水平＞80 g/L。

（二）自体血回输

目前，产科麻醉相关指南推荐自体血回输作为出血高风险孕产妇围术期复苏策略的一部分。而我们国内使用产妇自体血液回输的病例数量居世界前列，同样显示产科使用产妇自体血液回输是安全的。基本操作流程为：血液回收装置吸引术野出血→混合肝素生理盐水→吸引至储血罐→进入自体血液回收机进行离心分离→洗涤产生一定血细胞比容的自体血→通过白细胞滤器→回输产妇。

尽管自体血回输在产科的使用已经比较普及，但是仍然存在羊水成分进入母体循环导致羊水栓塞的顾虑。临床应用中需要强调以下几点以保障产妇安全：

（1）自体血回输应该由训练有素的团队进行。

（2）羊水使用独立的吸引瓶进行吸引。

（3）对回收血液进行两次洗涤或者双倍液体洗涤。

（4）使用白细胞过滤器，不加压输血。

有效清除羊水成分仍是产科自体血液回输关注的重点，通过严格的清洗和过滤，羊水中的主要成分包括板层小体、鳞状细胞、组织因子、甲胎蛋白等几乎不会有残留。但是，血液回收仪不能区分母体红细胞和胎儿红细胞，当存在母儿血型不合时存在溶血的风险。虽然产科回收血中胎儿血红蛋白含量极少，是否有临床危害值得怀疑，但是可根据患者整体情况评估使用自体血回输的风险获益。在必要情况下，对于Rh阴性血产妇，为预防下一胎的免疫性溶血，可采用1500 U抗-D球蛋白防治胎儿血红蛋白污染引起的免疫反应。此外，由于孕产妇的高凝状态，抗凝液的配置通常需要肝素加倍，1000 ml 0.9%的生理盐水加30 000～50 000 U肝素。同时需要注意，自体血液回输仅能回收红细胞，应根据情况适当补充凝血因子及纤维蛋白原等凝血物质。

（三）凝血功能障碍的处理

正常妊娠妇女处于高凝状态。与非孕妇相比，孕妇凝血因子明显增加（Ⅱ，Ⅶ，Ⅷ，Ⅹ，Ⅻ和VWF因子），蛋白S抗凝血活性降低，组织纤溶酶原激活物活性降低导致纤溶减少，血小板反应性增加。促凝系统和纤溶系统之间平衡的转变有助于防止胎盘分离期间的过度出血。妊娠期某些病理状态如胎盘植入、胎盘早剥、HELLP综合征、羊水栓塞、妊娠期急性脂肪肝、宫内感染等可导致急性血管内凝血因子活化，引起广泛的血管内血栓形成，甚至弥散性血管内凝血（DIC），由于大量凝血物质消耗而导致严重出血。迅速给予血液制品和纠正凝血功能障碍是治疗PPH的关键。

（1）纤维蛋白原（FIB）：由于妊娠期凝血功能的特殊性改变（参见相关章节），FIB在PPH的病理生理学过程中起着关键性作用，低FIB水平（＜2 g/L）已被证明与PPH的严重程度相关，并且作为需要临床处理的独立预测指标。输入纤维蛋白原1 g可提升血液中纤维蛋白原0.25 g/L，1次可输入纤维蛋白原4～6 g（也可根据患者具体情况决定输入剂量）。

（2）新鲜冰冻血浆（fresh frozen plasma，FFP）：是新鲜抗凝全血于6～8 h内分离血浆并快速冰冻，几乎保存了血液中所有的凝血因子、血浆蛋白、纤维蛋白原。当产后出血过程中PT或APTT＞正常值1.5倍或INR＞2.0，创面弥漫性渗血，则需要补充FFP，首次应用剂量为10～15 ml/kg。维持剂量需要根据患者的出血情况和实验室检查结果决定，一般为5～10 ml/kg。倘若出现大量出血，使用剂量取决于出血的控制情况，最大剂量甚至可达50～60 ml/kg。

（3）血小板：产后出血尚未控制时，若血小板计数低于（50～75）×10⁹/L或血小板计数降低并出现不可控制的渗血时，则需考虑输注血小板，治疗目标是维持血小板计数在50×10⁹/L以上。国内10 U全血制备的血小板相当于1个治疗量，含2.5×10⁹血小板，可使成人外周血血小板数量增加约（7～10）×10⁹/L。每个治疗量血小板输注后应重新进行临床评估，检测血小板水平，在需要的情况下才继续输注。

（4）冷沉淀：输注冷沉淀主要为纠正纤维蛋白原的缺乏，如纤维蛋白原水平高于2 g/L不必输注冷沉淀。冷沉淀常用剂量为0.10～0.15 U/kg。

（5）凝血酶原复合物：含凝血因子Ⅱ、Ⅶ、Ⅸ、Ⅹ，200 U所含凝血因子相当于200 ml血浆中所含的量。单次使用剂量为20～30 U/kg。

（6）凝血因子Ⅷ浓缩物：应用于凝血因子Ⅷ活性小于60%时，治疗剂量为30 U/kg。

总之，补充凝血因子的主要目标是维持PT及APTT均小于1.5倍平均值，并维持纤维蛋白原水平在2 g/L以上。但是，在大多数情况下，由于标准实验室检测结果往往受时间限制，从获得血液样品到接受结果存在时间延搁，所以临床处理和输血治疗通常是基于出血量估计和临床综合判断，实验室检查作为临床处理的验证以及用于指导下一步治疗。如果出血不能快速控制，应启动积极的大出血抢救方案（MTP，1∶1∶1＝红细胞悬液10 U∶新鲜冰冻血浆

1000 ml：血小板 1 U）。羊水栓塞作为产科特有的一种疾病，低凝血功能状态是其特征性的三联征之一（低血压、低血氧、低凝血功能），除了维持氧合、稳定循环外，积极纠正凝血功能障碍也是这类患者救治成功的关键。根据患者需求成分输血是纠正羊水栓塞相关凝血功能障碍的一线治疗方法，如果实施以上处理仍不能有效控制出血，可考虑子宫切除。

虽然血栓弹力图（thromboelastography，TEG）和血栓检测仪（rotational thromboelastometry，ROTEM）可以即时监测凝血功能，但目前这些医疗设备在产科大量失血患者中还缺乏理想的目标值，因此应用 TEG / ROTEM 结果指导产科出血的治疗还需要进一步的临床验证。

（四）产后出血的药物辅助治疗

1. 重组活化凝血因子Ⅶ

重组Ⅶ因子用于产后出血的治疗应当特别慎重，美国 FDA 认定Ⅶ因子用于治疗的适应证为 A 或者 B 型血友病。Ⅶ因子是一种能够显著提升产后出血患者凝血能力，但是又能够导致患者发生致死性栓塞的药物。因此，这一制剂的使用应当在相关专业人士的指导下严格掌握指征使用，并遵循个体化的使用原则，初始使用剂量为 60 ~ 90 µg / kg。

2. 氨甲环酸

氨甲环酸作在治疗产后出血上的优势已经被包括美国世界孕产妇抗纤维蛋白溶解试验（World Maternal Antifi-brinolytic trial，WOMAN）在内的大型临床研究所证实：对于非严重产后出血，与未给药组相比，静脉给予 1 g 氨甲环酸能够降低产妇的病死率。新生儿出生后 3 h 内给予氨甲环酸，产妇病死率得以下降。同时，研究表明，使用氨甲环酸并未提高患者静脉血栓的发生率。故 ACOG 指南推荐，在发生产后出血、使用常规的治疗方法失败后，应当考虑及早给予氨甲环酸，给药的时间窗最好在新生儿出生后 3 h 内。使用方法为 1 g（100 mg / ml）静脉注射 1 ml / min，如果 30 min 后仍有出血或者第一剂注射 24 h 后再次出血，再追加第二剂（方法同上）。

3. 钙离子

钙离子在人体内具有多重生理意义和功能，其中它作为凝血因子Ⅳ参与凝血过程。血浆钙离子浓度正常范围为 1.19 ~ 1.33 mmol / L。大量输注库存血的过程中，血液保存剂枸橼酸盐将与钙离子结合造成游离钙离子浓度明显降低，维持正常的钙离子水平有助于维持凝血功能正常。总之，在抢救产科大出血患者的过程中，维持恰当的血容量和必要的血红蛋白水平，积极纠正凝血功能障碍是抢救成功的关键。同时要注意维持电解质及酸碱平衡，通过加温血液制品、液体以及体外加温等方法避免患者出现低体温，从而加重凝血功能障碍和酸中毒。必要时可适当使用血管活性药物维持产妇循环稳定。

【临床案例 12-1】

患者，女，29 岁，孕 7+ 月先兆临产。因全身水肿、心累气紧急诊入院，未常规产检。入院查体：患者半坐位，会阴及双下肢明显水肿，双肺呼吸音清晰，心脏可闻及连续性杂音。血压 142 / 64 mmHg，心率 90 次 / min，呼吸 45 次 / min，鼻导管吸氧 SpO₂ 97%。心脏超声提示：先

产科精确麻醉

天性心脏病，动脉导管未闭（管型），大血管水平左向右分流，二尖瓣反流（中度），三尖瓣反流（轻度），肺动脉压估测值增高（请结合临床），左室收缩功能测值正常。实验室检查：NT-proBNP 1254 pg/ml。入院诊断：妊娠合并先天性心脏病（动脉导管未闭），重度肺动脉高压，Ⅰ度房室传导阻滞，心功能Ⅳ级，妊娠合并低蛋白血症，妊娠合并中度贫血，妊娠合并瘢痕子宫，G2P1，7+月宫内孕，单活胎临产。因患者入院后出现规律宫缩，于ICU紧急多学科会诊后转入手术室拟行剖宫产术。

患者入室后血压130/66 mmHg，心率95次/min，面罩持续高流量吸氧，氧饱和度100%，取高半坐位，开放静脉通道，桡动脉穿刺置管测压，股静脉穿刺置管备用，侧卧位（头高脚低）下给予椎管内穿刺，$L_1 \sim L_2$硬膜外向上置管，$L_3 \sim L_4$腰麻给予0.5%的罗哌卡因2 ml，硬膜外向下置管。同时给予米力农1.5 μg/(mg·min)和去甲肾上腺素0.25 μg/(mg·min)持续泵注，间隔5 min硬膜外上下管分别给予2%的利多卡因试探剂量3 ml（未加肾上腺素）至麻醉平面达T_6。术中患者生命体征平稳，收缩压98～120 mmHg，容量管理量入为出，术中估计出血量400 ml，尿量100 ml，匀速缓慢输注晶体液400 ml。手术持续时间1 h，术后硬膜外给予2 mg吗啡镇痛，TAPB和镇痛泵镇痛，逐渐减少米力农和去甲肾上腺素用量至出室前停用。

【临床案例12-2】

患者，女，29岁，因"停经34⁺³周，阴道出血40 min"于凌晨入院。阴道流血量约50 ml，色鲜红，无明显腹痛。孕30⁺²周曾行MRI检查提示：中央型前置胎盘，胎盘附着于子宫前壁及少许后下壁，覆盖切口瘢痕区，符合凶险性前置胎盘表现；子宫前下壁胎盘粘连、植入，右前下壁局部穿透性植入待排。入院诊断"凶险性前置胎盘，胎盘植入，瘢痕子宫，G2P1，34⁺³周宫内孕，横位单活胎，先兆早产"。入院生命体征：心率82次/min，血压115/69 mmHg，呼吸20次/min，体温37.2℃。拟行急诊剖宫产。

凌晨3：10患者送入手术室，入室生命体征：心率98次/min，血压110/73 mmHg，呼吸20次/min。行桡动脉穿刺置管测压，查血气血红蛋白为103 g/L。两根16 G和一根18 G静脉通路，麻醉前控制晶体液入量500 ml。准备血液回收装置，保温毯体外加温。3：25丙泊酚150 mg，琥珀胆碱100 mg全麻诱导插管，开始手术，3：30娩出胎儿。胎儿娩出后手术医师立即将子宫抱出盆腔，血浆管捆绑子宫下段，胎盘致密粘连，活动性出血明显，娩出困难，手术医师手取胎盘。加快输液，整个手术过程患者生命体征平稳，共出血2100 ml，尿量750 ml，自体血回收1500 ml，洗涤后回输600 ml，新鲜冰冻血浆600 ml，乳酸林格氏液1500 ml，羟乙基淀粉130/0.4氯化钠注射液500 ml，未输注异体红细胞。术后血气分析：pH 7.376，PCO_2 37.3 mmHg，BE 3.3 mmol/L，HCO_3^- 21.9 mmol/L，K^+ 3.9 mmol/L，Na^+ 137 mmol/L，Cl^- 103 mmol/L，PO_2 407.6 mmHg，HCT 25%，Hb 85 g/L，SO_2 100%，Lac 2.58 mmol/L，Ca^{2+} 1.36 mmol/L。患者清醒拔管送ICU。

（林雪梅）

参考文献

［1］ Caughey AB，Wood SL，Macones GA，et al. Guidelines for intraoperative care in cesarean delivery: enhanced recovery after surgery society recommendations（Part 2）［J］. Am J Obstet Gynecol, 2018，219:533-544.

［2］ Bollag L，Lim G，Sultan P，Carvalho B，et al. Society for Obstetric Anesthesia and Perinatology: Consensus Statement and Recommendations for Enhanced Recovery After Cesarean［J］. Anesth Analg, 2021，132（5）:1362-1377.

［3］ Kinsella SM，Carvalho B，Dyer RA，et al. International consensus statement on the management of hypotension with vasopressors during caesarean section under spinal anaesthesia［J］. Anaesthesia, 2018，73: 71-92.

［4］ Committee on Practice Bulletins-Obstetrics. Practice Bulletin No.202: Gestational Hypertension and Preeclampsia［J］. Obstet Gynecol, 2019，133(1): e1-e25.

［5］ 中国心胸血管麻醉学会非心脏手术麻醉分会.妊娠合并心脏病围麻醉期中国专家临床管理共识（2018）［J］.临床麻醉学杂志，2019，35(07): 703-708.

［6］ 中华医学会妇产科学分会产科学组.产后出血预防与处理指南(2014)［J］.中华妇产科杂志，2014，49(9): 641-646.

［7］ Committee on Practice Bulletins-Obstetrics. Practice Bulletin No.183: postpartum hemorrhage［J］. Obstet Gynecol, 2017，130(4): e168-e186.

［8］ Muñoz M，Stensballe J，Ducloy-Bouthors AS，et al. Patient blood management in obstetrics: prevention and treatment of postpartum haemorrhage. A NATA consensus statement［J］. Blood Transfus, 2019，17: 112-136.

［9］ Lim G，Facco FL，Nathan N，et al. A review of the impact of obstetric anesthesia on maternal and neonatal outcomes［J］. Anesthesiology, 2018，129: 192-215.

产科精确麻醉

第十三章

产科麻醉的常见并发症与治疗

第一节　低血压

低血压是指血压低于基础血压的30%和或收缩压小于90 mmHg，低血压是产科麻醉期间的常见并发症，发生率为30%～100%。低血压可使产妇感到头晕、恶心、呕吐甚至误吸。如果不及时处理，严重的可突发意识丧失甚至心搏骤停；此外，低血压可导致胎盘灌注压降低，造成胎儿酸中毒，危及胎儿生命（如发生缺氧和脑损伤）。产科麻醉期间低血压的思维导图详见图13-1。

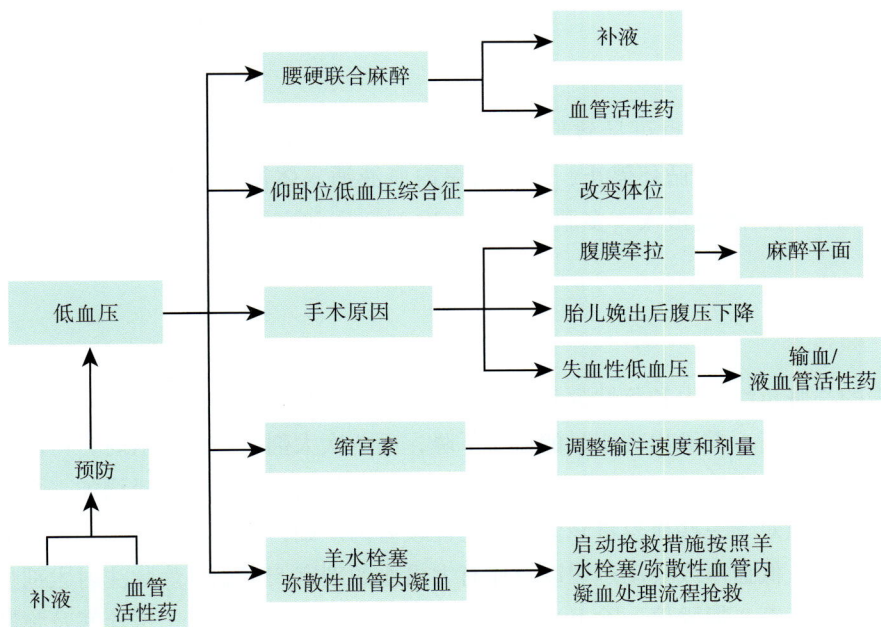

图 13-1　低血压

13

一、剖宫产麻醉期间低血压的原因

（一）椎管内麻醉

产科椎管内麻醉包括连续硬膜外麻醉、单次蛛网膜下腔麻醉和腰硬联合麻醉。硬膜外麻醉起效相对缓慢，阻滞平面易于掌控，对循环影响小，低血压发生率低；蛛网膜下腔麻醉用药剂量小、作用迅速、镇痛和肌松效果较满意，但麻醉平面可控性差，对循环影响大，低血压发生率高；蛛网膜下腔联合硬膜外麻醉结合了两者的优缺点。

椎管内麻醉对循环的影响取决于交感神经阻滞的范围。剖宫产阻滞平面要求达到$T_6 \sim T_8$水平。因此，几乎不可避免地发生交感神经阻滞，导致动静脉血管舒张，血管阻力下降，前后负荷降低。如果神经阻滞平面达到$T_1 \sim T_4$，则可阻滞心交感神经，引发心动过缓和每搏量减少。而右室充盈减少也可触发心壁的机械感受器，导致血管迷走神经Bezold-Jarisch反射，进一步加重心动过缓和心功能衰竭。

（二）仰卧位低血压综合征

仰卧位低血压综合征（SHS）是指妊娠晚期子宫压迫主动脉或下腔静脉，或两者同时压迫时，使回心血量减少、心输出量下降，继而出现呼吸困难、血压下降、脉搏快而弱、头晕、恶心、呕吐和出汗等一系列症状，当变动体位为侧卧位后，症状即可减轻的一种综合征，在蛛网膜下腔麻醉后极易出现。其机制是：椎管内麻醉后，产妇的腹壁肌肉及子宫附属韧带松弛，由于失去支撑，充满羊水和胎儿的子宫压迫主动脉和下腔静脉，导致回心血量降低；此外，增大的子宫压迫横膈，刺激迷走神经，也可导致心率减慢和血管阻力降低；再者，蛛网膜下腔麻醉阻滞胸腰段交感神经血管收缩纤维后，也可导致血管扩张。

（三）手术原因

手术时腹膜牵扯反应也可导致低血压；胎儿、胎盘娩出后腹压骤降，内脏血管急剧扩张，子宫迅速缩复，胎盘循环停止，子宫血窦内血液涌入体循环，使循环出现剧烈波动。前置胎盘、胎盘早剥、胎盘植入、多胎妊娠、多次剖宫产和宫缩乏力等原因可造成术中失血性低血压。

（四）缩宫素

缩宫素的心脏负性肌力和负性频率作用强度与药物剂量和输注速度相关。多数产妇在应用催产剂量的缩宫素时，并不出现明显的血压下降，而单次大剂量静脉注射时，可因直接扩血管效应导致动脉压明显下降；如果产妇反射性心动过速，代偿性使心输出量增加，血压可在数分钟内恢复稳定。但对于一些血容量降低或心功能较差的产妇，可能没有这种正常反应，尤其在高位椎管内阻滞、低血压或心动过缓以及伴有大出血的剖宫产产妇，静脉注射大剂量缩宫素可造成严重低血压甚至心搏骤停。除上述原因外，还要鉴别是否发生了羊水栓塞及弥散性血管内凝血导致产妇低血压。

二、剖宫产麻醉手术期间低血压的预防和治疗

近年来，产妇围术期低血压的管理已经由治疗转向积极地预防性使用血管升压药。在麻醉前应密切监测产妇的生命体征，必要时采用有创动脉监测，避免血压过低影响产妇与胎儿的生命健康。之前的研究认为，低血压的主要诱因是主动脉-下腔静脉被压迫导致的静脉回流不畅通，影响心脏充盈和心输出量，这导致了对静脉液体负荷的依赖，但是研究发现，液体负荷治疗对低血压疗效有限。目前没有一个单一的措施能完全避免和充分治疗剖宫产术中接受椎管内麻醉的产妇低血压。预防和治疗目标是维持收缩压≥基础值的90%，避免平均压低于基础值的80%。

（一）预防性输液

剖宫产术前静脉输液取决于个人和科室的习惯。晶体液费用低廉，再分布快，但容易导致肺水肿，并且停留时间短，在血管内的实际停留时间只有 20～30 min，具有一定的局限性；与晶体液预扩容相比，胶体液预扩容后低血压的发生率明显降低，可以提高血浆胶体渗透压和心输出量，增加组织灌注与氧供，即使母体的动脉血压还没明显改善，而子宫胎盘血流已显著增加，然而胶体液费用高、过敏发生率高、对凝血机制及肾功能有一定的损害。目前新的观点认为，晶体液与胶体液联合混合扩容的方式，预负荷输注 500 ml 6% 的羟乙基淀粉溶液和 500 ml 乳酸林格氏液，较单纯 1000 ml 乳酸林格氏液更能有效降低低血压的发生率。

（二）升压药物

麻黄碱、去氧肾上腺素和去甲肾上腺素这三种血管收缩剂在临床运用中最广泛。目前的指南倾向于使用苯肾上腺素而不是麻黄碱。

1. 麻黄碱

麻黄碱是拟交感神经药物，直接作用于 β_1 受体，使心输出量及心率增高，间接作用为收缩血管，致使交感神经末梢释放去甲肾上腺素递质。麻黄碱可透过胎盘，激动胎儿体内 β_1 受体，增加胎儿新陈代谢，导致胎儿 pH 值降低，对胎儿酸碱状态影响不利。尽管麻黄碱曾经是产科中使用最广泛的血管升压药，在 1999 年前，95% 的医师将其作为唯一的血管收缩剂使用，但目前不再建议使用麻黄碱作为产科的一线升压药。

2. 苯肾上腺素（又称去氧肾上腺素）

关于使用血管升压药治疗腰麻下剖宫产术中低血压的国际共识声明提出，α受体激动剂药物是治疗或预防腰麻后低血压的最合适的药物，推荐使用高选择性 α_1 受体激动剂苯肾上腺素。苯肾上腺素直接收缩血管，升高血压，可引起收缩压及肺动脉压升高，当剂量较大时，可兴奋压力感受器，引起心动过缓，甚至使心输出量减少。因此，不适合应用于心动过缓或者蛛网膜下腔麻醉后发生心动过缓的产妇。虽然苯肾上腺素或麻黄碱对低血压的升压效果相当，但有研究证实，苯肾上腺素能更有效地增加产妇的子宫胎盘血流，增加胎儿氧供，降低酸中毒。有研究通过序贯法测得苯肾上腺素间歇静脉推注预防剖宫产腰麻期间低血压的 ED_{90} 是 6 μg。有研究

表明，预防性静脉推注苯肾上腺素0.25 μg/kg，之后以0.25 μg/（kg·min）的速度泵注直到腰麻完成后13 min，可以有效降低产妇低血压的发生率。苯肾上腺素剂量太大或静脉注射速度太快均可引起心动过缓和血压升高，甚至由于外周阻力增加，使心输出量降低。目前大量证据倾向于苯肾上腺素作为产科的一线升压药。

3. 去甲肾上腺素

最近的研究表明，低剂量去甲肾上腺素可能是一个更好的选择，后期需要更多的证据来证明这一观点。去甲肾上腺素因具有β和α肾上腺素能活性，可使心动过缓发生减少、心脏输出量增加，去甲肾上腺素有强大的α受体效应，可致血管收缩、血压升高，但也有β受体兴奋作用，使冠状动脉扩张和血流增加；同时使心肌收缩力增强，明显改善血流动力学。推荐持续泵注去甲肾上腺素5~10 μg/（kg·h）预防腰麻后的低血压。

由于去甲肾上腺素、苯肾上腺素或麻黄碱均与不良胎儿结局或增加胎儿酸中毒的风险（pH<7.2）无关，因此选择血管升压药应基于多因素考虑。如低血压伴有肺高压时，应用小剂量去甲肾上腺素，不宜用苯肾上腺素，因为后者可致肺血管收缩，严重低血压可考虑使用血管加压素；如低血压伴有快速心房颤动或心动过速时，可选用苯肾上腺素或去甲肾上腺素，禁用麻黄碱。

（三）体位调节

自20世纪70年代Crawford等发现产妇体位和脐带pH值存在相关性以来，左侧倾斜体位已成为应对产妇低血压的重要共识。近来通过核磁共振测量足月产妇，在仰卧位和左侧位倾斜15°、30°和45°体位下腹主动脉和下腔静脉充盈度，发现各体位间的腹主动脉容量无差异，而腔静脉的压迫最少要左倾30°才能部分缓解，而将子宫推向左侧比左侧倾斜30°效果会更好。近来的研究表明，如果补充足够的液体或者血管升压药治疗，是否采用左侧倾斜体位并不影响胎儿和母亲结局。因此，不应再建议将轻度左侧倾斜姿势作为标准操作，而应当在所有其他恢复血流动力学稳定的尝试都失败时，进行倾斜大于30°的紧急操作。

（四）物理干预

下肢压迫如腿部包裹和小腿按压装置可能有助于改善静脉回流，通过减少腿部静脉血池来发挥作用，从而改善低血压。然而，这些技术也可能造成局部缺血、神经损伤或产妇不适。

有效的预防措施虽然可以减少低血压的发生，但要警惕容量超负荷、凝血障碍和反应性高血压。剖宫产围手术期低血压的发生率高，为了确保母婴安全，麻醉医师与产科医师应密切合作，积极鉴别和处理产科和麻醉因素导致的低血压。

第二节　恶心、呕吐

产科围术期恶心、呕吐思维导图详见**图13-2**。

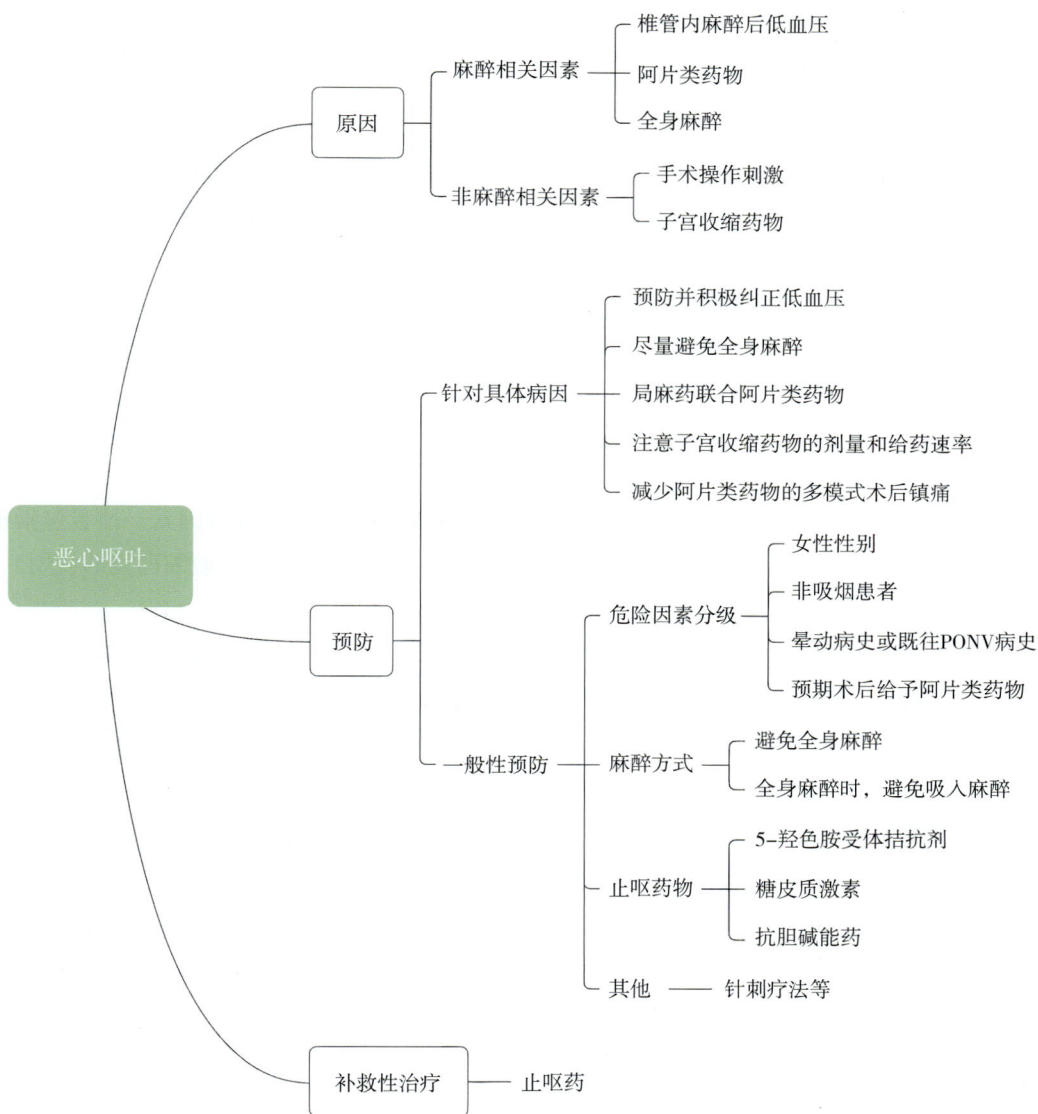

图 13-2　产科围术期恶心、呕吐

一、流行病学

产妇是发生恶心、呕吐的高危人群。在妊娠期，孕激素水平的升高使胃、小肠以及食管下段括约肌的平滑肌松弛。除外对胃肠道的作用，孕期激素水平的改变还会影响脑干的呕吐中枢。另外，增大的子宫压迫胃部，进一步增加恶心、呕吐的发生率。既可发生术中恶心、呕吐（intraoperative nausea and vomiting，IONV），也可发生术后恶心、呕吐（postoperative nausea and vomiting，PONV）。根据麻醉方式的不同，恶心、呕吐的围术期发生率最高可达80%。

二、恶心、呕吐生理

恶心、呕吐的调节中枢包括位于延髓的两个独立区域，即化学感受器触发区和呕吐中枢。化学感受器触发区位于第四脑室底的后脑膜部，该区域血管丰富且缺乏血脑屏障的保护；呕吐中枢位于延髓的外侧网状结构，负责整合各种呕吐反射。该区域接受胃肠道的迷走神经感觉纤维、迷路前庭核、大脑皮质高级中枢、化学感受器触发区及颅内压感受器等传入的兴奋性信号。这些区域富含多巴胺能、毒蕈碱能、色胺能受体，以及组胺和阿片类受体。呕吐中枢的传出信号到达迷走神经、膈肌以及控制腹部肌肉的脊神经引起相关肌肉收缩，继而发生呕吐。

三、围术期恶心、呕吐原因

产妇围术期发生恶心、呕吐的原因可归为两大类：麻醉因素和非麻醉因素。前者包括椎管内麻醉引起的低血压和阿片类药物的使用；后者包括手术操作刺激和子宫收缩药物的使用。

低血压

椎管内麻醉引起的低血压是发生IONV最重要的原因之一。在各种椎管内麻醉中，又以蛛网膜下腔麻醉（腰麻）引起的低血压最为常见。据报道，目前有超过78%的择期剖宫产是在腰麻下进行。当使用下降超过20%的基线血压水平作为低血压定义时，其发生率可高达70%～80%。低血压的主要原因是椎管内麻醉阻滞了交感神经，使得小动脉张力丧失。急性低血压时引起脑灌注压下降和脑干缺血，继而激活延髓的呕吐中枢，引起恶心、呕吐；同时，低血压还减少肠道血供，刺激肠道分泌催吐物质如5-羟色胺等。只要能及时纠正低血压，恶心、呕吐症状会很快消失。血管加压药和静脉补液是预防和治疗椎管内麻醉后低血压的主要措施。

血管加压药主要包括去氧肾上腺素和麻黄碱。去氧肾上腺素是主要作用于α肾上腺素受体的直接激动剂，而麻黄碱是间接作用于α和β肾上腺素受体的激动剂。麻黄碱的起效速度慢于去氧肾上腺素，这可能会使低血压持续较长时间。但去氧肾上腺素可导致产妇反射性心动过缓。因此一般是根据产妇心率来选择椎管内麻醉后低血压的血管加压药，即心率较快时首选去氧肾上腺素，心动过缓时则首选麻黄碱。如果产妇在输注去氧肾上腺素时心动过缓，那就应减少或停止输注，除非伴有低血压。综上，当椎管内麻醉后发生低血压，首选去氧肾上腺素

（50～100 μg，静脉推注；或25～100 μg/min，静脉输注），但当产妇存在心动过缓时，使用麻黄碱更为合适（5～10 mg，静脉推注）。近年去甲肾上腺素也被用于椎管内麻醉后低血压的预防和治疗，但还需更多研究来证实其安全性和有效性。

静脉补液是预防和治疗椎管内麻醉低血压的另一个重要措施。在实施椎管内麻醉的同时快速静脉输注晶体液，并在必要时给予血管加压药，能有效预防低血压的发生。腰麻时建议静脉快速输注500～1000 ml液体，具体取决于产妇的共存疾病和容量状况。若产妇存在伴严重表现的子痫前期，则应少量静脉补液。关于补液时机，没有必要在实施椎管内麻醉前预扩容。研究表明，同时补液（晶体液或胶体液）减少低血压的效果与预先补充胶体液等同，且优于预先补充晶体液。在补液种类选择上，晶体液比胶体液更常用于剖宫产，因为晶体液更便宜且更普及。而且，目前的研究结果并未表明胶体液和晶体液相比有绝对优势。

其他预防或治疗椎管内麻醉后低血压的方法包括采取左倾15°体位和预防性使用昂丹司琼等，但其有效性尚需进一步探索。

四、阿片类药物的使用

在局麻药中加入阿片类药物，能改善椎管内麻醉的阻滞效果，加强术中和术后镇痛。完善的镇痛能减少手术操作刺激引起的IONV，然而阿片类药物本身又会增加恶心、呕吐的发生。可能的机制为椎管内的阿片类药物向头端扩散，直接刺激化学感受器触发区；阿片类药物局部吸收进入循环激活呕吐中枢。研究显示，使用不同的阿片类药物其恶心、呕吐的发生率确有不同。在腰麻和硬膜外麻醉中加入芬太尼能降低恶心、呕吐的发生率；在腰麻中加入2.5 μg或5 μg舒芬太尼均能减少止呕药的使用，但在硬膜外使用超过30 μg的舒芬太尼时，恶心、呕吐的发生率增加，这可能是因为硬膜外腔的舒芬太尼被过快吸收；无论腰麻还是硬膜外使用吗啡，均会增加恶心、呕吐的发生。吗啡引起的恶心、呕吐常发生在术后而非术中，这可能是因为其主要用于术后镇痛并且起效缓慢。

目前的研究提示，当阿片类药物的剂量选择合适时，既能阻滞内脏神经传入纤维减少手术操作刺激引起的不适，又能尽量避免阿片类药物本身引起的恶心、呕吐症状。推荐剂量为腰麻中加入芬太尼10～25 μg，舒芬太尼2.5～10 μg；硬膜外中加入芬太尼50～100 μg，舒芬太尼20～30 μg。

五、手术操作刺激

一些手术操作如将子宫取出盆腔、腹腔探查和牵拉腹膜会引起椎管内麻醉患者的恶心、呕吐。这些操作通过C类神经纤维引起内脏痛，而内脏痛是恶心、呕吐的重要原因。局麻药主要阻滞传递躯体痛的Aδ类神经纤维，无法充分阻滞传递内脏痛的C类神经纤维。手术刺激还通过广泛分布于子宫和腹膜的迷走神经感觉纤维激活呕吐中枢，引起恶心、呕吐。有研究表明，将子宫取出盆腔操作是IONV的独立危险因素，使IONV的发生率从15%增加到38%。

分布于脊髓的阿片类受体在内脏伤害性刺激的传导过程中起重要作用。当单独使用局部麻醉药进行椎管内麻醉时，手术操作刺激引起的IONV发生率高达50%。在局麻药中加入阿片类药物能有效抑制C类神经纤维的传导，明显减少恶心、呕吐的发生。常用的阿片类药物剂量为腰麻中加入芬太尼10～25 μg，舒芬太尼2.5～10 μg；硬膜外中加入芬太尼50～100 μg，舒芬太尼20～30 μg。在推荐剂量下，既能有效阻滞C类神经纤维的传导，又不会引起明显的不良反应。

六、子宫收缩药物

为了增强子宫收缩、减少围术期出血量，产科医师常常使用各种促进子宫收缩的药物。常用的子宫收缩药物包括缩宫素、前列腺素制剂（米索前列醇、卡前列素氨丁三醇）和麦角类药物（马来酸麦角新碱）。这些药物常常会伴随恶心、呕吐的不良反应。以最常用的缩宫素为例，静脉注射5个单位的缩宫素后，恶心和呕吐的发生率分别为29%和9%。缩宫素的不良反应与剂量和给药速率有关。在使用时可减慢给药速度，以减少不良反应的发生。

七、术后恶心、呕吐

术后恶心、呕吐（PONV）主要由阿片类药物和严重疼痛引起。多项研究表明，术后阿片类药物的使用以剂量相关的方式增加PONV的发生率。椎管内使用吗啡是术后镇痛的主要方法，常用剂量为蛛网膜下腔100 μg或者硬膜外腔1～3 mg。更高的剂量不能进一步改善镇痛效果，还增加PONV的风险。在某些特殊情况，产妇需在全身麻醉下接受剖宫产术并接受静脉术后镇痛。全身应用（静脉）比局部（椎管内）使用阿片类药物更易引起恶心、呕吐。采用多模式的术后镇痛策略，在合理控制疼痛的同时减少阿片类药物的使用，能尽量减少PONV的发生，包括常规使用NSAIDs、对乙酰氨基酚、TAPB等。还有研究表明，使用低剂量的纳洛酮可能有助于缓解阿片类药物引起的恶心、呕吐。

八、恶心、呕吐的预防

可针对剖宫产围术期恶心、呕吐的原因进行针对性预防。策略包括：积极预防椎管内麻醉后低血压的发生，局麻药联合阿片类药物减少手术操作引起的不适，使用子宫收缩药物时注意用量和给药速率，使用减少阿片类药物用量的多模式术后镇痛等。应尽量避免使用全身麻醉。必须使用全身麻醉时，宜采用全凭静脉麻醉，而不是吸入麻醉。另外，还可以根据Apfel等人创立的PONV简化风险评分系统来对产妇进行术前评估，并根据预测的风险程度来进行一般性预防。简化版风险评估系统使用简单，可准确预测成人患者的PONV风险。简化版风险评分系统的内容包含以下4种高度预测性危险因素：女性性别、非吸烟患者、晕动病史或既往PONV病史、预期术后给予阿片类药物。存在0、1、2、3和4项这些危险因素时，相应的PONV风险分别是10%、20%、40%、60%及80%。可以看到，绝大多数产妇至少包含2项高危因素，存在中度风险发生恶心、呕吐。因此我们应积极地预防性使用止呕药。常用止呕药可将PONV风险降低约25%。联合使用不同类药物通常比采用单药更有效。常用的止呕药及剂量包括昂丹司琼4 mg、格拉司琼1 mg、多拉司琼12.5 mg、地塞米松4 mg。

九、恶心、呕吐的补救性治疗

对于恶心、呕吐的管理应该重在预防。发生恶心、呕吐后，主要的治疗措施包括去除诱因和使用止呕药物（见上文）。

第三节　胃反流和肺误吸

一、概述

1848年，James Simpson最早提出误吸是导致麻醉期间死亡的原因之一。它的提出是源于一个15岁的女孩接受氯仿全身麻醉拔除脚趾甲，误吸了胃内容物或医师给她喝的白兰地，并很快死于此并发症。后来，Curtis Mendelson调查了1932—1945年纽约当地医院的44 016个分娩病例，发现66例患者发生了误吸。Mendelson推荐临产妇分娩期间减少进食，尽量使用区域阻滞和预防性使用抑酸药物，产妇全身麻醉由有能力和经验的麻醉医师来实施，这些建议很长时间成为产科麻醉的基本原则。

近30年，产妇胃反流误吸引起的吸入性肺炎而导致的死亡已经降到几乎可以忽略不计的水平。英国产妇和儿童的健康调查报告显示：1994—2008年15年间的10 500 000产妇分娩记录，只有3例产妇死于误吸，这意味着分娩过程中误吸的死亡率小于1/350万。绝大多数发生误吸的产妇与实施全麻有关，气管插管全身麻醉和中度或深度镇静的产妇是误吸的高危人群。

胃反流和肺误吸思维导图详见图13-3。

二、胃与食管的解剖及妊娠对胃功能的影响

（一）胃与食管的解剖

食管的近端1/3由横纹肌组成，远端只有平滑肌，两端的括约肌通常是关闭状态。在呼吸时，环咽部或者食管上端的括约肌可以防止空气进入食管，胃食管部分或者食管下端的括约肌可以防止胃内容物反流，食管下端的括约肌从解剖和压力上来说，是一段持续保持张力的特殊肌肉。括约肌处于呼气末压力比胃部压力高8～20 mmHg。食管下端括约肌在横膈肌上约3 cm处被膈食管韧带镶嵌入固定。在食管下端括约肌松弛瞬间，会发生胃内容物反流至食管。

胃反流和肺误吸
- 妊娠对胃的影响
  - 胃解剖结构
  - 胃功能
    - 胃压力变化
    - 胃酸变化
    - 胃排空变化——超声技术判断胃排空
      - 胃窦成像技术
      - 胃内容物定性检测
      - 胃窦Perlas分级
- 肺的误吸
  - 误吸的病理生理
  - 误吸的处理
    - 气道处理
    - 低氧血症治疗
    - 呼吸衰竭治疗
  - 误吸的预防
    - 禁食原则
      - 剖宫产
      - 分娩
    - 药物预防
- 麻醉选择
  - 椎管内麻醉（首选）
  - 气管插管全身麻醉
    - 择期
      - 常规禁食和诱导
      - 胃部B超辅助判断
    - 急诊
      - 快速顺序诱导
      - Sellick手法压迫环状软骨
      - 胃部B超辅助判断

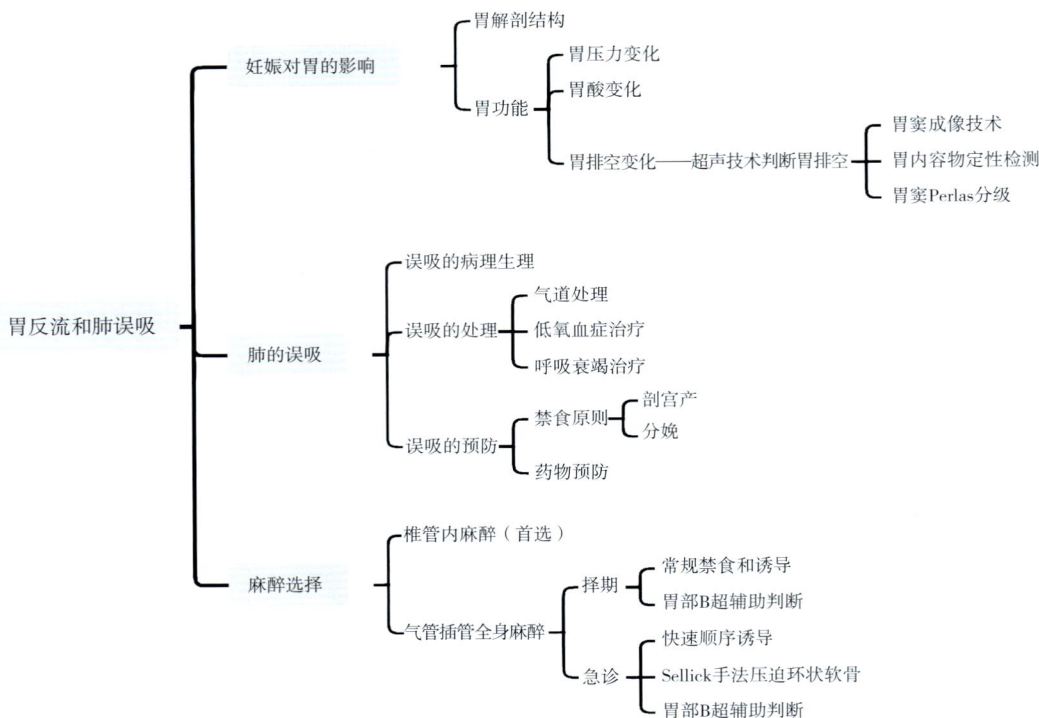

图 13-3　胃反流和肺误吸

（二）妊娠对胃功能的影响

妊娠后期常见胃食管反流，因为妊娠期间增大的子宫将胃向上移位至膈肌的左侧，胃轴从正常的垂直位向右旋转约45°，胃内压力增加。双胎、羊水过多、过度肥胖均可以造成孕妇胃内压力进一步升高。孕酮可以使平滑肌松弛，导致食管下端不能相应地增强收缩。有研究显示，妊娠妇女与非妊娠妇女比较，食管反流的发生率更高。

妊娠和非妊娠妇女的基础胃酸分泌并没有差异。孕妇在妊娠初期3个月和妊娠中期3个月，孕妇的胃酸分泌率减少。近些年来，随着床旁B超测量胃排空的推广及其他方法测量胃排空，研究显示：整个孕期直到生产前，孕妇胃的排空时间与非孕妇胃排空时间是没有区别的；但是分娩妇女的胃排空延迟，高达2/3的产妇进食24 h后胃内容物仍有残留。分娩显著地改变了胃肠道生理，尤其是胃排空确实延迟了。

三、超声技术在孕产妇胃内容物判定的应用

（一）概述

虽然胃反流误吸发生率极低，但产妇依然是围术期误吸发生的高风险人群，尤其对于分娩中转急诊全身麻醉剖宫产术的产妇，评估误吸发生的危险等级显得尤其重要。床旁超声技术用

于胃内容物的测量，可以客观地对胃内容物的性质和量进行快速判定，辅助临床医师更加精准地评估误吸风险并且精准地选择最佳手术时机。

（二）胃窦部超声的应用

1. 超声下胃窦成像

患者取平卧或右侧卧位，使用便携式二维超声仪，采用低频曲线探头，将探头置于上腹部正中矢状位，向右侧稍做移动，或者轻微旋转探头，获得胃窦最佳图像，以肝左叶、腹主动脉和肠系膜上动脉作为解剖标志物，在肝左叶和胰腺之间可见椭圆形胃窦部图像。

2. 胃内容物定性检测

空腹时，胃窦扁平窦壁紧贴，胃窦呈"牛眼"外观（**图13-4**）；胃内存在清亮液体如水、胃液、无渣果汁等，液体中充满小气泡时胃窦呈"星空"外形，气体消失后呈暗性液区（**图13-5**）；胃内存在固体食物时，胃窦呈"磨玻璃"外形（**图13-6**）。

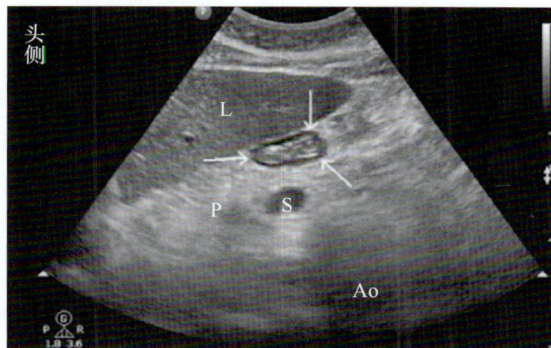

L—肝脏；P—胰腺；S—脾静脉；Ao—主动脉

图13-4 空腹胃窦超声图像

箭头所指部位为呈"牛眼"外观的胃窦（引自 Kruisselbrink R，Arzola C，Endersby R，et，al. Intra- and interrater reliability of ultrasound assessment of gastric volume［J］. Anesthesiology，2014，121（1）：46-51.）

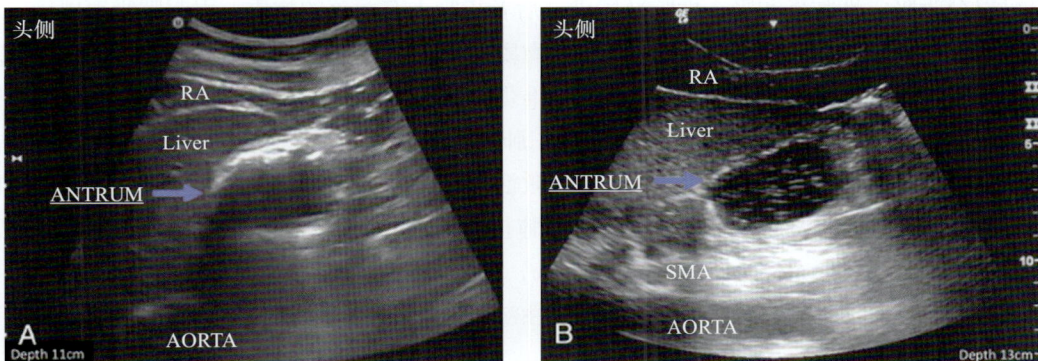

SMA—肠系膜上动脉

图13-5 胃内有液体的胃窦超声图像

A. 箭头所指胃内容物为不含气泡的液体；B. 箭头所指胃内液体中充满小气泡，呈"星空"外形（引自 Haskins SC，Kruisselbrink R，Boublik J，et，al. Gastric Ultrasound for the Regional Anesthesiologist and Pain Specialist［J］. Reg Anesth Pain Med，2018，43（7）：689-698.）

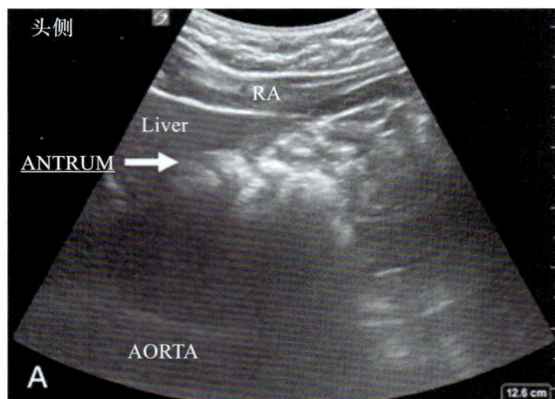

图 13-6　胃内有固体食物的胃窦超声图像

箭头所指胃内容物为固体（引自 Haskins SC，Kruisselbrink R，Boublik J，et，al. Gastric Ultrasound for the Regional Anesthesiologist and Pain Specialist ［J］. Reg Anesth Pain Med，2018，43（7）:689-698.）

3. 胃窦 Perlas 分级

主要针对胃内容物为液体的患者，进行胃内容物的半定量评估，可以分为三等级。超声探头的选择和放置位置同胃窦部成像，患儿在仰卧和侧卧位分别进行评估：0级，仰卧和侧卧位超声下均未见胃内液体；1级，仰卧位可见胃内液体，侧卧位未见胃内液体；2级，仰卧和侧卧位均可见胃内液体，具有较高的误吸风险。

四、肺误吸的病理生理及误吸的处理

（一）病理生理及临床症状

肺的误吸通常发生于麻醉、镇静、癫痫抽搐引起的意识水平降低，咽喉反射减弱或消失，胃内酸性液体或者固体物质反流误吸入肺。固体物质误吸可以引起窒息，甚至导致死亡。液体误吸可以分为吸入性肺炎和吸入性肺部感染。后者指吸入有菌落的物质，引起呼吸道感染。

吸入性肺炎指吸入胃内酸性或者颗粒性物质导致的急性肺损伤。吸入的酸性物质可以导致肺泡上皮损伤，引起肺泡渗出清蛋白、纤维蛋白、细胞碎片及红细胞，导致肺泡内水分和蛋白含量增加、肺容积减少、肺顺应性下降、肺内血液分流严重，可以引起低氧血症的发生。呼吸道受直接酸性物质损伤后，巨噬细胞被激活并分泌细胞因子、白细胞介素、肿瘤坏死因子等，从而引起强烈的炎症反应，引起急性肺损伤（acute lung injury，ALI）或急性呼吸窘迫综合征（acute respiratory distress syndrome，ARDS）。吸入性肺炎患者有突发的低氧血症、咳嗽、心动过速等症状。肺部听诊双肺弥漫性湿啰音或哮鸣音，胸部X片通常在数小时后才会出现异常。

（二）误吸的处理

（1）气道吸引：观察到肺的误吸发生时，立即行口咽、气管及主支气管的吸引，必要时候可以使用纤维支气管镜取出较大的食物。不推荐支气管肺泡灌洗，因为灌洗不能改善酸性物质已经造成的实质性损伤，还可能使原有的低氧血症恶化。

（2）抗生素：吸入性肺炎自发缓解率较高，预防性使用抗生素并没有效果，并且可能导致耐药菌的感染。但需要持续跟进评估患者是否出现感染症状。

（3）低氧血症治疗：有自主呼吸的患者在保证充足氧供的同时给予持续气道正压通气（continuous positive airway pressure，CPAP）治疗。机械通气患者进行呼气末正压通气，可以恢复功能残气量，减少肺内分流，减轻低氧血症。

（4）全身糖皮质激素治疗：不鼓励常规使用糖皮质激素治疗化学性吸入性肺炎，因为人体观察性研究并未证明使用糖皮质激素有益。

（5）呼吸衰竭治疗：吸入性肺炎若导致ARDS发生，治疗ARDS的基本原则包括保护性通气策略、谨慎液体治疗及基本重症监护流程等，可查阅ARDS文献资料。

五、误吸的预防策略

（一）禁食原则

（1）择期剖宫产术禁食标准：禁食脂肪类、油炸类、肉类等固体食物至少8 h，禁配方奶6 h，禁清饮料2 h。

（2）分娩时的禁食标准：美国麻醉医师学会（ASA）推荐低危产妇分娩时摄入适量的清饮如等渗运动饮料、果汁、水等，但是不建议进食固体食物。欧洲指南也执行比较宽松的禁饮制度，因此低风险的产妇在分娩过程中可以进食一些低渣食物。

（二）药物预防

ASA产科麻醉实践指南中指出"在外科手术（如剖宫产术、产后输卵管结扎术）之前，医师应该考虑给予抗酸剂、H_2受体拮抗剂和甲氧氯普胺预防误吸。"

（1）抗酸剂：临床常用的抗酸剂为枸橼酸钠，枸橼酸钠溶液的抗酸效果取决于基础胃液量和酸度，在诱导前20 min内使用，口服抗酸药主要用于急诊手术。因为其作用时间短，择期手术不太适合。

（2）组胺H_2受体拮抗剂：H_2受体拮抗剂可以拮抗壁细胞上的组胺受体并可以有效地减少胃液量和酸度。常用药物有西咪替丁、雷尼替丁、尼扎替丁等。

（3）质子泵抑制剂：可以抑制胃壁表面的壁细胞的氢离子泵，减少胃液量，降低胃液酸度，常用药物有奥美拉唑、兰索拉唑。

（4）甲氧氯普胺：甲氧氯普胺是普鲁卡因胺衍生物，外周胆碱能受体激动剂，中枢多巴胺受体拮抗剂。静脉注射甲氧氯普胺10 mg可以使食管下端括约肌紧张性增加，并可以增加胃蠕动来减少胃内容物。

13

六 、麻醉方式的选择

avoid全身麻醉是降低误吸风险的最有效方法。在保证母婴安全的前提下，尽可能选择椎管内麻醉，但不可避免有些特殊产妇是需要在全身麻醉下完成剖宫产的，择期全身麻醉按常规禁食禁饮和常规流程诱导，麻醉诱导前胃窦超声，能更加精准地掌握产妇胃排空情况。

急诊剖宫产麻醉诱导前的准备是必要的，可以采取以下措施：

（1）充分评估产妇气道风险，已知困难气道时行纤维支气管镜下清醒气管插管。

（2）采用快速顺序全麻诱导，诱导前给予抗酸剂或组胺H_2受体拮抗剂等。

（3）诱导时进行Sellick手法压迫环状软骨。

（4）床旁胃窦B超可以快速判断胃内容物的性质和量，有利于精准评估风险。

第四节　硬脊膜穿破后头痛

硬脊膜穿破后头痛（PDPH）是指在实施椎管内麻醉时无意或有意穿破硬膜导致的头痛，是椎管内麻醉较常见的并发症。产科患者行无痛分娩或剖宫产术广泛采用椎管内麻醉，故PDPH也是产科麻醉的常见并发症。在90%的病例中，PDPH的典型症状在椎管内穿刺后3天内出现，66%的病例症状在穿刺后48 h内出现，特点是体位性头痛。该头痛通常是自限性的，大部分病例在症状出现后7天内自愈。但是在头痛的影响下产妇通常无法应付日常工作和照顾婴儿，增加产妇住院天数及住院费用，因此PDPH成为患者产后投诉麻醉医师的主要原因之一。麻醉医师应尽早发现、积极防治PDPH，避免严重并发症的发生。PDPH思维导图详见**图13-7**。

一、硬脊膜穿破后头痛的定义

国际头痛分类诊断标准（ICHD-3）对硬膜穿破头痛的定义为头痛于椎管内穿刺5天内发生，由于硬膜穿破后脑脊液通过穿刺孔渗漏引起，通常伴有颈部僵硬、头晕、耳鸣、听觉减退、畏光、复视和恶心、呕吐等症状，2周内可自发缓解或经硬膜外自体血填充后缓解。需排除其他原因引起的头痛。

二、硬脊膜穿破后头痛的病理生理机制

目前认为PDPH的病因与脑脊液通过硬穿刺针孔渗漏有关，但确切病因尚未被证实。目前已提出3种可能的病理生理机制。

（1）由于脑脊液压力下降引起颅内静脉代偿性舒张和血容量扩张，而急性静脉扩张会导致头痛。

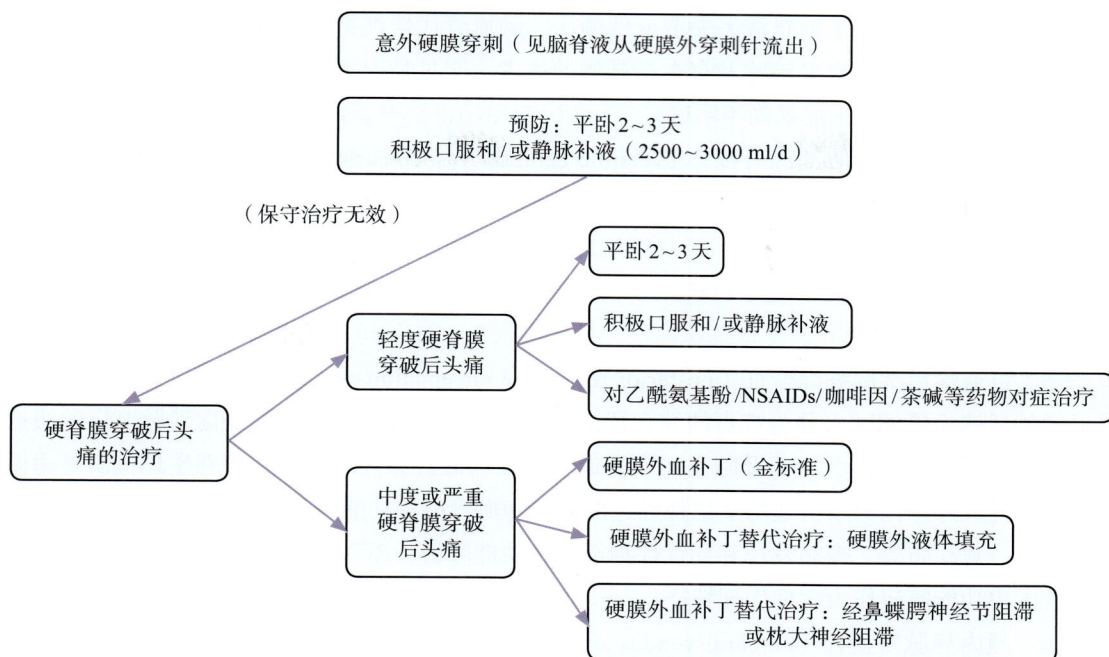

图 13-7　硬脊膜穿破后头痛

（2）脑脊液渗漏引起的颅内低压可导致颅内结构下沉并牵拉颅内感觉神经，从而引发疼痛和脑神经麻痹。

（3）椎管内穿刺后硬膜囊弹性改变导致尾侧顺应性相对于颅内顺应性增加，直立位时急性颅内静脉扩张。

三、硬脊膜穿破后头痛的临床表现

1. 常见的临床表现

（1）头痛：通常表现为额部和枕部头痛，伴或不伴头晕和颈项部僵硬，立位或坐位时加剧，平卧时缓解。多数症状在椎管内穿刺后3天内出现。

（2）脑神经麻痹症状：可伴有眩晕、视觉改变（复视、视物模糊或畏光），以及听觉障碍（耳鸣、听力损失）。

（3）恶心、呕吐。

2. 并发症

（1）慢性头痛。

（2）硬膜下出血：当硬膜穿破后，脑脊液渗漏造成其对脑组织的支撑作用减弱，大脑向尾侧偏移致桥静脉撕裂。头痛程度及持续时间与出血速度及出血量呈正相关。当PDPH患者突然出现头痛加剧、烦躁、呕吐、抽搐或癫痫发作甚至意识障碍时，需高度怀疑硬膜下出血。

（3）颅内出血：由于脑脊液丢失造成低颅压，脑血管代偿性扩张致脑血管破裂，尤其是伴有凝血功能异常、接受抗凝治疗及存在动脉瘤的患者。罕见情况下，硬膜穿破头痛可伴发以下神经系统并发症，但因果关系尚不明确。

（4）可逆性脑血管收缩综合征（reversible cerebral vasoconstriction syndrome，RCVS）：是产后血管病的一种，该综合征是以较长时间的可逆性大脑中动脉收缩为病理基础，以反复急剧发作的剧烈头痛为主要临床表现，伴有局灶性神经功能障碍或癫痫发作的临床综合征。RCVS的发病机制尚不明确，对于发生PDPH的产妇可能是由于脑脊液丢失，使脑组织发生移位，对脑的机械刺激增加所致。

（5）可逆性后部脑病综合征（posterior reversible encephalopathy syndrome，PRES）是一种以可逆的后脑血管源性水肿为特点的综合征，最常见于头顶枕后区域。它是由动脉血压的快速递增引起，可导致脑高灌注压及随之而来的血管渗漏和血管源性水肿。其病理生理机制是由循环中内源性或外源性因素引起的交感神经过度活跃和血管内皮功能障碍引起。临床表现为头痛、视力缺陷、意识障碍、癫痫发作和局灶性神经系统功能障碍。RCVS和PRES这两种综合征共同以血管内皮功能障碍作为病理生理特征。

（6）颅内静脉窦血栓（cerebral venous sinus thrombosis，CVST）：是指多种病因引起的以脑静脉回流受阻、常伴有脑脊液吸收障碍所致的高颅压性脑血管病。女性妊娠期颅内静脉血栓形成的发生率增加，多与高凝状态、血液淤滞、血管壁损伤及颅内压过低有关。

四、硬脊膜穿破后头痛的诊断与鉴别诊断

（1）诊断：排除其他可能原因后，确认典型的硬膜穿刺后体位性头痛即可临床诊断PDPH。除非需要神经系统的影像学检查来排除其他诊断，否则不需要行CT或MRI来确诊。若进行影像检查，硬膜外穿破后头痛的表现包括弥漫性脑膜强化、脑室小、脑静脉窦充盈、脑下沉、硬膜下积液以及垂体增大。

（2）鉴别诊断：其他可能导致产后头痛的病因。头痛一般与体位无关，直立位症状不会加重，鉴别诊断如表13-1。如果出现局灶性或不断加重的神经功能障碍，必须行影像学检查进一步排除严重和（或）危及生命的病因，这些可能与硬膜穿刺有关或无关。

表 13-1 硬脊膜穿破后头痛的鉴别诊断

疾病	鉴别要点
非特异性/紧张性头痛	一般体力活动并不加重症状，通常有明确缓解的方法如补充睡眠、食物或液体摄入；紧张性头痛多与日常生活中的应激有关，也可能是焦虑症或抑郁症的症状之一，头痛呈"束带感"，可伴颈肩疼痛
偏头痛	患者有偏头痛病史，单侧搏动性头痛，头痛与血管舒缩相关，一般持续4～72 h
子痫前期/子痫	头痛与高血压、蛋白尿或两者相关

疾病	鉴别要点
感染性和无菌性脑膜炎	头痛、恶心、呕吐和颈部强直，可引出Kernig征和Brudzinski征，感染性脑膜炎多伴发热
与硬脊膜穿破后头痛相关或无关的神经系统罕见并发症（可逆性脑血管收缩综合征、可逆性后部脑病综合征、硬膜下出血、颅内静脉窦血栓）	头痛加重、恶心、呕吐、抽搐、颅内高压、意识障碍和局灶性神经系统功能障碍
颅内出血/肿块	颅内高压征象：头痛、喷射性呕吐、视盘水肿、意识障碍等，严重可发展为脑疝
脑梗死/缺血	突然发作头痛、呕吐、癫痫和局灶性神经功能障碍；诊断需要脑血管造影，因为CT或MRI通常表现无明显异常

五、硬脊膜穿破后头痛的管理

PDPH的管理可分为保守治疗、硬膜外填充治疗和神经阻滞治疗。

1. 保守治疗

包括平卧休息、液体治疗及必要时短暂使用药物治疗。目标是预防和缓解症状，等待硬膜穿破孔自行愈合。早期尝试保守治疗对轻度的PDPH患者可能有益。轻度PDPH患者指可以忍受直立位并能进行日常活动（包括照顾婴儿）的患者。常推荐去枕平卧2~3天，目的在于避免直立位时加快脑脊液丢失而出现头痛。积极口服和（或）静脉补液，因其无创和低风险也常规鼓励用于硬脊膜穿破患者。在轻度硬膜外穿破头痛的病例中，常规的对乙酰氨基酚和NSAIDs（如果没有禁忌）可用于头痛对症治疗。咖啡因是一种大脑血管收缩剂，可用于治疗PDPH，推荐剂量为300~500 mg，口服或静脉注射，每天一次或两次。需注意治疗剂量的咖啡因可引起抽搐和心律失常。另外，也有少量文献报道加巴喷丁、促肾上腺皮质激素、氢化可的松、茶碱、氨茶碱、新斯的明/阿托品对缓解PDPH有效。

2. 硬膜外填充治疗

（1）硬膜外血补丁（epidural blood patch，EBP）：是一种通过注射患者自体血至硬膜外腔隙，使血液形成凝块堵塞硬膜外穿破孔，防止脑脊液进一步渗漏并维持脑脊液压力正常的治疗方法。EBP（表13-2）因其高成功率（首次治疗成功率据报道为65%~98%，第二次治疗成功率与首次相似）以及并发症发生率低被认为是治疗PDPH的金标准。对中度至重度硬膜外头痛患者，即不能忍受直立位或不能进行日常活动（包括不能照顾婴儿）且保守治疗无效者，给予EBP治疗，多可永久缓解症状。研究发现，硬脑膜穿刺后24 h内EBP的成功率较低，不推荐24 h内EBP和预防性EBP。考虑EBP时，必须权衡反复硬膜外穿刺损伤或因技术困难导致EBP失败的风险。同时需注意EBP禁忌证：① 全身感染和发热；② 穿刺部位感染；③ 凝血功能异常或接受抗凝治疗患者；④ 患者拒绝。EBP最常见的并发症是背痛，发生于25%~35%的患者。罕见并发症包括硬膜下血肿或鞘内注射、脑膜炎、硬膜下脓肿、面神经瘫痪、痉挛性截瘫和马尾综合征等。

13

表 13-2　EBP 的操作流程

获得患者知情同意书
开放患者静脉通道以抽自体血
由一名麻醉医师和一名助手（麻醉医师或护士）完成无菌操作
患者取侧卧位，一名麻醉医师常规消毒铺巾行椎管内穿刺
选择初始硬膜穿破的椎间隙或下一个椎间隙，因为硬膜外腔血液通常更容易向头侧扩散
确定穿刺针到达硬膜外腔，助手无菌操作抽出外周静脉血液 20 ml，向硬膜外腔缓慢注射。如果患者在注射期间出现背部疼痛或腿部感觉异常，暂时停止，在症状消失时继续注射；若症状仍然存在则取消剩余血液的注射。注射结束后，拔出硬膜外针
行 EBP 后患者应平躺 1～2 h 才能坐起，无明显头痛不适可下地行走。建议几天内不做剧烈活动或举重，可考虑使用大便软化剂以避免便秘和需要 Valsalva 动作
住院期间观察患者是否出现 EBP 严重并发症
出院前，告知患者如出现发热、严重的背部疼痛或神经根性疼痛等症状需报告医院，必要时返院诊治

（2）硬膜外注射盐水、右旋糖酐-40 或羟乙基淀粉：有研究发现，对意外硬膜穿破患者通过硬膜外留置管输注生理盐水、右旋糖酐-40 或羟乙基淀粉对预防和治疗 PDPH 有益，特别是有 EBP 禁忌的患者。其机制可能是利用硬膜外填充液体产生的压力阻止脑脊液渗漏，另一可能机制为硬膜外填充液体可引起硬膜外腔内的炎症反应，促进硬脊膜穿破口的闭合。该方法目前存在争议，有研究认为硬膜外填充液体对 PDPH 的治疗是短暂甚至无效的。

3. 神经阻滞治疗

（1）经鼻蝶腭神经节阻滞（sphenopalatine ganglion block，SPGB）。经鼻 SPGB 因其操作简单、无创、风险低，被认为是有前景的治疗 PDPH 的新型方法。有临床研究表明，经鼻 SPGB 效果可与 EBP 媲美。经鼻 SPGB 时，患者取仰卧位或半坐位，颈部伸展，鼻孔朝上，将浸透局部麻醉药的棉签由两侧鼻孔插入至中耳甲前端到触及鼻咽后壁。棉签在该处保留至少 10 min 后再取出。SPG 位于双侧，靠近鼻中甲后方，大小约 5 mm，被 1～2 mm 厚度的黏膜覆盖，因此可通过经鼻途径表面麻醉。其含有副交感纤维（岩浅大神经）、交感纤维（岩深神经）和感觉纤维（三叉神经上颌支），可通过多种机制治疗 PDPH。其中一个机制可能是 SPGB 减弱低颅压时副交感神经介导的代偿性血管舒张，从而快速缓解头痛症状。但也有学者认为 SPGB 后的头痛缓解往往是暂时的，需进一步研究后才能考虑常规使用 SPGB 替代 EBP 治疗。

（2）枕大神经阻滞（greater occipital nerve block，GONB）。硬膜穿破后脑脊液渗漏，低颅压可引起硬脑膜牵拉，会刺激三叉神经尾核，从而激活三叉神经和枕大神经传递痛觉引起头痛。GONB 镇痛的机制是阻断三叉神经和枕大神经的疼痛信号。多个临床研究显示，使用局部麻醉药和（或）地塞米松阻断枕大神经时，大部分患者的症状可完全或部分消退。

第五节　神经认知功能并发症

一、概念及诊断标准

神经认知障碍（neurocognitive disorder，NCD）指的是《精神障碍诊断统计手册（第四版）》（DSM-4）中的"痴呆、谵妄、遗忘和其他认知障碍"，开始于谵妄，接着是轻度、重度神经认知障碍综合征和它们病因学的亚型。重度或轻度神经认知障碍的亚型是：由阿尔海默茨病所致的神经认知障、血管性神经认知障碍、神经认知障碍伴路易体；由帕金森病所致的神经认障碍、额颞叶神经认知障碍；由创伤性脑损伤所致的神经认知障碍；由于Ⅳ染所致的神经认知障碍；由物质/药物所致的神经认知障碍；由亨廷顿病所致神经认知障碍；由朊病毒病所致的神经认知障碍；由其他躯体疾病所致的神认知障碍；由多种病因所致的神经认知障碍和未特定的神经认知障碍。

100多年来，人们已经认识到麻醉和手术后患者的认知变化，尤其是老年人。许多临床医师熟悉术后谵妄（postoperative delirium，POD）的临床综合征。这是一组麻醉和手术后新发的注意力、精神状态和意识水平的急性波动，伴思维混乱及感知功能异常，可以有认知功能损害。POD常发生在术后早期，主要发生在术后1～3天，病程为数小时至数天，病程呈现暂时性和波动性的特点。除谵妄外，大量研究发现，患者意识完全恢复后，出现术后认知功能障碍（postoperative cognitive dysfunction，POCD）或术后认知功能下降，其持续时间远远超出了麻醉药物预期的药理和生理效应。POCD是指术后发生的大脑皮质精细功能障碍，常累及记忆力、定向力、精细运动等功能。《精神障碍诊断统计手册（第三版）》（DSM-3）提出，POCD的诊断标准是两个或两个以上领域持续出现两周以上的认知功能损害，并归结为轻微的认知功能障碍；《精神障碍诊断统计手册（第五版）》（DSM-5）取消了这个诊断标准；2018年11月同时在以下6本杂志（*British Journal of Anaesthesia*，*Anesthesiology*，*Acta Anaesthesiologica Scandinavica*，*Anesthesia & Analgesia*，*Canadian Journal of Anesthesia*，*Journal of Alzheimers Disease*）发表了同一篇文章"Recommendations for the Nomenclature of Cognitive Change Associated with Anaesthesia and Surgery-2018"，据此提出了围术期神经认知功能障碍（perioperative neurocognitive disorder，PND）的概念，PND的概念涵盖了术前已经出现、术后30天之内、术后30天至术后一年出现的所有的认知功能损害，并不再强调POCD。主要内容如下。

（1）建议用PND来描述术前和术后发生的认知功能的破坏或者变化，取代原来POCD的说法。

（2）根据DSM-5，神经功能损害分为轻度和重度两种：轻度神经认知功能障碍（mild NCD）主要是患者自己、家属或者医务人员证明其存在认知紊乱，包括患者主诉学习困难，注意力下降等，但是并不影响日常生活，同时经神经精神量表检测低于对照组或者正常人群1～2个标准差；重度神经认知功能障碍（major NCD）患者神经精神量表检测低于对照组或者正常

13

人群大于2个标准差，其不仅存在认知紊乱，且缺乏独立生活的能力。除此之外，现有诊断标准没有要求患者在神经功能认知测验的多个领域同时出现认知功能损害，患者只要符合一个及以上的症状表现即可诊断为神经功能认知损害。

（3）术后谵妄（postoperative delirium，POD）的诊断更加强调注意力和意识水平紊乱两大因素。新诊断标准强调，患者可以出现神经认知功能损害，但这并不作为谵妄的必要条件。依据DSM-5，谵妄的诊断和以前也有所不同。谵妄诊断标准的建立适用于非精神、心理专业的医师、护士筛查谵妄，全球使用最广泛公认的谵妄筛查工具为意识模糊评估量表（CAM），CAM针对谵妄的4个特征分别对应4个问题条目：① 急性起病或精神状态的波动性改变；② 注意力集中困难；③ 思维混乱；④ 意识状态的改变。诊断要求必须满足①和②这两条，并且至少满足③和④其中的1条或2条。

（4）术后神经认知功能障碍（postoperative neurocognitive disorder）包括延迟的神经认知恢复（delayed neurocognitive recovery）、术后轻度神经认知功能障碍［mild NCD（POCD）］和术后重度神经认知功能障碍［major NCD（POCD）］。延迟的神经认知恢复发生在出院以后到出院30天以内，符合上述轻度神经认知功能障碍（mild NCD）和严重神经认知功能障碍（major NCD）诊断标准。术后轻度神经认知功能障碍［mild NCD（POCD）］和术后重度神经认知功能障碍［major NCD（POCD）］指发生在出院30天到12个月，符合上述轻度神经认知功能障碍（mild NCD）和重度神经认知功能障碍（major NCD）诊断标准。

二、围术期神经认知功能障碍的危害和防治措施

尽管对于PND的发病机制还未明确，但研究者普遍认为患者的年龄、文化程度、发病前智力水平、糖尿病、脑卒中史、手术类型等均是PND的危险因素。尤其是高龄、缺氧与PND的发生率及严重程度有显著的相关性。PND增加患者住院期间并发症的发生率，延长住院时间，增加住院费用，严重影响患者生活质量，给家庭和社会带来极为沉重的经济和医疗负担，甚至可能诱发或者加重痴呆的发生。目前对PND的危险因素和发病机制已有较为深入的认识，但同时也面临众多的问题与挑战。手术与麻醉常相随相伴，麻醉与手术对PND的影响难以区分。此外，无论是全麻还是局部麻醉，对手术创伤都是一种保护措施，无麻醉下的手术创伤可能造成更大的认知功能损害，如创伤后应激障碍综合征。2015年麻醉药理与阿尔茨海默病专家发表共识，指出，"现有的人类研究无法确定麻醉和阿尔茨海默病的关系，因现有研究无法排除手术、患者原发疾病等因素的影响"。随着老年人口的不断增加，PND的发病人数将持续增加，降低PND的发生率已成为围术期管理的重要目标之一。目前主要的预防措施如下：

（1）术前预防：进行充分的术前评估，分析可能存在的危险因素，如高龄、糖尿病、脑卒中史、慢性系统性疾病等。麻醉医师应与患者及家属进行充分的术前检查和沟通，解释可能存在的风险，解除患者及家属的负面情绪（如紧张、抑郁、焦虑等）造成的影响。术前控制好血压、血糖等，均可有效降低PND发生的风险。

（2）术中预防：优良的术中管理可提供有效的器官保护，如术中全麻药的选择和剂量，全麻

产科精确麻醉

辅助局部麻醉以减少全麻药用量，麻醉深度、循环及颅内压等监测。此外，右美托咪定是一种高选择性 α_2 受体激动剂，临床常用于镇静及麻醉诱导。动物实验显示，右美托咪定具有抗炎和神经保护作用；多个临床研究也表明，围术期使用右美托咪定可显著降低患者PND的发生率。

（3）术后预防：疼痛是影响患者术后情绪和认知功能的重要因素之一。围术期应用多模式镇痛，如术中应用超前镇痛可以缓解患者术前的紧张焦虑情绪，而术后良好的镇痛可使患者尽早开始功能锻炼，可有效减少PND的发生率。但也应综合考虑镇痛方式及镇痛药物的选择，应用阿片类药物可能增加PND的风险，而选择联合外周神经阻滞、椎管内阻滞减少术中及术后阿片类药物及全麻药的用量，达到更优的镇痛效果，降低PND发生率。

三、剖宫产围术期神经认知功能障碍的可能性及防治措施

尽管麻醉、围术期管理和外科技术都在不断进步，PND还是很容易被麻醉师忽视和低估，尤其是PND被认为只在老年人中出现，POD只在老年人和儿科患者中出现。实际上，麻醉几乎总是伴随着手术及其相关的压力，理论上PND可以发生在任何年龄段，尤其是产妇在剖宫产后，也可能会对母亲和孩子产生神经认知损害的后果。怀孕和分娩事件可能是女性一生中最重要的事情，剖宫产会增加分娩时的情感创伤，剖宫产术后的心理困扰与产后抑郁密切相关，诸如身份改变、失落、与母婴分离的痛苦感等相当普遍，严重的产后抑郁影响产妇的认知功能。调查显示，剖宫产相关的心理后遗症表现为情绪恶化和自尊降低，即使轻微的认知障碍也可能会在剖宫产术后恶化。子痫前期是最显著的认知障碍原因，有研究表明，以前有子痫前期的妇女比分娩时没有并发症的妇女更容易主诉认知障碍。此外，剖宫产手术的紧急程度可能决定麻醉的类型，有明确的证据表明，急诊剖宫产手术比择期剖宫产手术更可能导致术后的心理痛苦。产妇PND可影响母婴关系和母乳喂养，如全身麻醉可能会导致婴儿睡意加重而影响哺乳。此外，应关注麻醉药物对婴儿处于发育中的中枢神经系统有神经毒性的风险。

考虑到剖宫产术后可能发生POCD，麻醉师应如何采取措施以减少其发生的可能性？在产妇身体条件和时间允许的情况下，首选椎管内神经阻滞，避免母亲或婴儿暴露于挥发性或静脉麻醉药对神经系统损害的可能性。沟通是一个必要的关键，手术前需要沟通和安抚，以保持母亲平静，解除焦虑。确保产后良好的镇痛。尽量减少不必要的母婴隔离。遗憾的是，产科-新生儿PND的发生率尚不清楚，缺乏相关的临床研究，有必要进行大规模的研究来证实这一点。这些研究应评估产科-新生儿PND的发生与一些潜在的相关因素之间的联系，如分娩方式、麻醉类型、使用的药物、手术压力、喂养方式，甚至心理痛苦，以便开发和采取有意义的预防或治疗策略。

四、小结

目前，PND很容易被麻醉医师忽视和低估，尤其在产妇，临床医师多关注母婴的安全和母亲的情绪如产后的抑郁和焦虑，对神经认知功能的评估极少，缺乏相关的研究。理论上，产妇也是容易出现PND的人群，"一孕傻三年"需要详细和专业的产前、产后神经心理评估。虽然

这个领域缺乏相关的研究，但作为麻醉医师，仍然可以通过安抚沟通、提供良好的麻醉和镇痛、减少母婴隔离等减少产妇的焦虑、抑郁情绪，这可能会显著降低产妇PND的发生率，有利于产妇的快速康复和远期母婴的神经认知功能。

【临床案例13-1】

产妇，35岁，体重72 kg，身高162 cm，基础血压120/70 mmHg，心率80次/min，体温37.1℃，足月妊娠。术前各项化验检查及心电图均正常，无其他合并症，拟在腰硬联合麻醉下行剖宫产术。入室后常规监测生命体征，预输注羟乙基淀粉500 ml，同时预防性静脉推注苯肾上腺素0.25 μg /kg，之后以0.25 μg /（kg·min）的速度泵注直到腰硬联合麻醉完成后约10 min。于$L_3 \sim L_4$间隙行腰硬联合麻醉，使用0.5%的罗哌卡因2.5 ml。腰硬联合麻醉后5 min，产妇自述呼吸困难、胸闷，立刻将子宫推向左侧，同时测量无创血压为80/43 mmHg，心率110次/min。立刻静脉注射苯肾上腺素40 μg，测麻醉平面为T_6。经过上述处理，患者不适感改善，同时血压恢复至105/56 mmHg，心率恢复至67次/min。

【临床案例13-2】

产妇，28岁，65 kg，孕足月，既往曾行剖宫产术。实验室检查及辅助检查无明显异常。因瘢痕子宫，拟行择期剖宫产术。入手术室后给予产妇标准监护。腰硬联合麻醉顺利完成。在麻醉开始时同时快速输注林格液500 ml，麻醉完成后采取左倾15°体位。2 min后产妇自述恶心，同时伴有头晕。立即复测血压显示75/48 mmHg，此时产妇心率为95次/min。根据体征及症状诊断为椎管内麻醉后低血压引起的恶心。考虑到产妇不伴有心动过缓，立刻静脉给予去氧肾上腺素100 μg。1 min后产妇自述症状缓解，复测血压110/68 mmHg。

【临床案例13-3】

产妇，31岁，70 kg，孕足月，既往因腰椎骨折，行$L_2 \sim L_5$椎弓根钉固定术。心电图、肝肾功、血尿常规、凝血无异常。因头盆不称，拟于全麻下行剖宫产术。

产妇术前禁固体食物8 h、禁清饮2 h。麻醉诱导前行床旁胃窦B超了解胃内容物排空情况，发现胃内仍有固体食物未排空，继续禁食3 h后B超显示胃内食物已排空，行快速顺序全麻诱导气管插管。

【临床案例13-4】

产妇，33岁，术前诊断为G2P1，孕39周，瘢痕子宫，拟腰硬联合麻醉下行剖宫产术。既往体健，术前检查无特殊。入手术室后监护生命体征，摆好体位后常规消毒铺巾，在$L_{3/4}$穿刺点行局部麻醉，后使用硬膜外针穿刺，穿刺过程同时行负压试验。在进针至6 cm时突然发现有透明无色液体从硬膜外针快速流出。诊断为意外硬膜穿破，予以退出硬膜外针，请示上级医师。上级医师在$L_{2/3}$穿刺点重新穿刺行腰硬联合麻醉，过程顺利，麻醉效果满意，手术顺利。术后告知患者麻醉过程出现意外硬膜穿破，并和产科医师、病房护士沟通患者情况，嘱患者去枕平卧72 h，予以静脉补液3000 ml/d。术后第三天，患者坐起约10 min后出现头顶枕部和颈项部疼痛，伴有头晕，平卧后头痛、头晕可缓解，考虑为PDPH，予以氨茶碱250 mg静脉滴注，连用两天，嘱患者继续平卧72 h，静脉补液3000 ml/d。术后第六天，患者尝试坐起仍有明显头痛头晕，严重影响其日常活动，与患者沟通后拟行硬膜外血补丁治疗。排除硬膜外血补丁相关禁忌证，与患者签署硬膜外血补丁治疗知情同意书。麻醉医师和助手严格无菌操作下在$L_{3/4}$穿刺，至硬膜外腔后注射患者自体血20 ml。操作过程顺利，无腰背痛和神经根痛。穿刺后6 h，患者坐起无头痛头晕。术后第七天，患者站立及其他日常活动无头痛头晕，无诉其他不适，予以出院。出院嘱避免剧烈运动和举重物，注意饮食或使用大便软化剂避免便秘，如有头痛头晕等不适返院诊治。

【临床案例13-5】

孕产妇，39岁，75 kg，G2P1，孕39^{+4}周，因羊水少，胎儿宫内窘迫，拟行剖宫产术。既往体健，有剖宫产史。查体配合，神清，对答如流，无产科之外的异常体征。辅助检查无异常。术前常规禁食水，腰硬联合麻醉，胎儿娩出后1min Apgar评分8分。遂静脉缓慢滴注右美托咪定20 μg，产妇入睡，手术过程平稳，术后送返病房。术后1～3天患者表现为漫不经心，答所非问，不能进行按时哺乳，自述记不起上次喂奶时间，打翻汤水，哭啼等。经多次安抚至出院时情绪好转，1年后回访记忆力好转。

（莫晓飞　张勇　郭小花　范艳婷　赵天云　宋兴荣）

参考文献

［1］ Ngan Kee WD. Norepinephrine for maintaining blood pressure during spinal anaesthesia for caesarean section: a 12-month review of individual use［J］. Int J Obstet Anesth, 2017, 30:73-74.

［2］ Fitzgerald JP, Fedoruk KA, Jadin SM, et al. Prevention of hypotension after spinal anaesthesia for caesarean section: a systematic review and network meta-analysis of randomised controlled trials［J］. Anaesthesia, 2020, 75:109-121.

［3］ Chooi C, Cox JJ, Lumb RS, et al. Techniques for preventing hypotension during spinal anaesthesia for caesarean section［J］. Cochrane Database Syst Rev, 2020, 7(7):CD002251.

［4］ Cluver C, Novikova N, Hofmeyr GJ, et al. Maternal position during caesarean section for preventing maternal and neonatal complications［J］. Cochrane Database Syst Rev, 2013, 2013(3):CD007623.

［5］ Massoth C, Topel L, Wenk M. Hypotension after spinal anesthesia for cesarean section: how to approach the iatrogenic sympathectomy［J］. Curr Opin Anaesthesiol, 2020, 33(3):291-298.

［6］ Simmons SW, Dennis AT, Cyna AM, et al. Combined spinal-epidural versus spinal anaesthesia for caesarean section［J］. Cochrane Database Syst Rev, 2019, 10(10):CD008100.

［7］ 周仁龙，王珊娟，杭燕南. 剖宫产麻醉期间低血压的防治进展［J］. 国际麻醉学与复苏杂志，2020，41(7):702-707.

［8］ 陈伟，陈永权. 剖宫产腰麻后低血压防治措施的研究进展［J］. 中华临床医师杂志(电子版)，2019，13

(4):312-315.

［9］ 杜唯佳，徐振东，刘志强. 剖宫产腰麻后低血压预测方法的研究进展［J］. 临床麻醉学杂志，2019，35
(2):192-194.

［10］ Onwochei DN，Ngan Kee WD，Fung L，et al. Norepinephrine Intermittent Intravenous Boluses to Prevent
Hypotension During Spinal Anesthesia for Cesarean Delivery: A Sequential Allocation Dose-Finding Study
［J］. Anesth Analg, 2017, 125(1):212-218.

［11］ Kuhn JC，Hauge TH，Rosseland LA，et al . Hemodynamics of Phenylephrine Infusion Versus Lower
Extremity Compression During Spinal Anesthesia for Cesarean Delivery: A Randomized, Double-Blind,
Placebo-Controlled Study［J］. Anesth Analg, 2016, 122(4):1120-1129.

［12］ Kinsella SM，Carvalho B，Dyer RA，et al. Consensus Statement Collaborators. International consensus
statement on the management of hypotension with vasopressors during caesarean section under spinal
anaesthesia［J］. Anaesthesia, 2018, 73(1):71-92.

［13］ Apfel CC，Läärä E，Koivuranta M，et al. A simplified risk score for predicting postoperative nausea and
vomiting: conclusions from cross-validations between two centers［J］. Anesthesiology, 1999, 91(3):693-700.

［14］ Jelting Y，Klein C，Harlander T，et al. Preventing nausea and vomiting in women undergoing regional
anesthesia for cesarean section: challenges and solutions［J］.Local Reg Anesth, 2017, 10:83-90.

［15］ Balki M，Carvalho JC. Intraoperative nausea and vomiting during cesarean section under regional anesthesia
［J］.Int J Obstet Anesth, 2005, 14(3):230-241.

［16］ Tan HS，Habib AS. The optimum management of nausea and vomiting during and after cesarean delivery［J］.
Best Pract Res Clin Anaesthesiol, 2020, 34(4):735-747.

［17］ Haskins SC，Kruisselbrink R，Boublik J，et al.Ultrasound for the Regional Anesthesiologist and Pain
Specialist［J］. Regional Anesthesia and Pain Medicine, 2018, 46:1-10.

［18］ Roukhomovsky M，Zieleskiewicz L，Diaz A，et, al.Ultrasound examination of the antrum to predict gastric
content volume in the third trimester of pregnancy as assessed by MRI: A prospective cohort study［J］. Eur
J Anaesthesiol, 2018, 35(5): 379-389.

［19］ Chen X，Chen F，Zhao Q，et al. Ultrasonographic measurement of antral area for estimating gastric fluid
volume in pregnant women［J］. J Clin Anesth, 2019, 53: 70-73.

［20］ Turnbull DK，Shepherd DB. Post-dural puncture headache: pathogenesis, prevention and treatment［J］. Br
J Anaesth, 2003, 91(5):718-729.

［21］ Patel R，Urits I，Orhurhu V，et al, A Comprehensive Update on the Treatment and Management of Postdural
Puncture Headache［J］. Curr Pain Headache Rep, 2020, 24(6):24.

［22］ Joudi N，Ansari J. Postpartum headaches after epidural or spinal anesthesia［J］. Curr Opin Obstet Gynecol,
2021, 33(2):94-99.

［23］ Cohen S，Levin D，Mellender S，et al. Topical Sphenopalatine Ganglion Block Compared With Epidural
Blood Patch for Postdural Puncture Headache Management in Postpartum Patients: A Retrospective Review
［J］. Reg Anesth Pain Med, 2018, 43(8): 880-884.

［24］ Jespersen MS，Jaeger P，Ægidius KL，et al.Sphenopalatine ganglion block for the treatment of postdural
puncture headache: a randomised, blinded, clinical trial［J］. Br J Anaesth, 2020, 124(6):739-747.

［25］ Ghosh S. The possibility of postoperative cognitive dysfunction in obstetric anaesthesia following caesarean
section［J］. Eur J Anaesthesiol, 2012, 29(2):61-63.

［26］ Evered L，Silbert B，Knopman DS，et al. Recommendations for the Nomenclature of Cognitive Change
Associated with Anaesthesia and Surgery-2018 ［J］. Anesthesiology, 2018, 129(5):872-879.

第十四章
产科加速康复外科

第一节　加速康复外科概述

加速康复外科（ERAS）又称为快通道外科（fast-track surgery），是以循证医学证据为基础，通过多学科合作方式，采用围术期一系列处理优化的措施，以减少应激反应和术后并发症，使患者达到快速康复的目的。

ERAS理念最早由丹麦学者Kehlet教授于1997年首次提出。2001年在欧洲瑞典成立了世界第一个ERAS协会，并出台了多个学科的一系列共识性指南。2007年黎介寿院士将该理念引入国内，同年发表了第一个关于胃癌ERAS的临床研究，并于2014年入选为欧洲ERAS协会第一部《胃切除加速康复外科专家共识与指南》，得到了国际上认可。2015年开始，ERAS理念在国内迎来了快速发展时期，包括成立了第一个ERAS协作组、召开了首届全国ERAS大会、发表了第一部《结直肠手术应用加速康复外科中国专家共识》。随着ERAS理念逐步推广，目前胃肠、肝胆、心胸、神经外科、妇科、麻醉等相继推出各自学科领域的ERAS专家共识和指南。

ERAS方案可以减少患者住院时间和术后并发症，提高了患者满意度，节约了医疗资源。Sarin等对结直肠癌手术患者进行研究，比较了传统方案发现采用ERAS方案可显著减少总住院时间4.4～6.4天，30天后再入院率由21%降至9.4%，同时还加快了术后进食和尿管拔除进度。Hasan等对266例结直肠外科手术进行了一项回顾性分析，通过倾向性匹配分析发现，实施了ERAS方案的患者并发症直接降低了81%。Sammour等分析了结直肠手术的成本与效益关系，发现实施ERAS方案可以通过节约医疗资源的部分抵消成本支出，降低了医疗成本。

我国的剖宫产率仍居高不下。一项针对国内近10年新出生人口调查研究显示，2008—2018年，我国共有160 278 075例婴儿出生，剖宫率从2008年的28.8%增长至2014年的34.9%，2018年达到了36.7%。现阶段随着剖宫产率不断上升，加上国家全面放开三孩政策

14

下，既往有剖宫产史的孕产妇也随之增多，居高不下的剖宫产率以及相关并发症是目前产科面临的主要问题。较高的剖宫产率意味着更高的孕产妇并发症发生率和死亡率。产妇不同于一般患者，绝大部分产妇年轻、身体状况良好，术后有较强的恢复潜力，另外还涉及产后新生儿照护及哺乳问题，因此产科实施ERAS方案非常必要。实施ERAS方案，有利于提高剖宫产术医疗质量，降低产妇发病率和死亡率，改善母婴预后，降低医疗成本以及解决阿片类药物滥用问题。Shinnick等人对250例择期行剖宫产术观察发现，实施ERAS病例组比较标准组，住院时间缩短7.9 h，阿片类药物羟考酮消耗量平均减少了36.5 mg，且术后1～4天疼痛VAS评分比较没有显著差别。一项剖宫产术回顾性队列研究中发现，ERAS方案组比较标准组住院时长缩短了7.8%（4.86 h），住院花费降低了8.4%（$642.85/人），术后再入院率无显著差别。在一项随机对照试验研究中也发现，实施ERAS方案，产妇纯母乳喂养率更高（ERAS组67.2% vs 对照组48.3%），出院后进行电话随访调查发现，ERAS组产妇基本达到预期产后恢复，满意率更高。

2018年国际ERAS协会于发布了一份关于剖宫产术的ERAS指南建议，2020年美国产科麻醉及围产医学会（SOAP）也发布了一份剖宫产术加速康复共识声明。这对产科ERAS实施标准起到规范作用，本章主要参考产科ERAS相关指南或专家共识，并结合临床实践，对剖宫产术加速康复进行总结。

第二节　产科加速康复外科新进展

产科ERAS措施涵盖了术前、术中、术后各个环节，这些措施包括患者宣教、术前血红蛋白优化、血栓栓塞预防、抗菌药物预防、术后恶心/呕吐预防、低温预防、液体管理、术后镇痛管理以及促进母乳喂养和早期活动等，需要多学科进行协作，其核心目的在于加速患者快速康复，见**表14-1**。

表14-1　剖宫产手术加速康复关键要素

术前准备	术中处理	术后处理
患者宣教	麻醉方式选择	促进早期摄入
禁食禁水	血压管理	促进早期活动
无渣饮料补充	液体管理	保证休息
血红蛋白优化	体温保护	早期拔除导尿管
	血栓预防	母乳喂养指导与支持
	子宫收缩剂合理使用	治疗产后贫血
	预防性抗生素使用	血糖控制

产科精确麻醉

术前准备	术中处理	术后处理
	恶心、呕吐防治	促进肠道功能恢复
	促进早期母婴接触	出院计划
	延迟脐带夹闭	
	多模式镇痛	

一、术前准备

（一）患者宣教

尽管证据质量不高，但是SOAP仍然推荐在围产期为产妇提供咨询和建议服务。各学科发布的ERAS指南均肯定体现了术前宣教的重要性，术前宣教对快速康复和患者转归具有积极影响。产前宣教可以通过线上或线下的方式进行，着重让产妇了解ERAS理念，了解剖宫产手术实施过程，告知手术风险和益处，同时指导母乳喂养方式、产后镇痛方式以及预计住院时间和出院标准。术前宣教至少在手术前一天进行，及时有效的沟通不但利于改善产妇依从性，还有利于降低医疗纠纷事件发生。

（二）术前禁食禁水与无渣碳水化合物补充

妊娠后由于食管、膈肌与胃的解剖关系的改变，胃内压升高，同时受孕激素的影响，平滑肌松弛，食管下端括约肌张力减弱，可能存在反流误吸的风险。既往术前禁食时间常被控制在术前8～12 h和禁饮4 h。然而在妊娠末期，孕妇禁食禁水会呈现一种"加速饥饿"状态，禁食、禁水会导致酮体生成和脱水，并随着代谢需求增加而更加恶化，影响到产妇与胎儿的预后。对此，一些产科医师和助产士会允许产妇在分娩期间自由进食和饮水以改善酮症和脱水状态，但这种做法一直存在争议。Wong等研究了孕产妇术前饮用清亮液体胃排空问题，分别术前口服50 ml与300 ml水，1 h后通过超声测量胃窦截面积，发现两组产妇胃窦截面积比较无显著差别，说明孕产妇术前摄入少量水对胃排空并无影响。但是对于摄入清淡饮食的产妇结果却不相同，Scrutton等分别比较了孕产妇摄入清淡饮食与水对胃残余量影响，结果发现摄入清淡饮食的胃内容物量更多，因此面临反流误吸的风险更大。SOAP建议剖宫产术依照ASA指南建议，对拟行全身麻醉、区域阻滞麻醉和镇静麻醉的产妇术前禁食、禁水时间间隔：清亮液体摄入控制在术前2 h，清淡食物及牛奶摄入控制在术前6 h，油炸、脂肪食品或肉类须禁食8 h甚至更长。建议产妇术前2 h可摄入无渣高热量的碳水化合物饮料，改善机体脂质分解，避免酮症，缓解术前口渴、紧张焦虑、饥饿和注意力不集中状态。

（三）血红蛋白优化

产后出血仍然是导致孕产妇主要死因，严重的产前贫血会增加产后出血的风险。妊娠期贫血还会导致新生儿出生时低体重、早产、引产以及死亡。产后贫血还与产后抑郁发生风险相关。

14

早期纠正贫血状态，有利于降低围产期输血率和输血相关并发症和死亡率和产后抑郁发生率。怀孕期间产妇常常存在稀释性贫血，剖宫产手术失血量要高于大多数腹部手术，产前贫血也是产后贫血强烈预测因子。铁缺乏是妊娠期贫血最常见原因，美国妇产科医师学会（ACOG）建议，所有孕产妇在产前应当常规接受贫血筛查，对于有贫血或产后出血高风险产妇，应积极给予补充铁治疗，以提升血液中血红蛋白水平。

二、术中管理

（一）麻醉方式选择

插管失败和误吸是全麻剖宫产产妇的主要死因，尽管目前气道管理技术的进步，全身麻醉的安全性已大大提高，然而剖宫产麻醉的最佳选择仍然是椎管内麻醉。椎管内麻醉的麻醉相关死亡率和并发症发病率仍然低于全身麻醉。除非产妇存在椎管内麻醉禁忌，如严重凝血功能障碍、胎盘早剥、脐带脱垂或产时宫外治疗（ex-utero intrapartum treatment，EXIT）。Hawkins等比较了美国1985—1990年期间麻醉相关产妇死亡率，结果显示全身麻醉死亡率高出椎管内麻醉16.7%，即便在1991—2002年期间全麻技术的改善，但仍比椎管内麻醉高1.7%。Afolabi等比较了剖宫产手术椎管内麻醉与全身麻醉，发现椎管内麻醉术后首次要求镇痛药物时间延迟，疼痛程度更低，胃肠道淤滞、咳嗽、发热以及抑郁发生率更低，更有利于早期下床活动和母乳喂养。实施椎管内麻醉，产妇术中可保持清醒状态，可以见证其孩子出生过程，更有利于促进母婴早期接触。

（二）血压管理

低血压是剖宫产椎管内麻醉后常见不良反应。低血压一般定义为：收缩压降低幅度大于基础值20%~30%，或收缩压绝对值<100 mmHg。血压低、持续时间长会导致胎盘血流低灌注、胎儿缺氧、酸中毒，对胎儿预后产生不利影响。同时严重低血导致产妇大脑灌注不足，诱发恶心、呕吐、误吸、意识丧失甚至心脏停搏。防治低血压策略包括：液体扩容、使用血管加压药以及子宫左倾等。

液体扩容防治低血压的主要问题是液体种类选择与扩容时机。胶体液（羟乙基淀粉）扩容效果优于晶体液，腰麻后产妇低血压发生率更低。然而胶体液可能会导致凝血功能异常、瘙痒以及潜在的过敏反应，限制了其广泛应用。同步扩容效果优于预扩容，Dyer等分别比较了腰麻前20 min和腰麻后快速输注晶体液（20 ml/kg），发现同步扩容比预扩容的产妇低血压发生率更低，术中升压药量需求更少。

具有α受体激动作用的苯肾上腺素、麻黄碱是作为纠正椎管内麻醉后低血压的主要升压药物。目前不推荐麻黄碱作为首选，理由可能是因为麻黄碱较苯肾上腺素更容易透过胎盘屏障且半衰期更长，由于麻黄碱具有β受体兴奋作用，可促进胎儿新陈代谢、心率加快，脐动脉血气分析显示pH和碱剩余（BE）值更低，产妇恶心、呕吐发生率更高。预防性输注苯肾上腺素比单次静脉注射方式更容易防治腰麻后低血压。Xiao等研究了剖宫产椎管内麻醉后预防性输注苯肾上

产科精确麻醉

腺素防治低血压的最佳输注剂量，得出半数有效输注速率（ED_{50}）和最佳输注速率（ED_{90}）分别为 0.31 μg/（kg·min）和 0.54 μg/（kg·min）。苯肾上腺是目前治疗腰麻后低血压首选药物，但是苯肾上腺素提升血压的同时会减慢心率，降低心输出量。有人建议去甲肾上腺素可作为苯肾上腺素替代选择，理由是去甲肾上腺素具有β受体激动活性，提升血压同时还能够维护心率和心输出量。

仰卧位低血压是由于增大的子宫压迫下腔静脉，引起静脉回心血量减少，出现低血压。左倾卧位可缓解子宫对下腔静脉的压迫，缓解仰卧位低血压程度。Fujita等研究了单胎妊娠妇女身体左右不同倾斜角度下子宫对下腔静脉压迫程度，通过磁共振分析发现左倾30°能够最大限度缓解子宫对下腔静脉压迫。

依靠单一措施预防剖宫产椎管内麻醉后低血压效果有限，需要多种措施相结合进行。推荐预防性输注苯肾上腺素（起始速率 50 μg/min）联合晶体液（不超过 2000 ml）快速同步扩容方案纠正低血压。

（三）液体管理

目标导向液体管理是众多学科ERAS方案共同探讨措施之一。在胃肠外科手术中，液体过负荷不利于肠吻合口愈合，而容量欠缺可能会导致全身器官灌注不足的风险。剖宫产术中，理想的液体管理目标尚未确定。目前研究认为，对于正常产妇术中输液量不宜超过 3000 ml。因为在第三产程以后，常常会输注缩宫素预防产后出血，由于缩宫素与加压素分子结构相似，缩宫素可能也具有加压素同样的抗利尿效应，因此长时间输注缩宫素和开放式液体输注可能会引发水中毒、低钠血症、癫痫等风险。对于产科合并症，如妊娠期高血压产妇，须严格控制液体输注，因为这类患者有存在肺水肿高风险。

（四）体温保护

术中维持正常体温能够降低切口感染率、凝血功能障碍、失血和输血风险，缩短住院时间。据估计，椎管内麻醉下行剖宫产手术，术中产妇低体温发生率高达60%。椎管内麻醉后，抑制了机体血管舒缩调节机制和肌肉寒战反应，热量从核心到外周重新分布，导致机体体温调节功能受损，体温下降。研究发现，腰麻后剖宫产期间，产妇核心温度平均下降1.3℃，最低温度时间是在腰麻后 1 h，恢复至基线温度水平需要 4.5 h。术中无保温措施，将导致麻醉后复苏室延迟转出。术中给予保温，可以最大限度地减少产妇体温下降幅度，利于提高产妇舒适度，降低术中寒战反应，同时还减少了新生儿低体温发生率和提高了脐动脉血pH值和Apgar评分，促进产后早期母婴接触和母乳喂养成功率。目前，术中最佳保温策略尚未确定，单一措施效果有限，多种措施相结合的保温策略更加高效。建议术前患者保暖、术中采用暖风机加温和输液加温，并将手术室温度控制在23℃。

（五）血栓预防

妊娠期妇女静脉血栓性疾病包括深静脉血栓（DVT）和肺栓塞（pulmonary thromboembolism,

PTE），发病率约为$1/1000 \sim 1.7/1000$。研究表明，妊娠期妇女血栓栓塞事件发生率较非妊娠妇女增加了5倍（$OR = 4.6$，$95\% \ CI$为$2.7 \sim 7.8$），产后增加了近60倍（$95\% \ CI$为$26.5 \sim 135.9$），尤其在产后第1周DVT和PTE发生风险最高。同时，不同的分娩方式的静脉血栓栓塞事件发生率也不同，剖宫产术中血栓栓塞事件发生率高于经阴道分娩。美国胸科医师学会分析了剖宫产术后静脉血栓性疾病主要风险和次要风险因素，见**表14-2**。

表 14-2　产后静脉血栓性疾病的主要风险因素和次要危险因素

主要风险因素	次要风险因素
1）胎儿不稳定（产前卧床 ≥ 1周）	1）BMI $> 30 \ kg/m^2$
2）既往有静脉血栓病史	2）急诊剖宫产
3）子痫前期伴胎儿生长受限	3）多胎妊娠
4）血栓形成倾向	4）术后出血 ≥ 1000 ml
抗凝血酶Ⅲ缺乏	5）吸烟 > 10支/日
V因子莱顿突变	6）胎儿生长受限
凝血酶原G20210A突变	7）血栓形成倾向
5）医疗因素	蛋白C缺乏
系统性红斑狼疮	蛋白S缺乏
心脏疾病	8）先兆子痫
镰状细胞病	
6）产后出血 ≥ 1000 ml	
7）输血	
8）产褥感染	

1个主要危险素或2个次要危险素就应该进行静脉血栓预防，方案如下。

（1）不存在VTE风险因素者，可尽早下床活动。

（2）对VTE风险增加者，若存在1个主要或至少2个次要风险因素者应预防性使用肝素治疗，或采用机械方式预防。

（3）对VTE高风险者，在产褥期存在多个额外风险因素，应在预防性肝素治疗同时给予机械性方式，如充气式弹力袜。

（4）产后持续存在显著风险因素者，应延长预防性延长治疗至产后6周。

（六）子宫收缩剂的合理使用

产后出血是全世界孕产妇死亡最常见原因，其中子宫收缩乏力是严重产后出血的最主要原因，约占80%。子宫收缩剂在预防和治疗宫缩乏力、产后出血方面起到重要作用。缩宫素是预

产科精确麻醉

防和治疗产后子宫收缩乏力的一线药物，然而一些呈剂量依赖性的不良反应也伴随出现，如脸面潮热、恶心、呕吐、心动过速、低血压、水潴留、低钠血症。产生最佳的子宫张力的剂量可能比常规剂量要更低。Carvalho 等对没有临产的择期行剖宫产产妇进行研究，结果显示，产后3 min 内达到最佳的子宫张力所需单次缩宫素剂量（ED_{90}）为 0.35 IU（95% CI 为 0.18 ~ 0.52 IU）。如果产程中已使用过缩宫素的产妇，因产程停滞转为剖宫产的情况，缩宫素剂量的 ED_{90} 为 2.99 IU（95% CI 为 2.32 ~ 3.67）。由于缩宫素代谢时间短，在肝脏内很快被缩宫素酶降解，半衰期仅约 6 min。因此，采取持续输注给药方式要优于单次注射。Sheehan 等在择期剖宫产术中首先给予 5 IU 缩宫素负荷剂量，然后以 0.17 IU/min 的速率连续输注，与单次注射相比，子宫张力更加满意，对二线宫缩剂需求明显降低。单次负荷量+持续输注是目前最佳的给药策略，建议对于择期剖宫产产妇，首次负荷量 1 IU，2.5 ~ 7.5 IU/h 输注维持；对临产剖宫产妇产，首次负荷量为 3 IU，7.5 ~ 15 IU/h 输注维持。术中每隔 2 ~ 3 min 评估子宫张力情况，对于多次增加缩宫素剂量后仍未获得满意的子宫张力，应尽早考虑药效更长的二线子宫收缩剂，如卡贝缩宫素。

（七）预防性使用抗生素

预防性使用抗生素可降低剖宫产术后感染发生率，子宫内膜炎发生率降低 60%，切口感染率降低 25% ~ 65%，还可降低发热和尿路感染风险。根据 ACOG 指南建议，剖宫产术前 1 h 应预防性使用抗生素，首选头孢唑林作为一线抗生素，如胎膜破裂情况下可适当加用阿奇霉素。预防性使用抗生素时机应于切皮前给予而非脐带夹闭后。Costantine 等的一项荟萃分析结果提示，在切皮前预防性使用抗生素，可以显著降低产后子宫内膜炎和总感染率，对新生儿预后并没有影响。

（八）恶心、呕吐防治

恶心、呕吐是剖宫产术后常见并发症，普通人群发病率达 30%，高危人群高达 80%。恶心、呕吐直接影响着术后早期进食，也是 ERAS 核心问题之一。参与恶心、呕吐反射机制位于第四脑室腹侧面极后区的神经核团，即呕吐中枢以及位于在第四脑室底面血脑屏障外分布的化学感受器触发带。化学感受器包含了多种与恶心、呕吐相关的受体，包括 5-HT$_3$、5-HT$_4$、阿片受体、胆碱能受体、多巴胺受体等。化学感受体触发带通过神经投射联系至呕吐中枢。另外还有 3 种途径兴奋呕吐中枢，包括内脏迷走神经兴奋直接传入呕吐中枢、前庭系统兴奋呕吐中枢以及大脑皮质直接刺激呕吐中枢。恶心、呕吐发生的原因是多因素的，剖宫产术中恶心、呕吐（IONV）常见的麻醉因素包括低血压、阿片类药物使用、迷走神经功能亢进；非麻醉因素包括手术操作，如子宫牵拉、子宫外置、腹腔探查等，以及子宫收缩药使用不合理。

2020 年由美国加速康复协会与门诊麻醉协会共同发布了一项关于术后恶心、呕吐（PONV）处理的专家共识性指南。该指南分别从 PONV 风险因素识别、风险分层、预防措施和补救治疗对 IONV、PONV 预防与治疗进行了规范。PONV 高危因素包括：女性，年轻，不吸烟，手术方式，既往 PONV 史或情感障碍史，使用了阿片类药物镇痛。降低剖宫产术

14

PONV风险措施包括：避免全身麻醉（避免吸入麻醉）；实施椎管内麻醉，可鞘内注射芬太尼或舒芬太尼等亲脂性阿片药物，以增强麻醉效果，减少局麻药总量，降低腰麻后低血压发生率以及减少术中补救性静脉镇痛药的使用。避免腰麻后低血压，腰麻后可预防性输注血管加压药+液体同步扩容。避免腹腔内盐水冲洗，研究表明腹腔冲洗并不会降低感染发生率，反而会增加IONV和PONV发生率。避免子宫外置，子宫外置会增加IONV发生率。采用最佳有效输注剂量输注缩宫素，避免缩宫素过快输注引起低血压。采用多模式镇痛进行术后镇痛，减少单一镇痛药物尤其是阿片类药物的剂量，降低恶心、呕吐等不良反应。IONV、PONV防治推荐采用止吐药联合使用方案，采取两种或两种以上止吐药物作用于化学感受体不同受体位点，通过协同作用提高止吐效能。目前PONV防治药物与治疗技术主要包括：5-HT$_3$受体拮抗剂（昂丹司琼）、NK1受体拮抗剂（阿瑞匹坦）、糖皮质激素（地塞米松）、多巴胺受体拮抗剂（氟哌利多、甲氧氯普胺）、抗组胺药（苯海拉明）、抗胆碱能药物（东莨菪碱贴片）以及一些镇静药物和非药物技术（如PC6穴位按压）等。该指南指出，对于存在1～2个高危因素的患者，都应该给予预防性治疗PONV，建议选用两种止吐药物进行预防。5-HT$_3$受体拮抗剂（如昂丹司琼）联合地塞米松止吐效果要优于单独使用5-HT3受体拮抗剂，是目前最常用的止吐方案。对于有3个或以上或已发生PONV患者给予补救性治疗，则应采用3～4种以上止吐药进行治疗。

（九）多模式镇痛

剖宫产术后急性疼痛会给产妇带来一系列不良影响，包括早期下床活动时间延迟和住院时间延长，影响母乳喂养以及可能导致产后抑郁发生。多模式镇痛也称为"平衡镇痛"，基本原理是利用不同镇痛技术和不同阶梯的镇痛药物之间的协同作用，达到减少单一药物消耗以及药物剂量依赖性相关不良反应的目的。剖宫产术后多模式镇痛的目标既要以最少的药物剂量达到最佳镇痛效果，降低不良反应，又要减少镇痛药物在乳汁中的浓度，减轻对新生儿的影响。剖宫产术后多模式镇痛得益于椎管内阿片类药物强效的镇痛效能。研究表明，鞘内或硬膜外给予阿片类药物镇痛效果要优于静脉、肌注途径。研究显示，硬膜外给予吗啡，镇痛持续时间可长达12～24 h。

一些非阿片类镇痛药，如布诺芬、对乙酰氨基酚，可减少阿片类药物使用量，减少不良反应。对于存在椎管内禁忌的妇产，实施全麻剖宫产后，术后镇痛可采取区域神经阻滞技术，如腹横肌平面阻滞（TAPB）。一项随机对照试验中比较了采用0.75%的罗哌卡因与安慰剂进行对照，发现罗哌卡因TAPB可显著减少静脉吗啡的需要量。近年来，研究发现腰方肌阻滞（QLB）也可用于剖宫产术后镇痛，是一种更加有效的区域阻滞技术，QLB同样能够显著降低静脉吗啡需要量。多模式镇痛技术通过不同途径阻断了疼痛信号的传入大脑，同时也限制了单一药物剂量依赖性不良反应，有利于产妇产后恢复和哺乳。

（十）延迟脐带夹闭

对于足月儿和早产儿，脐带夹闭时间至少延迟30～60 s。延迟脐带夹闭可以带来多种益处，

产科精确麻醉

可以提高新生儿出生时血红蛋白水平，提高足月婴儿体内铁储备，有利于神经系统发育。对于早产儿，还可以改善血液循环，增加血容量，降低输血、坏死性小肠结肠炎和脑出血风险。延迟脐带夹闭可能会增加少部分新生儿黄疸风险，因此需要定时监测新生儿胆红素水平，必要时给予相应治疗。

（十一）促进早期母婴皮肤接触

新生儿出生后立即与母亲皮肤接触，可激发母性行为，促进母乳喂养和喂养持续时间，还可减少产妇焦虑和产后抑郁发生率。

（十二）术后管理

1. 促进早期摄入

传统观念认为，经历腹部手术的患者需要等肠鸣音或有排气排便出现时，证实肠道功能恢复，方可进食。然而目前研究证实，早期摄入有利于肠道功能恢复，改善胰岛素抵抗并减少术后分解代谢，促进早期下床活动，并不会增加并发症风险。

2. 促进早期活动

早期下床活动有利于降低胰岛素抵抗、静脉血栓栓塞风险和住院时间。以剖宫产手术为例，可设立活动目标计划：术后 8 h 内可以坐在床边，进而从床边移坐在椅子上，如能行走尽可能走动；术后 8～24 h 期间能自由行走，在大厅行走 1～2 遍甚至更多；术后 24～48 h，可在大厅走 3～4 圈，而且能够离床活动＞8 h。不能单独强调早期下床活动的重要性，一些影响早期活动的因素也应考虑，如：拔除尿管、控制疼痛、PONV、头晕、镇静等。

（十三）母乳喂养指导与支持

根据世界卫生组织和联合国儿童基金会促进母乳喂养成功十大步骤，在整个住院期间，无论经阴道分娩还是剖宫产产妇，专业人员应持续为产妇提供母乳喂养指导与支持。

（十四）保证休息

剖宫产手术后应尽量减少产妇亲友及其他人员探视，保证产妇得到充分的休息。产妇产后疲劳可能会造成一些负面影响，如认知功能障碍、抑郁、情绪波动、影响母婴关系以及增加呼吸抑制的风险。同时还需要消除一些内在因素，如术后疼痛，需要评估并按计划给予镇痛药物，促进睡眠。

（十五）早期拔除导尿管

早期拔除导尿管，有利于促进早期活动、降低尿路感染风险和缩短住院时间。然而，过早拔管可能会增加尿潴留率和需要再次插管导尿的可能。一些长效类的局麻药和阿片类药物会延长逼尿肌功能障碍持续时间，延长了导尿管拔除时间。因此，需要权衡早期拔除尿管与增加再次导尿的风险。研究表明，剖宫产术后 7 h 即可拔除导尿管，没有并发症报道。建议术后 6～12 h 可考虑拔除导尿管，利于术后恢复。

（十六）治疗产后贫血

贫血治疗包括围产期出血早期识别处理以及产后贫血管理。对于低风险产妇人群，产后没有必要常规进行实验室化验，而如果术中有显著失血（＞1000 ml）或产前已存在贫血的患者，应在产后第1、2天常规进行血常规化验。对于确诊贫血患者，可以通过口服和静脉注射铁剂治疗缺铁性贫血。静脉注射途径较口服补充铁剂治疗缺铁性贫血更为有效。治疗贫血有利于降低产后焦虑、抑郁发生率。

（十七）血糖控制

围术期高血糖会增加手术部位切口感染和延迟伤口愈合风险，应避免血糖超过180～200 mg/dl，必要时给予胰岛素控制。有糖尿病合并症的产妇手术尽量安排在首台进行，定期监测产妇和新生儿血糖水平。

（十八）促进肠道功能恢复

促进肠道功能恢复可以使用多种促排便药物，如多糖类（乳果糖）、西美康，尽可能减少阿片类药物使用，同时还需要补充足够水分并鼓励产妇尽早下床活动。

（十九）出院计划

促进产妇早期出院应从术前开始建立以患者为中心的目标计划，包括：产后活动恢复目标计划、新生儿护理计划、哺乳教育和避孕知识等要素。出院前，确保患者获得医疗机构可靠的联系方式，与主治医师保持信息畅通。出院后24 h内，治疗组须与产妇取得联系，询问评估母亲和新生儿的健康状况，并解答任何问题和疑虑。

（郭飞鹤　陈新忠）

参考文献

［1］ 中华医学会外科学分会，中华医学会麻醉学分会. 加速康复外科中国专家共识暨路径管理指南(2018)［J］. 中华麻醉学杂志，2018，38(6):8-13.

［2］ Ljungqvist O，Scott M，Fearon KC. Enhanced Recovery After Surgery: A Review［J］. JAMA Surgery，2017，152(3):292-298.

［3］ 江志伟，李宁，黎介寿. 快速康复外科的概念及临床意义［J］. 中国实用外科杂志，2007，27(2):131-133.

［4］ Sarin A，Litonius ES，Naidu R，et al. Successful implementation of an Enhanced Recovery After Surgery program shortens length of stay and improves postoperative pain，and bowel and bladder function after colorectal surgery［J］. BMC anesthesiology，2016，16(1):55.

［5］ Hasan SS，Leeds SG，Whitfield EP，et al. Enhanced Recovery after Surgery (ERAS) Decreases Complication

产科精确麻醉

and Reduces Length of Stay in Foregut Surgery Patients [J]. J Am Coll Surg, 2020, 231(4, Supplement 1):S21.

[6] Sammour T, Zargar-Shoshtari K, Bhat A et al. A programme of enhanced recovery after surgery (ERAS) is a cost-effective intervention in elective colonic surgery[J]. N Z Med J, 2010, 123(1319):61-70.

[7] Li HT, Hellerstein S, Zhou YB, et al. Trends in Cesarean Delivery Rates in China, 2008-2018 [J]. JAMA, 2020, 323(1):89-91.

[8] Pallasmaa N, Ekblad U, Aitokallio-Tallberg A, et al. Cesarean delivery in Finland: maternal complications and obstetric risk factors[J]. Acta obstetricia et gynecologica Scandinavica, 2010, 89(7):896-902.

[9] Peahl AF, Smith R, Johnson TRB, et al. Better late than never: why obstetricians must implement enhanced recovery after cesarean[J]. Am J Obstet Gynecol, 2019, 221(2):111-117.

[10] Shinnick JK, Ruhotina M, Has P, et al. Enhanced Recovery after Surgery for Cesarean Delivery Decreases Length of Hospital Stay and Opioid Consumption: A Quality Improvement Initiative [J]. Am J Perinatol, 2021, 38(S01):e215-e223.

[11] Fay EE, Hitti JE, Delgado CM, et al. An enhanced recovery after surgery pathway for cesarean delivery decreases hospital stay and cost[J]. Am J Obstet Gynecol, 2019, 221(4):341-349.

[12] Teigen NC, Sahasrabudhe N, Doulaveris G, et al. Enhanced recovery after surgery at cesarean delivery to reduce postoperative length of stay: a randomized controlled trial[J]. Am J Obstet Gynecol, 2020, 222 (4):371-372.

[13] Bollag L, Lim G, Sultan P, et al. Society for Obstetric Anesthesia and Perinatology: Consensus Statement and Recommendations for Enhanced Recovery After Cesarean[J]. Anesth Analg, 2021, 132(5):1362.

[14] Macones GA, Caughey AB, Wood SL, et al. Guidelines for postoperative care in cesarean delivery: Enhanced Recovery After Surgery (ERAS) Society recommendations (part 3) [J]. Am J Obstet Gynecol, 2019, 221(3):241-247.

[15] Caughey AB, Wood SL, Macones GA, et al. Guidelines for intraoperative care in cesarean delivery: Enhanced Recovery After Surgery Society Recommendations (Part 2) [J]. Am J Obstet Gynecol, 2018, 219 (6):533-544.

[16] Wilson RD, Caughey AB, Wood SL, et al. Guidelines for Antenatal and Preoperative care in Cesarean Delivery: Enhanced Recovery After Surgery Society Recommendations (Part 1) [J]. Am J Obstet Gynecol, 2018, 219(6):521-523.

[17] Kalogera E, Dowdy SC. Enhanced Recovery Pathway in Gynecologic Surgery: Improving Outcomes Through Evidence-Based Medicine[J]. Obstet Gynecol Clin North Am, 2016, 43(3):551-573.

[18] Levinson W, Roter DL, Mullooly JP, et al. Physician-patient communication. The relationship with malpractice claims among primary care physicians and surgeons[J]. JAMA, 1997, 277(7):553.

[19] Hey VMF, Cowley DJ, Ganguli PC, et al. Gastro-oesophageal reflux in late pregnancy [J]. Anaesthesia, 1977, 32(4):372-377.

[20] Van Thiel DH, Gavaler JS, Stremple J. Lower esophageal sphincter pressure in women using sequential oral contraceptives[J]. Gastroenterology, 1976, 71(2):232-234.

[21] Metzger BE, Ravnikar V, Vileisis RA, et al. "Accelerated starvation" and the skipped breakfast in late normal pregnancy[J]. Lancet, 1982, 1(8272):588.

[22] O'Sullivan G, Shennan A. Labour--a gastronomic experience![J]. Int J Obstet Anesth, 2002, 11(1):1-3.

［23］ Wong CA, Loffredi M, Ganchiff JN, et al. Gastric emptying of water in term pregnancy［J］. Anesthesiology, 2002, 96(6):1395-1400.

［24］ Wong CA, McCarthy RJ, Fitzgerald PC, et al. Gastric emptying of water in obese pregnant women at term［J］. Anesth Analg, 2007, 105(3):751-755.

［25］ Scrutton M, Metcalfe GA, Lowy C, et al. Eating in labour. A randomised controlled trial assessing the risks and benefits［J］. Anaesthesia, 2015, 54(4):329-334.

［26］ Bollag L, Lim G, Sultan P, et al. Society for Obstetric Anesthesia and Perinatology: Consensus Statement and Recommendations for Enhanced Recovery After Cesarean［J］. Anesth Analg, 2020, 132(5):1362.

［27］ Hausel J, Nygren J, Lagerkranser M, et al. A carbohydrate-rich drink reduces preoperative discomfort in elective surgery patients［J］. Anesth Analg, 2001, 93(5):1344-1350.

［28］ Tsutsumi R, Kakuta N, Kadota T, et al. Effects of oral carbohydrate with amino acid solution on the metabolic status of patients in the preoperative period: a randomized, prospective clinical trial［J］. J Anesth, 2016, 30(5):842-849.

［29］ Omotayo MO, Abioye AI, Kuyebi M, et al. Prenatal anemia and postpartum hemorrhage risk: A systematic review and meta-analysis［J］. J Obstet Gynaecol Res, 2021, 47(8):2565-2576.

［30］ Malhotra M, Sharma JB, Batra S, et al. Maternal and perinatal outcome in varying degrees of anemia［J］. Int J Gynaecol Obstet, 2002, 79(2):93-100.

［31］ Moghaddam Tabrizi F, Barjasteh S. Maternal Hemoglobin Levels during Pregnancy and their Association with Birth Weight of Neonates［J］. Iran J Ped Hematol Oncol, 2015, 5(4):211-217.

［32］ Corwin EJ, Murray-Kolb LE, Beard JL. Low hemoglobin level is a risk factor for postpartum depression［J］. J Nutr, 2003, 133(12):4139-4142.

［33］ Maeda Y, Ogawa K, Morisaki N, et al. Association between perinatal anemia and postpartum depression: A prospective cohort study of Japanese women［J］. Int J Gynaecol Obstet, 2020, 148(1):48-52.

［34］ Sheikh M, Hantoushzadeh S, Shariat M, et al. The efficacy of early iron supplementation on postpartum depression, a randomized double-blind placebo-controlled trial［J］. Eur J Nutr, 2017, 56(2): 901-908.

［35］ Butwick AJ, Walsh EM, Kuzniewicz M, et al. Patterns and predictors of severe postpartum anemia after Cesarean section［J］. Transfusion, 2017, 57(1):36-44.

［36］ American College of Obstetricians and Gynecologists. ACOG Practice Bulletin No. 95: anemia in pregnancy ［J］. Obstet Gynecol, 2008, 112(1):201-207.

［37］ Munro A, George RB. Chestnut's Obstetric Anesthesia Principles and Practice, Fifth Edition［J］. Can J Anesth, 2015, 62(9):1027-1028.

［38］ 贝辛格, 巴克林, 甘布林. 产科麻醉学［M］. 陈新忠, 黄绍强, 译. 北京:中国科学技术出版社, 2020.

［39］ Hawkins JL, Chang J, Palmer SK, et al. Anesthesia-related maternal mortality in the United States: 1979-2002［J］. Obstet Gynecol, 2011, 117(1):69-74.

［40］ Afolabi BB, Lesi FE, Merah NA. Regional versus general anaesthesia for caesarean section［J］. Cochrane Database Syst Rev, 2006, 4:CD004350.

［41］ Chooi C, Cox JJ, Lumb RS, et al. Techniques for preventing hypotension during spinal anaesthesia for caesarean section［J］. Cochrane Database Syst Rev, 2017, 8(8):CD002251.

［42］ Corke BC, Datta S, Ostheimer GW, et al. Spinal anaesthesia for Caesarean section: the influence of hypotension on neonatal outcome［J］. Anaesthesia, 1982, 37(6):658-662.

产科精确麻醉

［43］ Ueyama H, He YL, Tanigami H, et al. Effects of crystalloid and colloid preload on blood volume in the parturient undergoing spinal anesthesia for elective Cesarean section.［J］. Anesthesiology, 1999, 91 (6):1571-1576.

［44］ Wiedermann CJ. Complications of hydroxyethyl starch in acute ischemic stroke and other brain injuries［J］. Pathophysiol Haemost Thromb, 2003, 33(4):225-228.

［45］ Dyer RA, Farina Z, Joubert IA, et al. Crystalloid preload versus rapid crystalloid administration after induction of spinal anaesthesia (coload) for elective caesarean section［J］. Anaesth Intensive Care, 2004, 32 (3):351-357.

［46］ Lee A, Ngan Kee WD, Gin T. A quantitative, systematic review of randomized controlled trials of ephedrine versus phenylephrine for the management of hypotension during spinal anesthesia for cesarean delivery［J］. Anesth Analg, 2002, 94(4):920-926.

［47］ Cooper DW, Carpenter M, Mowbray P, et al. Fetal and maternal effects of phenylephrine and ephedrine during spinal anesthesia for cesarean delivery［J］. Anesthesiology, 2002, 97(6):1582-1590.

［48］ Ngan Kee WD, Khaw KS, Tan PE, et al. Placental Transfer and Fetal Metabolic Effects of Phenylephrine and Ephedrine during Spinal Anesthesia for Cesarean Delivery［J］. Obstetric Anesthesia Digest, 2009, 30 (3):159-160.

［49］ Ngan Kee WD, Lee A, Khaw KS, et al. A randomized double-blinded comparison of phenylephrine and ephedrine infusion combinations to maintain blood pressure during spinal anesthesia for cesarean delivery: the effects on fetal acid-base status and hemodynamic control［J］. Anesth Analg, 2008, 107(4):1295-1302.

［50］ Ngan Kee WD, Khaw KS, Ng FF, et al. Prophylactic phenylephrine infusion for preventing hypotension during spinal anesthesia for cesarean delivery［J］. Anesth Analg, 2004, 98(3):815-821.

［51］ Xiao F, Shen B, Xu WP, et al. Dose-Response Study of 4 Weight-Based Phenylephrine Infusion Regimens for Preventing Hypotension During Cesarean Delivery Under Combined Spinal-Epidural Anesthesia［J］. Anesth Analg, 2020, 130(1):187-193.

［52］ Onwochei DN, Ngan Kee WD, Fung L, et al. Norepinephrine Intermittent Intravenous Boluses to Prevent Hypotension During Spinal Anesthesia for Cesarean Delivery: A Sequential Allocation Dose-Finding Study ［J］. Anesth Analg, 2017, 125(1):212-218.

［53］ Marx GF. Supine Hypotension Syndrome During Cesarean Section［J］. JAMA, 1969, 207(10):1903-1905.

［54］ Fujita N, Higuchi H, Sakuma S, et al. Effect of Right-Lateral Versus Left-Lateral Tilt Position on Compression of the Inferior Vena Cava in Pregnant Women Determined by Magnetic Resonance Imaging［J］. Anesth Analg, 2019, 128(6):1217-1222.

［55］ Morgan PJ, Halpern SH, Tarshis J. The effects of an increase of central blood volume before spinal anesthesia for cesarean delivery: a qualitative systematic review［J］. Anesth Analg, 2001, 92(4):997-1005.

［56］ Habib, Ashraf S. A Review of the Impact of Phenylephrine Administration on Maternal Hemodynamics and Maternal and Neonatal Outcomes in Women Undergoing Cesarean Delivery Under Spinal Anesthesia［J］. Anesth Analg, 2012, 114(2):377-390.

［57］ Thiele RH, Raghunathan K, Brudney CS, et al. American Society for Enhanced Recovery (ASER) and Perioperative Quality Initiative (POQI) joint consensus statement on perioperative fluid management within an enhanced recovery pathway for colorectal surgery［J］. Perioper Med (Lond), 2016, 5:24.

［58］ Bollag L, Lim G, Sultan P, et al. Society for Obstetric Anesthesia and Perinatology: Consensus Statement

14

and Recommendations for Enhanced Recovery After Cesarean [J]. Anesth Analg, 2021, 132(5):1362-1377.

[59] Dyer RA, van Dyk D, Dresner A. The use of uterotonic drugs during caesarean section [J]. Int J Obstet Anesth, 2010, 19(3):313-9.

[60] Bergum D. Oxytocin infusion: acute hyponatraemia, seizures and coma [J]. Acta Anaesthesiol Scand, 2009, 53(6):826-827.

[61] 切斯特纳特. Chestnut产科麻醉学: 理论与实践 [M]. 连庆全, 姚尚龙, 主译. 北京:人民卫生出版社, 2016.

[62] Kurz A, Sessler DI, Lenhardt R. Perioperative normothermia to reduce the incidence of surgical-wound infection and shorten hospitalization. Study of Wound Infection and Temperature Group [J]. N Engl J Med, 1996, 334(19):1209-1215.

[63] Melling AC, Ali B, Scott EM, et al. Effects of preoperative warming on the incidence of wound infection after clean surgery: a randomised controlled trial [J]. Lancet, 2001, 358(9285):876-880.

[64] du Toit L, van Dyk D, Hofmeyr R, et al. Core Temperature Monitoring in Obstetric Spinal Anesthesia Using an Ingestible Telemetric Sensor [J]. Anesth Analg, 2018, 126(1):190-195.

[65] Sultan P, Habib AS, Cho Y, et al. The Effect of patient warming during Caesarean delivery on maternal and neonatal outcomes: a meta-analysis [J]. Br J Anaesth, 2015(4):500-510.

[66] Jacobsen AF, Skjeldestad FE, Sandset PM. Incidence and risk patterns of venous thromboembolism in pregnancy and puerperium—a register-based case-control study [J]. Am J Obstet Gynecol, 2008, 198 (2):231-233.

[67] Pomp ER, Lenselink AM, Rosendaal FR, et al. Pregnancy, the postpartum period and prothrombotic defects: risk of venous thrombosis in the MEGA study [J]. J Thromb Haemost, 2008, 6(4):632-7.

[68] James AH, Jamison MG, Brancazio LR, et al. Venous thromboembolism during pregnancy and the postpartum period: Incidence, risk factors, and mortality [J]. Am J Obstet Gynecol, 2006, 194(5):1311-1315.

[69] Bates SM, Greer IA, Middeldorp S, et al. VTE, thrombophilia, antithrombotic therapy, and pregnancy: Antithrombotic Therapy and Prevention of Thrombosis, 9th ed: American College of Chest Physicians Evidence-Based Clinical Practice Guidelines [J]. Chest, 2012, 141(2 Suppl):e691S-e736S.

[70] Carla AZ. Global burden of maternal death and disability [J]. Br Med Bull, 2003, 67:1-11.

[71] Khan KS, Wojdyla D, Say L, et al. WHO analysis of causes of maternal death: a systematic review [J]. Lancet, 2006, 367(9516):1066-1074.

[72] Callaghan WM, Kuklina EV, Berg CJ. Trends in postpartum hemorrhage: United States, 1994-2006. [J]. Am J Obstet Gynecol, 2010, 202(4):351-353.

[73] Bateman BT, Berman MF, Riley LE, et al. The epidemiology of postpartum hemorrhage in a large, nationwide sample of deliveries. [J]. Anesth Analg, 2010, 110(5):1368-1373.

[74] Pinder AJ, Dresner M, Calow C, et al. Haemodynamic changes caused by oxytocin during caesarean section under spinal anaesthesia [J]. Int J Obstet Anesth, 2002, 11(3):156-159.

[75] Thomas JS, Koh SH, Cooper GM. Haemodynamic effects of oxytocin given as i.v. bolus or infusion on women undergoing Caesarean section [J]. Br Jo Anaesth, 2007, 98(1):116-119.

[76] Carvalho J, Balki M, Kingdom J, et al. Oxytocin requirements at elective cesarean delivery: a dose-finding study [J]. Obstet Gynecol, 2004, 104(5 Pt 1):1005-1010.

[77] Balki M, Ronayne M, Davies S, et al. Minimum oxytocin dose requirement after cesarean delivery for labor

产科精确麻醉

arrest[J]. Obstet Gynecol, 2006, 107(1):45-50.

[78] Sheehan SR, Montgomery AA, Carey M, et al. Oxytocin bolus versus oxytocin bolus and infusion for control of blood loss at elective caesarean section: double blind, placebo controlled, randomised trial[J]. BMJ, 2011, 343: d4661.

[79] Smaill F, Hofmeyr GJ. Antibiotic prophylaxis for cesarean section[J]. Cochrane Database Syst Rev, 2002, 3:CD000933.

[80] Costantine MM, Rahman M, Ghulmiyah L, et al. Timing of perioperative antibiotics for cesarean delivery: a metaanalysis[J]. Am J Obstet Gynecol, 2008, 199(3):301, e1-e6.

[81] 吴新民, 罗爱伦, 田玉科, 等. 术后恶心、呕吐防治专家意见(2012)[J]. 临床麻醉学杂志, 2012, 28 (4):413-416.

[82] Balki M, Carvalho J. Intraoperative nausea and vomiting during cesarean section under regional anesthesia [J]. Int J Obstet Anesth, 2005, 14(3):230-241.

[83] Gan TJ, Belani KG, Bergese S, et al. Fourth Consensus Guidelines for the Management of Postoperative Nausea and Vomiting[J]. Anesth Analg, 2020, 131(2):411-448.

[84] Uppal V, Retter S, Casey M, et al. Efficacy of Intrathecal Fentanyl for Cesarean Delivery: A Systematic Review and Meta-analysis of Randomized Controlled Trials With Trial Sequential Analysis[J]. Anesth Analg, 2020, 130(1):111-125.

[85] Dahlgren G, Hultstrand C, Jakobsson J, et al. Intrathecal sufentanil, fentanyl, or placebo added to bupivacaine for cesarean section[J]. Anesth Analg, 1997, 85(6):1288-1293.

[86] Eke AC, Shukr GH, Chaalan TT, et al. Intra-abdominal saline irrigation at cesarean section: a systematic review and meta-analysis[J]. The Journal of Maternal-Fetal & Neonatal Medicine, 2015, 29(10):1588-1594.

[87] Bazi T, Obeid R, Nassar AH. Intra-abdominal Irrigation at Cesarean Delivery: A Randomized Controlled Trial[J]. Obstet Anesthesia Digest, 2012, 33(3):1106-1111.

[88] Mireault D, Loubert C, Drolet P, et al. Uterine Exteriorization Compared With In Situ Repair of Hysterotomy After Cesarean Delivery: A Randomized Controlled Trial[J]. Obstet Gynecol, 2020, 135 (5):1145-1151.

[89] Heffernan AM, Rowbotham DJ. Postoperative nausea and vomiting--time for balanced antiemesis[J]. Br J Anaesth, 2001, 86(3):457-458.

[90] Babazade R, Vadhera RB, Krishnamurthy P, et al. Acute Postcesarean Pain Is Associated With In-hospital Exclusive Breastfeeding, Length of Stay, and Postpartum Depression[J]. J Clin Anesth, 2020, 62:109697.

[91] Kehlet H, Dahl J B. The Value of "Multimodal" or "Balanced Analgesia" in Postoperative Pain Treatment[J]. Anesth Analg, 1993, 77(5):1048-1056.

[92] Cohen SE, Subak LL, Brose WG, et al. Analgesia after cesarean delivery: patient evaluations and costs of five opioid techniques[J]. Reg Anesth, 1991, 16(3):141-149.

[93] Lim Y, Jha S, Sia A T, et al. Morphine for post-caesarean section analgesia: intrathecal, epidural or intravenous[J]. Singapore Med J, 2005, 46(8):392-396.

[94] Carvalho B, Roland L M, Chu L F, et al. Single-Dose, Extended-Release Epidural Morphine (DepoDur®) Compared to Conventional Epidural Morphine for Post-Cesarean Pain[J]. Anesth Analg, 2007, 105 (1):176-183.

[95] Mcdonnell JG, Curley G, Carney J, et al. The analgesic efficacy of transversus abdominis plane block after

cesarean delivery: a randomized controlled trial [J]. Anesth Analg, 2008, 106(1):186-191.

[96] Blanco R, Ansari T, Girgis E. Quadratus lumborum block for postoperative pain after caesarean section: A randomised controlled trial [J]. Eur J Anaesthesiol, 2015, 32(11):812-818.

[97] Practice C. Committee Opinion No. 684: Delayed Umbilical Cord Clamping After Birth[J]. Obstetrics and Gynecology, 2017, 129(1):e5-e10.

[98] Fogarty M, Osborn DA, Askie L, et al. Delayed vs early umbilical cord clamping for preterm infants: a systematic review and meta-analysis [J]. Am J Obstet Gynecol, 2018, 218(1):1-18.

[99] Bramson L, Lee JW, Moore E, et al. Effect of Early Skin-to-Skin Mother-Infant Contact During the First 3 Hours Following Birth on Exclusive Breastfeeding During the Maternity Hospital Stay [J]. J Hum Lact, 2010, 26(2):130-137.

[100] Bigelow A, Power M, Maclellan-Peters J, et al. Effect of Mother/Infant Skin-to-Skin Contact on Postpartum Depressive Symptoms and Maternal Physiological Stress[J]. J Obstet Gynecol Neonatal Nurs, 2012, 41 (3):369-382.

[101] Ibclc E. Early skin-to-skin contact for mothers and their healthy newborn infants [J]. J Obstet Gynecol Neonatal Nurs, 2013, 42(s1):S86.

[102] Guo J, Long S, Li H, et al. Early versus delayed oral feeding for patients after cesarean [J]. Int J Gynecol Obstet, 2015, 128(2):100-105.

[103] Huang H, Wang H, He M. Early oral feeding compared with delayed oral feeding after cesarean section: a meta-analysis[J]. J Matern Fetal Neonatal Med, 2016, 29(1/6):423-429.

[104] Hsu YY, Hung HY, Chang SC, et al. Early oral intake and gastrointestinal function after cesarean delivery: a systematic review and meta-analysis[J]. Obstet Gynecol, 2013, 121(6):1327-1334.

[105] D'Alton ME, Friedman AM, Smiley RM, et al. National Partnership for Maternal Safety: Consensus Bundle on Venous Thromboembolism[J]. Anesth Analg, 2016, 123(4):942-949.

[106] van der Leeden M, Huijsmans R, Geleijn E, et al. Early enforced mobilisation following surgery for gastrointestinal cancer: feasibility and outcomes[J]. Physiotherapy, 2016, 102(1):103-110.

[107] Kehlet H, Wilmore DW. Multimodal strategies to improve surgical outcome [J]. Am J Surg, 2002, 183 (6):630-641.

[108] Committee on Obstetric Practice. Committee Opinion No. 687: Approaches to Limit Intervention During Labor and Birth[J]. Obstet Gynecol, 2017, 129(2):e20-e28.

[109] Ahmed MR, Ahmed WS, Atwa KA, et al. Timing of urinary catheter removal after uncomplicated total abdominal hysterectomy: a prospective randomized trial [J]. Eur J Obstet Gynecol Reprod Biol, 2014, 176:60-63.

[110] Kuipers PW, Kamphuis ET, Venrooij GV, et al. Intrathecal opioids and lower urinary tract function: a urodynamic evaluation.[J]. Anesthesiology, 2004, 100(6):1497-1503.

[111] Phipps S, Lim YN, McClinton S, et al. Short term urinary catheter policies following urogenital surgery in adults[J]. Cochrane Database Syst Rev, 2006, (2):CD004374.

[112] Deniau B, Bouhadjari N, Faitot V, et al. Evaluation of a continuous improvement programme of enhanced recovery after caesarean delivery under neuraxial anaesthesia [J]. Anaesth Crit Care Pain Med, 2016, 35 (6):395-399.

[113] Althoff FC, Neb H, Herrmann E, et al. Multimodal Patient Blood Management Program Based on a Three-

产科精确麻醉

pillar Strategy: A Systematic Review and Meta-analysis[J]. Ann Surg, 2019, 269(5):794-804.

[114] Sultan P, Bampoe S, Shah R, et al. Oral vs intravenous iron therapy for postpartum anemia: a systematic review and meta-analysis[J]. Am J Obstet Gynecol, 2019, 221(1):19-29, e3.

[115] Chandrasekaran N, De Souza LR, Urquia ML, et al. Is anemia an independent risk factor for postpartum depression in women who have a cesarean section? - A prospective observational study[J]. BMC Pregnancy Childbirth, 2018, 18(1):400.

[116] Ramos M, Khalpey Z, Lipsitz S, et al. Relationship of perioperative hyperglycemia and postoperative infections in patients who undergo general and vascular surgery.[J]. Ann Surg, 2008, 248(4):585-591.

[117] Charoenkwan K, Matovinovic E. Early versus delayed (traditional) oral fluids and food for reducing complications after major abdominal gynaecologic surgery[J]. Cochrane Database Syst Rev, 2007, (4):CD004508.

[118] Ferguson S, Davis D, Browne J. Does antenatal education affect labour and birth? A structured review of the literature[J]. Women Birth, 2013, 26(1):E5-E8.

第十五章
高危产妇的麻醉管理

第一节 妊娠期高血压

妊娠期高血压疾病是常见的妊娠期心血管疾病，会导致孕产妇及胎儿患病率及死亡率升高。麻醉科医师应在掌握各种妊娠期高血压疾病的病理生理学变化的基础上，结合孕产妇生理变化特点，实施有针对性的麻醉与镇痛，保护母婴安全。

根据中华医学会妇产科学分会发布的《妊娠期高血压疾病诊治指南（2020）》，将妊娠期高血压疾病分为妊娠期高血压、妊娠合并慢性高血压、子痫前期-子痫及慢性高血压伴发子痫前期4种。本节将对妊娠期高血压的定义、病理生理学进行介绍，并从麻醉及围术期处理的角度进行针对性阐述。

一、定义及病理生理变化

妊娠期高血压指妊娠20周后首次出现高血压，收缩压 ≥ 140 mmHg 和（或）舒张压 ≥ 90 mmHg，无蛋白尿等子痫前期的表现，通常产后12周血压恢复正常。妊娠期高血压可进一步发展，进展为子痫前期、子痫或HELLP综合征。

妊娠期高血压主要以血流动力学改变为特征，随着疾病的进展和治疗，血管紧张度和对血管活性物质的敏感性增加，这种变化可能与血管内皮功能障碍相关。患者血管内容量的相对减少（第三间隙效应），这一变化导致前负荷下降。而在进行扩容治疗后，患者可能会出现高动力学反应，这可能与心房钠尿肽（ANP）释放高于正常水平有关。与此同时，患者的后负荷几乎比基础值高2~3倍。后负荷的增加导致患者血压升高，同时增加左心室衰竭发生的可能性。

二、围术期管理

对于妊娠期高血压产妇，应给予充分休息、镇静，监测母儿情况，酌情降压治疗，并合理进行容量管理。

1. 血压控制

在妊娠期和产后，可能会出现收缩压和（或）舒张压的急剧上升。收缩压≥160 mmHg或舒张压≥110 mmHg时应立即在15 min内开始降血压治疗，以降低脑出血、心肌缺血和胎盘早剥的发生概率。对于未并发器官功能损伤的产妇，通常根据需要给予口服或静脉药物维持收缩压于130~155 mmHg、舒张压于80~105 mmHg；若并发器官功能损伤，则应控制收缩压于130~139 mmHg、舒张压于80~89 mmHg。但需要注意避免降压速度过快及幅度过大，血压不可低于130/80 mmHg，避免发生肾脏及子宫胎盘灌注不足。在降压前应注意评估血容量，血容量严重不足的患者在紧急使用起效迅速的扩血管药物后会引起严重的低血压反应，致使组织灌注及胎盘血流出现进一步减少。

（1）肼屈嗪：是产妇常用的抗高血压药物，其直接作用于动脉血管平滑肌，降低后负荷。肼屈嗪对毛细血管前阻力血管的效应强于毛细血管后容量血管，对冠状动脉、脑血管及内脏血管的舒张作用优于其他血管。由于肼屈嗪降压的同时会出现反射性的心动过速，冠心病或可疑冠心病的患者应谨慎使用。静脉给予肼屈嗪负荷剂量2.5~10 mg，最大剂量不超过20 mg，10~15 min达到作用高峰。尽管肼屈嗪会穿过胎盘屏障，也可以通过母乳分泌，但其仍被认为是对胎儿安全有效的药物，也可以在哺乳期间服用。

（2）其他强效扩血管降血压药：硝普钠和硝酸甘油，起效快、作用强，通常用于治疗急性高血压危象、其他药物无效的难治性高血压、抑制插管时反应性高血压，使用时应持续监测动脉血压。硝普钠是强效的小动脉扩张药，但因其代谢产物有氰化物，大剂量、长时间输注对孕妇和胎儿有氰化物中毒的潜在风险。需要长期使用硝普钠时，应进行胎儿状态监测（如胎心监护或胎头皮pH值）。硝酸甘油是静脉扩张药，通过作用于容量血管降低心脏充盈压，虽然其效果弱于硝普钠，但不存在氰化物中毒风险。

（3）拉贝洛尔：是选择性的α_1受体和非选择性β受体拮抗药，β受体阻滞效应比α受体阻滞效应更明显。拉贝洛尔起效快，3~5 min即可起效。但与肼屈嗪不同的是，拉贝洛尔不会引起反射性心动过速。

（4）硝苯地平：作用于动脉和小动脉平滑肌的慢通道，抑制平滑肌钙离子内流。血压下降的程度与治疗前的血压水平相关，平均动脉压越高，治疗效果越强。部分患者可能出现严重的低血压反应，尤其是舌下含服，并可导致胎儿状态不稳定。硝苯地平与硫酸镁相互作用可以出现严重低血压反应和神经肌肉阻滞。

2. 容量管理

合并妊娠期高血压的产妇可能出现循环容量严重不足，因此容量状态的评估非常重要。若患者出现少尿或无尿，可以考虑使用250 ml晶体液进行液体冲击试验，若尿量增加，则反应良好，可以进一步补液；若反应不佳，应进行中心血流动力学监测，以CVP为参考进行补液。任何时候均应避免CVP增加超过4~5 mmHg。如果采用胶体液进行补液扩容，应注意中心血流动力学监测，避免容量超负荷。

第二节　妊娠期糖尿病

　　孕期糖尿病分为孕前糖尿病与妊娠期糖尿病（GDM），由于糖尿病的高发病率，GDM成为孕期最常见的并发症，是影响母婴健康最重要的疾病之一。

　　美国糖尿病协会（American Diabetes Association，ADA）将GDM定义为在妊娠中期或晚期诊断的糖尿病，并且妊娠前没有显性的糖尿病。在妊娠24～28周时，对既往无糖尿病病史的孕妇应进行75 g口服葡萄糖耐量试验（oral glucose tolerance test，OGTT），空腹、服糖后1 h或2 h血糖中的任何一项异常便可诊断为GDM，即空腹血糖≥5.1 mmol/L（92 mg/dl），服糖后1 h血糖≥10.0 mmol/L（180 mg/dl），服糖后2 h血糖≥8.5 mmol/L（153 mg/dl）。妊娠期糖尿病需要妇产科医师、内科/内分泌医师、麻醉医师、护理教育工作者和营养师多学科合作以保障母婴健康。

一、妊娠期糖尿病的临床管理

（一）糖尿病对妊娠的影响

　　糖尿病对妊娠结局的影响取决于糖尿病的类型、血糖控制水平，以及相关并发症。孕早期出现高血糖增加了流产和胎儿先天性畸形的风险，先天性心脏病和肌肉骨骼异常是最常见的胎儿畸形，这些风险与血糖水平直接相关。妊娠5～8周是胎儿器官生成期，在这期间显著高血糖是造成胎儿先天性畸形发生率较高的原因。巨大儿和（或）肩难产在GDM产妇中的发生率增加。但矛盾的是，胎儿生长限制的风险也相应增加，尤其是在孕产妇合并有血管疾病和高血压的情况下。过度严格地控制血糖也可能导致胎儿宫内发育受限。孕妇高血糖控制不佳可能会对新生儿产生长期影响，GDM与儿童期肥胖和随后发生2型糖尿病风险相关，可引起儿童体重增加、糖耐量减低或患2型糖尿病的倾向。

　　最近的证据表明，治疗GDM可以减少巨大儿和大于胎龄儿分娩的风险，还可以减少先兆子痫和妊娠高血压疾病的发病率，可能对孕产妇和胎儿的结局产生显著的短期和长期影响。

（二）孕期血糖控制的目标

　　2020年1月，ADA更新了孕期糖尿病诊治指南，该指南推荐GDM产妇应自我监测空腹血糖和餐后血糖，以更好地控制血糖。血糖的控制目标值为：空腹血糖＜5.3 mmol/L（95 mg/dl）和餐后1 h血糖＜7.8 mmol/L（140 mg/dl）或餐后2 h血糖＜6.7 mmol/L（120 mg/dl）。

　　由于妊娠期骨髓造血增加，新生红细胞增多，新生红细胞与血糖接触时间缩短，因此与非孕期相比，糖化血红蛋白（HbA_{1C}）会轻度下降，在不发生显著低血糖的情况下孕期理想的HbA_{1C}目标是＜6%，但为了预防低血糖的发生，对于一些孕妇可放宽至＜7%。ADA指南指出，

HbA$_{1C}$水平的升高和不良结局相关。HbA1C<6%能最大限度地减少大于胎龄儿、早产、子痫前期的发生风险。ADA指南建议，由于孕期新生红细胞增多及血糖指数的变化，需要更频繁地监测HbA$_{1C}$水平，建议1个月1次。

（三）GDM的孕期管理

调整生活方式是GDM管理的基础，大部分孕妇仅通过此方式就可达到控制血糖的目的，少部分产妇则需要加用药物治疗。

由于胰岛素不经过胎盘，ADA指南推荐胰岛素为孕期优选的治疗高血糖的药物；而二甲双胍和格列本脲可以通过胎盘，因此不再作为一线用药。所有口服降糖药都缺乏长期的安全数据。

一般而言，良好的血糖控制需要大剂量的胰岛素，胰岛素包括基础中效或长效胰岛素、餐前短效或速效胰岛素。胰岛素剂量根据预期的糖类摄入量、运动调节量和血糖水平进行调整，常规胰岛素的起始剂量为每次0.25~0.5 U/（kg·d）。糖尿病患者使用胰岛素类似物的频率更高，它们的活性分布使得血糖得以更好地控制，并减少低血糖的发生次数。与普通胰岛素相比，速效类似物、赖脯胰岛素和门冬胰岛素可以更好地控制血糖。最近的研究已经证实，地特胰岛素、甘精胰岛素和门冬胰岛素可以安全地使用于妊娠妇女且不增加母体和胎儿并发症的发生率。但是建议谨慎使用赖脯胰岛素，尽管母体低血糖的发生率较低，但它与胎儿出生体重较高和大于胎龄儿分娩的发生率增加有关。

（四）评估和监测并发症

1. 肾脏疾病

糖尿病肾病的孕产妇必须密切关注蛋白尿、肾功能不全和高血压。鉴别恶化的肾病与子痫前期是非常困难的。尿微量白蛋白、尿白蛋白/肌酐比值或内生肌酐清除率应每季度检查一次，如果发现有病情进展则应更频繁地检查。在大多数情况下，产后肾功能将恢复孕前水平。肾功能恶化和子痫前期是糖尿病肾病产妇早产率高（>50%）、低出生体重儿和剖宫产的主要原因。

2. 视网膜病变

视网膜病变的严重程度高度预测糖尿病在妊娠期间的进展。如果存在显著的视网膜病变，则必须在整个妊娠期间频繁进行眼科评估。由于剖宫产增加视网膜出血的风险，许多医师推荐辅助阴道分娩。

15

二、分娩期间的管理

（一）分娩时机

GDM产妇最佳分娩时机的确定需要平衡早产风险与母婴状况恶化的风险。糖尿病控制良好的产妇如果没有恶化的并发症且没有胎儿状态不稳定的证据，可能会达到预期的分娩日期，但一般不会超过40周。如果妊娠晚期胰岛素需求量减少，且与饮食无关，可能是胎盘衰竭的标志，可以考虑娩出胎儿。分娩的其他适应证包括糖尿病肾病恶化、子痫前期和不确定的胎儿状况。非应力测试和多普勒测量通常用于评估胎儿状况。

（二）血糖管理

产前依靠控制饮食、调整生活方式和（或）药物治疗维持血糖正常的GDM产妇很少在分娩期间出现高血糖。对于妊娠期已接受胰岛素或口服降糖药治疗的产妇，由于产程中葡萄糖和胰岛素需求发生变化，必须监测血糖浓度。监测频率取决于产程阶段、饮食，以及是否在使用外源性胰岛素。维持产妇血糖＜120 mg/dl可减少新生儿低血糖的风险。

（三）麻醉管理

麻醉医师应在各种产科情形中对糖尿病患者进行处理，包括早产、无并发症的阵痛和阴道分娩、复杂的产科疾病（如子痫前期）、择期或急诊剖宫产。产妇、胎儿和新生儿并发症均可能出现在此类患者中，因此，早期评估非常重要，包括详细的气道检查（例如排除关节僵硬综合征）、血糖控制情况、肾功能、周围神经病变等，这些评估有助于检测出微血管病变引起的糖尿病慢性并发症。

1. 分娩镇痛

早期硬膜外镇痛有很多好处，不仅可以缓解疼痛，还可以降低孕妇内源性儿茶酚胺水平，从而改善胎盘血流灌注并降低胰岛素需求量。由于许多GDM产妇紧急或急诊剖宫产风险增加，提前置入硬膜外导管可以快速诱导麻醉，避免全身麻醉。在记录孕妇的基本生命体征和胎心率之后，可以安全地实施硬膜外或腰-硬联合镇痛。无论采用何种技术，都应注意避免低血压和使用不含葡萄糖的液体。对静脉输液无反应的低血压产妇应立即用血管活性药物治疗，因为即使轻微程度的低血压也可能会加重GDM产妇的子宫胎盘功能不全。患有显性肾病的女性有容量过负荷的风险，应密切监测容量情况。

2. 剖宫产

GDM产妇行剖宫产时可以安全地使用腰麻、硬膜外麻醉或全身麻醉，但应根据多种因素个体化选择，包括麻醉、产科或胎儿的危险因素、产妇的偏好及麻醉医师的判断。对于大多数剖宫产来说，椎管内麻醉优于全身麻醉。然而，在某些情况下（如胎儿心动过缓、子宫破裂、严重出血和严重的胎盘早剥），全身麻醉可能是最合适的选择。GDM产妇行剖宫产时应及时、有效地纠正低血压，并给予不含葡萄糖的静脉液体，以避免发生新生儿酸中毒。

（四）产后护理

在胎盘娩出后，妊娠期特征性的胰岛素抵抗状态迅速消失，胰岛素需求骤降。此时可放宽血糖目标水平，避免过度治疗引起的低血糖。还应建立预防新生儿低血糖的方案，GDM产妇所生的新生儿应该更频繁地进行毛细血管葡萄糖测量，如果血糖水平＜2 μmol/L（＜36 mg/dl），则应采用口服喂养或静脉使用葡萄糖。其他新生儿并发症包括低钙血症、黄疸、红细胞增多症、室间隔肥大、骶骨发育不全及呼吸窘迫综合征。

第三节　病态肥胖

　　肥胖是一个世界范围内的健康问题，在全球人口中以惊人的速度流行，逐渐成为一个新的流行性疾病。肥胖产妇给麻醉医师的麻醉管理带来了严峻挑战。肥胖常用的测量指标为体重指数（body mass index，BMI），世界卫生组织针对亚洲人制定了肥胖的诊断标准，认为 BMI $\geqslant$ 23 kg/m^2 为超重，BMI介于25.0~29.9 kg/m^2 为中度肥胖，BMI $\geqslant$ 30 kg/m^2 为重度肥胖，病态肥胖是BMI $\geqslant$ 40 kg/m^2 或体重为预计值或"标准"体重的2倍。"标准"体重可按身高粗略估计，即女性标准体重（kg）=身高（cm）-105。

一、肥胖的病理生理学改变

　　妊娠期间发生的生理学变化影响产妇的每一个器官，而肥胖会加剧这些改变，增加母体和胎儿的风险。肥胖会增加产妇氧耗量，增加呼吸肌做功，同时进一步降低功能残气量，更容易造成肺不张，使闭合容积增加经常超过功能残气量，导致呼吸功能受损。肥胖使产妇更容易出现哮喘、限制性肺疾病、阻塞性睡眠呼吸暂停、肥胖低通气综合征等并发症。

　　肥胖和妊娠均增加血容量和心输出量，肥胖是子痫前期发生的独立危险因素，体重指数较妊娠前每增加5~7 kg/m^2，子痫前期发病率增加1倍。病态肥胖会降低产妇心脏功能，肥胖是心力衰竭发生的独立危险因素，随着体重指数的增加，心脏疾病风险增加。

　　肥胖还对产妇消化系统、内分泌系统以及凝血功能等产生一系列影响，增加产妇发生胃内容物反流、脂肪肝、静脉血栓栓塞以及糖尿病的风险。

二、分娩镇痛的管理

　　椎管内阻滞分娩镇痛效果最佳，与静脉麻醉镇痛相比，除了提供更好的镇痛效果之外，必要时硬膜外导管还可以为手术麻醉提供安全有效的保障。此外，椎管内镇痛可改善产妇呼吸功能，降低产妇儿茶酚胺水平。然而，在病态肥胖产妇放置硬膜外导管是一项技术上的挑战。

（一）椎管内阻滞的实施

　　椎管内阻滞实施时，产妇最好处于坐位。解剖学标志椎骨棘突和髂嵴可用于引导椎管内阻滞操作，然而这些标志在肥胖产妇中常常变得模糊不清。如果用于定义中线的椎骨棘突难以触诊，则可以从颈椎棘突到臀沟最上方划出一条线，这条线可表示产妇的脊柱中线。如果用于指示第四腰椎水平的髂嵴很难触诊，可以使用胎心监护带上的皮肤压痕作为指导。该监护带通常位于两侧髂嵴的Tuffier线上，通过颈椎棘突到该线绘制垂直线，交点可作为L$_4$处。预测硬膜外腔的深度也很困难，随着产妇BMI的增加，皮肤到硬膜外腔的距离也随之增加。超声成像可确定中线、椎间隙及皮肤到硬膜外腔的距离，从而准确确定硬膜外针或腰麻针穿刺点和穿刺深度。然而学习使用超声来识别硬膜外腔，需要较长的学习周期。

（二）硬膜外导管的固定

硬膜外导管易于在肥胖产妇中脱落，可以在将导管固定到皮肤之前，使产妇处于直立坐位或侧卧位（脊柱中立位）。由于黄韧带对硬膜外导管有轻微的夹持作用，因此直立坐姿可使硬膜外导管被拉入皮下脂肪，有时可达几厘米。当肥胖产妇在床上移动时，背部皮下脂肪的横向移动可能将导管拉出硬膜外腔，应将硬膜外导管插入硬膜外腔至少5 cm，以应对这种潜在的运动。但应谨记硬膜外导管置入越深，导管误入静脉和单侧阻滞的可能性越大。

（三）椎管内阻滞平面向头端扩散

腹部压力增加可导致肥胖产妇脑脊液容积减少，从而可能引起腰麻或硬膜外麻醉时更广泛的扩散，硬膜外压力增加也会导致更广泛的硬膜外麻醉。同时臀部过度肥胖使产妇身体处于头低脚高位，从而引起阻滞平面向头侧明显扩散。还有一些人认为，肥胖产妇由于难以确认解剖标识，因而会无意地导致穿刺点偏高，平面向头端广泛扩散。无论原因如何，在肥胖产妇进行硬膜外麻醉或腰麻时应小心谨慎。实施腰硬联合麻醉或硬膜外麻醉时可以使用小剂量局麻药（正常剂量的80%），必要时可通过硬膜外追加药物。

三、剖宫产的管理

肥胖会增加3个或3个以上与剖宫产相关不良后果的风险，包括剖宫产手术时间延长、产后出血、深静脉血栓形成、产妇死亡等。在肥胖产妇剖宫产麻醉中，可以应用腰麻（单次或连续）、硬膜外麻醉、腰硬联合麻醉和全身麻醉。

（一）椎管内麻醉

只要手术在有限时间内，腰麻单次注射重比重局麻药加阿片类麻醉效果良好。虽然有人担心肥胖产妇脑脊液容积减少可能导致腰麻平面升高，但对于肥胖和正常体重的产妇，剖宫产腰麻时应用布比卡因的剂量是相似的。硬膜外麻醉或连续蛛网膜下腔麻醉可以延长麻醉的持续时间，而在手术持续时间不确定的情况下，腰硬联合麻醉方法具有相当大的优势，其麻醉起效迅速，并且可以延长麻醉持续时间。与正常体重产妇相比，肥胖产妇中硬脊膜穿破后头痛的发生率较低。总体而言，与正常体重产妇相比，肥胖产妇接受择期剖宫产手术时椎管内麻醉更加复杂。

（二）全身麻醉

除非必须，否则应该尽量避免在剖宫产术中使用全身麻醉。

1. 避免全麻的原因

肥胖产妇更有可能患有胃食管反流病，胃容量更大，并且胃酸pH值较低，使其肺误吸和Mendelson综合征的风险增高。喉镜下行气管插管会导致严重的高血压，尤其是子痫前期产妇。在肥胖产妇中，由于麻醉诱导到胎儿娩出需要更多的时间，胎儿暴露于全麻药的时间更长。与在椎管内麻醉下分娩的新生儿相比，在全麻下分娩的新生儿更容易出现呼吸抑制和肌张力差，需要积极复苏。而全身麻醉剖宫产时最常见的产妇死亡原因是困难气道和插管失败

2. 困难气道和插管失败

造成肥胖产妇气道结构可视化困难的相关因素有很多，包括口咽部脂肪沉积、妊娠期软组织改变，与子痫前期和分娩相关的黏膜充血等。最近对英国产科病房进行的一项研究发现，肥胖产妇插管失败率为1:224，BMI每增加$1\,kg/m^2$，插管失败风险增加7%。有人建议，所有病态肥胖的产妇都应该被认为有气道问题。如果时间允许，在口咽充分局部麻醉后，清醒状态下喉镜插管或纤支镜插管是明智的。产妇妊娠末期由于黏膜充血和出血风险增加，应避免经鼻插管。紧急气道技能的演练对于肥胖产妇椎管内麻醉失败后的气道处理至关重要。喉罩和包括Airtrap和GlideScope在内的新插管设备被证明是肥胖产妇合并困难气道的救生工具，在禁食、没有误吸风险的产妇行择期剖宫产手术时，可以使用喉罩进行气道管理。如果插管失败，应该要求手术医师避免施加腹压（使用产钳或真空负压吸引），使胃内容物反流误吸的风险降到最低。子宫应尽可能避免被搬到腹壁外进行缝合。气管插管除了观察和识别气道结构困难之外，由于过厚的脂肪组织，通过听诊呼吸音来确定气管内导管位置可能不可靠，通过呼气末二氧化碳图像判断气管插管是否成功是金标准。

3. 快速序贯诱导插管

应采用快速序贯诱导插管来尽量减少误吸风险。充分的给氧去氮对于防止肥胖产妇氧饱和度下降非常重要。环状软骨施压（Sellick手法）可减少胃内容物的反流。然而，最近，环状软骨施压受到了质疑，它被证实降低了食管下括约肌张力并可能使插管更困难。在肥胖产妇中，诱导药物的理想剂量尚未得到很好的研究，由于产妇血容量与体重指数呈正相关，因此理论上诱导剂量应大于由理想体重确定的剂量。琥珀胆碱可以提供最快速的插管条件，如果琥珀胆碱使用有禁忌，可以考虑使用较大剂量的罗库溴铵。异氟烷、地氟烷及七氟烷在肥胖产妇中的使用是安全的。

4. 拔管

最近的报道表明，拔管和术后康复是肥胖产妇全麻后最关键的时期。肥胖产妇只有在清醒且肌松完全恢复时才能拔管，拔管时采取头高位代替仰卧位。拔管时误吸、低通气的风险和插管时相似。

四、产后护理

肥胖增加产妇发生产后并发症的风险，包括低氧血症、肺不张、深静脉血栓形成、肺栓塞、肺炎、肺水肿、术后子宫内膜炎、伤口感染和裂开。

产后需要通过预防肺不张来避免低氧血症，应鼓励产妇进行深呼吸和咳嗽，术后早下地行走可改善呼吸功能。充分的疼痛控制对于良好的呼吸功能锻炼和行走非常重要，应运用多模式镇痛技术（如NSAIDs、腹横肌平面阻滞等）以减少产妇对阿片类药物的需求。

肥胖产妇围术期血栓事件风险特别高，使用加压弹力袜、低分子肝素、早期下床活动和物理治疗，都可以降低血栓栓塞事件的发病率。关于低分子肝素的使用，有必要与外科医师沟通以防医源性事故发生。

第四节　前置胎盘与胎盘早剥

胎盘在胎儿生长发育过程中起重要作用，若发生异常，可对母体或胎儿造成危害。

一、前置胎盘

正常妊娠时胎盘附着于子宫体部的前壁、后壁或者侧壁。妊娠28周后，若胎盘附着于子宫下段、下缘达到或覆盖宫颈内口，位置低于胎先露部，称为前置胎盘。由于胎盘位置低于胎先露，将阻碍胎儿下降。前置胎盘是妊娠晚期严重并发症之一，也是妊娠晚期阴道流血最常见的原因。

（一）流行病学

前置胎盘发生率为0.48%，致死率为0.03%。确切病因尚不清楚，但在大多数情况下，既往子宫手术史是一个常见因素。危险因素包括高龄产妇、多胎妊娠、吸烟史、既往剖宫产或其他子宫手术史（如子宫肌瘤切除术）和既往前置胎盘。前置胎盘会增加胎盘早剥、剖宫产、胎儿异常先露和产后出血的风险。前置胎盘和剖宫产史的孕妇也增加了胎盘植入的风险。

（二）诊断

前置胎盘的诊断已从需要宫颈扩张的临床检查转变为对闭合的宫颈内口进行超声评估。前置胎盘按胎盘附着程度分为：① 低位胎盘：胎盘向下附着于子宫下段，但是没有达到宫颈口。② 边缘性前置胎盘：胎盘达到但是没有覆盖宫颈顶端。③ 部分性前置胎盘：胎盘部分覆盖宫颈。④ 完全性前置胎盘：胎盘完全覆盖宫颈顶端。

前置胎盘通常表现为妊娠中晚期的无痛性出血，所有的妊娠晚期阴道出血均应排除前置胎盘的可能。有些病例直到分娩时才出血，大多数无症状的产妇通常在妊娠中期常规超声检查时得到诊断。经阴道超声的诊断价值优于经腹超声。

当前置胎盘附着于子宫下段剖宫产瘢痕处，伴或不伴胎盘植入，这类前置胎盘称为凶险性前置胎盘。凶险性前置胎盘合并胎盘植入时，易发生大出血，术中切除子宫可能性很大，甚至危及母体生命。

（三）产科管理

产科处理取决于失血程度及胎儿的成熟度和状态。胎盘剥离导致子宫胎盘功能不全或早产，胎儿可能有危险。如果分娩时胎盘仍达到宫颈边缘，则推荐剖宫产。前置胎盘产妇出血可能自发停止或者突然加重，如果持续性出血，须行紧急剖宫产。然而如果出血已经减少且胎儿未成熟，产科的处理是"期待疗法"（即卧床休息）。有多个病例报道在胎儿未成熟的前置胎盘孕妇使用宫缩抑制药对抗宫缩，如果胎儿和母体状态稳定，这样的抑制宫缩治疗是明智的。妊娠24～34周的孕妇因出血入院时，应使用激素促进胎儿肺成熟。对既往剖宫产史或子宫手术史的孕妇，应进行详细的超声检查以排除胎盘植入。当胎儿近足月，应评估胎儿成熟度（通常通过羊膜穿刺术），并在确认胎肺成熟时进行择期剖宫产。

（四）麻醉管理

麻醉管理取决于情况的紧急程度和产妇的循环状态（即出血程度和速度）。如果是快速或大量出血，全麻是迅速娩出胎儿和稳定产妇的最便捷方法。出血将持续至胎儿和胎盘全部娩出，在这之前，产妇完全恢复几无可能（除非无胎盘植入的证据）。活跃出血的产妇建立足够的静脉通路至关重要。液体流速与留置针半径的四次方成正比，与长度成反比。因此，一个或多个短的大口径外周静脉导管往往优于较长的中心静脉导管。紧急大出血时动脉置管极其有益，既可以实时监测血压，又可以进行实验室检查。

ASA产科麻醉工作组和美国妇产科医师学会（ACOG）建议所有产科机构对前置胎盘产妇做好处理紧急出血的准备，推荐手动充气加压袋、自动快速输液系统、液体加温和空气加温装置。各级医院能力不尽相同，充分掌握血库资源最为重要。对于出血自发停止的病例，仔细评估产妇容量状态（心率、血压、尿量）后可行椎管内麻醉。椎管内麻醉可减少估计的出血量，然而低血容量是椎管内麻醉的相对禁忌证。

二、胎盘早剥

妊娠20周后或分娩期，正常位置的胎盘在胎儿娩出前，部分或全部从子宫壁剥离，称为胎盘早剥。胎盘剥离可以是完全的，也可以是部分的。出血可能是隐匿的，也可能表现为阴道出血。胎盘-子宫接触面积减少降低了气体交换，可导致胎儿窘迫。胎盘早剥属于妊娠晚期严重并发症，起病急、发展快，若处理不及时可危及母胎生命。

（一）流行病学

胎盘早剥发生率约1%，胎儿死亡率高达20%～40%，这取决于胎盘剥离程度。胎盘早剥可导致产妇死亡，胎盘早剥产妇围生期死亡率约为12%，并与高达10%的早产相关。风险因素包括：高龄孕妇、多胎妊娠、高血压、吸烟、创伤、胎膜早破和可卡因滥用。子宫收缩药不增加胎盘早剥的风险。

（二）产科注意事项

1. 体征与症状

胎盘早剥的典型症状包括阴道出血和腹痛，表现为子宫张力高伴随频繁宫缩，子宫触诊常有压痛和紧张。硬膜外分娩镇痛有效的产妇发生爆发痛可能提示急性胎盘早剥。蜕膜出血形成血肿导致进行性胎盘剥离，当血液向子宫渗透侵入浆膜层，被称为子宫胎盘卒中（Couvelaire子宫）。高达90%的胎盘早剥为轻度到中度不伴有胎儿受损、产妇低血压或凝血功能障碍。然而，阴道出血常常被低估和误导。在一些病例中，可多达3000 ml的血液被隔离在胎盘后面（即"隐性出血"）而没有阴道出血的证据。因此，由于隐匿性的胎盘后血肿形成，通过阴道失血来判断会严重低估出血量。产妇的主要风险是急性失血引起的低血容量性休克。

消耗性的凝血功能障碍可能是组织因子释放到母体血液和持续失血造成的，血小板减少、低纤维蛋白原血症、凝血因子 V 和Ⅷ降低很常见。在重症病例中，循环纤溶酶原或胎盘凝血活酶的激活触发了外源性凝血途径，此时，血液中的纤维蛋白降解产物、静脉通路和手术部位的渗血，都是提示DIC的证据。

2. 分类

胎盘早剥可以分为：1度，无症状，伴有阴道出血和轻微子宫压痛，无胎儿窘迫；2度，孕妇有症状且有部分胎儿窘迫的证据；3度，严重的出血（可能是隐匿性的）导致产妇休克和胎儿死亡。

3. 诊断

一般是通过超声检查来诊断。胎盘早剥的超声表现很大程度上取决于出血的大小和位置，以及发生早剥到进行超声检查的时间间隔。

4. 产科管理

应立即进行胎心监护，治疗取决于产妇失血量和胎儿状态，产妇和胎儿的状况决定分娩的时间和方式。Kayani 等的一个纳入33个严重胎盘早剥和胎儿心动过缓的病例对照研究，评估了决定手术至胎儿娩出的时间间隔与围生期结局的关系，结果表明，决定手术至胎儿娩出的时间越长，围生期预后越差。发生急性胎盘早剥伴胎心过缓时，几分钟的差别可能会对胎儿存活或死亡造成不同结果。

（三）麻醉管理

麻醉管理基于胎盘早剥的严重程度和产妇及胎儿的状况。大部分的胎盘早剥是轻度或中度的，如果胎心监护良好，没有母体低血容量、凝血功能障碍或持续失血的证据，阴道分娩可作为首选方式。低血容量被纠正后，凝血功能正常且无母体或胎儿受损的迹象时，可以考虑椎管内镇痛。当出现凝血功能异常时，应进行相应的实验室检查，包括血红蛋白/红细胞压积、血小板计数、纤维蛋白原、纤维蛋白降解产物、血栓弹力图，以及血型和交叉匹配。在一些情况下，采用静脉阿片类药物患者自控镇痛（patient-controlled analgesia，PCA）可能是唯一的镇痛方式。

产科精确麻醉

剖宫产时，如果产妇状态稳定，血容量和凝血功能正常，胎儿状态良好，可考虑行椎管内麻醉，可以选择脊麻、硬膜外麻醉或者腰硬联合麻醉。如果是严重胎盘早剥，产妇通常伴有循环不稳定和严重的胎心窘迫，须行全麻下紧急剖宫产。全麻可以保障气道，迅速提供手术条件，并且避免产妇在有意识的状态下进行大出血的抢救。应仔细评估母体的循环状态，迅速而积极的容量复苏至关重要。开放大口径静脉，因为最初的失血需输注浓缩红细胞和血液成分制品来进行积极的液体复苏。此外，当严重失血和凝血功能异常时需进行动脉置管，以实时监测血压及反复采血评估血红蛋白和凝血状态。早期应频繁监测凝血因子，尤其是纤维蛋白原，以减少凝血障碍的发生。胎盘早剥产妇产后由于子宫收缩乏力或凝血障碍，有持续出血的风险。分娩后应该迅速输注缩宫素，防止子宫收缩乏力，若发生持续子宫收缩乏力，需要给予其他增强子宫张力的药物。大多数产妇分娩后都能迅速完全恢复，在极少数病例，可能需要切除子宫控制出血。

第五节　子痫前期

子痫前期是妊娠期高血压疾病的一种类型，根据疾病的动态变化分为子痫前期和重度子痫前期。

子痫前期的诊断标准包括：妊娠20周后出现高血压，收缩压≥140 mmHg和（或）舒张压≥90 mmHg，并伴有下列任意一项：24 h蛋白尿≥300 mg；尿蛋白/肌酐≥0.3或尿蛋白检测（+）；无尿蛋白但伴有以下任何一种器官或系统受累——心肺肝肾等重要器官或血液、消化、神经系统的异常改变，胎盘-胎儿受到累及等。

重度子痫前期是在子痫前期的基础上出现下述任一表现：收缩压≥160 mmHg和（或）舒张压≥110 mmHg；持续性头痛、视觉障碍或其他中枢神经系统异常表现；持续性上腹部疼痛及肝包膜下血肿或肝破裂表现；转氨酶水平异常升高；进行性肾功能损害（24 h尿蛋白定量>2 g，少尿，血肌酐水平>106 μmol/L）；低蛋白血症伴腹水、胸水或心包积液；血小板计数持续下降并低于$100×10^9$/L；心功能衰竭；肺水肿；胎儿生长受限或羊水过少、胎死宫内、胎盘早剥。

子痫是指子痫前期患者出现惊厥、抽搐症状，并且排除其他病因。任何妊娠20周后出现高血压的患者，一旦出现抽搐症状应首先考虑子痫。

一、产科处理方法

1. 子痫前期的预测和预防

到目前为止，并没有可以预测子痫前期发生的单一检查。子宫动脉Doppler检查曾被用于预测子痫前期，但并没有证据显示其可以改善母体和胎儿的预后。另外，包括sFlt-1、PLGF和sEng等生物标识因子被尝试用于预测子痫前期，但研究结果并不一致，许多标志物特异性较差，临床常规应用的预测价值不高。目前认为终止妊娠是子痫前期的有效治疗方法。围产期主要的治疗目标是控制血压和预防子痫的发作，降低母胎围产期并发症的发生率和死亡率，改善围产结局。

2. 分娩的时机和方式

分娩时机通常取决于孕期和子痫前期的严重程度。轻度子痫前期可在妊娠37周终止妊娠。严重的子痫前期时，预先使用激素以促进胎儿的肺成熟，可在妊娠34周时终止妊娠。然而，如果症状进行性加重，进展为重度子痫前期，甚至出现HELLP综合征表现，无论孕龄如何，都应考虑及时终止妊娠。

3. 惊厥的预防

全身强直阵挛性抽搐是子痫的前兆。预防惊厥是子痫前期治疗的关键。

目前通常选用的抗惊厥治疗药物是硫酸镁，其作用机制包括直接扩张脑血管、拮抗NMDA受体以缓解血管痉挛和改善脑血流、稳定大脑皮质神经元，来预防癫痫的发生。由于其对乙酰胆碱的作用，硫酸镁可以延长去极化和非去极化肌松药的作用时间。硫酸镁可作用于包括脑循环在内的多个血管床，降低缺血的发生，还可以改善肝脏和肾脏血流，对子宫血管和胎盘血流具有轻度的扩张效应。母体摄入镁剂后，胎儿血内镁水平会在1 h后开始升高，约2 h后达到平衡。

子痫抽搐时，通常给予首次负荷剂量4～6 g的硫酸镁，15～20 min内输入，随后以2 g/h持续输注，24 h总量为25～30 g。预防子痫发作时，硫酸镁负荷剂量为2.5～5 g，维持剂量与控制子痫发作时相同，24 h总量不超过25 g。有条件可持续监测血浆 Mg^{2+} 浓度并将其控制在治疗范围内（4～8 mEq/L）。硫酸镁经肾脏排泄，肾衰竭或怀疑肾衰竭的患者应谨慎使用。若肾功能恶化，硫酸镁输注速度应降低以避免中毒。

硫酸镁中毒可以导致呼吸和心搏骤停。由于硫酸镁可以透过胎盘，新生儿也可能出现镁中毒的症状，包括呼吸抑制、窒息和肌力下降。硫酸镁的使用条件包括：① 膝腱反射存在；② 呼吸≥16次/min；③ 尿量≥25 ml/h；④ 备有10%的葡萄糖酸钙。一旦出现硫酸镁中毒表现，应立即静脉输注氯化钙300 mg或葡萄糖酸钙1 g进行拮抗。钙离子可以在神经肌肉接头竞争性抑制镁离子的作用，降低毒性反应，但这种作用是一过性的，仍需密切关注患者情况，若出现呼吸抑制或心搏骤停，须立即开始复苏，包括气管插管和机械通气。

4. 高血压的控制

对于子痫前期的产妇，可以根据需要选择口服或静脉药物对血压进行调控，抗高血压药物的选择取决于子痫前期的严重程度、胎龄及合并症。理想的降压药应当有效、方便调节、无用药后低血压，同时药物应极少穿过胎盘，对胎儿无致畸效应且哺乳安全。常用的抗高血压药物包括直接扩张血管药物（如肼屈嗪、硝普钠、硝酸甘油）、β受体阻滞药物（拉贝洛尔）和钙通道阻滞药物（硝苯地平），具体药物特点及注意事项已经在本章第一节介绍妊娠期高血压的内容里进行过简要介绍，在此不再赘述。

二、阴道分娩

硬膜外麻醉是阴道分娩的首选方法，可以提供有效的分娩镇痛，降低产妇血液循环中应激性儿茶酚胺的释放，改善绒毛间血流。实施椎管内麻醉分娩镇痛前，麻醉医师应评估产妇的血容量，确保血压得到有效控制并确定凝血功能正常。

1. 容量状态的评估

子痫前期产妇常出现容量不足，因此容量状态的评估非常重要。可以通过尿量监测进行容量评估，若过去数小时尿量充足，则行椎管内麻醉是安全的。而一旦子痫前期产妇出现少尿或无尿，应立即补充500～1000 ml液体。若多次补充治疗后，尿量仍低于$0.5～1$ ml/（kg·h），应考虑行有创血流动力学监测，根据CVP指导补液。

2. 控制血压

在理想状态下，椎管内麻醉应在血压得到有效控制后进行。一般情况下监测无创血压即可，但重症患者需要行有创血压监测，并开放足够的静脉通路。

3. 凝血功能

产妇的凝血功能决定了麻醉方法的选择。子痫前期不仅影响血小板数量，还会影响血小板功能。合并血小板计数$\leq 100 \times 10^9/L$ 或 HELLP 综合征产妇，应行其他凝血功能检查，如凝血酶原时间、活化部分凝血活酶时间、纤维蛋白原和D-二聚体。有人认为血小板计数下降不是椎管内麻醉的绝对禁忌，当血小板计数为$80 \times 10^9/L$或更低（$60 \times 10^9/L$）时，麻醉医师仍可行硬膜外麻醉，但是这种状况下应根据每位患者的具体情况进行考虑，需要考虑患者出血病史和血小板计数的变化趋势。由于子痫前期的病程是动态变化的，并且血小板计数可以迅速下降，重复检测血小板计数十分必要。硬膜外血肿主要发生在置管或拔管时。因此在硬膜外置管后，应将硬膜外导管保留至血小板计数恢复正常后才考虑拔除。

三、剖宫产

剖宫产时可根据情况选用椎管内麻醉或者全身麻醉，其中椎管内麻醉是首选，不仅可降低全身麻醉时困难气道的风险，而且可以避免气管插管或拔管时血流动力学和神经内分泌反应。重度子痫前期产妇硬膜外或腰麻时低血压发生风险相似。与正常对照组相比，重度子痫前期产妇低血压发生率并未增加，可能还会更低。

全身麻醉适用于产科急危重症的紧急剖宫产手术、凝血功能障碍或存在其他椎管内麻醉禁忌证或者拒绝椎管内麻醉的产妇。由于气道水肿，子痫前期产妇可能会出现困难气管插管，应准备好相应的气道辅助装置并做好处理困难气道的准备。插管时喉镜刺激引起的高血压，可以导致肺水肿、脑水肿或颅内出血，后者是子痫前期产妇最常见的死亡原因，插管前可给予拉贝洛尔或肼屈嗪控制血压，必要时可考虑行有创动脉监测血压。

四、产后处理

尽管分娩是最终的治疗方法，分娩后子痫前期的症状和体征不会立即缓解，需对产后的产妇进行治疗和护理。

15

1. 镇痛

椎管内麻醉下行剖宫产的产妇，产后可以经椎管内给予阿片类药物有效缓解疼痛。全身麻醉的产妇可以使用吗啡或芬太尼行患者自控静脉镇痛。

2. 预防惊厥

虽然分娩是子痫前期最终的治疗方法，但是产后提前停用硫酸镁可诱发惊厥。为了预防惊厥，通常在产后仍需要持续输注硫酸镁12～24 h。

3. 控制血压

产后血压控制和产前血压控制同样重要。若经利尿药治疗后，患者血压仍持续升高，应当考虑给予口服降血压药治疗。

4. 液体平衡

由于第三间隙液体的动员，产妇在产后仍存在肺水肿的危险，因此在利尿药起效前应限制液体入量。

第六节　羊水栓塞

羊水栓塞是产科特有的罕见严重并发症，是由于分娩过程中羊水成分进入母体血循环而引起心肺功能不全，严重者可引起孕产妇死亡。即使由于研究原因，各国家羊水栓塞的死亡率和发病率差异很大，但是羊水栓塞依然是全球孕产妇的主要死亡原因之一，全球范围内，其发生率为（1.9～7.7)/10万，死亡率为19%～86%。由于羊水栓塞的诊断和治疗经验相当有限，及时正确诊治本病可改善母胎预后，对降低孕产妇死亡率有重要意义。

一、发病机制

羊水栓塞的发病机制一直存在争议，其病理生理学机制尚不明确。而羊水栓塞的确切启动因子也尚不清楚，有可能是罕见致命的病理性过敏原引起的，也有可能是一种常见抗原通过异常的机制进入母体血液循环引起。大多数学者认为母胎屏障被破坏时，羊水进入母体血循环，胎儿抗原引起母体发生炎症反应，从而引起肺动脉高压、肺水肿、严重低氧血症、呼吸衰竭、循环衰竭、心搏骤停及孕产妇严重出血、多器官功能衰竭等。羊水中所含有的血管活性物质（如白三烯、花生四烯酸、缓激肽和细胞因子）、补体激活或促凝物质（如血小板激活因子、组织因子和组织因子通路抑制剂），诱发母体弥散性血管内凝血的发生。

二、高危因素

羊水栓塞有多种高危因素，如高龄产妇（年龄＞35岁）、器械助产、剖宫产、产后出血、前置胎盘、胎膜早破、子痫前期等。由于异常胎心监护图可见于羊水栓塞，因而剖宫产可能是围生期羊水栓塞的后果，而不是原因。如果产妇伴有某些基础疾病，也会大幅度增加羊水栓塞的发生率，如心脏疾病、肾脏疾病、尿路感染、高血压等。

三、临床表现

羊水栓塞的临床表现形式呈多样化，其发生时间也存在差异，70%发生在产程中，11%发生在经阴道分娩后，19%发生于剖宫产术中及术后；通常在分娩过程中或产后立即发生，大多发生在胎儿娩出前2 h内及胎盘娩出后30 min内；有极少部分发生在中期妊娠引产、羊膜腔穿刺术中和外伤时。据报道，30%的羊水栓塞产妇发病前首先出现寒战、躁动、发绀、呕吐、头痛等先兆症状。羊水栓塞产妇主要临床表现为产程中出现突发性低氧血症、低血压及继发的凝血障碍三联征。

（1）呼吸衰竭：表现为呼吸困难、口唇发绀、呼吸停止、血氧饱和度下降、肺底部较早出现湿啰音、插管者的呼气末二氧化碳分压测不出。

（2）循环衰竭：表现为低血压、心动过速、抽搐、意识丧失或昏迷，心电图可表现为右心负荷增加，超声心动图可表现为右心室扩张伴收缩乏力、肺动脉高压、左心室正常收缩伴心腔近乎阻塞。病情严重者，可出现心室颤动、无脉性室性心动过速及心搏骤停，于数分钟内猝死。

（3）凝血功能障碍：弥散性血管内凝血发生率高达83%以上，且可为羊水栓塞的首发表现。表现为胎儿娩出后无原因的、即刻大量产后出血，且为不凝血，以及全身皮肤黏膜出血、血尿、消化道出血、手术切口及静脉穿刺点出血等表现。

四、诊断

羊水栓塞的诊断尚无明确国际统一的标准和实验室诊断依据。尽管一些研究认为尸检发现母体肺血管中存在胎儿的物质可作为羊水栓塞的特异性诊断，然而健康的产妇在母体循环中也常发现胎儿鳞状上皮细胞和滋养细胞，且组织学上区分母体细胞和胎儿细胞颇具难度，因此临床主要根据产妇症状及相应的鉴别诊断以确诊。产妇一旦出现明显的临床症状（如突发性低氧、低血压及凝血障碍），应立即进行鉴别诊断及抢救治疗，不应过分依赖实验室检查结果，以免失去抢救最佳时机。

五、鉴别诊断

羊水栓塞的鉴别诊断至关重要，发现疑似羊水栓塞症状时应结合产妇其他症状，排除其他产科及麻醉并发症。

（1）产科因素：产后子痫、胎盘早剥、子宫破裂、其他原因导致的产科大出血。

15

（2）非产科因素：误吸、脑血管意外、脓毒症、变态反应、静脉血栓栓塞、空气静脉栓塞及心脏疾病（心肌缺血/梗死、充血性心力衰竭）。

（3）麻醉因素：全脊麻、局麻药中毒、医疗差错。

六、治疗

羊水栓塞起病急、发展迅猛，一旦怀疑羊水栓塞应立即进行有效、及时的多学科合作抢救。严密全面的监测应贯穿于抢救过程的始终，包括血压、心率、呼吸、尿量、凝血功能、电解质、肝肾功能、血氧饱和度、心电图、动脉血气分析、中心静脉压、心输出量等。经孕产妇食管超声心动图和肺动脉导管，可作为监测血流动力学的有效手段。

羊水栓塞的治疗原则以支持治疗为主，及时纠正低血压、开放气道，必要时进行心肺复苏，抢救过程中需注意减少对母胎的伤害。

（一）产科治疗

分娩前出现羊水栓塞，立即救治孕妇的同时停止妊娠，如果出现心搏骤停，应立即进行心肺复苏，并在心搏骤停后 5 min 内通过剖宫产快速娩出胎儿。切除子宫虽然不是治疗羊水栓塞的必要措施，但为了控制出血，大多数情况下须行子宫切除术。

（二）麻醉治疗

（1）纠正呼吸衰竭，改善低氧血症：保持气道通畅，气管插管后使用高浓度氧气进行正压通气，维持血氧饱和度在90%以上。

（2）抗休克及循环支持治疗：尽早开放静脉补液通路，进行液体复苏，补充晶体液和胶体液；应用血管活性药物，如去甲肾上腺素、多巴胺、间羟胺等维持血压，加强心脏收缩；尽早进行动脉监测及中心静脉压监测，用以指导药物用量及补液速度。

（3）处理凝血功能障碍，防治弥散性血管内凝血：应立即考虑是否启动大输血预案，快速补充红细胞、血小板和凝血因子（新鲜冰冻血浆、冷沉淀），还应注意补充纤维蛋白原。同时进行抗纤溶治疗，如静脉输注氨甲环酸等。血栓弹力图有助于指导血液成分的输注。

（4）其他治疗：一氧化氮、前列环素吸入；连续性血液过滤；体外膜肺氧合。

七、预后

虽然1979年的一个报道估计羊水栓塞产妇死亡率最高是86%，但近期发达国家大样本研究认为产妇死亡率在13%～35%。与羊水栓塞相关的产妇死亡率似乎有所改善，但改善的原因尚不清楚。

羊水栓塞的幸存者常有包括神经损伤在内的严重不良结局。1995年美国羊水栓塞登记机构分析数据显示，神经系统完好的产妇的总存活率为15%，心脏停搏后神经系统完好的产妇的总存活率只有8%。新生儿存活率相对高，约为80%，但存活的新生儿神经系统完好率并不高，仅为39%。存活新生儿神经系统完好与心脏停搏到娩出时间间隔相关，超过15 min则预后更差。

第七节　HELLP综合征

HELLP综合征是妊娠期高血压疾病产妇严重的并发症，主要是在妊娠期高血压疾病的基础上并发溶血（hemolysis）、肝酶升高（elevated liver enzymes）和血小板减低（low platelet count）的一种临床综合征，一般发生在妊娠中晚期及产后数日内。

一、诊断与鉴别诊断

HELLP综合征的诊断标准包括：① 溶血：外周血涂片异常；② 肝酶升高：总胆红素 ≥20.5 μmol/L（1.2 mg/dl）、血清结合球蛋白减少、血浆 AST>70 U/L、血乳酸脱氢酶>2倍正常上限；③ 血小板降低：血小板计数<100×10⁹/L。

值得注意的是，约20%的实际诊断为HELLP综合征的产妇并不会出现高血压，出血轻度或重度高血压的产妇分别为30%和50%。因此，血压正常的产妇出现相应症状或体征时，不能排除HELLP综合征的诊断，需要通过实验室检查与其他疾病进行鉴别，尤其是妊娠期急性脂肪肝（acute fatty liver of pregnancy，AFLP）和血栓性血小板减少性紫癜/溶血性血尿综合征（thrombotic thrombocytopenic purpura/hemolytic uremic syndrome，TTP/HUS）（表15-1）。

表 15-1　HELLP 综合征与 AFLP 和 TTP/HUS 的鉴别诊断

项目	HELLP综合征	TTP/HUS	AFLP
羊水	正常	正常	增多
贫血	±	严重	正常
AST	升高	正常	升高
胆红素	升高，多为间接	升高	升高，多为直接
肌酐	±	升高	升高
纤维蛋白原	正常	正常	降低
血糖	正常	正常	下降
高血压	高血压	±	±
LDH	升高	显著升高	升高
蛋白尿	有	±	±
血小板减少症	有	严重	±

二、产科管理

HELLP综合征的产妇在产前应进行母体及胎儿的评估、控制严重高血压、纠正凝血功能。对于孕龄超过34周的产妇应行即刻剖宫产；未达34周且无胎肺成熟证据的，应给予皮质激素治疗，并于48 h内进行生产，若进行保守治疗的话，会存在极高的胎盘早剥、肺水肿、ARDS、肝包膜下血肿破裂、急性肾衰竭、DIC、子痫、颅内出血以及母体死亡的风险。在临床工作中，还需要警惕HELLP综合征并发肝包膜下血肿的情况，其临床体征与膈神经痛近似，可通过CT、超声或MRI进行确诊。

三、麻醉管理

HELLP综合征产妇的麻醉管理与重度子痫前期产妇类似，但是需要额外关注HELLP综合征产妇的凝血功能，其血小板计数可在数小时内迅速降低，同时血小板功能也会受到影响。因此，在进行椎管内阻滞前，必须进行全套的凝血功能检查。

如果患者仅有轻度的血小板减少（血小板计数 $> 80 \times 10^9/L$），且APTT、PT及纤维蛋白原水平均正常，可考虑进行椎管内阻滞，分娩后若凝血功能或血小板计数恢复正常，可安全拔除硬膜外导管。虽然多数产妇在分娩后48 h实验室检测可恢复正常，但仍应密切关注产妇是否出现硬膜外血肿的体征，如严重背痛或神经功能障碍等。

血小板计数低于 $50 \times 10^9/L$ 的产妇，应于剖宫产前输注血小板，并尽量选择全身麻醉。若患者存在肝包膜下血肿，应警惕血肿破裂出血，术前开放多路外周静脉或中心静脉，提前做好大量输血的准备，必要时应有血管外科医师在场进行处置。

对于肝酶升高、肝功能异常的患者，应结合其凝血功能，尽量选择椎管内麻醉。如经评估需选择全身麻醉，则应维持肝肾血流，避免使用肝毒性药物，减轻肝脏负担。肝功能不全患者可能会出现药物代谢时间延长，应优先选用不经肝肾代谢的麻醉药物，如阿曲库铵和顺式阿曲库铵。

第八节　血液系统改变和凝血障碍

一、妊娠期血液系统的生理改变

（一）血容量

自妊娠6～8周母体血容量开始增加，妊娠32～34周时达到高峰，约增加40%～45%，平均增加1450 ml。其中血浆增加约1000 ml，因血浆增加多于红细胞增加，血液相对稀释。在妊娠34周后，血浆容量基本维持稳定或稍有减少。

（二）红细胞

血细胞比容降至31%～34%，血小板减少10%～20%，这是由于血浆增长速度明显高于红细胞及血小板，导致相对性的贫血。

（三）白细胞

自妊娠7周起开始增加，至妊娠30周达到高峰，主要表现为中性粒细胞增多，淋巴细胞增多不明显，而单核细胞和嗜酸性细胞并无明显改变。

（四）血浆蛋白

妊娠初期，血浆白蛋白浓度呈下降趋势，从4.5 g/dl下降到3.9 g/dl，足月时降至3.3 g/dl；球蛋白先下降10%，随后呈上升趋势，足月时较孕前水平升高10%；白蛋白/球蛋白比值呈下降趋势，从1.4下降到0.9；血浆总蛋白浓度呈下降趋势，从7.8 g/dl下降到7.0 g/dl。

（五）凝血功能

（1）血小板：妊娠期间，血小板生成及功能正常，寿命缩短，平均体积增加。血小板计数呈下降趋势，足月时最低，产后4～6周恢复正常。血小板计数下降的主要原因是胎盘对其的破坏及血容量增加对其的稀释。

（2）凝血因子：妊娠期间浓度升高的凝血因子包括：Ⅰ因子（纤维蛋白原）、Ⅶ因子（转变加速因子）、Ⅷ因子（抗血友病因子）、Ⅸ因子（抗血友病因子B）、Ⅹ因子（Stuart Prower）、Ⅻ因子（Hageman因子）。浓度不变的凝血因子包括：Ⅱ因子（凝血酶原因子）、Ⅴ因子（纤维蛋白稳定因子）。浓度下降的凝血因子包括：Ⅺ因子（凝血酶原激酶前身物）、ⅩⅢ因子（纤维蛋白稳定因子）。

（3）纤溶：妊娠期间组织型纤溶酶原活性（tissue-type plasminogen activator，tPA）降低，其减少原因是纤溶酶原激活物抑制剂（plasminogen activator inhibitor，PAI）-1和PAI-2的增加，而凝血酶激活的纤溶抑制物（thrombin-activatable fibrinolysis inhibitor，TAFI）则随着时间的延长而增加，纤维蛋白降解物浓度和纤溶酶原浓度也升高。

二、妊娠期凝血功能的测定

（一）常规检测

结合临床病史，常规检查可作为排除凝血疾病的筛选工具。然而这些常规检测可能并不代表体内正在发生的事情。

（1）血小板计数：作为全血细胞计数的一部分。

（2）凝血酶原时间（PT）或国际标准化比值（INR）：测量外源性凝血途径和共同的途径。

（3）活化部分凝血活酶时间（APTT）：测量内源性凝血途径和共同的途径。

（4）纤维蛋白原：多项研究表明纤维蛋白原可以作为产后出血严重程度的预测指标。

（二）出血时间

这是一项有创检查，其结果会受检查者的主观影响。由于其对围术期出血的预测并不敏感，临床应用有限。

（三）疑似患者检验

目前还没有证据支持疑似患者检验能判定临床出血的风险，但需筛检疑似血小板功能障碍的患者，例如那些容易瘀伤或有出血史的人；对患有血小板减少症产妇进行血小板功能的评估，这些检测都将不同程度地降低临床出血的风险。主要检测方法包括应用血栓弹性描记法进行全血整体测定以及使用血小板功能分析仪（PFA 100）检测血小板质量和数量。

三、妊娠期合并血液系统疾病

（一）贫血

贫血是妊娠期常见合并症，由于血容量增加，且血浆增长速度明显高于红细胞及血小板，血液呈稀释状态，又称为"生理性贫血"。其诊断标准也不同于非妊娠妇女，孕妇外周血血红蛋白＜110 g/L及血细胞比容＜0.33即被认定为妊娠期贫血，而根据血红蛋白水平分为轻度贫血（100～109 g/L）、中度贫血（70～99 g/L）、重度贫血（40～69 g/L）和极重度贫血（＜40 g/L）。

（1）缺铁性贫血：是妊娠期最常见贫血，主要原因是因为孕妇妊娠期铁的需要量增加，而在妊娠中晚期孕妇铁吸收率不佳，对铁摄取不足。产妇既往有慢性失血性疾病史（月经过多）、营养不良疾病史（孕早期呕吐、胃肠功能紊乱、长期偏食）等。部分轻症产妇可无明显临床表现，部分表现为皮肤黏膜苍白，重症则会有乏力、头晕、心慌气短等症状。实验室检查：血象（外周血涂片显示为小细胞低色素贫血）；血清铁浓度（血清铁＜6.5）；铁代谢检查（血清铁蛋白是评估铁缺乏最有效指标）；骨髓象（骨髓铁染色明显可见细胞外铁减少）。治疗：补充铁剂及治疗导致缺铁性贫血的原发病是缺铁性贫血的主要治疗原则。重度及极重度贫血者可采取输血治疗，并应严密监护，预防产后大出血。

（2）巨幼细胞贫血：主要原因是叶酸或维生素B_{12}缺乏引起DNA合成障碍。主要表现为乏力、头晕、皮肤黏膜苍白等贫血症状，部分严重患者会有消化道症状和周围神经炎症状（手足麻木等感觉异常）。实验室检查：血象（外周血涂片显示为大细胞性贫血）；骨髓象（红细胞系统呈巨幼细胞增生）；叶酸及维生素B_{12}降低（血清叶酸＜6.8 nmol/L、红细胞叶酸＜227 nmol/L、血清维生素B_{12}＜74 pmol/L）。治疗：补充叶酸及维生素B_{12}，改善不良饮食习惯，必要时进行输血治疗。

（3）再生障碍性贫血：是因骨髓造血干细胞数量减少和质的缺陷导致造血障碍，引起外周全血细胞减少为主要表现的一组疾病。其发病原因比较复杂，多数为病因不明的原发性再障。

主要表现为进行性贫血、皮肤及内脏出血及反复感染。贫血呈正细胞型、全血细胞减少，骨髓象呈多部位增生减低或严重减低。治疗需多学科合作，以支持治疗为主，注意休息，可以采取少量、间断、多次输血疗法，提高血红蛋白；妊娠期如果出现明显出血倾向，可采取糖皮质激素治疗；注意预防产后出血和感染。

（二）获得性凝血障碍

1. 血小板减少症

妊娠血小板减少占所有妊娠相关血小板减少症的75%，其发生率在5%~10%，血小板计数通常 $> 75 \times 10^9/L$。由于其与PPH风险无关，因此不是椎管内麻醉的禁忌证。特发性血小板减少性紫癜是一种针对血小板的自身免疫性疾病，是妊娠早期血小板减少的最常见原因。此类患者虽然体内血小板破坏增加，但血小板功能正常。对于有症状或血小板计数极低（ $< 20 \times 10^9/L$ ）的产妇，可以静脉应用免疫球蛋白、皮质类固醇进行治疗。少数需要行脾切除术，最好在妊娠中期进行手术。在紧急情况下应及时输注血小板。

2. 血小板减少症的椎管内麻醉管理

麻醉医师常常迫于困难气道和误吸的风险而尽量避免对产妇实施全身麻醉。然而，对于有潜在凝血功能障碍或血小板在临界低限的产妇，风险与效益的对比可能更倾向于使用全麻进行剖宫产。在这种情况下，与产科医师和产妇的沟通是必不可少的，并且应充分告知后签署知情同意书。对患有血小板减少症的产妇进行椎管内麻醉时，硬膜外血肿及继发的神经损伤是麻醉医师最为关注的风险。Horlocker等报道了硬膜外血肿16例（硬膜外麻醉13例，脊髓麻醉1例，技术未报告2例），其中一半是在手术时血小板减少或凝血异常，1例在硬膜外导管拔除时凝血功能异常。约1/3的患者完全康复，1/3部分康复，1/3有永久性的神经功能损伤。因此，在进行椎管内麻醉操作前，应对产妇的出凝血风险及麻醉可能并发症进行评估。

当血小板计数 $> 100 \times 10^9/L$ 时，除非有出血史提示血小板功能异常，椎管内麻醉一般是安全的；血小板计数（ $80 \sim 100$ ） $\times 10^9/L$ 时，则应考虑血小板下降的速度，血小板计数的急剧下降预示着病理生理过程恶化和椎管内麻醉风险的增加，此时需要警惕弥散性血管内凝血（DIC）的发生；血小板计数（ $50 \sim 80$ ） $\times 10^9/L$ 时，除非存在ITP或妊娠血小板减少症，否则椎管内麻醉的风险可能增加；血小板计数小于 $50 \times 10^9/L$ 时，在大多数情况下，椎管内麻醉的风险可能超过收益。评估血小板功能需询问有无易瘀伤或出血的病史，如刷牙时牙龈出血或出血点不易止血等。麻醉医师还需要考虑麻醉方式及手术时机是否有替代方案。如果经过评估决定继续进行椎管内麻醉，则优先选择单次注射蛛网膜下腔麻醉。因为针头越小，损伤硬膜外血管的风险就越小。若选择硬膜外麻醉，则应在拔除硬膜外导管前再次评估凝血功能，确保凝血功能正常，或至少与置入时相同。如果临床证据显示有凝血功能障碍，或患者已被肝素化，则不建议拔除导管。在产后应密切观察患者状况，对患者下肢神经功能进行评估，排除硬膜外血肿的体征、症状。

第九节　合并心脏疾病

孕产妇心脏疾病的发病率大约为4%，其中死亡率在0.5%～2.7%。合并心脏疾病的孕产妇在围生期会发生一些心血管系统的生理学变化：① 在妊娠中晚期，血容量增加50%，心排量增加40%，心率增加至80～100次/min。② 外周血管阻力降低，肺血管阻力降低。③ 分娩本身增加接近50%的心肌耗氧量和心排量。有研究发现，世界卫生组织分级系统（**表15-2**）更能准确预测母亲心脏风险事件。

表 15-2　改良的世界卫生组织风险分级（mWHO分级）

分类	心脏病特点	妊娠风险
Ⅰ类	包括无并发症且较小的动脉导管未闭、轻微的肺动脉口狭窄或二尖瓣脱垂；成功修复的单纯病变（房间隔或室间隔缺损、动脉导管未闭或肺静脉异位引流）；以及单纯的心房或心室异位起搏	没有可检测到的孕产妇死亡风险升高，且并发症没有/轻微增加
Ⅱ类	包括未修复的房间隔或室间隔缺损、已修复的法洛四联症、大多数心律失常	孕产妇死亡风险小幅度上升，或并发症发病率中等程度增加
介于Ⅱ～Ⅲ类之间（有个体差异）	包括轻微的左心室受损、肥厚型心肌病、未被WHO归为Ⅰ类或Ⅳ类的自体或人工生物瓣膜性心脏病、已修复的主动脉缩窄、不伴主动脉夹层且主动脉直径＜40 mm的马方综合征，以及二叶式主动脉瓣畸形伴升主动脉直径＜45 mm	风险介于中间
Ⅲ类	包括机械瓣、右心室担任体循环心室、无并发症的Fontan循环、未修复的发绀型心脏病、其他复杂的先天性心脏病、二叶式主动脉瓣畸形伴升主动脉直径为45～50 mm、马方综合征伴主动脉直径为40～45 mm	孕产妇死亡风险或严重并发症发生率显著增加
Ⅳ类	包括重度二尖瓣狭窄、有症状的严重主动脉瓣狭窄、二叶式主动脉瓣畸形伴升主动脉直径＞50 mm、马方综合征伴主动脉扩张至＞45 mm、重度左心室收缩功能障碍（左心室射血分数＜30%，NYHA Ⅲ～Ⅳ级）、自体重度主动脉缩窄、有并发症的Fontan循环，以及任何原因引起的显著肺动脉高压	孕产妇死亡或严重并发症发病风险极高，禁忌妊娠

分娩注意事项：① 阴道分娩较剖宫产术好，这是因为阴道分娩的血液及体液丢失较少，肺部并发症少，能量消耗较少，应激反应较弱。② 有如下疾病的产妇建议行剖宫产术：马方综合征累及主动脉根部、严重主动脉狭窄、主动脉夹层、近期心肌缺血、上次妊娠期间发生严重心

力衰竭。主要处理原则是减轻分娩时的血流动力学波动，硬膜外麻醉可以减少后负荷，比较适合主动脉关闭不全的马方综合征和主动脉夹层的产妇。

孕产妇存在的心脏问题以风湿性心脏病最为常见。狭窄性的心脏病对母亲和胎儿都有影响，危险性最高。

一、二尖瓣狭窄

二尖瓣狭窄的典型症状和体征是胸痛、缺氧、心悸、肺水肿、咯血和血栓形成；狭窄的瓣膜阻止左心室正常充盈，导致左心房增大，肺静脉和肺动脉压力增高，最终导致右侧心力衰竭，常伴有三尖瓣关闭不全。重度狭窄需要手术治疗，在孕早期手术治疗对母亲和胎儿影响较小；心房颤动在二尖瓣狭窄的患者中常见。如果没有禁忌证，对于心房颤动的主要处理方法是口服β受体阻滞剂控制心率。90～100次/min的静息心率是较好的孕期心率。

麻醉管理：麻醉管理要基于疾病的严重性，也就是二尖瓣瓣膜的面积、血流动力学的稳定性来处理。可以使用静脉阿片类或者硬膜外镇痛来处理顺产，将平面控制在T_{10}～S_4。血管活性药物选择去氧肾上腺素或麻黄碱。剖宫产时常使用硬膜外麻醉，中度或者重度二尖瓣狭窄产妇避免使用单次腰麻，以避免SVR的剧烈变化。使阻滞平面达到T4～T6，收缩压尽量保持在100 mmHg以上。当选择全身麻醉时，需注意以下几点：

（1）抑制应激反应。可以在诱导插管前使用阿片类药物如瑞芬太尼（0.5～1 μg/kg），或使用短效β受体拮抗药，如艾司洛尔（30～50 μg/kg）。可用依托咪酯0.2～0.3 mg/kg、琥珀胆碱1～1.5 mg/kg进行快速诱导插管。

（2）避免使用可能会引起心动过速的药物（如格隆溴铵、阿托品、哌替啶、泮库溴铵、氯胺酮）。

（3）饱胃和预防窒息的处理同无二尖瓣狭窄的全麻下剖宫产。

（4）甲基麦角新碱、前列腺素类和缩宫素都要小心使用，因为它们会引起全身或者肺部压力变化而引起血流动力学不稳定。经食管超声可以用来指导液体和血管活性药物的使用。

二、主动脉瓣狭窄

与二尖瓣狭窄不同，主动脉瓣狭窄的症状一般出现在疾病晚期，并且病死率较高。轻中度患者常能耐受妊娠；严重的主动脉瓣狭窄症状包括晕厥、呼吸困难、心绞痛和疲劳，常不能适应妊娠带来的血容量增加和心动过速，病死率高达15%～17%。

麻醉管理：轻度和中度主动脉狭窄的患者适合阴道分娩，剖宫产术适用于重度狭窄患者。保持心率<90/min能改善因梗阻带来的心室排空。单次腰麻是重度主动脉瓣狭窄的禁忌证。硬膜外麻醉在缓慢给予阿片类和局麻药混合液的条件下，能较好满足手术要求；肾上腺素因为会引起心动过速，最好不要血管内注射。全身麻醉诱导时可缓慢给予阿片类和依托咪酯。同二尖瓣狭窄一样，要避免产妇心动过速，故避免使用格隆溴铵、阿托品、泮库溴铵和氯胺酮。限

制性输液对于这些产妇是有好处的，可行动脉置管进行有创性血压监测，中心静脉压监测能代替肺动脉导管来管理中度或是重度主动脉瓣狭窄的产妇血容量状态，中心静脉压最好能保持在 8～12 mmHg 水平，较高于正常水平。在严重主动脉瓣狭窄时，中心静脉压和肺动脉压都不能反映左心前负荷。

三、二尖瓣关闭不全

除非是严重的二尖瓣反流或是妊娠前有症状，一般产妇能耐受二尖瓣反流。二尖瓣反流的治疗是减轻后负荷，所以减少全身血管阻力是有益的。轻度心动过速也是合适的，因为其减少了反流时间。高血压会增加产妇后负荷，进而增加了反流分数，因此需要积极治疗。左心房增大和孕期高凝血状态会增加血栓形成机会，发生率约为20%。麻醉和血流动力学目标：降低后符合有益原则；避免全身血管阻力的增加，所以早期和有效的镇痛在生产时十分必要；避免和突击性治疗心房颤动；轻度心动过速较好（目标是心率在80～100/min），心动过缓耐受较差；维持前负荷和避免主动脉下腔静脉压迫；避免心肌抑制。

四、主动脉瓣关闭不全

主动脉瓣关闭不全引起左心舒张容量增加，这会引起心室明显扩张和反常肥大，出现典型的体征变化如呼吸困难、运动能力丧失、胸腔撞击感和端坐呼吸。顺产时，椎管内分娩镇痛可以在第一产程早期给予阿片类和局麻药，减少儿茶酚胺类释放带来的全身血管阻力增加和反流分数增加，维持血流动力学稳定。剖宫产可以选择腰麻，但是其引起的血流动力学变化，严重主动脉瓣关闭不全产妇可能不能耐受。患者不能耐受心动过缓，低血压的治疗可以使用麻黄碱，可以同时治疗心动过缓。应避免重度主动脉瓣关闭不全的产妇肺血管阻力增加。全身麻醉时需使用药物保持产妇轻度心动过速；使用格隆溴铵预防或者处理心动过缓；使用丙泊酚时需注意心肌抑制；避免发生心房颤动。

五、原发性肺动脉高压

原发性肺动脉高压（primary pulmonary hypertension，PPH）是指在没有原发性心脏病的情况下肺动脉压力增高，静息时肺动脉压＞25 mmHg，患有PPH的产妇死亡率约为30%。阴道分娩推荐使用椎管内分娩镇痛，同时在第二产程予以辅助以尽量减低右心室压力。剖宫产与产妇死亡率增加密切相关，但是有严重并发症导致右心衰竭的产妇通常需要行剖宫产，需要使用有创动脉压及经肺动脉导管压力监测。应避免使用卡前列素和甲基麦角新碱，它们分别具有收缩支气管和收缩血管的不良反应，在分娩过程中可以使用一氧化氮降低肺动脉高压。

六、围生期心肌病

围生期心肌病是在孕晚期或者胎儿娩出后数月内发生，伴随由左心室收缩功能异常导致心力衰竭的一种非特异性心肌病。如果心肌炎通过活检证实并且产妇病情恶化，那么免疫抑制治疗可能具有一定作用。产妇左心室可能不会扩张，但是心脏射血分数下降至45%以下。在临产但存在心力衰竭的情况下，应该及时进行分娩，从而减轻心脏的压力。

椎管内麻醉可以轻微降低外周血管阻力。由于抗凝治疗十分普遍，因此在椎管内麻醉之前应该检查产妇凝血功能。如果需要行全身麻醉，应避免使用心脏抑制药，如吸入麻醉药和丙泊酚，或进行小剂量缓慢滴注。使用阿片类药物会减少产妇应激反应，瑞芬太尼可能是最佳选择。谨慎使用 β 受体阻滞药可以防止心率急剧增加。需要特别注意血管内容量和失血量，因为围生期心肌病产妇对血容量不足和高血容量耐受能力较差。应该考虑行动脉导管。是否进行中心静脉和肺动脉导管置管应根据具体情况决定。

七、梗阻性肥厚型心肌病

妊娠期间的生理变化使得产妇对于梗阻性肥厚型心肌病（hypertrophic obstructive cardiomyopathy，HOCM）具有良好的耐受性，外周血管阻力的降低一定程度上抵消了血容量的升高。心动过速常常需要 β 受体阻滞药治疗。应谨慎使用椎管内麻醉，尤其是避免单次给药的椎管内麻醉。全身麻醉时的血流动力学目标包括：避免前负荷降低；避免外周血管阻力下降；避免心动过速；避免正性肌力药，因其加重血流阻塞。治疗低血压首选去氧肾上腺素。

八、心律失常

治疗仅限于引起血流动力学改变的心律失常。阵发性室上性心动过速（paroxysmal supraventricular tachycardia，PSVT）和室性心动过速可导致血流动力学变化，影响子宫灌注并抑制宫内胎儿，因此需要积极治疗。

大多数快速性心律失常的初始治疗包括避免使用烟草、咖啡因、酒精和兴奋剂（如苯丙胺）等药物；药物治疗仅限于妊娠期间安全的药物；电复律是安全的；PSVT可以采用迷走神经治疗，如果失败，则可以使用腺苷或 β 受体阻滞药（B/C类）；室性心律失常可以使用利多卡因、普鲁卡因胺或电复律来终止；尽管可能对胎儿造成危险，但胺碘酮可以在病情需要时使用；治疗心房颤动的目标是恢复窦性心律或控制心室率（通常＜120/min），可以使用 β 受体拮抗药美托洛尔或地高辛。

15

第十节 合并严重呼吸系统疾病

妊娠期人体呼吸功能主要变化包括：潮气量下降（30%～50%）；氧分压增加；分钟通气量增加（30%～50%）；二氧化碳分压下降（28～31 mmHg）；功能残气量下降；碳酸氢根下降至18～21 mEq/L；氧耗增加，pH值轻度增加；纵隔位移可导致基底肺不张，口咽水肿和血管分布丰富可导致出血；肺泡萎陷，功能残气量下降。

一、重度哮喘

哮喘严重程度分级主要依据症状发作频次和用药/未用药患者第一秒用力呼气量（forced expiratory volume in one second，FEV_1）与呼气流量峰值（peak expiratory flow，PEF）测定值。严重哮喘通常呈持续性（控制极差），全天发作，>4次/周，FEV_1（或PEF）<60%预计值。哮喘急性加重的处理流程：测量用力呼气流速、心率、呼吸频率和血氧饱和度；听诊；观察胎儿监测和其他可行的胎儿测试。如果FEV_1（或PEF）<50%预计值，使用高剂量短效β受体激动药进行雾化，20 min 1次或持续雾化达1 h；雾化异丙托溴铵0.25～0.5 mg每10 min 1次，给药3次；保持饱和度>95%并施用全身性皮质类固醇。如果重复评估显示FEV_1（或PEF）<50%预计值，则继续每小时或连续使用短效β受体激动药，吸入异丙托溴铵，静脉注射皮质激素；如果反应不佳、症状恶化或胎儿窘迫，必要时进行气管插管和更积极的治疗。

哮喘产妇的麻醉管理目标包括充分镇痛、预防应激、增加分钟通气量及避免感觉或运动神经阻滞平面过高等。感觉或运动神经阻滞平面过高可能会影响呼吸肌的功能并可能引起严重的副交感神经介导的支气管收缩。椎管内分娩镇痛对控制产妇产程中过度通气、减轻疼痛和应激反应有很好的作用。重度哮喘产妇行剖宫产，应严格调控硬膜外麻醉平面或者采用小剂量腰硬联合麻醉。与气管插管全身麻醉相比，椎管内麻醉对肺功能不全影响较小。应慎重选择气管插管全身麻醉，诱导药选择具有支气管扩张作用的氯胺酮和能够降低气道操作时气道反应并具有直接松弛平滑肌作用的丙泊酚，不应使用有组胺释放作用的肌松药如箭毒和阿曲库铵。新斯的明可能会引起支气管痉挛和气道分泌物增加，应小心使用或在给予抗胆碱能药后再使用。对重度哮喘产妇，采用面罩给氧吸入麻醉诱导及深麻醉下拔管可能会增加误吸风险。因此，哮喘产妇应权衡发生支气管痉挛与误吸的风险。

缩宫素是治疗产后出血最适合的药物。麦角生物碱类、前列腺素$F_{2\alpha}$、前列腺素E_2可能引起支气管痉挛，而前列腺素E_1相对更安全。也可考虑使用其他控制出血的办法如栓塞和动脉结扎等。

二、阻塞性睡眠呼吸暂停

阻塞性睡眠呼吸暂停以睡眠中周期性上呼吸道阻塞为特征，可引起低氧血症、高碳酸血症和睡眠紊乱。阻塞性睡眠呼吸暂停经常引起高血压、心脏病和代谢综合征。阻塞性睡眠呼吸暂停的治疗主要是经鼻持续气道正压通气（CPAP）。妊娠前使用CPAP的女性妊娠期间应继续治疗。硬膜外分娩镇痛可减少阿片类药物剂量，减少镇静药的使用和呼吸抑制；必要时经硬膜外导管给药可用于剖宫产术麻醉。剖宫产时选择椎管内麻醉可避免可能的气道不良事件、呼吸暂停、误吸，术后椎管内镇痛可减少术后患者自控镇痛（PCA）导致的呼吸抑制。若必须行气管插管全身麻醉，诱导前使用CPAP预充氧十分重要。应做好预防误吸的措施，准备好困难气道推车，垫高枕头可能有助于气管插管。可在头高位或坐位完成诱导，平卧位行气管插管。应使用短效麻醉药和可溶性较小的吸入麻醉药，谨慎使用阿片类和其他镇静药。应在充分拮抗神经肌肉阻滞后，在清醒状态下拔出气管导管，有些阻塞性睡眠呼吸暂停产妇气管拔管后需要CPAP。如果使用PCA，不建议使用连续背景剂量。术后必须加强各项生命体征的监测。

三、限制性肺疾病

妊娠期孕激素水平升高会增加分钟通气量，而限制性肺疾病可能会限制分钟通气量，引起高碳酸血症性呼吸衰竭。如妊娠合并脊柱侧弯可以使功能残气量（FVC）极度降低，同时还伴有通气/血流失衡和低氧血症。呼吸困难在侧弯弯度<70°时较少见，但在弯度>100°时则很常见。

限制性肺疾病产妇应在妊娠前进行肺功能评估，包括肺功能测试和动脉血气分析，以判断其是否能够耐受妊娠，必要时应请呼吸专科专家会诊。超声心动图有助于评估肺动脉高压。孕期应定期评估肺功能，以确保孕妇能够耐受妊娠期生理性分钟通气量和氧耗量的增加。

产程和分娩会导致通气量增加，容易引起膈肌疲劳。如果产妇在产程中经历严重疼痛，可能无法提供足够的分钟通气量，最终可能导致呼吸衰竭。只有具有产科指征时才能进行剖宫产。硬膜外麻醉下剖宫产和分娩镇痛时，需要仔细调整麻醉平面，以避免局部麻醉药引起辅助呼吸肌功能麻痹，从而导致呼吸功能进一步恶化。

四、急性呼吸窘迫综合征与呼吸衰竭

妊娠期急性呼吸窘迫综合征（ARDS）的发生有很多原因，包括肺的直接损伤和全身炎症反应等。其中某些病因不受妊娠影响，某些病因因妊娠而发生变化，也有些病因是妊娠期特有的。妊娠期间产妇$PaCO_2$通常下降至32 mmHg。对产妇而言，$PaCO_2$值上升至非妊娠的正常水平可能预示即将发生呼吸窘迫。

为保证胎儿的氧供，需维持母体$PaO_2 \geq 70$ mmHg，胎儿$PaCO_2 < 45$ mmHg。治疗原则是

改善血气指标的同时避免机械通气相关性肺损伤。气管内插管的指征包括呼吸功增加、精神状态变差、血流动力学不稳定和气道保护性反射或排除分泌物能力丧失。为避免机械通气相关性肺损伤，推荐使用低潮气量（6 ml/kg）和低气道压（30 cmH$_2$O）。为避免氧中毒，吸入氧浓度（fraction of inspired oxygen，FiO$_2$）应低于60%。

胎龄、胎儿状态和母体状态都会影响分娩的决定。未成熟的胎儿应使用宫内支持治疗直至孕32～34周，但如果母体情况不稳定或ARDS诱发因素与妊娠有关，应立即终止妊娠。若已提示胎儿无存活可能，可终止妊娠。分娩能够轻度改善呼吸机支持的ARDS产妇的肺通气功能，但决定分娩不能仅仅是为了改善产妇肺通气功能，必须要有分娩指征。

五、吸入性肺炎

吸入性肺炎是吸入反流胃内容物后导致的急性肺损伤。未进入产程的孕妇与非妊娠妇女的胃排空能力是相似的，《美国麻醉医师学会产科麻醉实践指南》允许择期行剖宫产术健康产妇在麻醉诱导前2 h饮用清水，建议禁食固体食物的时间为6～8 h。

吸入酸性胃液会造成肺泡上皮的损伤，从而引起肺顺应性下降、肺水肿和肺内分流。肺水肿和肺内分流导致低氧血症和支气管痉挛。细胞碎屑和吸入的固体大颗粒可以引起支气管阻塞。早期胸部X线片检查可能无异常，大多数患者误吸12～24 h后可能发生右肺下叶渗出。为了治疗低氧血症，保留自主呼吸的患者应使用CPAP，机械通气患者应使用呼气末正压通气（PEEP）。不需要预防性使用抗生素。

很多药物治疗可以降低胃内容物反流和误吸的发生，比如非微粒抗酸药（如枸橼酸钠）、H$_2$受体拮抗药、质子泵抑制药、甲氧氯普胺。应尽可能使用椎管内麻醉，以降低误吸的发生率。全身麻醉前全面评估气道十分重要，对于困难气道产妇应采用清醒下纤支镜插管。如果不存在困难气道，建议使用快速序贯诱导，同时压迫环状软骨（Sellick手法）直到插管成功。

六、妊娠期肺栓塞

肺栓塞症状包括呼吸困难、心悸、焦虑、咳嗽和胸痛。大面积急性肺栓塞可引起肺动脉压增高，导致右心衰竭、心输出量减少、通气/血流失调增加及低氧血症，可进一步导致循环及呼吸功能衰竭、晕厥、低血压、无脑电活动，甚至死亡。

目前低分子肝素是治疗深静脉血栓和肺栓塞的标准药物。对血流动力学不稳定的产妇，溶栓或许是有益的。溶栓治疗可以减少血凝块并且改善血流动力学，但增加了母体出血及胎儿失血的风险。若药物治疗后患者仍血流动力学不稳定，紧急胸廓切开术及取栓术可挽救产妇生命。体外膜氧合已用作取栓术的良好过渡方式，可以稳定病情，使患者受益于抗凝治疗。妊娠期不推荐使用静脉血栓滤器，但顺利分娩后或许能有帮助。

通常，使用治疗剂量［1.5 mg/（kg·d）或2 mg/（kg·d）］的低分子肝素24 h后可进行椎管内镇痛与麻醉。硬膜外导管拔除后至少2 h才能重新使用低分子肝素。但如果患者进行了手术，那么无论采用了何种麻醉方式，24 h内禁用治疗剂量的低分子肝素。若硬膜外置管过程中发生了出血，则术后治疗剂量的低分子肝素使用时机应需再延迟24 h。每日单次使用低分子预防剂量肝素12 h后可进行椎管内镇痛与麻醉。硬膜外导管拔除后至少2 h才能重新使用低分子肝素。然而，如果在硬膜外导管拔除前需要预防性使用低分子肝素，则需要在使用12 h后才能拔除硬膜外导管。若术后患者行预防性抗凝治疗，低分子肝素应6~8 h后使用。

七、羊水栓塞

羊水栓塞可发生于妊娠期任何时间或产后即刻，通常发生于围生期。一项研究表明，产妇羊水栓塞通常发生于分娩前2 h到分娩后4 h之内，56%的羊水栓塞好发于分娩前或分娩中，其中行剖宫产术分娩产妇占73%。羊水栓塞经典三联征包括：突发性低氧、低血压和凝血障碍。

羊水栓塞的诊断是一种排除性诊断，必须考虑其他常见的引起心跳呼吸骤停和弥散性血管内凝血的原因，包括全脊麻、局麻药中毒、脓毒症、变态反应、静脉血栓栓塞、空气静脉栓塞、心肌缺血/梗死、误吸、胎盘早剥、溶血、肝酶升高、低血小板综合征及子宫破裂。羊水栓塞的治疗为支持性治疗，需要迅速复苏，包括建立气道和循环支持。具体措施有气管插管、机械通气改善氧合，输注晶体液容量复苏，以及早期血管活性药物治疗。经食管超声心动图（TEE）有助于指导强心药与血管升压药的使用。必要时行高级生命支持治疗和有创血流动力学监测。

一旦发生弥散性血管内凝血及出血，血制品（红细胞、新鲜冰冻血浆、血小板及冷沉淀）是必需的。氨甲环酸、抑酞酶、纤维蛋白原有助于弥散性血管内凝血的治疗。血栓弹力图有助于指导治疗弥散性血管内凝血。在产妇发生心搏骤停或危及生命的心律失常的4~5 min内，应行紧急剖宫产术，这或许能改善母体及胎儿结局。但发生心搏骤停的产妇预后较差。

当出现子宫收缩乏力或大出血时，建议行子宫切除术。其他可行的处理包括髂动脉栓塞、心肺转流术、肺动脉取栓术、溶栓术、体外膜肺氧合、主动脉气囊反搏、交换输血及血滤。

八、肺移植

通常建议患者在肺移植术后至少1~2年内不要妊娠，尽可能减少对移植肺功能和胎儿健康的影响。肺移植患者妊娠期应继续维持免疫抑制药治疗，但可能需要进行相应的调整。妊娠期通常会继续使用钙调素抑制药、泼尼松和阿扎唑嘌呤。通常停用霉酚酸酯和西罗莫司靶蛋白抑制药（mTORi）。必须定期监测免疫抑制情况并调整相应剂量，以避免发生移植排斥反应。麻醉操作时必须严格遵守无菌操作，并调整激素的剂量和预防性使用抗生素。建议使用椎管内分娩镇痛。剖宫产时硬膜外麻醉和腰硬联合麻醉都均可选择。如果产妇存在呼吸功能不全，应缓慢建立麻醉平面。淋巴回流障碍可引起肺水肿，因此需要谨慎补液。双侧肺移植患者的隆突处于去神经化状态，咳嗽反射可能很差甚至消失，全身麻醉时发生误吸的风险增高。全身麻醉插管过程中应尽量避免造成气管缝合处损伤。

第十一节　合并严重消化系统疾病

产妇妊娠期严重的消化系统疾病主要指妊娠期肝脏疾病。肝病可能是偶发的，也可由妊娠引起，其对孕产妇和胎儿预后均有显著影响。对肝脏疾病的鉴别诊断、管理、治疗和严重程度的评估，都是在了解疾病类型与妊娠期孕龄的相互关系下进行的（**表15-3**）。

表 15-3　妊娠期肝病的分类

疾病	妊娠期	实验室检查	并发症
妊娠剧吐	孕早期	胆红素 < 40 mg/L，ALT < 200 g/L	低出生体重儿
妊娠期肝内胆汁淤积症	孕中期或孕晚期	胆红素 < 60 mg/L，ALT < 300 g/L，胆汁酸增加	早产、死产
妊娠期急性脂肪肝	孕晚期或产后	ALT < 500 g/L，DIC，低血小板	孕产妇和胎儿死亡率增加
子痫前期、子痫	孕晚期	ALT < 500 g/L，±DIC，蛋白尿	孕产妇和胎儿死亡率增加
HELLP综合征	孕晚期和产后	ALT < 500 g/L，血小板 < 100×10^9/L，增加肝功能测试	孕产妇和胎儿死亡率增加
病毒性肝炎	整个妊娠期	ALT < 500 g/L，胆红素增加	孕产妇和胎儿死亡率增加

ALT，丙氨酸转氨酶；DIC，弥散性血管内凝血

一、妊娠期肝脏解剖和生理学变化

正常妊娠期间，肝脏的大小通常不会增加且很少可触及。肝血流量占心输出量比例大约从35%下降到28%，但在妊娠后3个月，由于妊娠子宫压迫腹腔静脉系统，门静脉和食管静脉压力均增加。高达60%的正常妊娠孕产妇可出现肝脏疾病的征兆如毛细血管扩张症和手掌红斑。

二、妊娠期肝脏疾病发生率

妊娠孕产妇中约有3%存在肝脏疾病；轻度子痫前期产妇中有24%发生转氨酶升高，重度子痫前期和HELLP综合征患者中有50%发生转氨酶升高，子痫产妇中有84%发生转氨酶升高。

三、肝脏疾病与麻醉

一般来说，轻度肝脏疾病对药物作用和代谢影响不大，而重度肝功能障碍对药物有复杂的影响。随着肝病的发展，肾脏会增加钠和水分吸收，这扩大了血管内容量，从而增加了分配容

积。因此，肝病患者通常需要用高于正常剂量的麻醉诱导药物。

晚期肝病患者的神经功能可能发生变化，需要减少镇静催眠药的剂量。此外，由于血清总蛋白降低，晚期肝病时药物活性有所增强，这将增加与受体相互作用的非结合药物的总量。主要由肝脏代谢的药物通常在晚期肝脏疾病中作用时程延长。许多肝病患者的肾功能也存在缺陷，其特征是肾小球滤过率降低，经肾排泄的药物排出减慢。

椎管内麻醉和全身麻醉可使肝血流量减少20%～30%，这可进一步延长药物活性。全身麻醉时使用地氟烷对维持肝血流量相对较好，其发生药物诱导肝炎的发生率也最低。

四、妊娠期肝功能异常的原因

妊娠期肝功能异常的原因总结如**表15-4**所示。

表 15-4　妊娠期肝功能异常的原因

肝功能异常严重程度	疾病
轻至中度	妊娠剧吐
	妊娠期肝内胆汁淤积
重度	败血症
	多器官系统衰竭
	子痫前期
	妊娠期急性脂肪肝
	HELLP综合征
	病毒性肝炎
	对乙酰氨基酚过量

（一）妊娠剧吐

大多数孕妇在妊娠早期经历恶心和呕吐，通常在妊娠12～16周后消退。在极少数情况下，孕妇会出现持续且严重的恶心和呕吐，称为妊娠剧吐，是妊娠早期唯一引起肝病的原因。

（1）实验室检查：25%～67%的病例血清转氨酶轻度升高。严重脱水伴血清转氨酶升高300%时，表明存在缺血性肝细胞损伤。血清未结合胆红素和碱性磷酸酶略有升高，而血清白蛋白和国际标准化比值（INR）保持正常。

（2）管理与麻醉影响：住院治疗，包括静脉补液、止吐药物和监测。24～48 h开始静脉治疗以纠正脱水、电解质和任何酸碱失衡。当妊娠剧吐严重且与肝功能异常相关时，或在持续超过3周的情况下，应在葡萄糖的溶液中加入硫胺素。

（3）预后：得到充分治疗后预后通常较好，不会对母体和胎儿产生不良影响（如早产、出生缺陷）。血清转氨酶可在支持治疗下恢复正常，很少发生永久性肝损伤。

（二）妊娠期肝内胆汁淤积症

妊娠期肝内胆汁淤积症（ICP）是一种罕见但严重的妊娠并发症。如不治疗胎儿死亡率高达11%～20%。ICP产妇通常在妊娠后3个月出现中度至重度瘙痒，20%的患者除瘙痒外还会出现黄疸。危险因素包括高龄多胎妊娠、ICP家族史和口服避孕药期间发生过胆汁淤积。

（1）实验室检查：血清胆汁酸从正常值的10倍增加到100倍具有诊断意义，转氨酶也可能有所升高。

（2）管理和麻醉影响：ICP产妇可能有严重的表皮脱落现象，会导致感染或开放静脉通路困难。治疗旨在缓解瘙痒症状，熊去氧胆酸是一种有效的治疗方法，可缓解中度或严重瘙痒。

（3）预后：ICP可导致产妇早产率、围生期胎儿死亡率增加。因此，产科管理中必须密切监护胎儿。分娩后所有症状迅速消退，ICP产妇再次妊娠时的复发率为60%。

（三）妊娠期急性脂肪肝

妊娠期急性脂肪肝（AFLP）是妊娠晚期或产后立即出现的罕见但可致命的并发症，其发生率为1:（7000～15 000）。严重子痫前期可能会增加AFLP的风险，NSAIDs的使用也与发生AFLP的风险增加有关。

（1）诊断：诊断可使用改良后的斯旺西标准（表15-5）。肝活检研究表明，该标准敏感性为100%，特异性为57%。阳性和阴性预测值分别为85%和100%。

表 15-5　诊断妊娠期急性脂肪肝的改良斯旺西标准

腹痛	超声检查腹水或明亮的肝脏
多尿或多饮	脑病
高胆红素	AST/ALT升高（＞42 U/L）
低血糖	高氨
尿酸＞340 μmol/L	肾损害
白细胞增多＞11×10^6/L	高凝（PT＞14 s）
	抗凝血酶活性＜65%

AST, 天冬氨酸转氨酶; ALT, 丙氨酸转氨酶; PT, 凝血酶原时间

（2）妊娠期管理：AFLP是一种产科急症，需要立即治疗肝衰竭，根据孕产妇疾病的严重程度和胎儿成熟度决定是否行剖宫产术，以防止胎儿宫内死亡和产妇病情进一步恶化。对症治疗包括治疗酸中毒、低血糖和肾衰竭，纠正与出血有关的凝血异常。脑水肿是暴发性肝衰竭患者的主要死因，治疗措施与其他原因导致的颅内压增高相同，包括过度通气，脱水和镇静。

（3）麻醉管理：由于凝血功能异常，分娩时的麻醉方式往往受限。在轻度稳定的AFLP病例中，如果凝血功能正常或已经得到纠正，INR＜1.5的情况下可以使用椎管内麻醉。椎管内麻醉在凝血功能障碍和败血症病例中禁用，以避免硬膜外血肿和脓肿的风险。对于严重AFLP并

伴有急性肝衰竭的患者，通常需要行快诱导全身麻醉，因为患者意识水平可能有所改变。在病情严重的患者中，由于血浆胆碱酯酶缺乏，琥珀胆碱的作用时间可能会延长。长效阿片类药物可能与呼吸抑制有关，尽管瑞芬太尼能穿过胎盘，但很快被代谢并在母亲和胎儿中再分布，且新生儿肌肉僵硬和呼吸抑制的风险少见，可安全地用于产科全麻。

（4）预后：在没有发生暴发性肝衰竭的情况下，肝功能在分娩后迅速改善。全身麻醉后不能迅速苏醒的患者，应仔细评估是否存在进行性脑病或颅内压增高，这两种并发症都可导致产妇的不良预后。

（四）HELLP综合征

HELLP综合征被认为是子痫前期的严重表现形式，其表现为广泛的血管收缩和凝血级联的激活，导致血小板减少、微血管病性溶血性贫血和肝坏死。HELLP在产妇中的发病率大约为1/1000。

（1）诊断：患者常诉右上腹部疼痛、恶心、呕吐及体重增加，有些患者也可能出现子痫前期症状（血压升高和蛋白尿）。实验室检查表现为溶血、总胆红素和乳酸脱氢酶增加、转氨酶中度升高、血小板减少。由于凝血级联反应的激活，患者可以发生微血管溶血性贫血，这会导致DIC、出血和血栓并发症的风险增加。表15-6回顾了HELLP综合征的症状和体征。

表 15-6　HELLP 综合征患者的症状和体征

症状	体征
头痛	动脉血压升高
出血	弥散性血管内凝血
水肿	急性肾衰竭
胃痛	肺水肿
呕吐	肺栓塞

（2）管理：最有效的治疗方法是及时分娩，分娩前应确保胎肺发育成熟，在妊娠32周之前通常使用皮质类固醇以促进胎儿肺成熟。难治性产妇高血压、凝血功能障碍恶化、肝功能迅速恶化或胎儿状态不确定是紧急分娩的指征。即使患者病情稳定，其症状也可能会迅速发展，导致母体和胎儿出现并发症，应常规监测肝功能及血小板计数。

（3）预后：产后6天患者大多恢复正常，HELLP综合征 很少会导致暴发性肝衰竭和肝移植，肝梗死、血肿和破裂是HELLP综合征罕见但可能致命的并发症。

五、妊娠期加重的肝脏疾病

（1）病毒性肝炎：急性病毒性肝炎是妊娠期间黄疸最常见的原因，风险因素包括静脉使用毒品和性活动，与感染者的接触，以及在肝炎流行国家旅行。尽管急性病毒性肝炎对母亲和胎儿都有潜在的高风险，但甲、乙、丙、丁型肝炎病程通常不受妊娠影响，戊型肝炎发生率在普通人群中为4%～29%。通常情况下病变较轻，但妊娠时发病可能会危及生命。此外，妊娠晚期肝炎可能发生胎盘传播，导致胎儿死亡。

（2）自身免疫性肝疾病：自身免疫性肝病很少见，仅占人口的0.1%。然而女性患者多见，妊娠可能会导致以前无症状的患者发病。这种表现可能是暴发性的，并且需要与急性肝衰竭进行鉴别诊断。

第十二节　合并严重神经系统疾病

一、脊髓损伤

超过半数的脊髓损伤（spinal cord injury，SCI）发生在颈椎。损伤发生的平面和持续时间影响患者的康复和生育，通过紧急治疗和康复训练可使更多的SCI女性受孕。

（一）临床问题

1. 损伤平面

（1）女性S_2以下平面脊髓损伤影响膀胱、肠道和性功能。

（2）T_{10}以上平面脊髓损伤时，患者不会出现阵痛，直到分娩时才有痛感。

（3）T_6以上平面脊髓损伤时，患者有发生自主反射亢进和呼吸功能不全的风险。估计有超过2/3的T_6以上平面损伤的产妇出现自主反射亢进。

（4）损伤发生在T_1平面以上时，患者失去交感神经对心脏的支配作用，低血压时不能发生发射性心脏兴奋。

2. 自主反射亢进

SCI损伤平面以下脊髓内交感神经元缺乏中枢抑制，可引起这种危及生命的并发症。损伤平面以下的内脏或皮肤疼痛会刺激交感神经传入纤维，正常机体内抑制性神元限制了交感冲动的传播速度，但SCI患者脊髓内冲动沿着交感神经链上下传播，引起广泛的交感刺激和血管收缩。

自主反射亢进的症状和体征主要包括：伴有颅内出血风险的高血压、心律失常、出汗、竖毛和皮肤潮红、恶心、头痛、焦虑、视物模糊、瞳孔扩大、子宫胎盘血管收缩导致胎儿心动过缓等。

3. 自主反射亢进的预防及治疗

预防至关重要，早期给予腰硬联合或硬膜外镇痛可预防自主反射亢进，可防止来自内脏的有害感觉传入冲动引起的反射。可留置导尿管以防止膀胱膨胀。高血压急症的治疗包括尽可能去除刺激因素（如考虑膀胱导尿）、静脉给予硝普钠、舌下含服硝酸甘油等。

产科精确麻醉

（二）产科管理

（1）妊娠期发生创伤性SCI可能引起自发性流产或早产。损伤后几个月，患者发生深静脉血栓形成和肺栓塞的风险高，相应的治疗可能会影响椎管内麻醉实施。

（2）损伤平面在T_{10}以上的SCI产妇分娩镇痛时早产风险较高，需要在产程开始之前密切监测，防止出现院外分娩。由于第二产程产力不足，可能需要助产。

（3）推荐前往高危产科麻醉门诊进行产前咨询，并在有麻醉条件的三级护理中心进行分娩。

（4）自主反射异常是SCI产妇最重要的并发症，应尽量避免。对于发生自主反射亢进风险高的产妇，应在床边给予降压药物，并提前实施分娩镇痛。SCI产妇可经阴道分娩，但是一旦有剖宫产指征，应尽可能在腰麻或硬膜外麻醉下进行剖宫产。自主反射亢进也可能干扰子痫前期的诊断。

（5）应该规律监测体温，因为体温调节功能改变可导致高热（没有合并感染的情况下）。

（6）定期调整患者体位，防止压疮形成。

（三）麻醉管理

（1）椎管内阻滞是防止自主反射亢进最常用的方式。镇痛需自分娩早期开始，常规的试验剂量不能确定导管是否误入蛛网膜下腔，镇痛平面不好判断。

（2）只有感觉阻滞平面高于脊髓损伤平面时，才可以准确地评估。可以通过按压脐部上下的方法，大致判断阻滞的平面。如果按压时腹部肌肉收缩，说明感觉阻滞平面低于脐部。

（3）有些患者基础血压低，血流动力学不稳定，需动脉置管监测直接动脉压，还应注意脉搏血氧饱和度。

（4）与硬膜外麻醉相比，腰麻更能预防自主反射亢进，是剖宫产产妇首选。如果椎管内麻醉操作难以实施，或脊髓损伤平面高，仰卧时出现呼吸窘迫，需选择全身麻醉。不推荐使用琥珀胆碱，因其可能导致高钾性心搏骤停。

二、颅内肿瘤

产妇颅内肿瘤发生率和分布特征与年龄匹配的未妊娠人群无差别，常见种类包括：胶质瘤（38%）、脑膜瘤（28%）、听神经瘤（14%）、垂体腺瘤（7%）。这些肿瘤可能没有临床症状，往往直到妊娠相关激素和生理变化（如血浆容量增加）导致瘤周水肿形成，加重其症状时才被发现。一些脑膜瘤存在孕激素受体，妊娠期可生长加速。来自乳腺、肺部和皮肤的中枢神经系统转移性肿瘤是颅内肿瘤的另一重要来源。

（一）临床问题

颅内肿瘤的症状和体征主要包括头痛、恶心、呕吐、新发的癫痫活动、局灶性神经功能缺损等。

（二）产科管理决定因素

肿瘤的位置、肿瘤的大小、恶性肿瘤的可能性。

（三）麻醉管理

1. 椎管内麻醉注意事项

（1）高颅内压（intracranial pressure，ICP）。产妇选择分娩镇痛时要考虑到分娩期间ICP的变化。静脉镇痛时，呼吸抑制、高碳酸血症、ICP增加的风险高，而硬膜外镇痛可以减轻宫缩痛引起的ICP增加。第二产程时应注意充分镇痛并避免挤压胎儿。

（2）意外穿破硬脊膜：是硬膜外麻醉的常见风险，可导致小脑幕切迹压力梯度的潜在灾难性变化和致死性脑疝形成。因此，ICP增高的产妇禁忌行任何类型的硬脊膜穿刺操作。

2. 剖宫产的麻醉选择

全身麻醉、硬膜外麻醉、腰麻都已成功用于颅内肿瘤产妇。许多麻醉医师支持全身麻醉，因其可更好地控制血压，过度通气也可降低ICP。然而，过度通气同时也可引起子宫胎盘血管收缩，从而对胎儿产生损伤。

3. 全身麻醉的实施

必须考虑到喉镜暴露和插管时ICP的增加以及反流误吸的风险。琥珀胆碱可增加ICP，应避免使用。大剂量七氟烷可能降低惊厥发作阈值。高ICP的剖宫产患者麻醉管理需个体化。

三、脑出血

妊娠期脑出血（intracranial hemorrhage，ICH）多发生在分娩前和产后。引起ICH最常见的原因是高血压病，因此积极地控制高血压非常重要，尤其需重点关注动脉瘤和动静脉畸形（arteriovenous malformation，AVM）的产妇。无论何种病因，ICH是一种严重的并发症，动脉瘤破裂患者总体死亡率高达35%，AVM破裂患者总体死亡率高达30%。

（一）临床问题

（1）可遮挡腹部进行脑血管造影术。

（2）妊娠期血容量增加，但是发生动脉瘤出血的风险是否增加尚不清楚。然而，一旦发生出血，尽快手术干预或行妊娠期血管内栓塞可改善产妇和胎儿预后。

（3）对已经出血的AVM患者进行干预可降低发生严重出血的风险。

（二）产科管理

手术治疗后的病变没有特殊的产科注意事项。然而，未经治疗的动脉瘤或AVM产妇由于存在再出血的风险，需小心控制血压。剖宫产与阴道分娩相比，没有明显优势，因此只有在有产科指征时才选择剖宫产。顺产时应注意避免高血压和第二产程用力时引起的ICP增加。

（三）麻醉管理

未矫正的动脉瘤或AVM产妇经阴道分娩时，硬膜外镇痛有助于控制血压。剖宫产时可选择腰麻或硬膜外麻醉，但ICP升高的患者必须考虑穿破硬脊膜和脑疝形成的风险。动脉置管测压便于实时监测血压。

四、癫痫

癫痫是妊娠期最容易发生的神经系统疾病，每200名产妇中就有1人发生癫痫。癫痫发作与代谢紊乱和急性脑病理改变无关。

（一）产科管理

（1）预后：癫痫本身不会增加胎儿先天性畸形的风险，但这些产妇（尤其是吸烟者）早产、妊娠期高血压（但不是子痫前期）和剖宫产的风险增加。

（2）全面强直阵挛性癫痫发作：可导致母体缺氧和酸中毒，极有可能对胎儿产生不良影响，常导致胎心率减慢和急产。癫痫发作也可能对胎儿或胎膜造成创伤。

（3）癫痫持续状态：癫痫持续状态是产科急症，需要立即开放静脉通路、吸氧及预防误吸。

（4）治疗：抗癫痫药具有致畸风险，最好选用较新的二线抗癫痫药（如拉莫三嗪、左乙拉西坦）。

（5）母乳喂养：抗癫痫药在乳汁中排泄少，不影响母乳喂养。

（二）麻醉管理

（1）麻醉选择应考虑目前产妇及胎儿情况、分娩的紧迫性、产妇的偏好及麻醉医师的技术。

（2）小剂量丙泊酚或苯二氮䓬类通常会"中断"癫痫发作，但是如果胎儿发生持续性心动过缓则需要行气道保护和紧急分娩。

（3）如需行全身麻醉常选择丙泊酚，因其抗惊厥作用优于其他诱导药。全麻中如发生过度通气导致的低碳酸血症或七氟烷高浓度，可能会降低癫痫发作阈值。脑电图有助于判断产妇是否处于癫痫持续状态。

（孙申）

15

参考文献

［1］　中华医学会妇产科学分会妊娠期高血压疾病学组. 妊娠期高血压疾病诊治指南（2020）［J］.中华妇产科杂志，2020，55（4）：227-238.

［2］ 苏雷什, 西格尔, 普雷斯顿, 等. 施耐德产科麻醉学［M］. 5版. 熊利泽, 董海龙, 路志红, 译. 北京:科学出版社, 2018.

［3］ 贝辛格, 巴克林, 甘布林. 产科麻醉学［M］. 陈新忠, 黄绍强, 译. 北京:中国科学技术出版社, 2020.

［4］ American College of Obstetricians and Gynecologists. ACOG Practice Bulletin No. 137: gestational diabetes mellitus［J］. Obstet Gynecol, 2013, 122:406-416.

［5］ American Diabetes Association.14. Management of Diabetes in Pregnancy: Standards of Medical Care in Diabetes-2020 ［J］. Diabetes Care, 2020, 43(Suppl 1):S183-S192.

［6］ Falavigna M, Schmidt MI, Trujillo J, et al. Effectiveness of gestational diabetes treatment: a systematic review with quality of evidence assessment［J］. Diabetes Res Clin Pract, 2012, 98:396-405.

［7］ Cyganek K, Skupien J, Katra B, et al. Risk of macrosomia remains glucose-dependent in a cohort of women with pregestational type 1 diabetes and good glycemic control［J］. Endocrine, 2017, 55(2):447-455.

［8］ Abell SK, Boyle JA, de Courten B, et al. Impact of type 2 diabetes, obesity and glycaemic control on pregnancy outcomes［J］. Aust N Z J Obstet Gynaecol, 2017, 57(3):308-314.

［9］ American College of Obstetricians and Gynecologists Committee on Practice Bulletins-Obstetrics. ACOG Practice Bulletin: clinical management guidelines for obstetricians-gynecologists: number 60, March 2005: pregestational diabetes mellitus［J］. Obstet Gynecol, 2005, 105:675-685.

［10］ Mathiesen ER, Kinsley B, Amiel SA, et al. Maternal glycemic control and hypoglycemia in type 1 diabetic pregnancy: a randomized trial of insulin aspart versus human insulin in 322 pregnant women［J］. Diabetes Care, 2007, 30:771-776.

［11］ Hirsch IB. Insulin analogues［J］. N Engl J Med, 2005, 352: 174-183.

［12］ Su DF, Wang XY. Metformin vs insulin in the management of gestational diabetes:a systematic review and meta-analysis［J］. Diabetes Res Clin Pract, 2014, 104:353-357.

［13］ Saravanakumar K, Rao SG, Cooper GM. Obesity and obstetric anaesthesia［J］. Anaesthesia, 2006, 61:36-48.

［14］ von Ungern-Stemberg BS, Regli A, Bucher E, et al. Impact of spinal anaesthesia and obesity on maternal respiratory function during elective caesarean section［J］. Anaesthesia, 2004, 59:743-749.

［15］ Clinkscales CP, Greenfield ML, Vanarase M, et al. An observational study of the relationship between lumbar epidural space depth and body mass index in Michigan parturients［J］. Int J Obstet Anesth, 2007, 16:323-327.

［16］ Arzola C, Davies S, Rofaeel A, et al. Ultrasound using the transverse approach to the lumbar spine provides reliable landmarks for labor epidurals［J］. Anesth Analg, 2007, 104:1188-1192.

［17］ Mourad M, Silverstein M, Bender S, et al. The effect of maternal obesity on outcomes in patients undergoing tertiary or higher cesarean delivery［J］. J Matern Fetal Neonatal Med, 2015, 28:989–993.

［18］ Lee Y, Balki M, Parkes R, et al. Dose requirement of intrathecal bupivacaine for cesarean delivery is similar in obese and normal weight women［J］. Rev Bras Anestesiol, 2009, 59:674-683.

［19］ Vricella LK, Louis JM, Mercer BM, et al. Anesthesia complications during scheduled cesarean delivery for morbidly obese women［J］. Am J Obstet Gynecol, 2010, 203:276.e1-e5.

［20］ Hawkins JL, Chang J, Palmer SK, et al. Anesthesia-related maternal mortality in the United States:1979—2002 ［J］. Obstet Gynecol, 2011, 117:69-74.

［21］ Quinn AC, Milne D, Columb M, et al. Failed tracheal intubation in obstetric anaesthesia:2 yr national case-

产科精确麻醉

control study in the UK[J]. Br J Anaesth, 2013, 110:74-80.

[22] Dhonneur G, Ndoko S, Amathieu R, et al. Tracheal intubation using the Airtraq in morbid obese patients undergoing emergency cesarean delivery[J]. Anesthesiology, 2007, 106:629-630.

[23] Apfelbaum JL, Hagberg CA, Caplan RA, et al. Practice guidelines for management of the difficult airway: an updatedreportby the American Society of Anesthesiologists Task Force on Management of the Difficult Airway[J]. Anesthesiology, 2013, 118:251-270.

[24] Silver RM, Landon MB, Rouse DJ, et al. Maternal morbidity associated with multiple repeat cesarean deliveries[J]. Obstet Gynecol, 2006, 107:1226-1232.

[25] Dashe JS. Toward consistent terminology of placental location[J]. Semin Perinatol, 2013, 37:375–379.

[26] Sharma A, Suri V, Gupta I. Tocolytic therapy in conservative management of symptomatic placenta previa [J]. Int J Gnaecol Obstet, 2004, 84:109-113.

[27] American Society of Anesthesiologists Task Force on Obstetric Anesthesia. Practice guidelines for obstetric anesthesia: an updated report by the American Society of Anesthesiologists Task Force on Obstetric Anesthesia[J]. Anesthesiology, 2007, 106:843-863.

[28] Sheiner E, Shoham-Vardi I, Hallak M, et al. Placental abruption in term pregnancies: clinical significance and obstetric risk factors[J].I Maten Fetal Neonatal Med, 2003, 13:45-49.

[29] Ananth CV, Oyelese Y, Yeo L, et al. Placental abruption in the United States, 1979 through 2001: temporal trends and potential determinants[J]. Am J Obstet Gynecol, 2005, 192:191-198.

[30] Ananth CV, Wilcox AJ. Placental abruption and perinatal mortality in the United States[J]. Am J Epidemiol, 2001, 153:332-337.

[31] Tikkanen M. Nuutila M, Hilesmaa V, et al. Clinical presentation and risk factors of placental abruption[J]. Acta Obstet Gynecol Scand, 2006, 85:700-705.

[32] Kayani SI, Walkinshaw SA, Preston C. Pregnancy outcome in severe placental abruption[J]. BJOG, 2003, 110:679-683.

[33] Myatt L, Clifton RG, Roberts JM, et al. The utility of uterine artery Doppler velocimetry in prediction of preeclampsia in a low-risk population[J]. Obstet Gynecol, 2012, 120:815-822.

[34] American College of Obstetricians and Gynecologists. Hypertension in pregnancy. Report of the American College of Obstetricians and Gynecologists' Task Force on Hypertension in Pregnancy[J]. Obstet Gynecol, 2013, 122: 1122-1131.

[35] Abboud T, Artal R, Sarkis F, et al. Sympathoadrenal activity, maternal, fetal, and neonatal responses after epidural anesthesia in the preeclamptic patient[J]. Am J Obstet Gynecol, 1982, 144:915-918.

[36] Jouppila P, Jouppila R, Hollmén A, et al. Lumbar epidural analgesia to improve intervillous blood flow during labor in severe preeclampsia[J]. Obstet Gynecol, 1982, 59:158-161.

[37] Hood DD, Curry R. Spinal versus epidural anesthesia for cesarean section in severely preeclamptic patients: a retrospective survey[J]. Anesthesiology, 1999, 90:1276-1282.

[38] Aya AG, Vialles N, Tanoubi I, et al. Spinal anesthesiainduced hypotension: a risk comparison between patients with severe preeclampsia and healthy women undergoing preterm cesarean delivery[J]. Anesth Analg, 2005, 101: 869-875.

[39] Brennan MC, Moore LE. Pulmonary embolism and amniotic fluid embolism in pregnancy[J]. Obstet Gynecol Clin North Am, 2013, 40:27-35.

15

［40］ Fong A，Chau CT，Pan D，et al. Amniotic fluid embolism: antepartum，intrapartum and demographic factors ［J］.J Matern Fetal Neonatal Med，2015，28:793-798.

［41］ Clark SL. Amniotic fluid embolism［J］. Obstet Gynecol，2014，123(2 pt 1):337-348.

［42］ Dean LS，Rogers RP III，Harley RA，et al. Case scenario: amniotic fluid embolism［J］. Anesthesiology，2012，116:186-192.

［43］ Knight M，Berg C，Brocklehurst P，et al. Amniotic fluid embolism incidence，risk factors and outcomes: a review and recommendations［J］. BMC Pregnancy Childbirth，2012，12:7.

［44］ Rath WH，Hoferr S，Sinicina I. Amniotic fluid embolism: an interdisciplinary challenge: epidemiology，diagnosis and treatment［J］. Dtsch Arztebl Int，2014，111:126-132.

［45］ Kissko JM III，Gaiser R. Amniotic fluid embolism［J］. Anesthesiology Clin，2013，31:609-621.

［46］ McDonnell NJ，Percival V，Paech MJ. Amniotic fluid embolism: a leading cause of maternal death yet still a medical conundrum［J］. Int J Obstet Anesth. 2013;22:329–336.

［47］ Clark P. Changes of hemostasis variables during pregnancy［J］. Semin Vasc Med，2003，3:13-24.

［48］ Th ornton P，Douglas J. Coagulation in pregnancy［J］. Best Pract Res Clin Obstet Gynaecol，2010，24:339-352.

［49］ Cortet M，Deneux-Th araux C，Dupont C，et al. Association between fibrinogen level and severity of postpartum haemorrhage: secondary analysis of a prospective trial［J］. Br J Anaesth，2012，108:984-989.

［50］ Samama C，Simon L. Detecting coagulation disorders of pregnancy: bleeding time or platelet count［J］. Can J Anaesth，2001，48:515-518.

［51］ Beilin Y，Arnold I，Hossain S. Evaluation of the platelet function analyzer（PFA-100）vs. the thromboelastogram（TEG）in the parturient［J］. Int J Obstet Anesth，2006，15:7-12.

［52］ McCrae KR. Th rombocytopenia in pregnancy: differential diagnosis，pathogenesis，and management［J］. Blood Rev，2003，17:7-14.

［53］ Boehlen F，Hohlfeld P，Extermann P，et al. Platelet count at term pregnancy: a reappraisal of the threshold［J］. Obstet Gynecol，2000，95:29-33.

［54］ Horlocker T，Wedel D，Rowlingson J，et al. Regional anesthesia in the patient receiving antithrombotic or thrombolytic therapy: American Society of Regional Anesthesia and Pain Medicine Evidence-Based Guidelines（Third Edition）［J］. Reg Anesth Pain Med，2010，35:64-101.

第十六章
孕产妇的急救与心肺复苏

第一节 孕产妇心搏骤停

妊娠期心搏骤停（sudden cardiac arrest，SCA）是产科麻醉领域最危急的临床事件，其病理机制与救治策略显著区别于非妊娠人群。随着孕周增加，母体血容量增加50%、耗氧量上升20%、功能性残气量下降30%，这些代偿性改变使孕产妇在循环崩溃时更快进入失代偿期。据国际复苏联络委员会（International Liaison Committee on Resuscitation，ILCOR）2023年报告，全球每12 000～30 000例分娩中即发生1例SCA，其中83%的病例存在可干预的高危因素（如未控制的高血压、隐匿性出血）。本节将结合妊娠期病理生理学特征，系统阐述"预见-识别-干预"的闭环管理策略，为实施精准复苏奠定基础。

一、妊娠期病理生理改变对心搏骤停的影响

（一）心血管系统

血容量增加开始于妊娠6周，至32～34周达高峰，通常增加40%～50%，双胎或多胎妊娠血容量增加更明显。第一产程时，每次子宫收缩可往体循环注入250～500 ml血液。第二产程时产妇的疼痛、紧张、屏气用力使心输出量及血容量进一步增加，进一步加重孕产妇心脏负荷。第三产程时，子宫收缩及腹压急剧减少，子宫及淤积在外周血管的血液快速进入循环，使得循环血量突然增加，心输出量增加，心率增快，血流动力学急剧波动。产褥期子宫收缩及孕期组织间液回流入体循环，孕产妇血容量也会明显增加。法洛四联症、右向左分流、马方综合征、围生期心肌病、严重心脏瓣膜病等严重心脏病及重度子痫前期均易在妊娠32～34周、分娩期、产褥期进一步加重而导致急性心力衰竭、严重心律失常，甚至SCA。妊娠子宫对主动脉及下腔静脉的压迫程度决定于体位和孕龄。足月妊娠时仰卧位可能压迫腹主动脉和下腔静脉，静脉回

流受阻，心输出量减少30%以上，导致心输出量及子宫血流量减少。这种压迫严重影响孕产妇SCA时心肺复苏（cardiopulmonary resuscitation，CPR）的有效性并加重胎儿缺氧。孕产妇发生SCA时，较非孕期对循环量的需求是增加的，同时孕期外周血管阻力低，CPR时易导致血液分流，加之增大妊娠子宫压迫腹主动脉及下腔静脉致心输出量进一步减少，子宫血流量严重减少，对母胎产生不利影响，极大增加抢救难度。

（二）血液系统

妊娠期血浆容量的扩张速度超过血细胞压积的增长速度，出现妊娠生理性贫血。孕期血浆总蛋白浓度下降，母体胶体渗透压减小近5 mmHg。妊娠期血小板的更新、聚集增强，血纤维蛋白浓度增加，同时大多数凝血因子浓度升高，血液呈高凝状态。在孕产妇发生SCA时，生理性贫血可导致携氧能力下降；胶体渗透压下降使得体液更容易进入组织间隙，容易出现肺水肿；血液高凝状态更易导致血栓栓塞性疾病的发生。

（三）呼吸系统

妊娠期间，膈肌上抬，使得功能残气量下降，缺氧耐受量下降。子宫胎盘发育需要潮气量增加、分钟通气量增加，且肺内分流增加12.8%～15.3%，耗氧量增加。孕产妇需氧增加，缺氧耐受下降，容易快速出现低氧血症。肥胖孕产妇仰卧时，通气/血流比值进一步恶化，氧分压更低。呼吸道软组织充血水肿，有上呼吸道感染、子痫前期、输液过多以及在第二产程时用力分娩的孕产妇，其呼吸道水肿更重。呼吸道软组织充血水肿可致插管失败、插管气道损伤、困难气道，更易出现低氧血症，甚至SCA。

（四）消化系统

妊娠期间，胃向上移位至膈肌的左侧，并且胃的轴线较其正常的水平位向右旋转近45°。胃的位置改变使得大多数孕妇的腹段食管移位至胸腔，食管下段高压区压力降低，易致胃内容物反流、误吸。孕酮水平升高也可进一步使食管下段松弛。妊娠期间胃酸分泌下降、食管蠕动和小肠运输减慢、胃内压增加、食管贲门括约肌张力降低。所有这些都增加了反流、误吸的危险性。

（五）内分泌和代谢系统

妊娠期孕酮水平升高可导致血管壁生化重构，放大剪切力，易导致血管壁夹层和破裂。妊娠期垂体增大1～2倍，增加了腺垂体出血的敏感性，孕产妇SCA后低血压时间较长，可使腺垂体供血不足或形成血栓，造成增生肥大的垂体前叶发生坏死，而出现希恩综合征。

（六）子宫、胎盘

随着妊娠进展，子宫胎盘体积不断地增大，血流量逐渐增多，妊娠晚期可达心输出量的30%。子宫动脉阻力低，缺乏自主调节能力，胎儿的健康依赖孕产妇的平均动脉压。孕产妇发生SCA时，CPR时子宫胎盘分流量增加，降低回心血量，影响CPR效果，影响母儿生存率。孕期子宫胎盘血流速度快，据报道妊娠晚期子宫胎盘血流可达600 ml/min，一旦发生子宫收缩乏力或子宫破裂，易发生失血性休克。增大的子宫压迫静脉，还易形成血栓，使血栓性疾病增加。妊娠期出现可能与"胎盘源"相关的严重产科疾病，如子痫、重度子痫前期相关性疾病、HELLP综合征等，也是孕产妇SCA的重要因素。

二、高危孕产妇识别及预警评分

（一）妊娠前和妊娠早期

建议进行风险评估来识别妊娠期间心脏并发症风险增加的女性，因为心脏疾病是孕妇死亡的主要病因之一。理想情况下，应在妊娠前和（或）初次产检时评估风险，以便进行孕前咨询以及在分娩前制定高级多学科团队方案，从而优化结局。

存在阳性病史的女性应转至心内科做进一步评估，前提是其尚未进行该评估。对于已存在心脏病的女性，根据已制定的妊娠风险指数来对其进行风险分层，改良的世界卫生组织风险分级（modified World Health Organization，mWHO分级）是心血管风险的最佳预测模型（详见表15-2）。

风险评估包括以下内容：进行病史、体格检查以识别心脏病和可能影响心脏功能的躯体疾病症状和体征、获取先天性或获得性心血管疾病的个人史或家族史、以及核查可获得的患者详细资料（如心电图、超声心动图和负荷试验）。

已明确的妊娠期SCA危险因素包括既往心律失常、体循环或肺循环血管功能障碍、QRS时限延长病史。医生也应考虑一般人群中的SCA危险因素，包括高血压、吸烟、肥胖、糖尿病，以及早发冠状动脉性心脏病或心肌梗死的家族史。约1/3院内妊娠母体心搏骤停前无先前已存在的疾病或无生理障碍。

（二）妊娠晚期

产检时或妊娠早期SCA低风险女性若出现了妊娠相关并发症，则变为SCA高风险，这些并发症包括羊水栓塞、妊娠相关性心肌病、产后出血、重度子痫前期，以及分娩麻醉相关并发症。

（三）预警评分

对发生了产后出血、子宫破裂、子痫、重度子痫前期、羊水栓塞、肺栓塞、DIC、妊娠合并心力衰竭、重症肝炎、急性脂肪肝、重症感染、急性胰腺炎、多器官功能不全综合征及创伤等情况的孕产妇，应进行早期预警评分（表16-1）。对高风险的孕妇进行分类管理，对≥6分的孕妇，应送到ICU进行重要的生命体征监护。

16

表 16-1　孕产妇不同指标的早期预警评分

指标	评分	指标	评分
收缩压（mmHg）		呼吸频率（次/min）	
<80	3	<10	3
80~89	2	10~17	0
90~139	0	18~24	1
140~149	1	25~29	2
150~159	2	>30	3
>160	3	保持SpO_2>96%的FiO_2	
心率（次/min）		空气	0
<60	3	24%~39%	1
60~110	0	>40%	3
111~149	2	体温（℃）	
>150	3	<34.0	3
意识		34.1~35.0	1
有意识（GCS=15）	0	35.1~37.9	0
无意识（GCS<15）	3	38.0~38.9	1
		>39.0	3

≥6分的孕妇应送到ICU进行重要的生命体征监护。GCS，格拉斯哥昏迷评分。SpO_2，血氧饱和度；FiO_2，吸入氧浓度。

三、孕产妇心搏骤停病因

（一）概述

SCA可能与妊娠独有的情况或非妊娠状态时疾病有关，孕产妇SCA的产科因素主要与妊娠期特有的病理生理改变及并发症相关。由于分类系统存在差异，难以根据病因总结SCA的发生率。美国心脏协会（American Heart Association，AHA）制定的A~H字母口诀，可以帮助医护人员记住孕妇SCA的可能原因（表16-2）。

（二）主要病因

综合文献报道，年龄>35岁的少数族裔是围产期SCA的高发人群。孕产妇SCA的主要病因包括：① 产科出血，包括产前出血和产后出血，是导致孕产妇SCA的最主要原因，约占38%。其核心机制为子宫收缩乏力（占70%）或胎盘残留导致的进行性失血，当失血量超过1500 ml，休克指数（心率/收缩压）>1.5时，易引发低血容量性休克及多器官衰竭。研究显示，产后出血合并凝血功能障碍（如DIC）时，死亡率可高达60%。② 妊娠期急性心力衰竭和心肌梗死，约占15%，包括既往有心脏病病史的妇女合并妊娠，常见为先天性心脏病、瓣膜性心脏

表 16-2 妊娠期心搏骤停的原因

麻醉并发症 （Anesthesia complications）	高位神经阻滞 误吸 局麻药中毒 低血压 呼吸抑制	药物相关 （Drugs）	催产素 硫酸镁 阿片类药物 过敏反应 药物给药错误
意外事件 （Accidents）	创伤 自杀	栓塞 （Embolism）	肺栓塞 羊水栓塞 静脉空气栓塞 脑血管事件
出血 （Bleeding）	子宫收缩 乏力 胎盘植入 胎盘早剥和前置胎盘 子宫破裂 凝血功能障碍 输血反应	发热 （Fever）	脓毒症 感染
		一般非产科原因 （General）	低氧血症 低血容量 低钾血症/高钾血症 心脏压塞 中毒
心血管原因 （Cardiovascular）	心律失常 心肌梗死 先天性心脏病 主动脉夹层 心力衰竭	高血压相关 （Hypertension）	子痫前期和子痫 HELLP综合征

病和心肌病等结构异常性心脏病以及非结构异常性的心律失常等，也可以是妇女妊娠期间新发生的心脏病，如妊娠期高血压疾病性心脏病和围产期心肌病等。妊娠期和分娩期血流动力学的改变将增加心脏负担，贫血、低蛋白血症和感染等不良因素可以导致心功能下降，双胎、羊水过多和子痫前期等产科因素可诱使心脏病加重，可出现心力衰竭、恶性心律失常、肺动脉高压危象、心源性休克和栓塞等严重心脏并发症，危及母儿生命安全。③ 羊水栓塞，羊水栓塞是产科最凶险的急症之一，占孕产妇SCA病因的17%。其病理机制为羊水成分进入母体循环，触发系统性炎症、免疫风暴及凝血异常。初期表现为肺动脉高压和右心衰竭，随后因DIC（发生率为83%）导致广泛出血。临床特征以低氧、低压、低凝、肺动脉高压为主，约1/3患者在发病1h内死亡。研究提示，羊水中的内皮素-1和肥大细胞释放的组胺是诱发心肺衰竭的关键介质。④ 妊娠合并脓毒血症，约占11%，在感染性休克和多器官衰竭的妊娠患者中，报道的孕产妇死亡率为12%～28%，针对这类孕产妇强调早期识别与治疗，一旦确诊，应立即开始集束化治疗。⑤ 血栓栓塞性疾病，包括深静脉血栓和肺栓塞，其风险在妊娠期因生理性高凝状态增加4～5倍。在美国，该病占孕产妇心搏骤停的10%～15%，高发于肥胖、高龄妊娠及遗传性易栓症人群（如非洲裔孕妇）；中国则因产后"坐月子"长期卧床、剖宫产率高及易栓症筛查率低，导致发病率为5%～8%。针对这类患者需强化早期影像学评估与风险分层，一旦疑似诊断，应立即启动抗凝、血流动力学支持及多学科团队协作治疗。通过普及易栓症筛查和规范高危人群的预防性抗凝策略，可有效降低血栓相关SCA的发生率。

妊娠期SCA的预防远胜于治疗。通过识别产科与非产科高危因素，结合早期预警评分系统动态评估，可降低47%的SCA发生率。

16

第二节 孕产妇心搏骤停的急救处理

妊娠期和分娩期SCA的急救处理与非孕期人群不同，同时关乎孕产妇及围产儿两方面的成活及生存质量。与其他非孕成人心肺复苏（CPR）相比，孕产妇CPR主要强调三点：特殊体位、尽早氧合和气道管理、尽早娩出胎儿。其实施按照U（Uterne displacement，子宫移位）—C（Compressions，按压）—A（Airway，气道管理）—B（Breathing，呼吸）流程进行。针对孕妇的生理变化特点，及时有效地实施CPR，有助于降低妊娠期SCA的死亡率，挽救母婴生命。

一、孕产妇SCA急救

孕产妇CPR原则上应遵循《2020版美国心脏协会心肺复苏及心血管急救指南》推荐意见。在原有的"双五环"生命链基础上增加复苏后康复环节，形成目前的"双六环"生命链。孕产妇SCA急救包括启动应急响应、提供高质量的心肺复苏、早期除颤、高级生命支持、有效的自主循环恢复后（return of spontaneous circulation，ROSC）治疗及康复。

孕产妇SCA急救与非孕女性不同，需要同时兼顾孕产妇及围产儿的生命，因为妊娠和分娩的生理和病理改变，决定了其CPR的不同：① 通过左侧子宫转位技术解除主动脉、下腔静脉压迫是其CPR必需的；② 尽早尽快氧合和气道管理；③ 输液通路推荐膈上静脉通路或骨通路；④ 强调孕产妇SCA后，自主循环没有恢复前，尤其是短时间（CPR 4 min后）原发病无法纠正时，应尽快娩出胎儿；⑤ 强调产科、麻醉科、新生儿科、护士等多学科的分工明确，通力合作。

（一）孕妇SCA特殊体位——左推子宫

单胎妊娠在孕龄大约20周后，或当子宫宫底高度在脐或脐以上水平时，可发生腹主动脉、下腔静脉压迫，阻碍静脉回流，从而减少每搏量和心输出量。因此，在进行胸外按压及改善CPR的质量期间，首选患者处于平卧位，施救者用手将孕妇子宫推向左侧，确保最大限度地避免主动脉和下腔静脉受压（图16-1）。如果不能实施，采取倾斜手术台（角度不超过30°）。

同单纯左侧卧位相比，手法子宫左侧移位具有如下优势：① 胸外按压更容易执行；② 更加有效地缓解大血管压迫；③ 心脏在胸

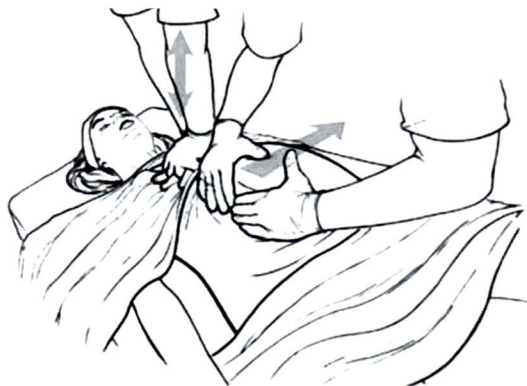

图 16-1 孕妇复苏期间手动左推子宫示意图

腔内不会发生转位，不会影响心脏泵功能；④ 便于除颤及气道管理。

（二）胸外按压

孕产妇的基础生命支持（basic life support，BLS）具体方法与同龄非孕期成人相同，按压与通气比例为30 : 2，按压频率为100 ~ 120次/min，按压部位为胸骨中下段（或两乳头连线与胸骨交叉处，无需上提按压点），按压深度为5 ~ 6 cm，同时确保胸廓充分回弹。尽量减少胸外按压过程中断，可每2min更换一次按压员，若感觉疲劳，则可提前更换以保证有效按压。需要注意的是，孕期CPR建议徒手施救而不建议机械按压。

尽早地实施心肺复苏不仅可以降低院外心搏骤停（out-of-hospital cardiac arrest，OHCA）患者的死亡率，改善其神经功能预后，还能缩短患者的住院时长，同时降低患者住重症监护病房的风险。因此，非专业施救者应该尽早启动对OHCA患者的心肺复苏。为避免因无法准确判断患者脉搏情况而延迟或不启动心肺复苏，非专业施救者可以根据患者意识水平及呼吸状况而启动心肺复苏，不再强调以有无脉搏作为判定SCA的标准。心肺复苏的并发症，如肋骨骨折、胸骨骨折、软组织挫伤、气胸等并发症发生的风险较低，而非专业施救者早期心肺复苏可使OHCA患者获益的程度超过损害风险，故推荐非专业施救者早期实施心肺复苏，同时，非专业施救者在实施CPR时，可进行单纯胸外心脏按压，不一定要进行人工呼吸。

院内心搏骤停（in-hospital cardiac arrest，IHCA）患者可使用实时视听反馈装置保证CPR质量。实时视听反馈装置可通过声、光提示实时监测CPR按压频率、深度、回弹、按压中断等情况，以提高按压质量。目前，多项随机对照试验证实，实时视听反馈装置可以提升按压质量，按压深度和回弹音频反馈可使IHCA患者出院生存率提高25%。但大部分研究以模拟人为研究对象，在实际患者中开展的临床研究相对较少，难以得到充足的证据证实其对复苏成功率及预后的有效性。基于上述原因，视听反馈装置指导胸外心脏按压的有效性仍存在很大的争议。

由于转运至手术室可能降低孕产妇CPR的成功率，考虑到即刻剖宫产的必要性，建议就地（床旁）实施CPR，无须转运至手术室。

（三）气道管理

由于孕产妇妊娠及分娩期耗氧量增加、呼吸储备能力下降、胎儿对缺氧的不耐受等原因，孕产妇CPR较非孕成人相比，强调优先进行氧合和气道管理，有条件的话，尽早尽快进行气管插管。

妊娠会引起气道黏膜充血水肿、分泌物增多等，因此孕产妇与非孕成人相比，插管时易出现损伤及困难气道。另孕产妇因妊娠的解剖因素、妊娠期消化道生理改变，还易发生返流误吸。据报道，气管插管失败也是导致孕妇死亡率上升的主因。因此，进行孕产妇气管插管时应注意：① 100%纯氧吸入，优先用球囊面罩通气，及早准备气管插管；② 尽可能由有经验的资深麻醉医师进行气管插管操作，连续插管不超过2次；③ 选择稍小一点（内径6 ~ 6.5 mm）的气管插管；④ 插管工具优先选择无创可视工具，如可视喉镜；⑤ 果断选择声门上工具补救气管插管，

16

如喉罩等；⑥提供氧疗、通气支持及连续血气的程序监测，可借助$P_{ET}CO_2$监测等；⑦置入高级气道后，每6s进行一次通气（10次/min），并持续进行胸外按压。

宫底在脐水平以上的子宫抬高膈肌水平，可能增加通气阻力。对于这类患者，使用的通气量（350～500 ml）低于非妊娠女性（600 ml）。CPR期间的通气应使胸部抬高但不引起过度充气，过度充气会进一步降低胸廓顺应性并增加胸膜腔内压，进而妨碍静脉回流进入心脏。

在任何进行复苏的患者中，过度通气均存在不良反应，应避免。妊娠女性中非生理性呼吸性碱中毒（正常妊娠可引起轻度呼吸性碱中毒）可引起子宫血管收缩，这可导致胎儿缺氧和酸中毒。

（四）复苏期间高质量CPR 的生理监测

监测$P_{ET}CO_2$可以提高心肺复苏质量和ROSC的可能性。胸外心脏按压过程中，$P_{ET}CO_2$显著增高，提示患者可能达到ROSC，$P_{ET}CO_2$突然增加超过10 mmHg可能表明ROSC。当初始$P_{ET}CO_2 > 45$ mmHg时，患者达到ROSC的可能性更高；相反地，当患者初始$P_{ET}CO_2 < 20$ mmHg时，则很难达到ROSC。初始$P_{ET}CO_2$值对SCA患者ROSC具有预测作用。

在完成动脉置管的前提下，使用动脉血压监测可改善心肺复苏质量，提高ROSC的可能性。舒张压突然增加或者规律的动脉压波形可能提示ROSC。Sutton等在使用动脉舒张压监测的研究中发现，监测组2117例患者恢复自主循环（70%），高于未监测组3973例患者恢复自主循环（66%），组间差异存在统计学意义，动脉压监测可改善心肺复苏质量，提高ROSC的可能性。

IHCA患者通常会进行中心静脉、动脉置管等有创监测，并行动脉、中心静脉血气分析等高级监测。PaO_2依赖于心输出量、呼吸以及患者自身特点和CPR质量。CPR期间，有给氧条件时，应使用最大吸入氧浓度。PaO2越高的患者，其ROSC发生率越高，提示动态的动脉血气分析监测动脉PaO2对SCA患者ROSC有预测作用。

（五）电除颤

当SCA类型为心室颤动或无脉性室性心动过速时可使用电除颤。电除颤导致胎儿心律失常的风险较小，胸外心脏电复律及除颤是安全的，并可用于妊娠的各个阶段。如果孕妇SCA期间连接有体内或体外的胎儿心电监护仪，应当移除，以免灼伤胎儿。除颤电极片的放置位置为前-侧位，前面的电极片放于胸骨右缘第二肋间，侧面的电极片放于左腋中线第五肋间处，建议放置于乳房组织下方。除颤能量选择和普通成人一致，双向波为120～200 J，第二次或随后的除颤能量应与第一次相当或考虑使用更高能量，单向波为360J。如果有起搏器或埋藏式心脏转复除颤器，仍可除颤。除颤电极板可放于前侧/后侧，但不应在这些装置之上。

对于顽固性可除颤心律，有学者提出使用双重连续电除颤。但目前研究证据性较弱，尚不支持使用双重连续电除颤，仅有系列病例研究报道称OHCA患者接受双重连续电除颤后具有良好的预后。少数观察性研究表明，使用双重连续电除颤与标准电除颤对患者的ROSC率、生存率、神经系统预后影响差异无统计学意义。

产科精确麻醉

（六）输液通路的管理

孕晚期妊娠子宫对主动脉及下腔动静脉的压迫，使下肢回流至心脏的血流减少，甚至完全阻断下肢静脉回流，应优先选择建立横膈上静脉大血管通路。在我国，产后大出血仍是引起孕产妇SCA的首位原因。子宫与胎盘间的间隙可储存数千毫升的隐性失血，导致临床失血量往往与失血症状不符。因此，在孕产妇CPR中需迅速评估容量，必要时给予加压快速输液输血治疗。

无静脉通路或建立静脉通路困难者可选择肱骨近端骨髓通路。2020年国际复苏联络委员会（ILCOR）对SCA期间静脉通路对比骨髓腔通道（主要在胫骨前放置）给药对预后的影响进行系统评价，3项研究结果显示静脉通路组患者ROSC率、院内存活率和出院时神经功能恢复情况均明显优于骨通道组患者。

如果静脉通路和骨内通路均不可行，可使用气管内导管给予某些药物，包括利多卡因、阿托品、纳洛酮及肾上腺素。

（七）抢救用药

孕期SCA的抢救用药与非妊娠没有区别，如每3～5 min给予肾上腺素，对于顽固性心室颤动及室性心动过速推荐用胺碘酮，首剂300 mg后150 mg分次静脉注射，阿托品不作为一线药物（心动过缓治疗除外）。无须顾忌妊娠及胎儿用药禁忌，使用剂量同非孕期成人。如果具有溶栓指征，可以考虑使用溶栓药物。

（八）尽早娩出胎儿

如果经过初始的基础生命支持（BLS）和高级生命支持（advanced cardiovascular life support，ACLS）等复苏措施5 min后仍未获得自主循环恢复（ROSC），且阴道分娩不可行，建议在复苏继续时准备复苏性剖宫产，SCA后及时行复苏性剖宫产（图16–2）。

尽早娩出胎儿可从根本上缓解子宫对下腔静脉、主动脉的压迫，增加60%～80%的心输出量，显著改善孕妇的血流动力学，提高母婴双方的存活率。孕期＜20周的产妇不必考虑紧急剖宫产，因为此时的子宫大小尚不致对母体心输出量产生明显影响；孕期在20～23周的产妇行紧急剖宫产有助于母体复苏成功，但不是为了抢救胎儿，因为这种胎龄的胎儿不太可能生存；孕期≥24周的产妇行紧急剖宫产有助于同时抢救母婴。有两个与孕产妇结局明显相关的因素：SCA发生于医院内还是医院外，以及是否在SCA后10 min内实施复苏性剖宫产。SCA至分娩时间＜10 min与新生儿存活率增加相关。新生儿存活者的平均时间间隔为14±11 min，而死亡病例的平均时间间隔为22±13 min。因此对于妊娠24周以上的孕妇，若发生SCA，应尽早行复苏性剖宫产，并力争于SCA 10 min以内娩出胎儿。

复苏性剖宫产是一种特殊的"即刻剖宫产"。若孕产妇CPR开始后5 min仍无脉搏，或导致SCA的原因或孕产妇心功能极差，使其不能在5 min内恢复自主循环，则应立即就地快速实施复苏性剖宫产术。剖宫产术由最有剖宫产经验的成员完成，不优先考虑将患者转运至手术室，消毒铺单过程尽量简化，尽可能快地娩出胎儿，同时不要间断复苏措施。

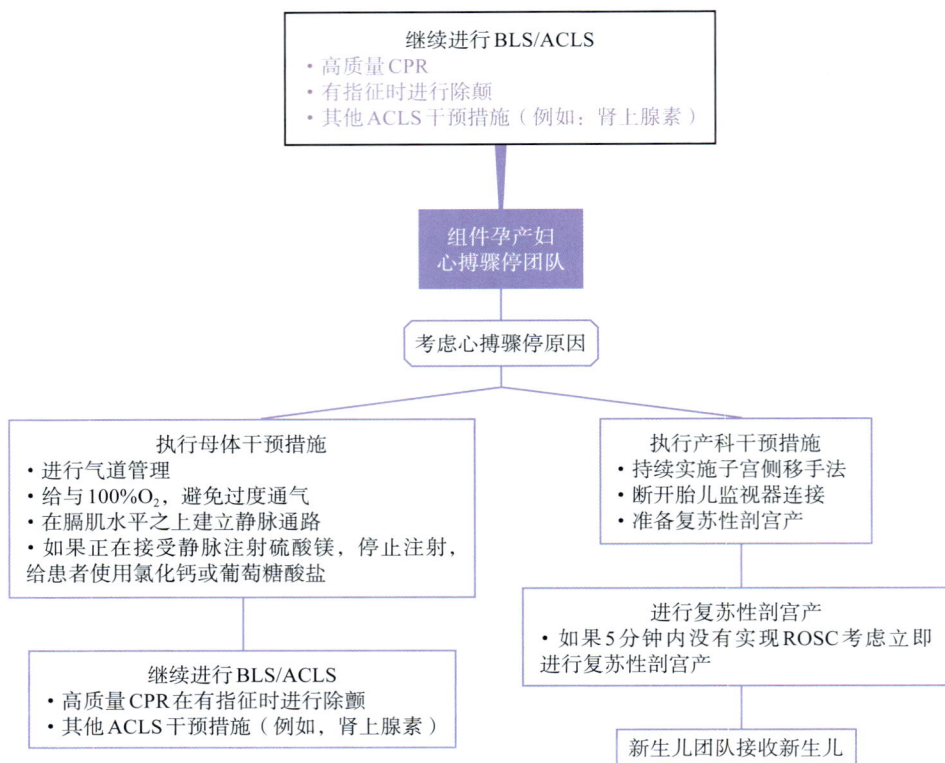

图 16-2　孕妇 SCA 院内 ACLS 流程图

（九）围产儿的监护与复苏

CPR中无须对胎儿进行评估监护。孕产妇高质量的CPR就是对胎儿最好的复苏。待孕产妇自主循环恢复后再监测胎心。

对孕期≥24周的孕产妇SCA后施行复苏性剖宫产，可提高胎儿及母体存活率，从而优化和改善新生儿结局，降低胎儿死亡率，减少神经并发症。

发生孕产妇SCA时立即启动应急小组团队救治，应至少有一名可进行新生儿复苏初始步骤并启动正压通气的人员在场，且其唯一职责为照料新生儿。按新生儿复苏具体流程复苏。

对于接受复苏的新生儿，如果出生后20 min仍无心率且已执行所有复苏步骤，存活概率很低，应与医疗团队及患儿家属讨论是否停止复苏。

（十）体外心肺复苏

体外心肺复苏（extracorporeal cardiopulmonary resuscitation，ECPR）作为SCA救治的高级生命支持技术，其核心在于通过静脉-动脉体外膜肺氧合（venoarterial extracorporeal membrane oxygenation，VA-ECMO）建立临时循环通路，在维持终末器官灌注的同时，为逆转可逆性病因争取时间。建议在超声引导下进行孕妇体外膜肺氧合（extracorporeal membrane oxygenation，

产科精确麻醉

ECMO）置管，以避开增大的子宫。该技术需以多学科协作团队为基础，涵盖急诊、重症医学、心血管介入及体外循环等专业领域，并依赖标准化操作流程、实时监测设备及区域性救治网络的支撑。2020年美国心脏协会（AHA）指南指出，ECPR可使特定人群（如初始可电击心律、低流量时间＜60 min）的神经功能预后显著改善。近年发布的ARREST、PRAGUE OHCA等随机对照试验进一步证实，对于目击性SCA且疑似心源性病因的患者，早期启动ECPR（低流量时间≤60 min）可使出院存活率提升至20%～43%，较传统心肺复苏具有显著优势。值得关注的是，近些年也有越来越多使用VA-ECMO技术成功救治围产期重度羊水栓塞致SCA患者的病例报道。在有经验的医疗中心，使用VA-ECMO救治重症羊水栓塞成功率可达到70%，即便这类心肺功能崩溃的产妇同时合并大出血、DIC，有需大量输血风险，也不应延迟ECMO救治技术的实施。

（十一）积极进行病因治疗

应积极治疗导致或促进SCA的因素，例如，出血、DIC、电解质紊乱、心包填塞、低体温、低血容量、缺氧、高镁血症、心肌梗死、中毒、栓塞（肺栓塞、羊水栓塞、冠状动脉栓塞）、全身性过敏反应、张力性气胸、麻醉并发症及主动脉夹层。

（十二）团队合作与管理

除了患者因素（如SCA的病因、胎龄）以外，各地医生和团队培训水平和医疗资源也存在差异，包括产房或产房手术室在内的硬件设施、产房内7天24小时产科医师、麻醉科医师的工作模式和医院内新生儿科医师的快速到位以及训练有素的各专业医护人员，这些都是实施救治的保证。

医院应建立明确的关于抢救孕产妇SCA的规章制度及流程，明确各组人员的分工与职责，包括：建立孕产妇SCA应急"快速反应团队"、建立多学科专家团队、抢救药品和抢救设备处于紧急备用状态、急救绿色通道、血库和检验科的配合等。通过产科、新生儿科、急诊科、麻醉科、重症医学科等部门多学科合作；积极正确地处理高危孕产妇；重视高危孕产妇早期预警评分；制定抢救计划；定期进行急救演练；通过对抢救案例的总结与分析完善抢救流程等，从而在临床实践中减少孕产妇SCA的发生并提高抢救成功率。

二、有效自主循环恢复后治疗

制定全面、统一、多学科协作、流程化的救治方案，对提高患者生存率和改善其神经功能预后至关重要。复苏后治疗是生存链的重要组成部分，其具体措施包括目标体温管理、经皮冠状动脉内支架植入术、心电图检查、合适的吸氧浓度及机械通气、血流动力学支持、病因诊治、癫痫发作处理、防治感染。

（一）氧疗和机械通气

对复苏后持续昏迷的患者，应注意防治低氧血症，为避免出现ROSC成人再次停搏后即刻出现缺氧，建议使用最高可用氧浓度，直到SpO_2或PaO_2可以可靠测量为止。一旦能获得可靠的SpO_2监测，可根据SpO_2给ROSC后持续昏迷的患者进行滴定式氧疗，实施肺保护性通气策略，使SpO_2维持在92%～98%，避免高氧血症，将$PaCO_2$维持在正常生理范围（通常为35～45 mmHg）。

（二）血压管理

脑灌注压（cerebral perfusion pressure，CPP）＝平均动脉压（MAP）－颅内压（ICP）。正常情况下，脑血流（cerebral blood flow，CBF）存在自身调节机制，即当CPP在50～150 mmHg范围内，CBF可保持稳定。但在脑缺血后，患者脑血流的自身调节机制受损，此时CBF更多地依赖于CPP。因此，ROSC后积极防治低血压有助于脑血流的改善，提高MAP确实可提高CPP，但血压过度增高可明显增加心脏后负荷，诱发心肌缺血。若应用过度扩充血容量的方法提高MAP，则有加剧血管源性脑水肿的危险。为避免低血压加重脑损伤，目前仍主张复苏后维持收缩压≥90 mmHg，平均动脉压≥65 mmHg。

（三）目标体温管理

低温的效应不仅在于降低脑代谢率，而且在能量的重建、膜功能的修复、防治CBF异常和抑制损伤因子生成等多个环节发挥有益效应，为减轻脑再灌注损伤，脑细胞功能恢复创造了有利条件。对于OHCA和IHCA中的所有恢复自主循环的患者，目前建议目标体温管理（targeted temperature management，TTM）为32～37.5℃，达到目标温度后，TTM至少保持24 h。昏迷患者进行TTM后应积极预防发热，发热期间最高体温越高，患者神经功能结局越差。院前静脉输注低温液体诱导低体温不能改善结局，反而增加了复苏24 h内利尿剂的用量、肺水肿和再次SCA发生率。基于这些数据，不建议在ROSC后常规静脉快速输注冷液体对患者进行降温。TTM主题中仍存在许多不确定性，包括体温是否应根据患者特征而调整、TTM维持时间以及起始降温速度等。

（四）心脏介入治疗

及早行心脏12导联心电图评估，如果存在ST段抬高性心肌梗死、不稳定性心源性休克以及需要机械循环支持的患者，考虑行紧急心脏介入支持治疗。

（五）癫痫的诊断和管理

对成人ROSC且并发明显癫痫的患者，应给予及时的治疗，未经治疗的明显癫痫活动对大脑有潜在危害。建议在ROSC后立即行脑电图检查以诊断昏迷患者的癫痫发作，对于脑电图有改变而无临床症状的患者，可考虑给予治疗，但不建议对ROSC患者进行预防性抗癫痫治疗。

（六）复苏后的其他治疗建议

ROSC患者常规预防性使用抗生素的益处不确定。对于ROSC后持续昏迷的患者，药物减轻神经损伤的效果尚不确定。常规使用糖皮质激素治疗ROSC后并发休克患者的效果尚不明确。血糖控制目标水平尚不确定。

三、康复期的治疗和支持

2020版指南"双六环"生命链在原有基础上增加ROSC康复治疗计划环节，该环节涉及患者器官功能恢复、心理康复、重返社会能力等内容。

（一）ROSC后神经功能预后评估

准确的中枢神经系统功能评估对ROSC患者至关重要，以确保具有显著恢复潜力的患者不会因过早停止生命支持治疗而导致不良结局。神经系统功能预测评估通常在ROSC后至少5天（即恢复正常体温后约72 h）进行，在排除低体温、镇静药物、外伤等因素的干扰后，采用多模式评估方法提高评估结果的准确性（包括：神经系统体格检查、电生理检查、血清标志物、头颅影像学检查等）。具体流程见图16-3。

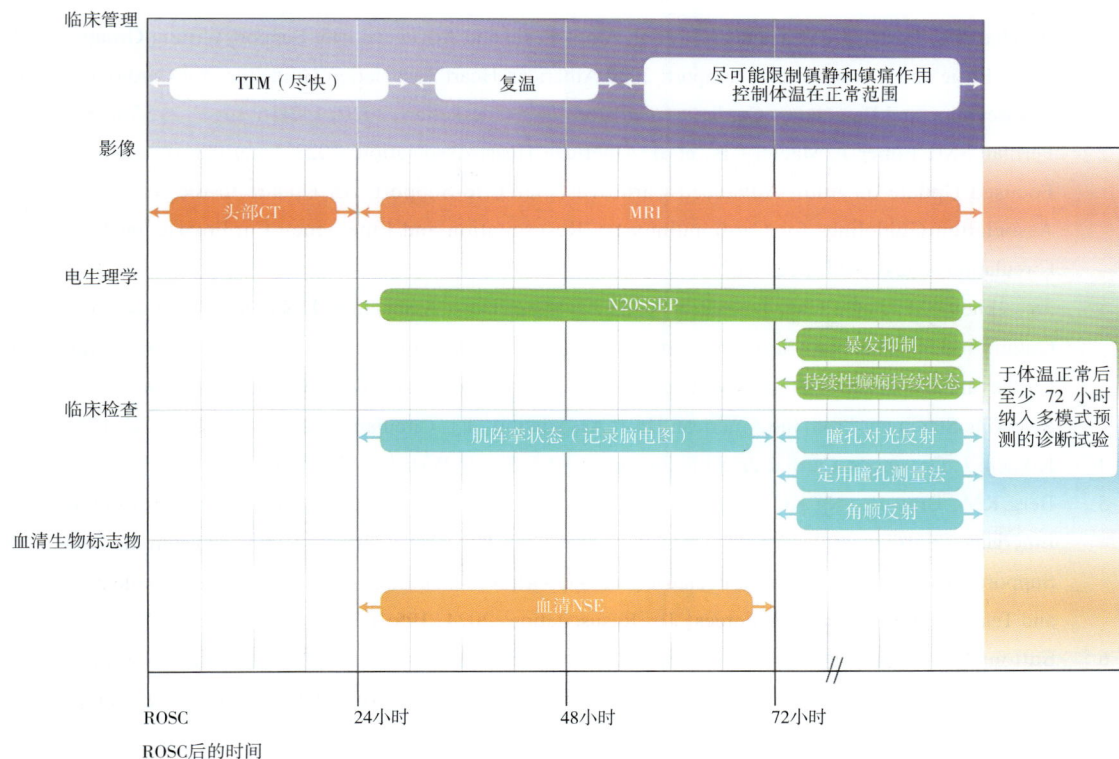

图 16-3　对 ROSC 后成人患者进行多模式神经预测时建议采取的方法

（二）心理康复及重返社会能力康复

现有研究认为，约1/3 SCA存活者会经历焦虑、抑郁或创伤后应激反应，且大部分患者会出现认知、生理、神经和心肺功能障碍。因此，建议对SCA存活者及其护理人员进行焦虑、抑郁、创伤后应激和疲劳的结构化评估；并在出院前进行生理、神经、心肺和认知障碍方面的多模式康复评估和治疗；尽早制定和实施有效的康复计划，促进其重返社会。

SCA发生后，非专业施救者、紧急救援服务实施人员和医院医护人员同样也可能经历焦虑或创伤后应激。通过团队汇报的形式回顾抢救过程，帮助施救者正确处理情绪反应，参与救治的复苏小组从各方面对救治过程进行回顾和讨论分析，以期改进救治流程，从而促进其提高心肺复苏技能并增强再次实施心肺复苏的自信。

（李爱媛）

参考文献

［1］ Panchal AR，Bartos JA，Cabañas JG，et al. Adult Basic and Advanced Life Support Writing Group. Part 3: Adult Basic and Advanced Life Support: 2020 American Heart Association Guidelines for Cardiopulmonary Resuscitation and Emergency Cardiovascular Care［J］. Circulation，2020，142(16_suppl_2):S366-S468.

［2］ Perman SM，Elmer J，Maciel CB，et al. American Heart Association. 2023 American Heart Association Focused Update on Adult Advanced Cardiovascular Life Support: An Update to the American Heart Association Guidelines for Cardiopulmonary Resuscitation and Emergency Cardiovascular Care［J］. Circulation，2024，149(5):e254-e273.

［3］ Jeejeebhoy FM，Zelop CM，Lipman S，et al. American Heart Association Emergency Cardiovascular Care Committee，Council on Cardiopulmonary，Critical Care，Perioperative and Resuscitation，Council on Cardiovascular Diseases in the Young，and Council on Clinical Cardiology. Cardiac Arrest in Pregnancy: A Scientific Statement From the American Heart Association［J］. Circulation，2015，132(18):1747-1773.

［4］ Kikuchi J，Deering S. Cardiac arrest in pregnancy［J］. Semin Perinatol，2018，42(1):33-38.

［5］ Berg KM，Bray JE，Ng KC，et al. 2023 International Consensus on Cardiopulmonary Resuscitation and Emergency Cardiovascular Care Science With Treatment Recommendations: Summary From the Basic Life Support; Advanced Life Support; Pediatric Life Support; Neonatal Life Support; Education，Implementation，and Teams; and First Aid Task Forces［J］. Resuscitation，2024，195:109992.

［6］ Sutton RM，French B，Meaney PA，et al. American Heart Association's Get With The Guidelines–Resuscitation Investigators. Physiologic monitoring of CPR quality during adult cardiac arrest: A propensity-matched cohort study［J］. Resuscitation，2016，106:76-82.

［7］ 米玉红，周飞虎，王立祥，等.《中国心肺复苏专家共识》之孕产妇心搏骤停防治救指南［J］. 中华危重病急救医学，2023，35(1):5-22.

［8］ Wang SA，Su CP，Fan HY，et al. Effects of real-time feedback on cardiopulmonary resuscitation quality on

产科精确麻醉

outcomes in adult patients with cardiac arrest: A systematic review and meta-analysis [J]. Resuscitation, 2020, 55:82-90.

[9] Yannopoulos D, Bartos J, Raveendran G, et al. Advanced reperfusion strategies for patients with out-of-hospital cardiac arrest and refractory ventricular fibrillation (ARREST): a phase 2, single centre, open-label, randomised controlled trial [J]. Lancet, 2020, 396:1807-1816.

[10] Belohlavek J, Smalcova J, Rob D, et al. Effect of intra-arrest transport, extracorporeal cardiopulmonary resuscitation, and immediate invasive assessment and treatment on functional neurologic outcome in refractory out-of-hospital cardiac arrest: a randomized clinical Trial [J]. JAMA, 2022, 327:737-747.

[11] Nolan JP, Sandroni C, Andersen LW, et al. ERC-ESICM guidelines on temperature control after cardiac arrest in adults [J]. Resuscitation, 2022, 172:229-236.

[12] Zhang Y, Zhu J, Liu Z, et al. Intravenous versus intraosseous adrenaline administration in out-of-hospital cardiac arrest: A retrospective cohort study [J]. Resuscitation, 2020, 149:209-216.

[13] Paiva EF, Paxton JH, O'Neil BJ, et al. The use of end-tidal carbon dioxide (ETCO2) measurement to guide management of cardiac arrest: A systematic review [J]. Resuscitation, 2018, 123:1-7.

[14] Jeejeebhoy FM, Zelop CM, Windrim R, et al. Management of cardiac arrest in pregnancy: a systematic review [J]. Resuscitation, 2011, 82(7):801-809.

[15] Einav S, Kaufman N, Sela HY. Maternal cardiac arrest and perimortem caesarean delivery: evidence or expert-based [J]. Resuscitation, 2012, 83(10):1191-1200.

[16] Aissi James S, Klein T, Lebreton G, et al. Amniotic fluid embolism rescued by venoarterial extracorporeal membrane oxygenation [J]. Crit Care, 2022, 26(1):96.

第十七章
胎儿手术

胎儿医学是一门年轻的学科，世界上首例胎儿治疗是 William Liley 爵士于1961年完成的经皮胎儿输血，而首先产生在胎儿出生前进行缺陷修复手术这一"疯狂"想法的是 Michael Harrison。自此以后的半个多世纪里，随着理论（胎儿发育学、胎儿病理生理学等）与技术（胎儿成像技术、尖端设备等）的不断发展，胎儿手术治疗的边界不断拓展，而这门学科也终于从最初的一个简单想法逐渐发展成为一个国际性的新兴外科领域。胎儿医学蓬勃发展的同时也为麻醉学科带来了新的挑战，麻醉医师所面对的不再是单一患者而是要兼顾母体-胎儿两者，在进行麻醉管理时更为复杂。本章将分两节具体介绍胎儿手术中的胎儿监测与评估以及胎儿手术的麻醉管理。

第一节　胎儿的监测与评估

胎儿手术治疗需要多学科团队（包括外科医师、母胎医学专家、麻醉医师、新生儿科医师、放射科医师、护士等）共同参与，术前应仔细权衡手术的风险收益比、严控手术指征及选择合适的患者。精确的围术期监测与评估信息有助于研判母体和胎儿预后、及时调整治疗方案、预防或避免早产/死胎等不良妊娠结局。

一、术前评估

胎儿手术前除对母体的评估外，需重点了解胎儿的解剖学和生理学异常情况，评估和记录胎儿的基线胎心率（FHR）和心脏功能，估计的胎儿体重以方便计算用药剂量，定位胎盘与胎儿的位置以指导术中体位摆放及预计是否需要外置子宫，整合评估结果并据此预判其可能会对手术产生的影响。

术前评估需由多学科团队共同参与，评估工具包括各类胎儿成像技术及胎儿遗传学筛检技术等。通过一系列成像技术，我们得以更好地监测胎儿的病理生理状态，如肺部生长发育及病变进展、胎儿心衰进展、胎儿脑积水程度、纵隔偏移的恶化程度及气道受压迫程度。胎儿遗传学筛检可以排除目标人群中不适宜行胎儿治疗的患者，比如与染色体异常、染色体缺失或非整倍体相关的胎儿畸形者，他们多为胎儿手术禁忌证。

近年来，胎儿成像技术不断进步，不但大大提高了临床获取信息的精确度与详细度，还促进了人工智能在胎儿评估中的应用。以超声技术为例，在胎儿中枢神经系统评估方面，三维立体超声的多平面重建和对齐，促进了胎儿大脑畸形的诊断效率，尤其是那些涉及中线结构的畸形（如胼胝体异常），并标准化了胎儿脑皮质发育的评估，同时为人工智能和深度机器学习运用于胎儿大脑结构的自动识别和测量提供了基础。又比如，将电子探头运用于胎儿心血管成像中（电子四维和时空成像技术，4-dimensional and spatial-temporal image correlation，e-STIC），以电子扫描技术取代机械扫描技术，大大提高了图像分辨率并减少了因胎儿活动或呼吸导致的图像伪影，使得精确重建胎儿心脏解剖结构成为现实。将海量图像数据用人工智能深度学习技术处理，进一步提升了胎儿心脏异常筛检准确性并促进不同地区医疗资源联动性。

二、术中监测

一直以来，胎儿手术中的胎儿监护都是一项具有挑战性的工作，它是保障手术安全性的重要组成部分，但却尚未有标准化的临床指南，具体的监测手段主要取决于手术类型。绝大部分胎儿手术/操作过程中，很难对胎儿进行直接的或连续性的监护。术中胎儿监护的目的是确保胎儿处于安全稳定的状态，包括获得良好的氧供、保持合适的温度、避免手术刺激或其他应激因素影响胎儿的血流动力学稳定等。胎儿术中监护的方法主要有超声胎心监护、胎儿心电图、胎儿血样分析、胎儿脉搏氧监测等。

（一）胎儿心率监测

胎心监测是产科领域预防围产期发病率和死亡率的重要监测手段。胎儿手术术中的主要监测对象之一是胎心率的变化。胎心率的正常范围为110~160次/min。引起子宫和胎盘循环减少的因素如母体灌注不足、母体缺氧、脐带压迫，以及麻醉药对胎儿心血管系统的抑制，均可引起胎心率持续减速或心动过缓，可能导致胎儿缺氧、酸中毒和死亡。当然，在全身麻醉期间，FHR变异性的丧失并不总是提示胎儿窘迫，也可能是麻醉药对胎儿自主神经系统的影响（药物与FHR变化见**表17-1**）。

表17-1　药物与FHR变化

药物	FHR变化
阿片类药物	降低FHR变异性
阿托平（大剂量）	心动过速（>160次/min），FHR变异性丧失
新斯的明/格隆溴铵	心动过缓（<110次/min）

药物	FHR变化
艾司洛尔	FHR下降
异丙嗪	降低FHR变异性
安泰乐（羟嗪）	降低FHR变异性
苯海拉明	暂时性心动过速
硫酸镁	FHR基线和变异性降低
椎管内麻醉（硬膜外/蛛网膜下腔）	暂时性晚期减速，通常仅出现在母体低血压时

与围产期胎心监测不同，胎儿手术中可使用的监测手段有限，通常使用多普勒超声间歇性测量FHR（微创手术），或使用胎儿超声心动图来监测FHR［妊娠中期开放性手术和产时宫外治疗（EXIT）］。在胎儿手术过程中，FHR长时间下降常提示胎儿窘迫，可能需要启动胎儿复苏程序。

1. 超声心动图监测

胎儿超声心动图可以提供FHR、心室功能、心室容量、房室瓣膜能力和动脉导管血流的持续评估。

在妊娠中期开放性手术（如脊膜突出修补术MMC）中，可用无菌腔镜套包裹探头后置于暴露的子宫壁上进行监测。Thomas Kohl等发文介绍了胎儿镜术中羊水内胎儿超声心动图（intraamniotic fetal echocardiography，IFE）的使用，通过导管鞘（可以与胎儿镜共用鞘）将超声探头放置于胎儿胸壁上，获取较传统经腹超声更清晰的胎儿心脏解剖（包括心室腔、瓣膜等）、胎儿胎盘血流、胎儿心血管血流（包括逆流、缺失等）等信息。尽管IFE无法获取心超标准切面，也无法计算跨瓣压、血流量、瓣膜反流量等，但当传统经腹胎儿血流动力学评估受到不利的成像条件或羊膜腔充气影响时，IFE无疑是一种有用的胎儿镜术中胎儿心血管监测替代工具。

2. 多普勒超声脐血流监测

多普勒超声脐血流监测可以发现胎儿循环血流变化状态并以此判断胎儿健康状态。正常情况下，在妊娠早期和中期，胎盘因广泛血管增生形成的巨大毛细血管网是一个高流低阻系统，向胎盘输送未氧合血液的脐动脉在舒张期呈现高血流状态。病理性状态下（如子痫前期），血管网阻力上升，导致脐动脉舒张末期流量减少、缺失或逆转。通过测量心动周期中收缩期（S）、舒张末期（D）和平均峰值（A）频移，可以获得收缩/舒张比（S/D）、阻力指数［（S－D）/S］、搏动指数［（S－D）/A］等流量指标。异常的流量指标通常表明胎儿氧合不良，并与胎儿酸中毒相关。舒张末期血流缺失和逆转通常与FHR异常（晚期减速、严重变异减速、胎心变异性消失）和胎儿头皮血pH＜7.2相关，可能增加围产期发病率和死亡率。胎儿手术中发现脐动脉流量指标异常时，应立即采取措施改善子宫灌注，确保胎盘未发生早剥，及时缓解脐带或胎盘压迫。在紧急情况下，可能需要进行胎儿复苏。

3. 胎儿心电图监测

胎儿心电图（fetal electrocardiography，fECG）通常用于发现产程中急性胎儿窒息。fECG

电极多放置在胎儿头皮上来获取波形；随着无创监测技术的发展，也涌现出各种类型的无创电极片，可放置于母体腹部（纯腹部电极）或腹部加胸、肩部（混合电极）。对fECG的解读主要包括两部分：PR间期/RR间期相关性和ST段形态。正常情况下PR间期/RR间期呈正相关性，即当胎心率增加时，PR间期、RR间期同时缩短；但在胎儿低氧血症的动物实验中出现了相互矛盾的情形，即尽管RR间期延长（胎心减慢或心动过缓），但PR间期仍然缩短。这提示可能可以通过测量PR/RR关系帮助区分低氧性和非低氧性胎心减速。胎儿心肌细胞缺氧可以通过ST段波形来解读，同时ST段的变化也间接反映胎儿代偿能力。当出现ST段抬高以及T波/QRS波振幅比值（T/QRS）升高时，提示心肌处于缺氧状态下。

胎儿手术中应用fECG的经验仍然有限。有研究者在EXIT术中进行了尝试，当胎头暴露后于胎儿头皮上连接电极进行fECG监测并取得了成功，但手术操作干扰等因素仍然会影响数据的采集。在微创手术和开放性手术中，电极放置困难、手术操作干扰等因素制约了fECG监测的使用。

（二）胎儿脉搏氧监测

胎儿脉搏氧监测（fetal pulse oximetry，FPO）通常是在产程中出现可疑的胎心监测异常时作为辅助监测手段来判断胎儿是否缺氧，其敏感性和阴性预测价值高。胎儿氧饱和度的正常范围为30%~70%。前瞻性观察性研究发现，在胎儿心率不稳定的情况下，10 min以上小于30%的低脉搏血氧饱和度与胎儿酸中毒高度相关。

FPO是一种无创的监测手段，其原理是基于测量血红蛋白对红外光波的吸收，传感器可置于胎儿脸颊、太阳穴、背部、臀部或肢体上进行测量。影响测量结果的因素包括：① 测量部位：胎儿循环中绝大部分为混合血，测量值随着测量部位不同而产生显著差异。② 氧分压变化：正常的胎儿氧饱和度在氧-血红蛋白解离曲线的中间范围内，氧分压的小幅变化会导致FPO较大的变化。③ 血流灌注：母体低血压、血管收缩和强烈的子宫收缩会影响准确性。④ 其他：胎儿贫血、光线干扰等。此外，若传感器未能很好贴合胎儿皮肤或有杂质或胎动，会干扰信号的采集。

在妊娠中期开放性手术或EXIT中，FPO可以用来同时监测胎儿的心率和氧饱和度，探头通常选择放置在胎儿任一暴露的肢体上。

（三）胎儿血样分析

胎儿取血（FBS）是一项有创检测，可获取胎儿血气分析和（或）乳酸水平结果，通常用于产程中可疑病理性胎心监护异常时的辅助诊断。采血的部位包括脐血管、胎儿头皮、外周静脉等，其中胎儿头皮取血（fetal slap blood sampling）通常仅需15~50 μl（3~4滴血）即可进行酸碱平衡及乳酸水平检测。研究显示胎儿头皮血pH值和乳酸值与出生后不久脐动脉及静脉内的测量值有良好的相关性。胎儿头皮血气pH值正常>7.25，pH值在7.25~7.20间为异常，需要在20~30 min内复检；pH值<7.20（或第二产程<7.15）则是胎儿缺氧的早期预警，需进行干预如宫内复苏或剖宫产。乳酸水平的正常值为<4.2 mmol/L，4.2~4.8 mmol/L为中间值，而>4.8 mmol则需要进行干预。

在胎儿手术中可通过脐静脉、外周静脉、毛细血管等取血样进行分析，但胎儿静脉穿刺较困难，而脐静脉取血存在血管痉挛或出血等风险，因此不常规进行血样分析。

三、术后监测与评估

术后早期应进行连续的FHR监测和定期超声评估，并制定胎儿窘迫的应对预案。监测计划应体现个体化，主要依据胎龄、胎儿状况、手术类型和胎儿窘迫应对预案来制定。术后胎儿主要并发症包括感染、心力衰竭、颅内出血、羊水过少和宫内死亡（详见本章第二节）。

第二节 胎儿手术的麻醉管理

胎儿手术的麻醉管理对象为母体-胎儿，最佳麻醉方案取决于手术方案、预期的手术刺激程度、孕产妇病史以及手术医师的偏好。麻醉医师在制订麻醉方案时需要全盘考虑各方面因素，包括相关的母体和胎儿生理学、胎儿监测和评估方法、麻醉药物的选择及其对胎儿的影响、胎儿宫内复苏/紧急分娩预案，以及胎儿手术对母体和胎儿的潜在风险。麻醉管理的重点包括维持子宫胎盘循环保障胎儿氧合，实现子宫平滑肌松弛，密切监测胎儿血流动力学，并尽量降低产妇和胎儿的风险。三类胎儿手术及麻醉方式选择见**表17-2**。

表17-2 胎儿手术类型及麻醉方式

	微创手术	妊娠中期开放性手术	产时宫外治疗(EXIT)
母体麻醉	局麻或椎管内麻醉+/-静脉麻醉	全身麻醉+术后硬膜外镇痛	全身麻醉+术后硬膜外镇痛
胎儿麻醉	+/-肌肉内给药	全麻药经胎盘转运+肌肉内给药	全麻药经胎盘转运+肌肉/静脉内给药
母体血流动力学	血管活性药	血管活性药	血管活性药
	限制补液	限制补液	补液
		动脉有创监测	动脉有创监测
胎儿血流动力学及复苏	术前及术后心超监测	术中心超监测	术中心超、脉搏氧监测
		肌注复苏药物	肌注/静注复苏药物
		紧急分娩	胸外按压
			紧急分娩
子宫张力调节	术前术后抑制宫缩剂	术前及术后抑制宫缩剂	术前抑制宫缩剂
		高剂量挥发性麻醉药	高剂量挥发性麻醉药
		硫酸镁输注	分娩后促宫缩剂

产科精确麻醉

一、胎儿手术相关的胎儿生理学

胎儿生理学是胎儿手术管理的重要理论基础，详细了解胎儿血流动力学、氧合生理学、神经系统发育等对麻醉医师实施最佳麻醉计划至关重要。

胎儿只有体循环，几乎无肺循环，超过半数的血容量蓄于胎盘内，妊娠中期至足月的血容量约为110～160 ml/kg。与成熟的心肌相比，胎儿心肌的非收缩性成分比例更高，对前负荷变化的反应不敏感，其功能接近Frank-Starling曲线的上限。胎儿心率（FHR）的变化对胎儿的心输出量有显著影响，胎儿心动过缓（心率＜100次/min）是胎儿窘迫的敏感指标，常见的引起胎心率变化的应激因素包括缺氧、伤害性刺激和体温过低。

胎儿的氧合依赖于足够的子宫血流，胎盘是胎儿与母体循环系统之间物质交换的场所。氧气向胎儿输送取决于几个因素，包括母体/胎儿血流比、氧分压梯度、血红蛋白浓度和亲和力、胎盘弥散能力以及胎儿和母体血液的酸碱状态（波尔效应）。胎儿体内绝大部分为混合血，脐静脉在胎儿循环中的氧含量最高，正常的氧分压（PO_2）只有30 mmHg。尽管氧分压较低，但胎儿的血红蛋白氧亲和力大于母体，可维持充足的氧气供应。

胎儿的体温高度依赖母体，缺乏体温调节能力，无法在核心温度降低时通过收缩血管或颤抖来维持体温。全身麻醉、手术暴露和子宫打开都可以显著降低胎儿的体温。胎儿体温下降可导致心动过缓。因此，手术期间应维持母亲体温，使用加温液体进行宫内冲洗，监测产妇核心体温及羊水温度。

胎儿肝功能尚未成熟，但胎儿凝血因子的合成并不依赖母体循环。胎儿血清中凝血因子的浓度随着胎龄的增长而增加，并且不会透过胎盘屏障。然而，胎儿在发生组织损伤后形成凝血块的能力低于成人。

胎儿能够感知疼痛的胎龄一直是个争议性话题。妊娠19周时，胎儿已经可以对伤害性刺激产生反射性的躲避反应，但目前尚不清楚该反应是否源于对疼痛的感知。理论研究认为疼痛感需要高级皮质处理，疼痛的识别需要依次从外周感受器通过脊髓到丘脑、初级感觉皮质及更高级皮质结构的完整神经通路。然而胎儿对疼痛感知所必需的丘脑皮质连接直到妊娠23～30周才建立。根据脑电图研究，妊娠24周时胎儿脑皮质只在2%的时间内处于活跃状态，但是妊娠34周时电活动信号出现的时间可达80%，并且更加清晰显示出与成人类似的觉醒/睡眠脑电图模式。这提示即使妊娠24周时传递疼痛信号的神经纤维可连接至大脑皮质，这些信号也可能不会转化为疼痛。此外，在妊娠18～20周时，伤害性刺激还可引起胎儿神经内分泌和血流动力学的应激反应——儿茶酚胺和皮质醇分泌增加，引起胎盘血管阻力增加和胎儿血流减少，导致胎儿心动过缓和血流代偿性地由外周组织向大脑、心脏和胎盘重分布。胎儿应激反应还会增加子宫兴奋性、诱发早产。因此涉及胎儿操作的手术中仍需要提供充分的麻醉和镇痛来防止上述神经内分泌和血流动力学改变。此外，未经干预的胎儿应激反应可能会对发育中的大脑产生短期和（或）长期不良影响。

胎儿早期麻醉暴露对神经发育的影响也是热点关注问题。妊娠中期是胎儿神经发生和神经元迁移的关键时期，该期麻醉暴露（尤其是大剂量挥发性麻醉剂反复多次暴露）可能引起胎儿大脑神经毒性，表现为神经元凋亡、突触结构改变及数量减少、影响神经干细胞分化等，导致远期学习能力受损、记忆障碍及青春期人格和情绪异常。

二、胎儿手术麻醉管理中的几个要点

1. 维持子宫胎盘循环

维持足够的子宫胎盘血流是保障胎儿氧合的关键。子宫胎盘血流的急性改变可导致胎儿急性缺氧和心动过缓。常见的原因包括子宫胎盘循环的氧供应减少（母体低氧血症、低血压、低血容量或腹主动脉/下腔静脉受压迫）、脐带灌注减少（子宫收缩、子宫血管阻力增加或脐带受压迫）和胎儿组织的氧供应减少（胎儿贫血或心脏功能障碍）。因此，术中除胎儿监护外，应注意监测母体氧合状况，解除膨大的子宫对腹主动脉/下腔静脉的压迫，维持母体的循环稳定。如果出现胎儿心动过缓，应立即通过增加母体氧合、提高母体血压、使用宫缩抑制剂、重置胎儿体位以缓解脐带压迫来恢复胎儿氧合。

2. 松弛子宫平滑肌

大多数胎儿手术术中需要子宫松弛，松弛的子宫有利于维持子宫胎盘灌注、提供良好的术野暴露、避免因宫腔压力增加导致绒毛膜羊膜破裂（后者与早产、感染、脐带脱垂等不良妊娠结局相关）。而对于妊娠中期开放性手术，术后也有必要保持子宫松弛状态，以防止胎儿早产。患者在围术期通常使用吲哚美辛（消炎痛）和钙离子通道阻滞剂来抑制子宫收缩。妊娠中期开放性手术和产时胎儿手术（EXIT）术中除持续输注硫酸镁外，高浓度的挥发性麻醉药（＞2 MAC）也可以提供子宫松弛作用。如有必要，还可静脉使用硝酸甘油和β受体激动剂。母体相关不良反应包括硫酸镁诱发的肌无力和肺水肿、钙离子通道阻滞剂引起的低血压以及β受体激动剂导致的心动过速和电解质紊乱等。对于输注硫酸镁的患者，应限制静脉输液量以防止肺水肿，同时由于硫酸镁与肌松药存在协同作用，因此须谨慎把控肌松药的使用剂量。胎儿相关不良反应包括心动过速、动脉导管痉挛、心脏抑制和肾功能障碍。宫腔容积减少会刺激子宫收缩，术中除胎儿产生的部分羊水还需通过持续向羊膜腔内输注加温的生理盐水来维持宫腔容积。值得注意的是，行EXIT手术的患者必须在胎儿分娩后应立即恢复宫缩以防止产后出血。挥发性麻醉剂必须在胎儿分娩前降低浓度或关闭，分娩后常规使用缩宫素和（或）额外的促进宫缩药物。常用宫缩抑制剂和促宫缩剂及用法详见**表17–3**。

表 17–3　宫缩抑制剂和促宫缩剂及用法

药物	剂量
宫缩抑制剂	
钙离子通道阻滞剂	硝苯地平，每6～8 h，10～20 mg口服
NSAIDs	吲哚美辛，50～100 mg肛塞或口服（最大每日剂量200 mg）
挥发性麻醉药	2～3 MAC
硫酸镁	负荷量4～6 g输注超过20 min，续以2 g/h持续输注
硝酸甘油	50～100 μg静脉注射；15～20 μg/(kg·min)静脉注射

产科精确麻醉

药物	剂量
β受体激动剂	特布他林250 μg肌注或静注；5～10 μg/（kg·min）静脉输注
促宫缩剂	
缩宫素	10～40 U静脉持续输注
前列腺素类	卡前列素氨丁三醇0.25 mg肌注
	米索前列醇600～1000 μg肛塞，舌下含服或颊黏膜吸收
麦角生物碱类	甲基麦角新碱0.2 mg肌注

3. 胎儿麻醉

（1）胎儿监测：大多数微创手术中，胎儿评估仅限于用多普勒超声间断性地监测胎心率（FHR），通常是在麻醉诱导后和手术结束时进行。妊娠中期开放性手术和EXIT手术中，从打开子宫到关闭宫腔期间可每3～5 min进行1次胎儿超声心动图连续性监护。FHR也可以通过触诊脐带来评估。EXIT术中可监测胎儿脉搏血氧饱和度。通常不常规进行胎儿血液取样分析，以避免胎儿血管痉挛或出血的风险（详见本章第一节）。

（2）给药途径：胎儿主要通过两种途径接受药物，即母体用药通过胎盘转运进入胎儿循环或直接胎儿静脉或肌内注射用药。前者需要母体接受静脉镇静麻醉或全身麻醉，给药浓度通常高于其自身麻醉所需临床剂量。药物胎盘转运取决于脂溶性、母体和胎儿血pH值、药物离子化程度和蛋白结合率、母体药物浓度和子宫胎盘灌注。大部分静脉麻醉药很容易透过胎盘，但右美托咪啶只有部分可透过，而神经肌肉阻滞剂无法通过胎盘屏障。与母体相比，胎儿摄取挥发性麻醉剂相对延迟，但胎儿达到良好麻醉效果所需的最低肺泡有效浓度（MAC）较母体低。胎儿直接给药则剂量更精确，也无须母体麻醉暴露。常见的血管内给药通路包括脐静脉、肝静脉、大的外周静脉和心脏内给药；常见的肌内注射部位为肩膀和臀部。无论是血管内注射还是肌内注射都有胎儿受伤的风险，伤害性刺激可触发非麻醉状态下胎儿血流动力学的强烈应激反应。应激反应一旦触发，血液将被分流至远离肌内注射部位处，导致药物吸收延迟和吸收剂量不确定。尽管脐静脉不受胎儿支配，穿刺给药也不会触发应激反应，但是存在血管痉挛和胎儿缺氧的风险。心脏内给药通常只用于胎儿心内手术，可能存在胎儿心律失常和心脏填塞的风险。药物注射量通常限制在0.2～0.5 ml，以避免肌内注射量过度损伤胎儿，而胎儿心腔体积很小，也不宜大量心脏内注射。肌内注射通常用于微创手术和妊娠中期开放性手术，血管内给药则多用于EXIT。

（3）胎儿镇痛镇静：如前所述，目前还不确定胎儿何时能感知疼痛，但伤害性刺激会引起胎儿神经内分泌和血流动力学的应激反应，所以最好在实施侵入性操作时给予适当的胎儿麻醉，以抑制应激反应、减少胎动对手术的干扰、缓解可能的疼痛感觉，可经由母体静脉或胎儿静脉/肌内注射阿片类镇痛药。通过胎儿肌肉或脐带内注射肌松药可以进一步减少胎儿的运动。脐带和胎盘无疼痛受体，因此仅涉及这些组织的手术（如宫内输血或双胎输血综合征激光消融术）不需要给予胎儿镇痛药。某些情况下，此类手术可给予母体阿片类药物（如瑞芬太尼），再

17

经由胎盘转运至胎儿循环来抑制胎动。对于开放性胎儿手术，尽管麻醉剂可通过母体全身麻醉经胎盘进入胎儿循环，但仍然需要直接向胎儿给予阿片类药物，以更确切地减缓胎儿对侵入性手术的应激反应。

4. 胎儿复苏

若胎儿已达到可存活胎龄，术前应常规制定术中胎儿复苏、紧急分娩和新生儿复苏计划。胎儿心动过缓（FHR < 100次/min）、低氧血症（胎儿脉搏血氧饱和度 < 30% ~ 40%）、心室功能受损和心脏充盈减少均提示需要启动胎儿复苏。初级复苏的重点在于改善子宫胎盘灌注。如前所述，麻醉医师可以提高母体吸入氧浓度，静脉补液和给予血管活性药以提升母体血压，使用宫缩抑制剂或高剂量挥发性麻醉剂以降低子宫张力，并确保患者处于适当的位置以解除腹主动脉/下腔静脉压迫。外科医师应当重新放置胎儿，增加宫腔容积以缓解脐带压迫。如果初级复苏失败，则应继续给予肾上腺素（10 μg/kg）、阿托品（20 μg/kg）和晶体液（10 ml/kg）进行复苏，如有必要，外科医师可以100 ~ 150次/min的频率行胸外按压。如果血流动力学不稳定持续存在，经评估胎儿有存活希望，则进行紧急分娩并直接进入新生儿复苏阶段。若出现母体大出血或心搏骤停，也应紧急剖宫产以挽救母亲生命。如果胎儿达到生存极限状态，该种可能性应当在术前已经经过讨论，必须由另一组麻醉医师或新生儿医师接管新生儿，而由先前的麻醉医师继续监护治疗母亲。

三、三类胎儿手术的麻醉管理

1. 微创手术

（1）麻醉方式：大部分微创手术需要在母体局部浸润麻醉或椎管内麻醉下进行，可辅以静脉镇静麻醉。一些侵入性较小的手术，如羊膜穿刺和经皮脐血取样（PUBS），可以在超声检查室进行，无须麻醉医师参与。在选择麻醉方式时需要考虑的重要因素包括微创器械穿刺孔的数量、位置和大小，患者预期的摆放体位，外科医师偏好和患者情况（如误吸风险、焦虑状态、是否可以忍受手术期间子宫移位的仰卧位姿势）等。

（2）母体麻醉：母体术前可给予非颗粒抗酸剂、H_2受体拮抗剂和（或）甲氧氯普胺来预防反流误吸，术中全程给予ASA标准监测。监护麻醉（monitored anesthesia care，MAC）或椎管内麻醉中只能给予低至中度的麻醉镇静深度，以保持母体的气道反射和一定的意识水平，以便患者在手术过程中可以按指令重新摆放体位或保持静止不动。微创手术不需要子宫极度松弛。关于母体容量控制存在争议，既往考虑到围术期宫缩抑制剂使用和术中羊膜腔内灌注液吸收等因素可能诱发母体肺水肿，建议限制性补液策略，将静脉补液总量限制在750 ml内；而现在认为合理使用并准确计量灌流液出入量可以避免容量过负荷，应根据母体容量状态和手术时间来补液。若发生母体低血压，可使用血管活性药物（如去氧肾上腺素、麻黄碱等）来维持血流动力学稳定和子宫胎盘血流充足。

（3）胎儿麻醉：胎儿于诱导后和手术结束时监测FHR，涉及心脏的手术则需超声心动图术中持续评估。母体静脉给予的镇静镇痛药物可经由胎盘转运提供有限的胎儿镇痛作用。在仅涉及胎盘和脐带的微创手术中额外的，无须胎儿镇痛。其余手术，可通过给予胎儿肌肉/脐静脉注射"鸡尾酒"麻醉混合液来提供胎儿镇痛、制动作用及预防胎儿心动过缓，混合液通常由芬太尼（10～20 μg/kg）、维库溴铵（0.2 μg/kg）或罗库溴铵（2 mg/kg）和阿托品（20 μg/kg）组成。

2. 妊娠中期开放性手术

（1）麻醉方式：开放性手术通常在气管内插管全身麻醉下进行，术前可置入高位腰段（L_1～L_3）硬膜外导管留作术后镇痛治疗。但为避免加剧术中血流动力学不稳定，一般到手术结束时再给予硬膜外用药。

（2）术前准备：母体术前给予宫缩抑制剂和预防反流误吸的药物。基于母体合并症、胎儿现状、再次手术或紧急分娩的预判以及计划拔除硬膜外导管的时间，依据相关指南给予母体机械性或药物性预防静脉血栓的治疗，包括小剂量普通肝素或低分子肝素。除母体交叉配型备血外，还需为胎儿准备Rh阴性O型去白细胞且与母体交叉配型的辐照血。诱导前再次评估胎儿心率和胎儿位置。将胎儿用药以无菌方式制备好并标志清晰。

（3）母体麻醉：诱导前使用楔形垫使患者保持子宫倾斜至少15°的仰卧位。充分给氧、去氮后，行快速序贯诱导气管内插管并机械控制通气，积极预防反流误吸。维持正常通气（呼气末二氧化碳30～35 mmHg），应避免因低碳酸血症引起的子宫血管收缩，进而导致胎儿灌注减少。除了标准的ASA监测器外，还需要开放第二路粗大静脉备作急性大出血时容量复苏用，可考虑行有创动脉连续血流动力学监测。全麻维持可用单纯吸入麻醉或静吸复合麻醉。维持母体正常的血流动力学和充足的子宫胎盘灌注至关重要。暴露子宫后可用无菌超声探头定位胎盘边缘，子宫切开期间需保持子宫极度松弛（具体如下所述）。但提供子宫松弛的措施很可能会导致显著的母体低血压。由于需要限制静脉补液（通常＜2000 ml）以预防术后肺水肿的发生，宜使用血管活性药物处理低血压。术中注意维持合适的母体和胎儿体温，通过输注加温液体和其他保温措施来维持母体核心温度，通过置入宫腔的管道持续输注加温生理盐水来维持宫腔容积和温度。胎儿可以部分娩出于子宫外或处于子宫内，原则是便于手术部位直接暴露的同时尽可能减少胎儿暴露面积以防止其低体温并保持宫腔容积。关闭子宫后停用挥发性麻醉药，后续维持使用静脉麻醉药。由于硫酸镁可引起肌肉无力，肌松药应在肌松监测下谨慎使用并于术毕完全拮抗。当母亲完全清醒并可遵从指令时予以拔除气管导管。

（4）子宫松弛方法：子宫切开期间保持子宫极度松弛是本手术麻醉管理的核心要点之一。传统方法是使用高浓度的挥发性麻醉药（如地氟烷，其血气分配系数低，可快速达到目标浓度），需要在子宫切开前将挥发性麻醉药从正常维持浓度迅速增加到2～3 MAC。然而，该法可引起母体低血压，导致子宫胎盘低灌注并直接抑制胎儿心脏。研究显示，高浓度挥发性麻醉药与胎儿心脏功能障碍相关，包括60%的心室功能障碍、11%的心动过缓和19%～35%的房室瓣膜反流。7%的胎儿有严重的心血管事件，4%的术中需要对胎儿行胸外按压来复苏。更新的方法是补充静脉麻醉（supplemental intravenous anesthesia, SIVA）技术，使用静脉输注麻醉药（通常是瑞芬太尼加异丙酚）维持麻醉，在子宫暴露后给予挥发性麻醉（1～1.5 MAC）来实现子宫松弛。SIVA技术使胎儿无须长时间、大剂量地暴露于挥发性麻醉药中。在动物模型中，相较于高浓度地氟烷暴露，SIVA 技术可维持更稳定的母体血流动力学、改善子宫胎盘血流和更好的胎儿酸碱平衡状态。在一项人体非随机回顾性研究中，相较于单纯使用地氟烷维持的患者，使用 SIVA 技术的患者胎儿心室功能障碍和胎儿复苏干预的发生率均下降了（SIVA26% vs 高浓度地氟烷61%）。此外，还可单次或持续输注硝酸甘油来增强子宫松弛（剂量参考 **表17-3**），也可考虑术中早期输注硫酸镁来减少子宫松弛所需的挥发性麻醉药的剂量。目前，还没有一种方法被证明优于其他方法。

（5）胎儿麻醉：如前所述，母体接受的麻醉药物可经胎盘转运提供部分胎儿镇痛作用。仍需给予胎儿"鸡尾酒"麻醉混合液来阻断胎儿应激反应和制动。胎儿药物的剂量应基于最近一次超声检查估计的胎儿体重，需注意任何可能导致估算错误的胎儿畸形（如脑积水）。在子宫操作和胎儿治疗期间，通过超声心动图间断密集监测胎儿的心率、心功能和心室充盈。根据胎儿预估体重配置的胎儿复苏药物（肾上腺素和阿托品）必须以无菌的状态置于手术区域以备用。当胎儿达到生存极限时，紧急剖宫产和新生儿复苏的相关工作人员必须迅速到位。

（6）术后管理：术后使用硬膜外持续输注加自控镇痛，硬膜外给予吗啡，如果需要也可额外给予静脉镇痛药（对乙酰氨基酚和酮洛酸）。充分镇痛可减轻母体应激反应，避免触发早产。由于术中涉及大量子宫操作，围手术期使用宫缩抑制剂防止早产至关重要。患者术后可用吲哚美辛和硫酸镁维持 48 h。吲哚美辛可引起胎儿动脉导管收缩，若使用需定期行胎儿超声心动图检查，若发现动脉导管过早闭合（最常发生于胎龄＜32 周），则不可使用吲哚美辛。钙通道阻滞剂通常可在妊娠期间持续使用。

3. 产时宫外治疗

（1）麻醉方式及原则：产时宫外治疗（EXIT）母体麻醉管理与妊娠中期开放性手术相似。EXIT 术通常在全身麻醉下进行，但也有病例在椎管内麻醉下成功实施，后者术中需要使用硝酸甘油来松弛子宫，并输注瑞芬太尼达到胎儿制动和镇痛目的。麻醉重点是关注子宫是否足够松弛以维持子宫胎盘循环，子宫胎盘循环和母体血流动力学是否稳定，胎儿部分娩出时宫腔容积和温度是否维持恰当，胎儿心脏功能障碍的风险是否最小化，脐带夹闭后子宫松弛是否逆转。

（2）母体麻醉：与妊娠中期开放性手术相似。但胎儿在手术结束时分娩，因此仅术中需要子宫松弛，无须使用硫酸镁预防术后子宫收缩。由于肺水肿的风险降低，低血压时可使用液体复苏。子宫切开期间保持子宫松弛，如前所述可使用大剂量挥发性麻醉药，必要时可单次给予硝酸甘油加强松弛，但应避免使用长效药物如硫酸镁。

（3）胎儿麻醉与插管：子宫切开后，胎儿将被部分娩出（头部、手臂和躯干上半部分）以进行胎儿气道操作。应尽量减少暴露面积，以维持宫腔容积和防止胎儿体温降低。给予胎儿肌肉内注射"鸡尾酒"麻醉混合液达到胎儿镇痛目的和获取最佳插管条件。通过连续超声心动图进行胎儿监测，也可以在胎儿手上放置脉搏氧探头并覆盖纱布避光（防止室内光照干扰），持续监测胎儿脉搏氧。胎儿氧饱和度的正常范围为30%～70%，胎肺通气后会显著增加。在开放胎儿气道之前，应尽量获得脉搏氧波形，随后直接喉镜下气管内插管。对于气道解剖扭曲的胎儿，可能需要更高阶的气道管理工具或措施来应对，如硬性支气管镜、逆行引导插管、部分肿块切除术和（或）气管造口术。固定胎儿气道后，通过纤支镜检查、呼末二氧化碳或胸廓起伏确认气管导管或气管造口管的位置，若患儿系早产或担忧肺发育不全，可给予肺表面活性物质。如果胎儿还有后续治疗计划，如切除胸部肿块或骶尾畸胎瘤，可开放一路胎儿外周静脉用来输液、输血。

（4）胎儿操作完成后处理：在完成 EXIT 手术和夹紧脐带后，应给母体静脉输注缩宫素，以快速逆转子宫松弛。减少或停止使用挥发性麻醉剂，全身麻醉通常通过静脉麻醉来维持（如异丙酚加阿片类药物）。新生儿则进入后续的复苏和安置，如有必要，可由另一团队在邻近的手术室为新生儿完成手术。胎盘娩出后，应对宫缩进行评估，并立即使用促宫缩药并按摩子宫，以预防大量出血。若出现宫缩乏力需额外使用其他促宫缩药，必要时需输血治疗。

四、术后注意事项

术后一般关注事项包括疼痛治疗、静脉血栓栓塞预防、出血监测等。胎儿手术还应重点关注保胎和胎儿评估。一般微创手术通常无须保胎治疗，对于侵入性的经皮手术（如分流导管放置、胎儿镜术），可在术前预防性使用宫缩抑制剂如吲哚美辛，但术后很少需要额外的药物保胎。开放性手术如前所述，通常需要对孕妇进行 48 h 或 72 h 持续宫缩监测。胎儿评估取决于胎龄和父母意愿。术后常见的胎儿并发症有感染、心力衰竭、颅内出血、羊水过少和宫内死亡。术后应行连续胎心监测和定期超声评估，并制定胎儿窘迫应对预案。可根据胎龄、胎儿状况、手术类型和胎儿窘迫应对预案制定个体化随访方案。母体术后肺水肿是术后母体评估重点。如果怀疑有肺水肿，应行胸片检查、利尿治疗并考虑入住重症监护室。术后镇痛不良会增加早产的风险。微创手术术后镇痛通常采用口服止痛药，如对乙酰氨基酚；妊娠中期开放性手术和 EXIT 术，术后使用硬膜外镇痛（低浓度局麻药加阿片类药物）。停用硬膜外镇痛时，可考虑使用长效阿片类药物（如不含防腐剂的吗啡）。静脉和（或）口服阿片类药物及对乙酰氨基酚镇痛也可以作为硬膜外镇痛或硬膜外镇痛停用后的替代方案。孕产妇在手术后有胎膜早破、早产、感染和子宫破裂的风险，手术应定期评估母胎状况和早产可能性。若担心早产且达到合适的胎龄，可使用激素促胎肺成熟。开放性手术后通常选择在妊娠 37 周行剖宫产。

【临床案例 17-1】

产妇，31 岁，身高 161 cm，体重 74 kg。因"G1P0，孕 38 周，臀位，胎儿颈部囊实性巨大占位"入院。既往体健，规律产检，无其他产科合并症。经产科、麻醉科、新生儿科多学科会诊，拟于全身麻醉下行 EXIT。麻醉前评估 ASA Ⅱ级，气道评估无殊，各项实验室检查结果无异常。术前常规禁食禁饮。入手术室后取左倾 15°仰卧位。常规无创血压、心电图、脉搏血氧饱和度、NICOM 无创心排监测，鼻导管吸氧 4 L/min。开放两路静脉（右上肢及右颈内）并输注加温液体。静注西咪替丁 0.2 g。术者先于局部麻醉 B 超引导下行胎儿颈部巨大肿块囊液抽吸术。其间间断监测 FHR 并维持在 150 次/min。抽吸术毕开始麻醉诱导，予以面罩给氧去氮（8 L/min）3 min，快速序贯诱导（异丙酚 100 mg、舒芬太尼 10 μg、司可林 100 mg），经口气管内插管，机械通气。麻醉维持使用七氟烷（2.0 MAC），顺式阿曲库铵 10 mg，舒芬太尼 15 μg，泵注去氧肾上腺素 1.6 mg/h 维持母体血压。子宫打开后，向羊膜腔内持续灌注 37℃ 生理盐水维持宫腔容积。母体静脉注射硝酸甘油 50 μg，并续以持续量 0.5 μg/（kg·min），维持子宫松弛。胎儿部分娩出后予以干纱布包裹裸露部保温，儿科医师行气管内插管，其间 FHR 下降予以阿托品 0.1 mg 胎儿臀部肌内注射。确保控制胎儿气道后，娩出胎儿，断脐后娩出胎盘。同时，立即停用七氟烷和硝酸甘油，提高氧流量洗出七氟烷。静脉滴注缩宫素 20 U，静脉注射卡贝缩宫素 100 μg，宫体肌注缩宫素 20 U、卡前列素丁三醇 500 μg，加强宫缩。术毕产妇意识清醒并逆转肌松后拔管，予以静脉自控镇痛 + 双侧腹横肌平面阻滞（TAPB）镇痛，术后随访镇痛效果佳。新生儿出生后立即转入 NICU，并于出生后第七天行颈部肿块切除术。

（张玥琪）

参考文献

[1] Evans LL，Harrison MR. Modern fetal surgery-a historical review of the happenings that shaped modern fetal surgery and its practices［J］. Transl Pediatr, 2021, 10(5):1401-1417.

[2] Moon-Grady AJ，Baschat A，Cass D，et al. Fetal Treatment 2017: The Evolution of Fetal Therapy Centers - A Joint Opinion from the International Fetal Medicine and Surgical Society (IFMSS) and the North American Fetal Therapy Network (NAFTNet)［J］. Fetal Diagn Ther, 2017, 42(4):241-248.

[3] Youssef A，Pilu G. Brain views that benefit from three-dimensional ultrasound［J］. Curr Opin Obstet Gynecol, 2021, 33(2):135-142.

[4] DeVore GR，Satou G，Sklansky M. 4D fetal echocardiography-An update［J］. Echocardiography, 2017, 34(12):1788-1798.

[5] 周小雪，张莹莹，张烨，韩建成. 人工智能技术在胎儿超声心动图四腔心切面筛查中的应用［J］. 中华超声影像学杂志, 2020, 29(8):668-672.

[6] Mc CR. Intraoperative Fetal Monitoring for Nonobstetric Surgery［J］. Clin Obstet Gynecol, 2020, 63(2):370-378.

[7] Howley L，Wood C，Patel SS，et al. Flow patterns in the ductus arteriosus during open fetal myelomeningocele repair［J］. Prenat Diagn, 2015, 35(6):564-570.

[8] Kohl T，Tchatcheva K，Van de Vondel P，et al. Images in cardiovascular medicine. Intraamniotic fetal echocardiography: a new fetal cardiovascular monitoring approach during human fetoscopic surgery［J］. Circulation, 2006, 114(21):e594-e596.

[9] Alfirevic Z，Stampalija T，Dowswell T. Fetal and umbilical Doppler ultrasound in high-risk pregnancies［J］. Cochrane Database Syst Rev, 2017, 6:CD007529.

[10] Vasconcelos RP，Brazil Frota Aragao JR，Costa Carvalho FH，et al. Differences in neonatal outcome in fetuses with absent versus reverse end-diastolic flow in umbilical artery Doppler［J］. Fetal Diagn Ther, 2010, 28(3):160-166.

产科精确麻醉

[11] Agostinelli A, Grillo M, Biagini A, et al. Noninvasive fetal electrocardiography: an overview of the signal electrophysiological meaning, recording procedures, and processing techniques [J]. Ann Noninvasive Electrocardiol, 2015, 20(4):303-313.

[12] Kaneko M, Tokunaga S, Mukai M, et al. Application of a fetal scalp electrode for continuous fetal heart rate monitoring during an ex utero intrapartum treatment [J]. J Pediatr Surg, 2011, 46(2):e37-e40.

[13] Nonnenmacher A, Hopp H, Dudenhausen J. Predictive value of pulse oximetry for the development of fetal acidosis [J]. J Perinat Med, 2010, 38(1):83-86.

[14] Chatterjee D, Arendt KW, Moldenhauer JS, et al. Anesthesia for Maternal-Fetal Interventions: A Consensus Statement From the American Society of Anesthesiologists Committees on Obstetric and Pediatric Anesthesiology and the North American Fetal Therapy Network [J]. Anesth Analg, 2021, 132(4):1164-1173.

[15] Hoagland MA, Chatterjee D. Anesthesia for fetal surgery [J]. Paediatr Anaesth, 2017, 27(4):346-357.

[16] Rychik J. Fetal cardiovascular physiology [J]. Pediatr Cardiol, 2004, 25(3):201-209.

[17] Brusseau R, Mizrahi-Arnaud A. Fetal anesthesia and pain management for intrauterine therapy [J]. Clin Perinatol, 2013, 40(3):429-442.

[18] Lee SJ, Ralston HJ, Drey EA, et al. Fetal pain: a systematic multidisciplinary review of the evidence [J]. JAMA, 2005, 294(8):947-954.

[19] Van de Velde M, De Buck F. Fetal and maternal analgesia/anesthesia for fetal procedures [J]. Fetal Diagn Ther, 2012, 31(4):201-209.

[20] Slater R, Cantarella A, Gallella S, et al. Cortical pain responses in human infants [J]. J Neurosci, 2006, 26(14):3662-3666.

[21] Bartocci M, Bergqvist LL, Lagercrantz H, et al. Pain activates cortical areas in the preterm newborn brain [J]. Pain, 2006, 122(1-2):109-117.

[22] Torres F, Anderson C. The normal EEG of the human newborn [J]. J Clin Neurophysiol, 1985, 2(2):89-103.

[23] de Graaf-Peters VB, Hadders-Algra M. Ontogeny of the human central nervous system: what is happening when? [J]. Early Hum Dev, 2006, 82(4):257-266.

[24] Olutoye OA, Sheikh F, Zamora IJ, et al. Repeated isoflurane exposure and neuroapoptosis in the midgestation fetal sheep brain [J]. Am J Obstet Gynecol, 2016, 214(4):542, e1-e8.

[25] Palanisamy A, Baxter MG, Keel PK, et al. Rats exposed to isoflurane in utero during early gestation are behaviorally abnormal as adults [J]. Anesthesiology, 2011, 114(3):521-528.

[26] Kong F, Xu L, He D, et al. Effects of gestational isoflurane exposure on postnatal memory and learning in rats [J]. Eur J Pharmacol, 2011, 670(1):168-174.

[27] Zheng H, Dong Y, Xu Z, et al. Sevoflurane anesthesia in pregnant mice induces neurotoxicity in fetal and offspring mice [J]. Anesthesiology, 2013, 118(3):516-526.

[28] Chung W, Yoon S, Shin YS. Multiple exposures of sevoflurane during pregnancy induces memory impairment in young female offspring mice [J]. Korean J Anesthesiol, 2017, 70(6):642-647.

[29] Fang F, Song R, Ling X, et al. Multiple sevoflurane anesthesia in pregnant mice inhibits neurogenesis of fetal hippocampus via repressing transcription factor Pax6 [J]. Life Sci, 2017, 175:16-22.

[30] Wang Y, Yin S, Xue H, et al. Mid-gestational sevoflurane exposure inhibits fetal neural stem cell proliferation and impairs postnatal learning and memory function in a dose-dependent manner [J]. Dev Biol, 2018, 435(2):185-197.

［31］ Van de Velde M, Van Schoubroeck D, Lewi LE, et al. Remifentanil for fetal immobilization and maternal sedation during fetoscopic surgery: a randomized, double-blind comparison with diazepam［J］. Anesth Analg, 2005, 101(1):251-258, table of contents.

［32］ Ferschl M, Ball R, Lee H, et al. Anesthesia for in utero repair of myelomeningocele［J］. Anesthesiology, 2013, 118(5):1211-1223.

［33］ Dick JR, Wimalasundera R, Nandi R. Maternal and fetal anaesthesia for fetal surgery［J］. Anaesthesia, 2021, 76 Suppl 4:63-68.

［34］ Robinson MB, Crombleholme TM, Kurth CD. Maternal pulmonary edema during fetoscopic surgery［J］. Anesth Analg, 2008, 107(6):1978-1980.

［35］ Hering R, Hoeft A, Putensen C, et al. Maternal haemodynamics and lung water content during percutaneous fetoscopic interventions under general anaesthesia［J］. Br J Anaesth, 2009, 102(4):523-527.

［36］ Kinsella SM, Carvalho B, Dyer RA, et al. International consensus statement on the management of hypotension with vasopressors during caesarean section under spinal anaesthesia［J］. Anaesthesia, 2018, 73(1):71-92.

［37］ Rychik J, Cohen D, Tran KM, et al. The role of echocardiography in the intraoperative management of the fetus undergoing myelomeningocele repair［J］. Fetal Diagn Ther, 2015, 37(3):172-178.

［38］ Marsh BJ, Sinskey J, Whitlock EL, et al. Use of Remifentanil for Open in utero Fetal Myelomeningocele Repair Maintains Uterine Relaxation with Reduced Volatile Anesthetic Concentration［J］. Fetal Diagn Ther, 2020, 47(11):810-816.

［39］ Ngamprasertwong P, Michelfelder EC, Arbabi S, et al. Anesthetic techniques for fetal surgery: effects of maternal anesthesia on intraoperative fetal outcomes in a sheep model［J］. Anesthesiology, 2013, 118(4):796-808.

［40］ Boat A, Mahmoud M, Michelfelder EC, et al. Supplementing desflurane with intravenous anesthesia reduces fetal cardiac dysfunction during open fetal surgery［J］. Paediatr Anaesth, 2010, 20(8):748-756.

［41］ Donepudi R, Huynh M, Moise KJ Jr, et al. Early Administration of Magnesium Sulfate during Open Fetal Myelomeningocele Repair Reduces the Dose of Inhalational Anesthesia［J］. Fetal Diagn Ther, 2019, 45(3):192-196.

［42］ Novoa RH, Quintana W, Castillo-Urquiaga W, et al. EXIT (ex utero intrapartum treatment) surgery for the management of fetal airway obstruction: A systematic review of the literature［J］. J Pediatr Surg, 2020, 55(7):1188-1195.

［43］ Kumar K, Miron C, Singh SI. Maternal anesthesia for EXIT procedure: A systematic review of literature［J］. J Anaesthesiol Clin Pharmacol, 2019, 35(1):19-24.

产科精确麻醉

第十八章
新生儿的监测评估与急救复苏

新生儿窒息死亡仍是一个重大的全球问题，据世界卫生组织估计，每年有70万新生儿死于窒息。监测显示，我国2019年全国新生儿死亡率为3.5‰，占5岁以下儿童死亡率的44.8%。虽然绝大多数分娩过程顺利，但仍有约10%的新生儿需要一些帮助来完成向宫外生存模式的转型。而这也意味着全球每年有50万～100万例分娩需要医疗复苏的介入。为了满足这类需要，同时具备相应的技术条件和知识去应对这类挑战，所有麻醉科、产科、儿科等相关从业人员必须充分理解并熟练掌握新生儿的监测评估方法以及急救复苏流程，在紧急情况下为新生儿提供及时有效的救治，降低新生儿窒息的发病率和死亡率。

第一节　新生儿的监测评估

一、产前评估

目前临床上可以通过多种方法评估胎儿宫内状态，包括监测胎心率（FHR）变化，缩宫素激惹试验（oxytocin challenge test，OCT）等，可及时发现胎儿宫内缺氧，检测胎儿对宫缩的耐受力，为更好地决策孕妇的分娩方式和分娩时间提供参考依据以便采取进一步措施。

对于合并有生长受限或高血压、子痫前期等高危因素的孕妇，还可以通过胎儿生物物理评分（biophysical profile，BPP）、胎儿血流多普勒超声监测等措施检出宫内生长发育迟缓或异常的胎儿，并进行干预，可显著降低该类胎儿畸形与围产期死亡率（相关内容详见第十七章）。约80%的需要复苏的新生儿是可以预测的。对于可预见性的状况不良的胎儿，可进行一定程度的治疗以防止胎儿死亡或遗留永久性的神经损伤。所有的治疗均在于恢复子宫胎盘足够的血液循环，包括纠正母体缺氧、低血压以及过度的子宫活动，改变母亲体位、吸氧、调整缩宫素的应用等。若胎儿窘迫无法缓解，酸中毒和窒息加重，则需要立即结束妊娠。

二、新生儿评估

1. Apgar 评分

Apgar 评分一直是新生儿评估的基石，是初始作为新生儿一般状况评价的量化评分标准，最早由麻醉医师 Virginia Apgar 于 1953 年提出，一直沿用至今。它由 5 个体征组成：肤色（appearance）、心率/脉率（pulse）、反射敏感性（grimace）、肌张力（activity）和呼吸动度（respiration），每项评分为 0~2 分，综合最高分为 10 分（**表 18-1**）。一般在分娩后 1 min 和 5 min 进行评分。

表 18-1 Apgar 评分系统

项目	0 分	1 分	2 分
心率	无心跳搏动	< 100 次/min	100~160 次/min
呼吸动度	无呼吸	节律不齐或喘息样呼吸	规律呼吸
反射敏感性	对弹足底或其他刺激无反应	刺激后有皱眉和（或）抽泣	刺激后有大声啼哭和（或）躲避反应
肌张力	松弛	异常亢进或低下	肌张力正常
肤色	全身青紫	四肢末梢呈青紫	全身粉红

8~10 分为正常，4~7 分为轻度窒息，0~3 分为重度窒息，分别于出生后 1 min、5 min、10 min 进行评估，如进行复苏，第 15 min、20 min 仍需评分。1 min 评分仅是窒息诊断和分度的依据，5 min 和 10 min 评分有助于判读复苏效果和预后。

Apgar 评分也有局限性，不同评分之间的主观性差异可能导致评分结果的差异。另外，低 Apgar 评分不等同于窒息，不能作为是否复苏的指导，仅作为复苏效果的评价。

2. 脐带动静脉血气分析

脐带血气分析是胎儿出生时代谢状况的最直接证据，是胎儿出生前瞬间体内酸碱状况的金指标。**表 18-2** 列出了正常脐动静脉血气分析检测参数。血样采集应在脐带夹闭后立即从脐动脉和脐静脉中抽取。

表 18-2 脐带动静脉血气分析正常值

参数	脐静脉	脐动脉
pH	7.32 ± 0.05	7.24 ± 0.05
PCO_2	37.8 ± 5.6	49.1 ± 5.8
PO_2	27.4 ± 5.7	15.9 ± 3.8
BE	-2.3 ± 0.7	-7.64 ± 5.11

脐静脉血由胎盘流向胎儿，因此可反映出产妇酸碱平衡状况和胎盘功能；脐动脉血由胎儿流出，因此能反映胎儿情况。这两种检测相结合可评估胎儿在围生期的宫内环境，这有助于解释胎儿宫内窘迫的形成原因。

脐静脉血的pH值和氧分压（PO_2）总是高于相应的动脉血，而二氧化碳分压（PCO_2）低于相应的动脉血。若pH值降低，则应在排除母体酸中毒影响后才能反映胎儿缺氧和酸中毒的程度。母亲缺氧或子宫胎盘功能不全导致的胎儿窒息，其动静脉血都为低氧和酸血症，胎盘血氧合不充分导致胎儿组织氧供不足。而在脐带压迫导致的胎儿窒息中，只有脐动脉血为酸血症，脐静脉血在这种状态下气体交换时间延长（导致PO_2和pH值更高）且不能进入胎体，进而导致胎儿酸中毒。脐动静脉血pH值的差异可以用来提示胎儿酸中毒的原因到底是由于胎盘功能不全还是由于脐带压迫。若脐动静脉血pH值的差值$\Delta pH < 0.15$，一般认为存在母体缺氧或胎盘功能不全。

第二节　新生儿的急救复苏

新生儿窒息是指由于分娩过程中各种原因使新生儿出生后不能建立正常的呼吸，引起缺氧酸中毒，严重时导致全身多脏器损伤的一种病理生理状态。新生儿的复苏不仅要挽救生命，还要防止急性窒息可能导致的后遗症，包括缺氧缺血性脑病、脑瘫、认知缺陷、多器官衰竭、骨髓抑制、弥散性血管内凝血以及窒息性心肌病等。器官损伤程度和完全恢复的可能性取决于窒息的严重程度和持续时间，以及是否及时采取了有效的复苏措施。

一、复苏准备

1. 人员配备

每个产科单元都必须有一个专业的新生儿复苏团队，该团队必须保证随叫随到，以应对分娩过程中母亲和胎儿可能出现的各种状况。每次分娩时必须有1名熟练掌握新生儿复苏技术的医务人员在场，其职责是保障新生儿安全；多胎妊娠产妇分娩时，每名新生儿都应有专人负责；高危产妇分娩时，需要组成由麻醉科、产科、儿科医师参与的复苏团队。在复苏团队中，麻醉医师的角色极其重要，需要负责困难插管和通气管理，所以不应包括负责监护母亲的麻醉医师，该麻醉医师仅在必要且确保母亲安全的前提下才能提供额外简要的帮助。

2. 物品准备

新生儿复苏设备和药品应该保证品种齐全，单独存放，功能良好，经常检查性能是否正常及药品有效期，并于用完后及时补充（**表18-3**）。吸引器、氧气、空气、气体混合器必须随时可用。

表 18-3　新生儿复苏基本用品

吸引设备	喉镜和喉镜片
冲洗球	气管导管
吸引器	听诊器

吸引设备	喉镜和喉镜片
辐射台	静脉通路
氧气及流量计	肾上腺素1:10 000
新生儿气囊	生理盐水
新生儿面罩	10%的葡萄糖
口咽通气道	

3. 新生儿复苏方案

对于新生儿的评估和治疗要同时进行，如果新生儿出现明显的抑制症状，就要尽早钳夹脐带并立即启动复苏。同时也应该明确引起新生儿窒息的病因（**表18-4**），并针对病因进行处理。《新生儿复苏教程》是根据新生儿状态反复评估和逐步升级干预措施制定的一项新生儿复苏方案。其内容在不断地发展完善中，虽然几十年来"ABCD"（气道、呼吸、循环和药物）的总原则未改变，但对如何及何时采取某一步骤、哪些操作应与儿童及成人不同仍须不断进行评估和改进。以30 s为一个间隔，每次干预完成后，立刻重新评估新生儿状态，并决定是否需要进入下一步干预，只有上一步骤正确完成才能继续进入下一步骤。新生儿状态评估重点关注心率和呼吸，通过观察和听诊评估呼吸情况，在脐带根部触诊或心前区听诊评估心率。

表 18-4　新生儿窒息的病因

孕妇疾病	缺氧
	循环功能障碍
	年龄 ≥ 35 或 ≤ 16 岁
	多胎妊娠
	胎盘早剥、胎盘老化
胎儿因素	先天畸形
	宫内感染
分娩因素	难产
	产程中使用产钳、胎头吸引等
	产程中使用麻醉药、催产药不当

新生儿出生后即刻通过3个问题对其一般情况进行快速评估：是否足月？是否有呼吸和啼哭？肌张力是否正常？对于足月、肌张力良好、呼吸正常的新生儿仅需常规护理。《新生儿复苏教程》旨在新生儿出生后的黄金1 min内开始呼吸的干预措施，以减少与分娩相关的新生儿死亡（**图18-1**）。对于5%～10%的新生儿来说，出生时简单的刺激（摩擦和擦干）就足以帮助他们建立起自主呼吸；而3%～6%的新生儿需要基本的新生儿复苏步骤（气道清理、正压通气）；

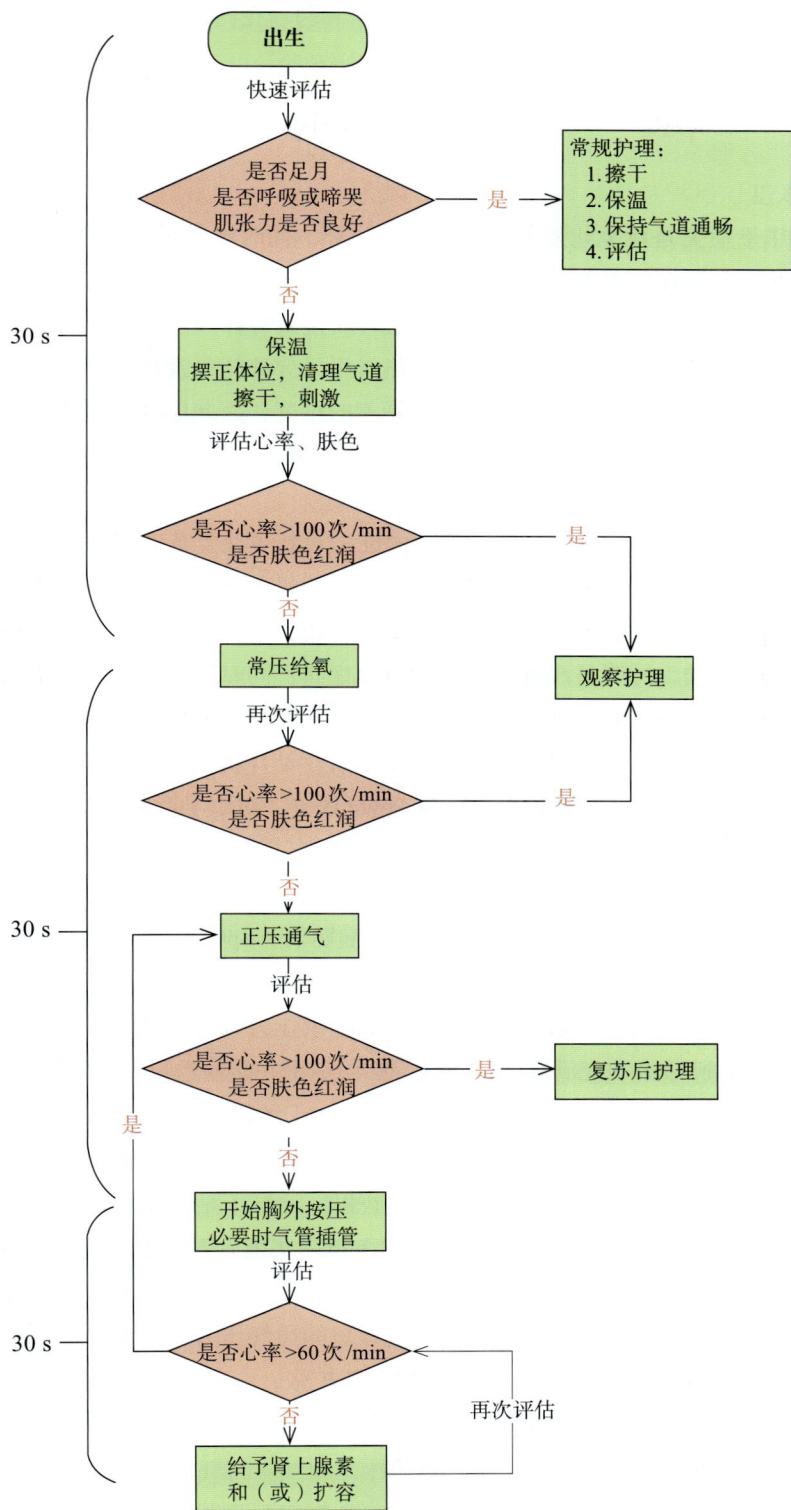

图 18-1 新生儿复苏流程图

只有不足1%的新生儿需要包括气管插管、胸外按压和药物在内的高级复苏。

二、新生儿复苏

1. 稳定体温

尽量减少热量损失是新生儿复苏不可或缺的一环，同时也是影响复苏成功率的关键一环。呼吸窘迫的婴儿通常存在体温调节系统不完善。新生儿较大的体表面积与体重比率使其更易通过传导、对流、蒸发和辐射等方式快速失温。足月新生儿对体温过低的主要防御是通过儿茶酚胺介导的褐色脂肪代谢来实现的。非战栗性产热作用又导致耗氧及代谢率增加，造成的低氧血症、高碳酸血症和低血糖又进一步增加新生儿复苏的难度。因此应将辐射床提前开启，将新生儿置于辐射热源下，全身擦干。但同时也要避免医源性高温，以免引起呼吸抑制和脑损伤。

2. 吸氧

吸氧一直是新生儿复苏的基本措施。近期的证据对新生儿复苏时用100%纯氧提出了挑战。新生儿氧转移效应明显，最新指南推荐对足月新生儿的复苏开始先用室内空气，根据复苏情况再调整氧浓度大小。近期有研究表明，与高浓度氧相比，在新生儿窒息复苏过程中应用低浓度氧复苏的临床效果更佳，可明显改善新生儿的不良症状，同时降低复苏过程中脑损伤及氧中毒的发生风险。对足月新生儿窒息抢救治疗效果而言，采用30%氧浓度与21%氧浓度进行复苏治疗效果相当，且安全可靠，但采用30%氧浓度复苏治疗足月新生儿窒息可有效降低患儿脑损伤率，缩短患儿自主呼吸与首次啼哭时间，提高Apgar评分。对于早产儿（<37周），则推荐使用21%~30%的氧浓度开始复苏，根据脉搏血氧仪显示的血氧饱和度来调整氧气浓度的使用。

如果经过有效的空气正压通气，但心率没有增加或氧合仍然不足，则应该考虑用较高浓度的氧。氧浓度的调节应参考右手或腕部的动脉导管前脉氧（SpO_2）值。

3. 辅助通气

出生后新生儿不再与胎盘联系，只能依靠肺脏呼吸作为氧气的唯一来源。出生数秒后，肺泡内液必须被吸收，肺脏必须充满氧气，肺血管必须扩张并能输送吸入的氧气。通过轻柔刺激、保温及气道吸引仍不能引发自主呼吸的婴儿需要进一步干预以确保充足的通气。

新生儿复苏成功的关键是建立充分的通气。在所有新生儿中，3%~5%需要辅助通气。新生儿需要正压通气的指征是，出生后30 s仍呼吸暂停、通气不足或喘息样呼吸和（或）心率低于100次/min，有以上任一指征者，要求在黄金1 min内实施有效的正压通气。辅助通气可以用气囊面罩、气管插管或置入喉罩（LMA）。通常一般是先用气囊面罩进行辅助通气，临床症状无改善的情况下进行气管插管。另外还需要确定理想的通气压力，时间以及通气频率。作为辅助通气，初始常需要20~25 cmH$_2$O的压力来使得肺扩张，一旦肺已经膨胀开，12~20 cmH$_2$O的充气压力通常就足以维持5~7 ml/kg的正常潮气量，通气频率一般为40~60次/min。少数病情严重的新生儿可用2~3次30~40 cmH$_2$O的压力通气。充气压力过高可带来医源性气胸的风险。同时要适当运用呼气末正压通气（PEEP）。动物实验表明，出生后立即正压通气时，运用低水平的PEEP（5 cmH$_2$O）可防止肺损伤，改善肺顺应性和气体交换。应尽量避免高水平

PEEP，因为其可能会降低肺血流量并增加气胸的危险。氧合是否充足可以通过观察指脉氧、心率、肌张力是否改善来确认。持续正压通气一般不超过2 min，否则可导致胃充气膨胀。经30 s有效正压通气后，如有自主呼吸且心率≥100次/min，可逐步减少并停止正压通气，根据脉搏血氧饱和度决定是否常压给氧；如心率<60次/min，应采取气管插管正压通气或开始胸外按压。

4. 气管插管

当气囊面罩通气无效或需要延长正压通气时间时应进行气管插管。气管插管的指征曾经包括吸引气管内胎粪污染的羊水和气管内给药，但目前这一观念已经修正。

气管插管是复苏过程中一项核心技术，技术要求高、难度大，但也是作用最大、最有效的。气管插管时，婴儿头部应处于正中"嗅物位"。新生儿喉部具有独特的解剖特征，新生儿喉部较成年人的靠前，并且位于$C_2 \sim C_3$水平而非成年人的$C_4 \sim C_5$水平。在正压通气时轻微漏气表明气管导管管径合适（**表18-5**）。管径过大会导致声门下狭窄，而过小又可能会影响充足的通气。气管导管深度应位于气管中段且在气管隆突上$1 \sim 2$ cm，在气管内的位置可以通过双侧呼吸音以及胸廓动度是否对称来确认，也可测定呼气末CO_2。

需要注意的是，当面罩通气失败，气管插管又不成功或不可行时，可使用喉罩建立人工气道。喉罩是一个用于正压人工通气的声门上气道装置。长时间气囊面罩通气向面罩加压，可导致胃胀气和（或）眼睛或面部擦伤。另一方面，气管插管可引起明显的高血压反应继而有脑出血的风险。同时，新生儿气管插管有时很具挑战性。鉴于气囊面罩和气管插管的这些缺点，一些研究人员近来呼吁在新生儿复苏时改用LMA。通常1号喉罩的大小刚好可罩住新生儿喉管入口，现已在足月或早产新生儿的复苏中得到成功应用。LMA的优点包括简单易操作、减少了血流动力学应激反应的发生。值得注意的是，喉罩的使用可能造成软组织损伤、喉痉挛或因气体泄漏而致胃膨胀。

表18-5 气管导管型号推荐

体重(g)	内径(mm)	端唇距离(cm)
<1000	2.5	7
1000~2000	3.0	8
2000~3000	3.5	9
>3500	4.0	10

5. 胸外按压

如果在有效的正压通气30 s后心率仍低于60次/min，就需要在正压通气的同时开始实施胸外按压（**图18-1**）。足月产新生儿心搏骤停的发生率<0.1%。而这最可能与呼吸衰竭有关。缺氧合组织酸中毒导致心动过缓，心肌收缩减弱最终导致心搏骤停。胸外按压与正压通气配合进行，以3：1的比率开始，每分钟120个动作，即90次按压对应30次呼吸，按下时间应短于放松时间，以保证充分的氧气供应，放松时手指不能离开胸壁，以免打乱节奏和损伤组织。胸外按

压对胸廓有一定的挤压，会限制气体的进入。若不进行气管插管，而只是面罩加压给氧，可能会使肺部的膨胀抵不过挤压的力度，进而造成通气不足。此外，需要胸外按压者往往是重度窒息，尽早插管更能迅速有效供氧，及早纠正缺氧，提高复苏成功率。新生儿胸外按压方法通常包括以下两种："拇指按压法"和"双指按压法"（图18-2）。"拇指按压法"即将双拇指按住新生儿胸骨下1/3段，避开剑突，其余手指环绕胸廓并垫在背部起支撑作用。由于这种方法可以让外周血管和冠脉产生更高峰值灌注压，因此一般作为首选按压方法。"双指按压法"在还需要脐带连接的情况下更适用，用一只手中指和示指或无名指的指尖垂直于胸廓方向按压胸骨，另一只手托住背部，以便同时进行多种干预。不管哪种按压法，每次按压要求上下深度达到前后胸直径的1/3左右。新生儿氧饱和度的改善和脉搏跳动明显表明按压有效。经过30 s的按压和通气后可暂停胸外按压并快速评估自主心率是否恢复正常。当心率＞80次/min且脉搏跳动明显时可停止胸外按压。

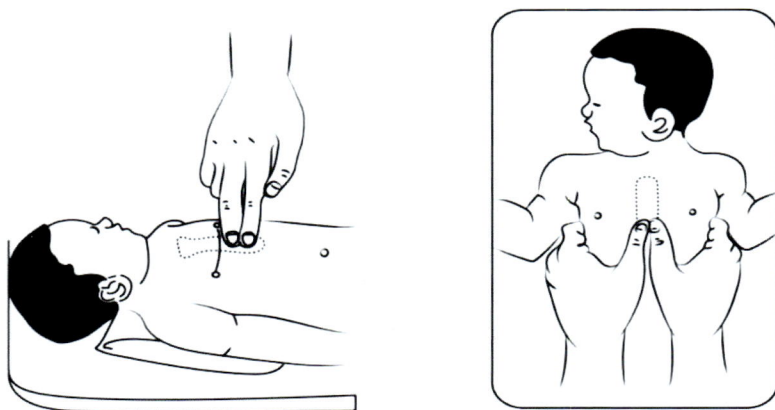

图 18-2　双指按压法和拇指按压法

6. 肾上腺素

部分新生儿虽然给予有效的通气和30 s胸外按压，但是心率仍低于60次/min，此时应考虑使用肾上腺素（图18-1）。肾上腺素可通过激动肾上腺能受体增加心肌收缩力，提高心排量，收缩外周血管，增加组织灌注，增加冠脉灌注压。推荐给药浓度为1∶10 000，首选经静脉给药，给药剂量为10～30 mcg/kg，每隔3～5 min可以重复给药，直到心率恢复到60次/min以上。由于肾上腺素的α和β肾上腺素能活性增加组织氧耗，可导致低氧状态下心肌损害，因此给药前必须建立充足有效的通气。

目前气管内使用肾上腺素存在争议，已不作为常规选择，仅在静脉通路建立失败的情况下紧急使用。新生儿的特殊性可能会阻碍肺泡对药物的吸收，因此气管内给药剂量需要大，一般为静脉给药量的3倍。胎儿循环模式下，通过未闭的卵圆孔和（或）动脉导管，可导致部分肺循环分流，且产后新生儿肺内残存的肺泡液可能使肾上腺素稀释而导致实际用量不足，而缺氧和肾上腺素引起的肺血管收缩又使得肺部血流减少不足以将气管内的给药通过肺泡运转到全身循环系统。大剂量气管内给药可能会引起恶性高血压、心肌功能降低及神经功能损害。

7. 治疗休克

虽然新生儿心肺功能抑制多数是继发于低氧血症，但罕见情况下严重的低容量血症也可导致心肺抑制。在存在潜在病因（产前出血、胎盘早剥、前置胎盘等）的情况下，进行充分有效的复苏后新生儿仍未出现好转，或有明显的失血证据时（肤色苍白、脉搏微弱、心率持续快或者慢），考虑存在低血容量，可进行扩容治疗。新生儿休克的最常见原因是急性脐带压迫，严重脐绕颈可导致胎盘俘获胎儿血液，因为血流可以继续通过较硬的肌性脐动脉流向胎盘，而顺应性较好的脐静脉会被压闭。尽管有各种潜在原因导致新生儿在分娩时失血，但很少需要扩容输液，且不当的扩容反而可能对新生儿产生损害，因此只有在复苏无效并且有明确失血证据的情况下才可扩容治疗。低血容量时可以通过输入等渗晶体液如生理盐水或乳酸林格液，初始剂量为 10 ml/kg，5~10 min 输完，如有必要可以重复输入。

虽然低血容量时补充血容量很关键，但扩容不当可进一步加重心脑损害。如果没有明显的失血证据，则很难把低血容量和正常容量窒息的婴儿鉴别清楚。即使在良好的通气条件下，这两种临床表现都是以发绀、脉搏微弱、毛细血管再充盈迟缓及持续心率较低为特征。由于新生儿的每搏输出量相对比较固定，因此对于正常容量的窒息婴儿，本身心肌功能不全、每搏排血量降低，再增加前负荷将产生不利影响。更有甚者，快速扩容非常容易对窒息新生儿的大脑微循环造成损害。不当扩容的潜在不良反应还包括 10 min Apgar 评分更低、脐动脉血 pH 值下降、更严重的碱缺失以及心肺复苏时间延长。

8. 纠正酸中毒

新生儿复苏过程中另一个有争议的内容就是碳酸氢钠的应用。虽然酸血症损害心肌功能、减弱儿茶酚胺的血流动力学反应，但一项随机对照试验证明，在新生儿复苏时应用碳酸氢钠对死亡率和神经功能预后无明显影响。有研究证明，碳酸氢钠对许多器官系统是有害的，并且可能降低复苏的成功率，而且输注碳酸氢钠可能产生神经、心脏等相关不良反应。外源性碳酸氢钠很容易转变成二氧化碳，继而扩散进心肌细胞和脑细胞内，反而会加重细胞内酸中毒，损害细胞功能。由碳酸氢钠引起的细胞外碱中毒会改变氧合血红蛋白解离曲线，阻碍氧的组织扩散，进而进一步加重细胞内缺氧。注射碳酸氢钠还通过减少 SVR 妨碍大脑和冠脉的灌注。由于颅内出血与快速输注高渗性碳酸氢钠有很强的相关性，新生儿神经功能损害可能会进一步加重，因此目前在新生儿复苏早期已不再应用碳酸氢钠注射液。

9. 脐血管置管

脐带血管内留置导管既可以迅速注射复苏用药，又可以进行血流动力学监测。脐静脉插管为注射肾上腺素和（或）输液扩容提供了可靠的通道。一般用 3.5 F 或 5 F 导管通过脐带残端无菌性穿刺进入脐静脉。导管进入深度 2~3 cm 应该可以抽到血液，继续前进，通常应将导管留置在肝下腔静脉，因为直接肝内灌注药物或高渗性溶液可引起肝坏死或肝门静脉血栓形成。

如果需要频繁测量体循环血压或进行动脉血气分析，可以经脐动脉置管测压。脐动脉导管头部应位于主动脉分叉以上和腹腔动脉、肾动脉、肠系膜动脉以下。对于足月产新生儿，一般将导管送入 9~12 cm 可获得较理想的位置。如果需要留置较长时间，应拍 X 线片确认导管的头部位置是否合适。

10. 复苏的终止

《新生儿复苏教程》还提出了终止复苏的条件和时间，提出当Apgar评分在10 min仍为0时应考虑终止复苏。最新指南对这一说法进行了修改，不再强调Apgar评分，而是提出如果有效的复苏已经进行了20 min后心率仍为0，应考虑停止复苏。

从胎儿向新生儿顺利转化是分娩后迅速发生和完成的一系列生理过程。尽管只有10%的新生儿在出生时需要复苏，但是其过程复杂，需相关医师熟练掌握复苏技能。一般需要复苏的情况在产前或产时都有胎儿和母亲方面的预兆。不及时与不恰当的复苏均可显著增加新生儿的并发症发生率和死亡率，因此所有产房专业人员必须了解新生儿对宫外生存环境适应的生理机制，认识需要复苏的征兆，并在理论和操作技能上做出正确应对。

（韩冲芳）

参考文献

［1］ Lawn JE, Blencowe H, Oza S, et al. Every Newborn:progress, priorities, and potential beyond survival［J］. Lancet, 2014, 384(9938):189-205.

［2］ Manley BJ, Owen LS, Hooper SB, et al. Towards evidence based resuscitation of the newborn infant［J］. Lancet, 2017, 389(10079): 1639-1648.

［3］ Perkins GD, Neumar R, Monsieurs KG, et al. The International Liaison Committee on Resuscitation-Review of the last 25 years and vision for the future［J］. Resuscitation, 2017, 121:104-116.

［4］ Neonatal resuscitation and immediate newborn assessment and stimulation for the prevention of neonatal deaths: a systematic review, meta analysis and Delphi estimation of mortality effect［J］.BMC Public Health, 2011, 11 Suppl 3(Suppl 3):S12.

［5］ Wang DH. New insight into Apgar［J］.Chin J Perinat Med, 2021, 24(3): 165-168.

［6］ Zhou M, Liu JQ. Team training in neonatal resuscitation［J］.Chin J Perinat Med, 2021, 24(3): 178-182.

［7］ Han TY. Neonatal tracheal intubation: Q & A［J］.Chin J Perinat Med, 2021, 24(3):183-186.

［8］ 美国儿科学会.新生儿复苏教程［M］.杭州:浙江大学出版社,2024.

第十九章
产科麻醉规范与指南

第一节　国际麻醉产科镇痛与麻醉实践指南

目前国际上各国家医疗组织通过制定指南来帮助临床决策和保障患者安全，产科麻醉相关指南主要来自美国麻醉医师学会（ASA）、美国妇产科医师学会（ACOG）、美国产科麻醉及围产医学会（SOAP）等相关学会，现将主要的3个与产科麻醉相关的指南进行归纳总结。

一、产科麻醉实践指南（2016）

来源：ASA产科麻醉工作组和SOAP的报告。思维导图详见**图19-1**。

（一）围术期产科麻醉的定义

就目前已更新的指南而言，产科麻醉是指在阴道分娩、剖宫产、残留胎盘清除和产后输卵管结扎过程中进行的麻醉和镇痛临床实践。

（二）指南目的

提高产妇的麻醉监护质量，通过降低麻醉相关并发症的发生率及严重程度来提高产妇安全性，并提高产妇满意度。

（三）指南建议

1. 围麻醉期的评估和准备
1）病史和体格检查

围麻醉期评估与准备
- 病史与体格检查：1. 重点病史和体格检查；2. 椎管内麻醉，检查患者背部；3. 多学科之间沟通
- 血小板计数：1. 根据病史、体格检查和临床体征来决定是否进行血小板计数；2. 健康产妇不需要常规血小板计数
- 血型筛查：血型筛查或交叉配血应取决于产妇病史、预期出血状况以及所在医院规定
- 胎心率监测：1. 椎管内麻醉前进行胎心监测；2. 没有必要全程胎心监测

预防反流误吸
- 透明液体：1. 无合并症的择期剖宫产产妇麻醉前禁饮 2 h；2. 有误吸风险或剖宫产风险较大的产妇，根据具体情况而定
- 固体：1. 临产产妇避免吃固体食物；2. 择期手术禁食 6～8 h
- 建议给予抑酸剂、H_2 受体拮抗剂和甲氧氯普胺预防误吸

自然分娩与助产麻醉管理
- 分娩镇痛时间与结局：无论宫口扩张程度如何，应个体化提供椎管内分娩镇痛
- 剖宫产史产妇行阴道分娩：建议行椎管内分娩镇痛，可考虑早期置入椎管内导管，用于后续镇痛或剖宫产
- 麻醉/镇痛技术
  - 复杂产妇（如双胎妊娠、先兆子痫、困难气道、肥胖等）提前置入椎管内导管
  - 连续硬膜外（CIE）镇痛：1. 用于分娩过程和助产；2. 加入阿片类药物
  - 镇痛药物浓度：低浓度局麻药复合阿片类药物
  - 单次鞘内注射阿片类药物加/不加局麻药
  - 笔尖式腰麻针：最大程度地减少硬脊膜穿破后头痛的风险
  - 腰硬联合镇痛：可以提供有效且快速的分娩镇痛
  - 患者自控硬膜外镇痛：1. 与恒速CIE相比，PCEA效果更佳且局麻药用量更少；2. PCEA可以用或不用背景输注

残留胎盘清除
- 麻醉技术
  - 已有硬膜外导管且患者血流动力学稳定，考虑提供硬膜外麻醉
  - 行椎管内麻醉前评估血流动力学状态
  - 预防反流误吸
  - 谨慎使用镇静镇痛药物
  - 血流动力学不稳定或大出血情况考虑全麻
- 硝酸甘油松弛子宫

剖宫产麻醉管理
- 仪器、设备和人员
- 全麻、硬膜外麻醉、腰麻或CSE麻醉
  - 麻醉选择应个体化
  - 保持子宫左倾位置
  - 大部分剖宫产，选择椎管内麻醉
  - 如果选择腰麻，应当使用笔尖式腰麻针
  - 紧急剖宫产，可使用留置的硬膜外导管进行麻醉
  - 如严重胎心过缓、子宫破裂、大出血和严重胎盘早剥等情况，优先选择全麻
- 预补液或同时补液
- 麻黄碱或去氧肾上腺素：1. 两个药物均可用于治疗椎管内麻醉期间的低血压；2. 产妇无心动过缓，选择去氧肾上腺素
- 椎管内阿片类药物术后镇痛：剖宫产术后镇痛首选

产后输卵管结扎
- 禁食 6～8 h
- 预防反流误吸
- 手术时机和麻醉方式选择应个体化
- 对于大多数产后输卵管结扎术，考虑椎管内麻醉

产科和麻醉急症的管理
- 紧急出血资源管理
  - 产科出血的应急资源：大口径静脉置管、液体加热、血库、输血设备等
  - 紧急情况，使用特定血型或 O 型阴性血
  - 考虑自体血回收技术
- 紧急气道管理设备
  - 具备相应的专业人员和气道管理工具
  - 制定困难气道处理流程
  - 气管插管失败时，考虑面罩通气或声门上气道
  - 无法通气或唤醒患者，及时建立外科气道
- 心肺复苏
  - 产房手术室应配备基本和高级生命支持设备
  - 发生心脏骤停，启动标准复苏
    - 保持子宫左倾位置
    - 如果 4 min 内不能恢复产妇循环，马上实施剖宫产

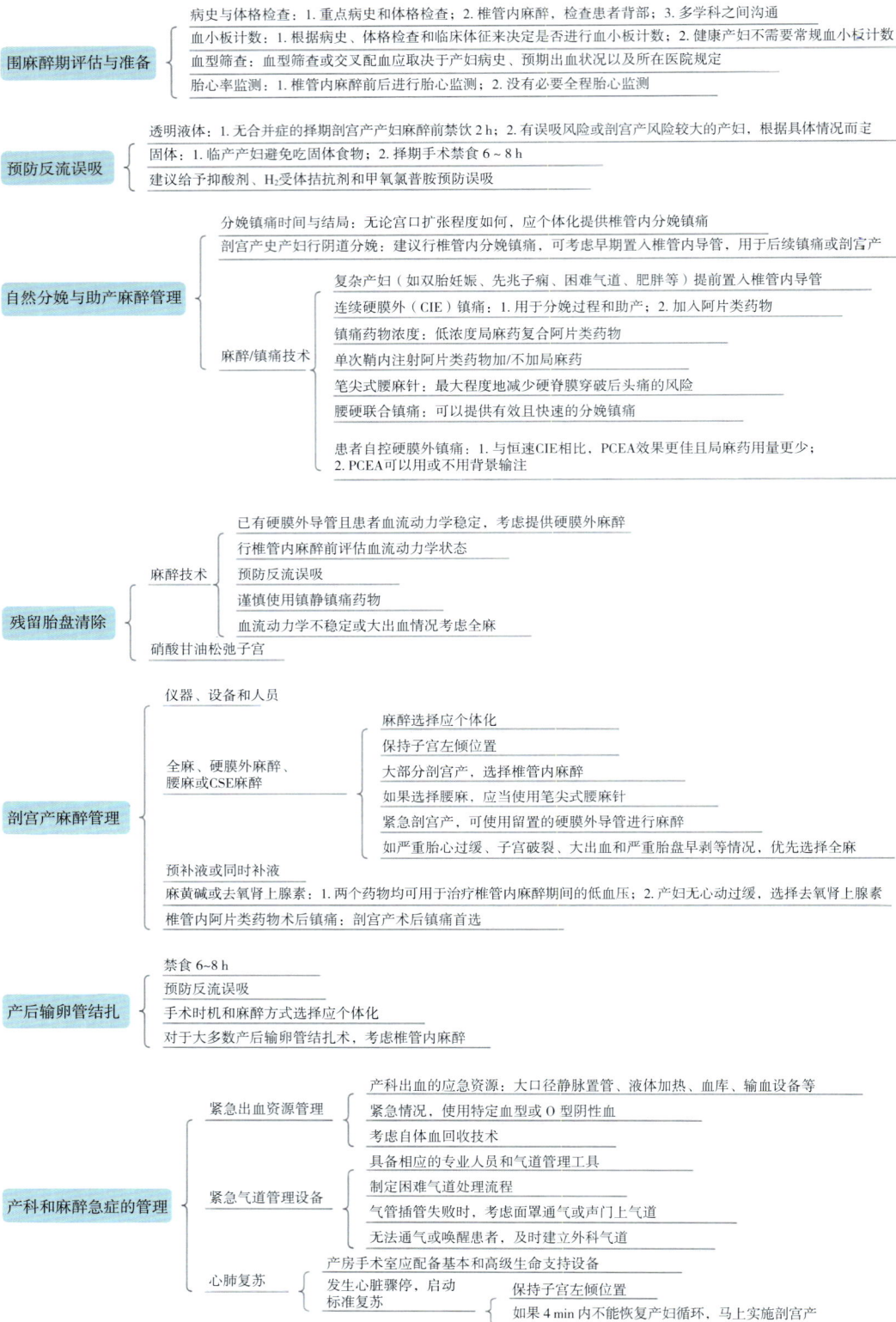

图 19-1　产科麻醉实践指南思维导图

314

建议：

（1）麻醉前进行重点病史和体格检查。

（2）计划行椎管内麻醉时，检查患者背部。

（3）发现重要的麻醉或产科风险因素时，鼓励产科医师和麻醉医师之间沟通。

（4）建立多学科评估团队，鼓励产科医师、麻醉医师和多学科团队的其他成员之间早期和持续的联系。

2）分娩期血小板计数

建议：

（1）麻醉医师应根据产妇的病史、体格检查和临床体征来决定是否进行血小板计数。

（2）健康产妇不需要常规血小板计数。

3）血型筛查

建议：

（1）对于自然分娩或剖宫产的健康产妇，不需要常规交叉配血。

（2）是否需要血型筛查或交叉配血，应当取决于产妇病史、预期出血并发症（如前置胎盘产妇合并胎盘植入和既往有子宫手术史）和所在医院的规定。

4）围麻醉期胎心率监测

建议：

（1）实施椎管内麻醉前后都要有专业的医护人员进行胎心监测。

（2）全程胎心监测可能没有必要，在实施椎管内麻醉操作阶段实行胎心监测不太可能。

2. 误吸预防

1）透明液体

建议：

（1）对于无并发症的自然分娩产妇，允许口服适量的透明液体。

（2）择期剖宫产的无合并症产妇麻醉诱导前，禁饮 2 h。透明液体包括但不限于水、无果肉的果汁、碳酸饮料、黑咖啡和运动饮料。摄入液体的固体成分比液体量更重要。

（3）对于有误吸风险（如病态肥胖、糖尿病和困难气道）或剖宫产风险增大（如不确定胎心异常）的产妇，要根据具体情况个体化而定。

2）固体

建议：

（1）临产产妇应避免吃固体食物。

（2）行择期手术（如择期剖宫产或产后输卵管结扎）的患者应根据摄入食物类型禁食 6～8 h。

3）抑酸剂、H_2 受体拮抗剂和甲氧氯普胺

建议：在手术（比如剖宫产或产后输卵管结扎）前，考虑及时给予抑酸剂、H_2 受体拮抗剂和（或）甲氧氯普胺预防误吸。

19

3. 自然分娩和助产的麻醉管理

1）椎管内分娩镇痛的时机与分娩结局

建议：

（1）提供分娩早期（宫口＜5 cm）的椎管内镇痛。

（2）无论宫口扩张如何，应在个体化基础上提供椎管内镇痛。

2）剖宫产史产妇的阴式分娩和椎管内镇痛

建议：

（1）为剖宫产史产妇尝试阴道分娩提供椎管内镇痛。

（2）可考虑早期置入椎管内导管，用于后续的镇痛或剖宫产。

3）麻醉/镇痛技术

（1）复杂产妇早期置入椎管内导管。

建议：对有产科问题（如双胎妊娠、先兆子痫）或麻醉问题（如预期的困难气道或肥胖）时，尽早置入椎管内导管。

（2）连续硬膜外镇痛。

建议：① 可用于分娩过程和助产；② 加入阿片类药物可减少局麻药的浓度，改善镇痛质量和减少运动神经阻滞。

（3）镇痛药浓度。

建议：使用低浓度的局麻药复合阿片类药物，尽可能减少运动神经阻滞。

（4）单次鞘内注射阿片类药物加/不加局麻药。

建议：① 可提供有效但时间限制的阴道分娩镇痛；② 预计分娩时间较长或可能剖宫产时，考虑使用椎管内置管技术；③ 可加用局麻药以延长镇痛持续时间并提高镇痛质量。

（5）笔尖式腰麻针。

建议：使用笔尖式腰麻针以最大限度地减少硬脊膜穿破后头痛的风险。

（6）腰硬联合镇痛。

建议：腰硬联合镇痛技术可以提供有效且快速的分娩镇痛。

（7）患者自控硬膜外镇痛。

建议：① 可为分娩提供有效且灵活的镇痛；② 与恒速连续硬膜外镇痛相比，患者自控硬膜外镇痛效果更佳且局麻药用量更少；③ 患者自控硬膜外镇痛可以用或不用背景输注。

4. 残留胎盘的清除

建议：

1）麻醉技术

（1）如果有硬膜外导管并且患者血流动力学稳定，考虑提供硬膜外麻醉。

（2）进行椎管内麻醉前评估血流动力学状态。

（3）考虑预防误吸。

（4）谨慎地使用静脉镇静/镇痛药物，以避免产后可能出现的呼吸抑制或肺误吸

（5）在涉及血流动力学不稳定的产科大出血情况下，考虑优先全麻。

2）硝酸甘油

硝酸甘油可松弛子宫。

5. 剖宫产麻醉管理

1）仪器、设备和人员

建议：

（1）分娩手术室应配备与手术室相当的仪器、设备和人员。

（2）分娩手术室应提供用于治疗潜在并发症（如插管失败、镇痛/麻醉不全、低血压、呼吸抑制、局麻药毒性反应、瘙痒和呕吐）的资源。

（3）配备相应的人员和设备来管理全麻或椎管内麻醉后的产妇。

2）全麻、硬膜外麻醉、腰麻或CSE麻醉

建议：

（1）麻醉选择应个体化，根据各种因素（如麻醉、产科、胎儿危险因素、产妇需求以及麻醉医师的判断）来决定。

（2）保持子宫左倾位置。

（3）对于大部分剖宫产，考虑椎管内麻醉。

（4）如果选择腰麻，应当使用笔尖式腰麻针。

（5）紧急剖宫产，可使用留置的硬膜外导管进行麻醉。

（6）在某些情况下（如严重的胎心过缓、子宫破裂、严重出血和严重胎盘早剥），优先选择全麻。

3）预补液或同时补液

建议：

（1）预补液或同时补液可减少剖宫产腰麻后低血压的发生率。

（2）不要等待一定量的液体输注后才开始腰麻。

4）麻黄碱或去氧肾上腺素

建议：

（1）均可用于治疗椎管内麻醉期间的低血压。

（2）产妇无心动过缓的情况下，考虑选择去氧肾上腺素。

5）椎管内阿片类药物术后镇痛

建议：椎管内阿片类药物是椎管内麻醉剖宫产术后镇痛的首选，优于间断静脉/肌注用药。

6. 产后输卵管结扎

建议：

（1）根据摄入的食物类型在手术前禁食6～8 h。

（2）考虑预防误吸。

（3）手术时机和麻醉方式的选择应根据麻醉危险因素、产科危险因素以及产妇自己的选择而个体化。

（4）对于大多数产后输卵管结扎术，考虑椎管内麻醉。分娩期间使用阿片类药物的产妇胃排空会延迟；分娩时放置的硬膜外导管可能随着分娩时间的延长而失败。

7. 产科和麻醉急症的管理

1）紧急出血情况资源的管理

建议：

（1）产科出血的应急资源：大口径静脉置管；液体加热；气流加热毯；血库资源；加压静脉输液、输血设备。

（2）紧急情况下，使用特定血型或O型Rh阴性血。

（3）考虑自体血回收技术。

2）紧急的气道管理设备

建议：

（1）产房应具备相应的专业人员和处理紧急气道的工具。

（2）实施椎管内阻滞时，必须具有基本气道管理设备（喉镜、气管导管和管芯、氧气源、吸引器、加压面罩、药物）。

（3）制定困难气道处理流程。

（4）当气管插管失败时，考虑面罩通气或声门上气道（喉罩，插管喉罩）维持通气。

（5）如果无法通气或唤醒患者，及时建立外科气道。

3）心肺复苏

建议：

（1）产房手术室应配备基本和高级的生命支持设备。

（2）发生心搏骤停，启动标准复苏流程。保持子宫左倾位置；如果4 min内不能恢复产妇循环，马上实施剖宫产。

二、美国产科麻醉及围产医学会共识声明（2019）

来源：预防和监测剖宫产镇痛时使用椎管内吗啡所引起的呼吸抑制的监测建议。

剖宫产是美国最常进行的住院手术，大多数妇女使用椎管内吗啡用于术后镇痛，本文件的目的是就椎管内吗啡给药后产妇的监测提供专家共识建议。

（一）指南目的

（1）支持SOAP的使命，以改善产妇和新生儿的妊娠相关结局。

（2）通过减少不必要的呼吸监测的资源负担，鼓励在剖宫产术后使用高效的镇痛技术。

（3）通过减轻剖宫产术后健康产妇过度的呼吸监测，促进以产妇为中心的护理。

（4）将临床警惕性和强化呼吸监测重点放在那些接受椎管内吗啡给药后呼吸抑制高风险的产妇身上。

（二）总结要点

（1）几十年来，椎管内阿片类药物已安全地用于数百万剖宫产产妇。健康产妇由于使用椎

产科精确麻醉

管内吗啡而发生呼吸抑制，从而引起严重发病率或死亡率的文献或报告极为罕见。

（2）目前支持或指导接受椎管内麻醉吗啡的剖宫产产妇术后监测或预防不良呼吸时间所需的最佳呼吸监测方式、频率和持续时间的证据有限。

（3）对于有合并症或易患呼吸抑制的高危患者，应适当调整监测。

（4）与全身使用阿片类药物相比，椎管内吗啡的镇痛更佳，应优先用于剖宫产术后镇痛，同时不增加呼吸抑制的风险。使用低剂量椎管内吗啡联合多模式镇痛药（如NSAIDs、对乙酰氨基酚等）可提供有效镇痛，同时最大限度地降低瘙痒、恶心、呕吐和可能的呼吸抑制等不良反应的风险。

（三）建议

1. 对剖宫产术后镇痛椎管内使用吗啡后呼吸频率监测和方式

建议：应基于患者风险分层、椎管内吗啡给药剂量和临床具体情况。

（1）在低风险健康的产妇中使用超低剂量鞘内吗啡（≤0.05 mg）或硬膜外吗啡（≤1 mg）时：除剖宫产术后常规监测外，不进行额外的呼吸监测。

（2）在低风险、健康的产妇中使用低剂量鞘内吗啡（＞0.05 mg，≤0.15 mg）或硬膜外（＞1 mg，≤3 mg）时：除剖宫产术后常规监测外，术后12 h内每2 h进行1次呼吸频率监测和镇静评估。

（3）在低风险健康的产妇中使用低剂量鞘内吗啡（＞0.15 mg）或硬膜外吗啡（＞3 mg）：根据美国麻醉医师协会预防实践指南进行监测。

2. 对剖宫产术后呼吸抑制患者风险分层

1）增加呼吸抑制风险的因素

（1）非产妇与产妇人群相关的危险因素：肥胖、已知或疑似阻塞性睡眠呼吸暂停、慢性阿片类药物使用或滥用、显著的呼吸系统疾病、心脏或手术并发症以及在术中或麻醉后恢复室使用阿片类药物后监测到的不良呼吸事件。

（2）产妇人群的其他风险因素：先兆子痫和硫酸镁的使用。

2）建议

（1）择期非紧急临床情况：进行重点的病史和体格检查来识别椎管内吗啡给药后呼吸抑制风险增加的产妇；无论是否鞘内使用吗啡，都应评估和筛查呼吸抑制的危险因素。

（2）紧急临床情况：剖宫产术前不能对患者进行风险分层时，应在术后进行重点的病史和体格检查来评估呼吸监测。

（3）对于无呼吸抑制风险因素的低危剖宫产产妇，用椎管内吗啡剂量来指导呼吸监测的频率、持续时间和方式。

（4）对于≥1种合并症和处于呼吸抑制高风险的高危产妇，应根据麻醉医师的临床判定、机构指南与椎管内阿片类药物相关的呼吸抑制指南来进行呼吸监测。

3. 对健康产妇

强烈建议健康产妇剖宫产术后镇痛首选使用椎管内吗啡。

19

4.镇痛方式

强烈建议使用低剂量鞘内吗啡或硬膜外吗啡,除椎管内吗啡外,多模式非阿片类药物镇痛也有益于使用。

三、产科椎管内阻滞相关神经监测的安全指南（2020）

产科区域镇痛/麻醉后出现严重的神经系统病变（如椎管内血肿）很少见,但早期发现可能对避免永久性损伤至关重要。由于正常椎管内阻滞后恢复时间长短不一,因此很容易忽略潜在的病变。该指南对产科椎管内阻滞后的恢复情况进行监测,并在恢复延迟或出现新的症状时进行升级,以防止出现严重的神经系统病变。

（一）定义和范围

这里的椎管内镇痛或麻醉是指任何在产科进行的硬膜外麻醉、腰麻或腰硬联合麻醉,除了分娩镇痛、剖宫产麻醉外,还包括其他产科适应证的镇痛或麻醉,如孕期宫颈环扎术或分娩后残留胎盘清除。该指南旨在指导产科椎管内阻滞恢复期的监测和管理,而对异常广泛阻滞、低血压或局麻药中毒等急性并发症的处理不做指导。

（二）分娩镇痛

硬膜外分娩镇痛的主要方法是低剂量低浓度的局麻药复合阿片类药物,给药方式可以是脉冲式间断输注或持续输注。尽管"低剂量"方案的硬膜外镇痛经常被称为"可行走的"镇痛技术,但实际上产妇也可能出现明显的运动阻滞。

专家组建议:

（1）腿部力量可作为脊髓功能正常的关键监测指标。对于接受持续硬膜外镇痛的产妇,在监测感觉阻滞的同时应进行直腿抬高测试。感觉和运动阻滞应每小时评估一次,同时与其他心血管参数的监测相结合。

（2）如果产妇不能直腿抬高,麻醉医师需警惕,应结合阻滞的其他表现、硬膜外给药的性质和时间,决定是否需要进一步处理。绝大多数的异常广泛阻滞是由于硬膜外导管置管不当引起的。如果对运动和感觉阻滞程度存疑,在评估产妇后需迅速进行如下处理:① 停止硬膜外输注或暂缓下一次给药;② 拔除或重置硬膜外导管。

（三）产科手术麻醉

对产科麻醉来说,最常用的椎管内阻滞方法是腰麻或腰硬联合麻醉,其局麻药的浓度和剂量均高于分娩镇痛。通常,麻醉医师会以出现显著的运动阻滞及感觉阻滞平面的高度作为麻醉充分的评价指标。麻醉恢复可能需要数小时,在此期间,已经存在或正在发展的严重神经并发症可能会被掩盖。据报道,剖宫产术后感觉运动阻滞的恢复通常是在布比卡因腰麻后 2 ~ 3 h、布比卡因和（或）利多卡因硬膜外麻醉后 3 ~ 5 h,但实际恢复情况往往个体差异很大,意外的长时间阻滞（最长可达 24 ~ 48 h）也偶有发生，其原因目前无法解释。

专家组建议，所有产妇在椎管内阻滞恢复期，应在最后一次硬膜外/蛛网膜下腔给药后 4 h 进行直腿抬高测试，该评估可以与其他产后评估同时进行。如果产妇在 4 h 后仍无法恢复，麻醉医师应进行全面评估。此外，应告知产妇运动和感觉功能恢复的可能时间，如有延迟，应鼓励她们及时告知医务人员。建议将 Bromage 评分作为评估运动阻滞的标准化方法。

椎管内阻滞后运动阻滞 Bromage 评分：1 级，完全阻滞，膝、踝关节不能活动；2 级，可曲踝；3 级，可曲膝，踝关节可自由活动；4 级，无阻滞，膝、踝关节均可自由活动。

（四）升级管理

实际上，给药后 4 h 不能直腿抬高并不代表患者一定存在潜在病变，特别是在使用大剂量局麻药后，但在此期间感觉/运动阻滞平面会有稳定的消退，如果阻滞平面并未消退，甚至运动阻滞增加，此时麻醉医师应考虑升级管理。

这时可能需要神经内科、神经外科或放射科会诊才能完成，脊柱磁共振成像是疑似病例的首选诊断方法。因此需考虑获得磁共振的便利性以及可能需要进一步转诊，每家医疗机构都应制定指导方针/政策，以便迅速升级诊疗。症状和体征的延迟发现可能会因临床诊断、转诊、影像学检查的延迟而加重。

（五）危险因素

我们不可能通过一种诊断方法就明确区分长时间阻滞和严重并发症，因为两者有重叠特征并且后者往往罕见。但是在病情加重时，切记要考虑到出现严重并发症的可能性，此时就需要关注相关的危险因素，这也是做出适当决策的关键。相似的临床表现可能有不同的管理措施，这取决于各个危险因素存在与否及其组合（表 19–1）。这些危险因素可能出现在椎管内阻滞之前或硬膜外/蛛网膜下腔置入导管后。

表 19–1　硬膜外血肿或脓肿发生的危险因素

增加血肿风险的因素	凝血病包括血小板减少症
	抗凝药
	血管系统异常/血管脆性增加
	椎管内操作多次尝试并发生出血
增加脓肿风险的因素	免疫抑制或缺陷
	脓毒症
	长时间留置导管/导管阻塞/无菌破坏
增加延迟诊断风险的因素	手术或其他因导致长期不动，妨碍了监测
	语言/沟通困难
	科室工作繁忙，工作人员多次变动，交接班不当
增加病变风险的因素	预先存在的脊柱病变，如椎管狭窄

19

（六）产后神经损伤

大多数产后的神经损伤问题应该在出院前被检查出来。然而，产妇可能在出院后才发展成或意识到异常的神经学改变。所有在分娩后出现急性运动或感觉丧失的产妇都需要紧急检查，特别是出现相关性头痛时。医院应该有当地的协议或政策，以促进产后妇女再次入院，以便进行必要的调查和治疗。

第二节　中国麻醉产科镇痛与麻醉实践指南

中华医学会麻醉学分会产科麻醉学组组织专家，根据现有文献证据的综合分析、专家意见、临床可行性数据，并结合我国国情，在《中国产科麻醉专家共识（2017版）》的基础上撰写了《中国产科麻醉专家共识（2020版）》。本专家共识的内容主要包括剖宫产手术麻醉、高危产科麻醉及并发症的处理等。适用对象为麻醉科医师，同时也可供麻醉护士、产科医师、助产士及手术护士参考。

一、剖宫产麻醉

（一）麻醉前评估和准备

（1）病史采集：重点关注产科合并症和并发症。

（2）体格检查：如拟行椎管内麻醉，应检查腰背部及脊柱情况。

（3）实验室检查：血常规、凝血功能等。

（4）胎心率检查：由专业人员监测胎心率。

（5）预防反流误吸：择期手术禁水 2 h，禁食 6~8 h；急诊饱胃或型全麻的产妇，麻醉前给予抑酸剂、H_2 受体拮抗剂和（或）甲氧氯普胺。

（6）多学科会诊。

（7）麻醉物品和设备：人工气道相关的设施设备；麻醉科医师应熟练掌握应对各种困难气道的策略，同时还须准备与术中异常情况处理相关的药品和新生儿抢救的设施设备。

（二）麻醉方法选择

（1）主要包括椎管内麻醉和全身麻醉。

（2）麻醉方法的选择应个体化。

（3）对大多数剖宫产手术，建议优先选择椎管内麻醉。

（4）全身麻醉适应证包括但不仅限于：存在椎管内麻醉禁忌的情况；存在产科危急重症如羊水栓塞、子宫破裂、胎盘早剥、严重产科大出血以及脐带脱垂、严重胎心异常需要紧急剖宫产者；其他，如术中需抢救和气道管理的产妇。

（三）主要麻醉技术及其操作规范

1. 硬膜外麻醉

硬膜外麻醉具有麻醉效果良好、麻醉平面和血压较容易控制、对母婴安全可靠等优点。但存在麻醉起效时间较长、可能出现镇痛不全或牵拉反应等缺点。

1）禁忌证

包括：孕产妇拒绝；患有精神病、严重神经官能症、精神高度紧张等不能配合操作者；严重脊柱畸形、外伤等可能影响穿刺者；休克、低血容量等血流动力学不稳定者；穿刺部位感染或菌血症可能导致硬膜外感染者；低凝血功能状态者；血小板数量 $< 50 \times 10^9 / L$ 者；其他可能导致椎管内出血、感染者。

2）麻醉实施

（1）麻醉操作体位：侧卧屈曲位或坐位。

（2）穿刺点：$L_1 \sim L_2$ 或 $L_2 \sim L_3$ 椎间隙。

（3）穿刺方法：可选择正中路、旁正中路或侧路进行穿刺；判断是否进入硬膜外腔可采用负压消退法（建议优先选用生理盐水，而非空气），如具备条件，也可采用超声技术；硬膜外穿刺成功后向头端置入导管 $3 \sim 5$ cm。

（4）局麻药选择：① 利多卡因：具有心脏毒性小、对母婴影响小的优点。1.5% ~ 2% 的盐酸利多卡因是剖宫产硬膜外麻醉时常用的局麻药，对母婴安全有效。碱化利多卡因可以缩短起效时间，临床上常选用 1.7% 的碳酸利多卡因作为急诊剖宫产硬膜外麻醉的局麻药，特别适合硬膜外分娩镇痛产妇中转剖宫产时应用。② 布比卡因：相较利多卡因，布比卡因起效慢，心脏毒性高，目前较少用于剖宫产硬膜外麻醉。如无其他局麻药可选择，可应用 0.5% 的布比卡因。需要注意的是，产科麻醉禁用 0.75% 的布比卡因原液。③ 罗哌卡因：具有低心脏毒性和低神经毒性的优点，低浓度时运动-感觉神经阻滞分离的特点较其他局麻药明显，但起效较慢。临床上常选择 0.5% ~ 0.75% 的罗哌卡因用于剖宫产硬膜外麻醉。④ 左旋布比卡因：左旋布比卡因是布比卡因的 S 异构体（即左旋体），临床药效与布比卡因相似，但安全性高于布比卡因。临床上常选择 0.5% ~ 0.75% 的左旋布比卡因用于剖宫产硬膜外麻醉。⑤ 氯普鲁卡因：具有起效迅速、作用时间短暂、水解速度快、在体内迅速代谢的特点。临床上常选择 3% 的氯普鲁卡因用于紧急剖宫产硬膜外麻醉，特别适合硬膜外分娩镇痛产妇中转剖宫产时应用。

（5）建议麻醉阻滞最高平面：$T_6 \sim T_4$。

（6）用法用量：硬膜外麻醉局部麻醉药用量较大，应警惕局部麻醉药中毒等不良反应。预防措施包括注药前回抽、给予试验剂量（1.5% 的利多卡因 2 ml）以排除导管置入血管内；配伍（1 : 400 000）~（1 : 200 000）肾上腺素（合并心脏病、子痫前期的产妇慎用）等。

2. 腰麻

腰麻具有起效迅速、效果确切、肌松完善、局麻药用量少的优点，但存在低血压发生率高、硬脊膜穿破后头疼、麻醉时间有限（连续蛛网膜下腔麻醉除外）等缺点。

1）禁忌证

包括：孕产妇拒绝；患有精神病、严重神经官能症、精神高度紧张等不能配合操作的孕产妇；严重脊柱畸形、外伤等可能影响穿刺的孕产妇；休克、低血容量等血流动力学不稳定的孕产妇；穿刺部位感染或菌血症可导致椎管内感染的孕产妇；低凝血功能状态的孕产妇；血小板数量 $< 50 \times 10^9/L$ 者；中枢神经系统疾病，特别是脊髓或脊神经根病变的孕产妇；其他可能导致椎管内出血、感染者。

2）麻醉实施

（1）麻醉操作体位：左侧屈曲位或坐位。

（2）穿刺点：优先选择 $L_3 \sim L_4$ 椎间隙。

（3）穿刺方法：建议选用笔尖式腰麻针行正中路穿刺，确认腰麻针进入蛛网膜下腔（有脑脊液流出）后注入局麻药。

（4）麻醉药物选择：临床常用局麻药为罗哌卡因和布比卡因。罗哌卡因常用剂量为 $10 \sim 20$ mg，布比卡因常用剂量为 $5 \sim 15$ mg。腰麻时可伍用鞘内阿片类药物以减少局麻药用量、降低低血压发生率和改善麻醉效果。鞘内常用阿片类药物为舒芬太尼 $2.5 \sim 5$ μg、芬太尼 $10 \sim 25$ μg。禁用利多卡因和氯普鲁卡因。可以通过混合葡萄糖将腰麻药液配置成重比重液，葡萄糖浓度不宜超过8%。相较于等比重或轻比重液，重比重腰麻可缩短起效时间，改善腰麻效果以及利于麻醉平面调整。

（5）建议麻醉阻滞最高平面：$T_6 \sim T_4$。

（6）如有必要，可谨慎选用连续蛛网膜下腔麻醉。

3. 腰硬联合麻醉

腰硬联合麻醉具有起效迅速、麻醉完善、时控性强的优点。但也存在发生硬脊膜穿破后头疼、低血压、全脊麻的风险。

1）禁忌证

同硬膜外麻醉和腰麻。

2）麻醉实施

（1）麻醉操作体位：左侧屈曲位或坐位。

（2）穿刺点：单点法（针内针）——推荐优先选择 $L_3 \sim L_4$ 椎间隙。双点法——硬膜外穿刺点选择 $L_1 \sim L_2$ 或 $T_{12} \sim L_1$ 椎间隙，腰麻穿刺点选择 $L_3 \sim L_4$ 或 $L_4 \sim L_5$ 椎间隙。

（3）单点法（针内针）先行硬膜外穿刺，穿刺成功后用笔尖式腰麻针经硬膜外穿刺针管腔穿破硬膜，确认脑脊液流出后缓慢注入腰麻药液。拔出腰麻针，经硬膜外针置入硬膜外导管。双点法先行硬膜外穿刺，成功后留置硬膜外导管备用，然后行腰麻穿刺，确认脑脊液流出后缓慢注入腰麻药液。

（4）麻醉药物选择：同单纯腰麻或单纯硬膜外麻醉时的药物配伍。如麻醉开始即同步应用硬膜外麻醉，腰麻药物剂量可适当减少。

4. 全身麻醉

全身麻醉具有起效迅速、保障通气、麻醉可控、舒适度高等优点，但也存在反流误吸、新生儿抑制、术中知晓、插管拔管困难等缺点。现有证据还不支持全身麻醉作为剖宫产手术的优先麻醉方式，因此应严格掌握适应证。

麻醉实施

（1）麻醉诱导：麻醉诱导建议选择快速序贯诱导。合并有严重心脏病、血流动力学不稳定者麻醉诱导时应避免注药速度过快，以减轻对血流动力学的影响。诱导前常规吸纯氧3～5 min，或深吸气5～8次（氧气流量10 L/min）。麻醉诱导一般应在手术的各项准备措施（如消毒、铺巾等）完成后开始。

（2）麻醉诱导药物选择：

① 静脉麻醉药。硫喷妥钠：是经典的产科全身麻醉诱导药物，具有代谢快、对母体安全、新生儿呼吸抑制轻等优点。推荐剂量为：4～5 mg/kg。丙泊酚：是短效静脉麻醉药，起效快，维持时间短，苏醒迅速。术中知晓发生率较硫喷妥钠低，是剖宫产全身麻醉诱导的常用药物。大剂量时应注意其对产妇血压的影响。推荐剂量为1.5～2.5 mg/kg。依托咪酯：对循环影响较小。起效快、维持时间短。但对新生儿皮质醇合成有一定的抑制作用，较少用于剖宫产全身麻醉。适用于血流动力学不稳定或对血流动力学波动耐受性差的孕产妇。推荐剂量：0.2～0.3 mg/kg。其他：氯胺酮镇痛作用强，对新生儿影响小，特别适用于血容量低、合并哮喘时的麻醉诱导。推荐剂量0.5～1 mg/kg。艾司氯胺酮为右旋氯胺酮，较氯胺酮镇痛效能更强，苏醒更快，精神方面的不良反应更少。

② 阿片类镇痛药。传统上，不建议将阿片类镇痛药物用于剖宫产全身麻醉的诱导。但越来越多的研究支持其应用于剖宫产全身麻醉的诱导，特别是合并子痫前期、妊娠期高血压、对血流动力学波动耐受性差的心脑血管疾病产妇，强烈建议应用阿片类镇痛药。谨记，只要应用阿片类药物即需要做好新生儿复苏准备。芬太尼：起效快，作用时间长，易透过血胎屏障。推荐剂量为2～5 μg/kg静脉注射。舒芬太尼：与芬太尼类似，但效能大于芬太尼。推荐剂量为0.2～0.5 μg/kg静脉注射。瑞芬太尼：速效、短效的阿片类镇痛药，持续应用无蓄积效应。对产妇可提供良好镇痛，同时对胎儿无明显不良反应，是产科全身麻醉诱导的首选阿片类药物。推荐剂量0.5～1 μg/kg静脉注射或以4 ng/ml效应室目标浓度靶控输注。其他阿片类药物：布托啡诺、纳布啡具有κ受体激动、μ受体激动拮抗作用。对内脏痛作用有一定优势，可用于胎儿娩出后的麻醉维持或术后镇痛。

③ 肌肉松弛剂（肌松药）。氯化琥珀胆碱：起效快、作用时间短，是经典的产科全身麻醉诱导的肌松药。推荐剂量1～1.5 mg/kg静脉注射。罗库溴铵：是至今起效最快的非去极化肌松药，3倍ED95剂量时起效时间与氯化琥珀胆碱相当，推荐剂量0.6～1.2 mg/kg静脉注射。

为减少全身麻醉诱导药物的剂量，同时又能有效抑制麻醉诱导气管插管的应激反应，建议在上述全身麻醉诱导药物组合的基础上，配伍应用硫酸镁、右美托咪定、利多卡因等药物。

（3）建立人工气道：建议优先选择气管插管。随着声门上人工气道装置的改良，越来越多的证据支持声门上人工气道装置（如喉罩）用于剖宫产全身麻醉，特别是禁食充分、低反流风险的产妇以及气管插管失败者，建议优先选用双管型喉罩。当选用喉罩作为人工气道时，因其置入刺激较小，诱导可不使用阿片类镇痛药物。在人工气道建立前，不反对正压人工面罩通气，但需要控制通气压力（<15 cmH₂O）。

（4）麻醉维持：在胎儿娩出前，应特别注意麻醉深度和药物对新生儿抑制之间的平衡。可复合应用麻醉药物以减少单一药物剂量，可全凭静脉麻醉，也可静吸复合麻醉。尽量缩短麻醉诱导开始至胎儿娩出的时间，最好控制在 10 min 以内。

胎儿娩出后，重点考虑麻醉深度、麻醉药物对子宫收缩的影响。卤素类吸入麻醉药（如七氟烷、异氟烷等）、静脉麻醉药都有抑制子宫平滑肌收缩的作用，而卤素类药物作用更明显。因此，胎儿娩出后应降低吸入麻醉药浓度，适当增加镇静药、镇痛药剂量。

（四）低血压防治策略

1. 体位

胎儿娩出前保证子宫左倾位，以减轻或解除子宫对腹主动脉和（或）下腔静脉的压迫，避免仰卧位低血压综合征的发生。

2. 液体扩容

可以在麻醉前（预扩容）或麻醉开始即刻（同步扩容）输注 500～1000 ml 的液体（晶体液、胶体液均可），以预防麻醉（主要是椎管内麻醉）期间低血压。

3. 血管活性药物

应用血管活性药物是防治椎管内麻醉低血压的主要策略。

（1）α_1 受体激动剂：α_1 受体激动剂如去氧肾上腺素、甲氧明等仅激动外周血管 α_1 受体，可使收缩压及舒张压同时升高，又能减慢心率、降低心肌氧耗，并且对胎儿的酸碱平衡影响小，可作为产科低血压防治的一线药物。需要注意掌握合适剂量，避免反应性高血压及反射性心动过缓。预防性应用：去氧肾上腺素 20～40 µg 静脉注射或 0.5 µg/（kg·min）静脉输注；甲氧明 1～2 mg 静脉注射或 4 µg/（kg·min）静脉输注。治疗性应用：去氧肾上腺素 50～100 µg 静脉注射；甲氧明 2～3 mg 静脉注射。

（2）去甲肾上腺素：具有强效的 α_1 受体兴奋作用，又有微弱的 β 受体作用。提升血压效果好，没有明显的反射性心动过缓的不良反应。也可以作为低血压防治的一线药物。预防性应用：4～6 µg 静脉注射或 0.08 µg/（kg·min）静脉输注。治疗性应用：6～10 µg 静脉注射。

（3）麻黄碱：直接兴奋 α、β 受体，也可促使去甲肾上腺素能神经末梢释放去甲肾上腺素而产生间接作用，从而提升血压。其缺点是心率增快、心肌耗氧增加，可增加新生儿酸血症的发生率。可作为产科低血压防治的二线药物。推荐用法：5～15 mg 静脉注射或滴注。

二、高危产科麻醉及并发症的处理

（一）前置胎盘、胎盘早剥、凶险性前置胎盘、胎盘植入

1. 麻醉前准备

（1）确定异常胎盘的类型。

（2）评估术前循环功能状态和贫血程度。

（3）根据病情，留置桡动脉、颈内静脉穿刺导管行血流动力学监测。如具备条件，术前留置腹主动脉、髂总动脉或髂内动脉球囊。

（4）准备血液回输相关设施设备。

2. 麻醉选择

（1）如果母体、胎儿情况尚好，预计出血量较少，可选择椎管内麻醉，备全身麻醉。

（2）如果母体、胎儿情况尚好，预计出血量较大，可先选择椎管内麻醉，胎儿娩出后视出血情况改气管插管全身麻醉。

（3）如果胎儿情况较差需要尽快手术，或母体有活动性出血、低血容量休克，有明确的凝血功能异常或DIC，选择全身麻醉。

3. 麻醉管理

重点关注血容量、血流动力学状态。严密监测血压、心率、容量相关参数（如中心静脉压、心输出量、SVV、尿量等）、凝血功能指标、电解质及酸碱平衡等。开放动静脉通路，及时补充容量，预防急性肾功能衰竭，并做出对应处理。防治DIC：胎盘早剥易诱发DIC，围麻醉期应严密监测，积极预防处理。对怀疑有DIC倾向的产妇，在完善相关检查的同时，可谨慎地预防性地给予小剂量肝素，并补充凝血因子和血小板。

（二）妊娠期高血压疾病的麻醉

妊娠期高血压疾病分为妊娠期高血压、子痫前期、子痫、慢性高血压伴发子痫前期、慢性高血压五大类。其中子痫前期在临床上最常见。

重度子痫前期易并发心力衰竭、脑出血、胎盘早剥等严重并发症，其最有效的处理措施是行剖宫产终止妊娠。

HELLP综合征是妊娠期高血压疾病患者严重的并发症，主要是在妊娠期高血压疾病的基础上并发以肝酶升高、溶血以及血小板减少为主的一种临床综合征，一般发生在妊娠中晚期及产后数日内。

1. 麻醉前评估和准备

重点评估气道、凝血功能、水电解质酸碱平衡状态、治疗药物应用等情况，目标血压控制在（140～150）/（90～100）mmHg，重度子痫前期患者首选硫酸镁预防子痫。

2. 麻醉选择

（1）无凝血功能异常、无循环衰竭、意识清醒的产妇，建议首选椎管内麻醉。

（2）处于休克、昏迷、子痫、凝血功能异常者，建议选择全身麻醉。

3. 麻醉管理

除非有明确的容量不足证据，不建议积极的容量扩充来改善血流动力学参数。

子痫前期产妇腰麻时，低血压发生率低于非子痫前期。术中血管活性药物剂量应适当减少。如术前曾使用含利血平成分的降压药物，禁用麻黄碱或肾上腺素，建议应用α_1受体激动剂。

全身麻醉诱导可伍用硫酸镁、右美托咪定或利多卡因等药物，以减轻气管插管的应激反应，避免血流动力学波动过剧。但同时应适当降低全身麻醉诱导药物剂量，特别是麻醉前应用较大

19

剂量硫酸镁的患者。亦可选用喉罩替代气管内插管以减轻气管插管的应激反应。

麻醉复苏过程力求平稳，重点关注血压水平及肌力恢复情况。如在复苏过程或复苏后发生子痫，首选硫酸镁静脉滴注。由于产后肺水肿、持续性高血压及卒中等风险依然存在，应密切监测血压、尿量及液体摄入量。

（三）羊水栓塞

羊水栓塞是妊娠期特有的一种并发症，临床表现凶险，死亡率高，至今仍是围产期死亡的主要原因之一。

1. 发病机制

分娩过程中母胎屏障被破坏，羊水通过母胎屏障的破口（子宫颈内膜静脉、子宫下段的静脉以及子宫损伤和胎盘附着部位）进入母体循环。在此基础上，敏感的母体由于胎儿的异体抗原激活致炎介质产生炎症、免疫等瀑布样级联反应，进而产生一系列临床表现。

2. 临床表现

主要为"三低"：低氧血症、低血压、低凝血功能。

3. 诊断

主要根据临床症状和体征进行诊断。

4. 治疗措施

强调多学科合作，一旦怀疑羊水栓塞，应立即启动抢救流程。

（四）瘢痕子宫经阴道分娩的麻醉

剖宫产术后阴道分娩试产（trial of labor after previous cesarean delivery，TOLAC）在临床中开展得越来越多。建议 TOLAC 在硬膜外分娩镇痛下进行。实施椎管内分娩镇痛可以减少产妇过度运用腹压，同时可以在发生先兆子宫破裂时迅速通过硬膜外导管给药麻醉行即刻剖宫产。

TOLAC 最严重的并发症为子宫破裂。分娩过程中应严密监护，重点关注胎心、腹痛情况。如突然出现胎心率下降和（或）突发并持续的剧烈腹痛（分娩镇痛状态下可能被掩盖）、血压下降等情况，应立即行床旁超声检查。子宫破裂一旦诊断明确应紧急手术，麻醉优先选择全身麻醉。麻醉诱导和维持参照剖宫产全身麻醉处理。麻醉管理重点为保证循环血流动力学稳定，如实施有创血压监测、深静脉置管等操作，输注晶体液、胶体液以及血液制品。

（五）产科困难气道

妊娠期的生理性改变使孕产妇困难气道的风险较非妊娠女性显著增高。困难气道是产科全身麻醉、产科急重症抢救死亡的主要原因之一。

气道评估对困难气道的预测至关重要。每一位拟行产科手术的孕妇，都应进行仔细的气道评估。评估气道的参数主要有 Mallampati 分级、甲颏间距、BMI、张口度、Cormack 分级等。建议应用多参数综合评估方法，也可运用超声技术结合上述参数评估气道。

1. 困难气道产妇术前准备

（1）严格禁食，服用非颗粒型抗酸剂和H_2受体阻滞剂。

（2）准备各种困难气道设施设备。

（3）强调预充氧的重要性。

（4）多学科抢救团队。

2. 全身麻醉采用快速顺序诱导

（1）采用速效、短效麻醉诱导药物。

（2）优化插管体位，头高位20°～30°能改善直视喉镜声门暴露程度，降低胃内容物反流风险。

（3）适当的环状软骨按压。

（4）在诱导过程中持续吸氧，必要时低压面罩通气。

建议将可视喉镜作为首次插管工具，选用较小型号气管导管。如首次插管失败，第二次插管应有麻醉科上级医师在场，最多只能尝试3次气管插管，而且第三次气管插管必须由经验丰富的高年资麻醉科医师实施。

气管插管失败后如果未发生声门周围组织水肿，可以考虑应用声门上气道装置。可供选择的声门上气道装置有各种类型的喉罩、食管–气管联合导管等。如发生无法通气的情况，可根据产科紧急程度考虑立即建立颈前入路气道，如气管切开或环甲膜穿刺，或考虑唤醒。

（六）产科围术期血液保护

术中回收式自体输血是指利用血液回收装置，将患者手术失血进行回收、抗凝和洗涤，将得到的红细胞回输给患者本人。剖宫产术中回收式自体输血技术在产科应用的安全性已得到较多证据的支持，并被国内外多个学术组织推荐。产科术中回收式自体输血主要包括术野血回收、血液回收仪洗涤、回输前白细胞滤器过滤三个环节。

1. 适应证

（1）预计出血量大于1000 ml，如术前诊断为凶险性前置胎盘和（或）胎盘植入等。

（2）术中各种原因导致失血性休克或严重贫血，不立即输血将危及患者生命。

（3）预期需要输血但异体血源紧张。

（4）患者拒绝异体输血。

2. 禁忌证

（1）术野存在感染性病灶。

（2）合并恶性肿瘤的产妇。

（3）术野局部应用过某些化学物质或药物，如碘伏、过氧化氢、乙醇、低渗液、明胶海绵等。

3. 注意事项

（1）可以采用两套吸引装置分别回收术野血和羊水，也可仅用一套吸引装置将术野血和羊水一起回收。建议回收术野血的负压为20～40 kPa。

（2）推荐采用肝素作为抗凝液。回输前建议使用白细胞滤器。

（3）Rh（−）剖宫产患者进行回收式自体输血，确认胎儿血型为 Rh（＋）时，为预防下一胎的免疫性溶血，推荐给产妇注射不少于 1500 IU 的抗 D 球蛋白。

（4）大量回输红细胞后，需要补充适量血浆和（或）凝血物质。

三、介入手术在产科血液保护中的应用

（一）术前准备

高出血风险剖宫产手术需要产科、麻醉科、介入科和输血科等医师共同参与。术前超声和磁共振检查可以为前置胎盘或胎盘植入提供诊断依据，从而实现为该类患者预防性使用动脉球囊阻断，及时有效地控制术中出血。各科医师需要向患者及家属详细解释围术期风险、治疗措施及其并发症等。患者应开放大静脉做好补液输血准备，建议进行有创血压监测，准备自体血回收装置，做好抢救和输血准备，同时做好新生儿抢救的准备工作。

（二）动脉球囊阻断与动脉栓塞

剖宫产术中动脉球囊阻断的位置有低位腹主动脉、双侧髂总动脉、双侧髂内动脉以及双侧子宫动脉。动脉栓塞通常是子宫动脉栓塞。

（三）麻醉管理

（1）麻醉方法的选择应根据实际情况。

（2）血流动力学监测：动脉球囊阻断会影响患者血流动力学。

（四）并发症与术后监护

剖宫产联合介入手术的并发症包括：立即出现的并发症（血管损伤、血管破裂、血肿、假性动脉瘤、股动脉夹层等）和迟发并发症（盆腔及下肢动脉血栓形成、缺血性损伤、子宫与膀胱壁坏死、神经损伤等）。其中，下肢动脉血栓最为常见，这可能与产妇血液高凝状态有关。剖宫产介入手术术后应加强监护，及早发现动脉血栓等并发症，密切注意患者双下肢及股动脉搏动，双足颜色和温度，患者出现下肢疼痛尤其是爆发性疼痛时应及时上报上级医师。

（代少兵　陈新忠）

参考文献

［1］ Practice Guidelines for Obstetric Anesthesia: An Updated Report by the American Society of Anesthesiologists Task Force on Obstetric Anesthesia and the Society for Obstetric Anesthesia and Perinatology［J］. Anesthesiology, 2016, 124(2):270-300.

产科精确麻醉

［2］ Bauchat JR, Weiniger CF, Sultan P, et al. Society for Obstetric Anesthesia and Perinatology Consensus Statement: Monitoring Recommendations for Prevention and Detection of Respiratory Depression Associated With Administration of Neuraxial Morphine for Cesarean Delivery Analgesia［J］. Anesth Analg, 2019, 129 (2):458-474.

［3］ Yentis SM, Lucas DN, Brigante L, et al. Safety guideline: neurological monitoring associated with obstetric neuraxial block 2020: A joint guideline by the Association of Anaesthetists and the Obstetric Anaesthetists' Association［J］. Anaesthesia, 2020, 75(7):913-919.

19

第二十章
产科麻醉精彩案例

第一节　凶险性前置胎盘一例

　　凶险性前置胎盘（PPP）定义为有前次剖宫产或子宫肌瘤剥除史，此次妊娠合并前置胎盘，胎盘附着于原手术瘢痕部位者，常伴有胎盘粘连、植入，围产期大出血的风险高。随着三孩政策的放开，宫腔操作和剖宫产次数随之增加，从而导致子宫切口瘢痕形成和内膜损伤的概率增加，前置胎盘和胎盘植入的发生率相应增加，产后出血的发生率也同时升高。凶险性前置胎盘伴重度胎盘植入成为难治性产后出血的重要原因，并已取代子宫收缩乏力，成为导致育龄期妇女子宫切除的首要因素，确保此类患者的围术期安全依然是麻醉医师面临的风险和挑战。本节以一例妊娠合并凶险性前置胎盘患者的麻醉为契点，阐述前置胎盘的概念、围产期相关知识、围术期麻醉管理等内容，供读者参考学习。

一、病例介绍

（一）病例摘要

　　1. 一般情况

　　患者，女，44岁，G_3P_1，三胎孕33周，瘢痕子宫，发现胎盘植入3个月，腹坠半小时入院。末次月经：2018年7月13日，预产期：2019年4月19日。

　　2. 既往史

　　患者2011年行剖宫产术，2014年因"中央性前置胎盘、胎死宫内"行剖宫取胎术。发现"乙肝小三阳"10余年，定期复查肝功能正常，否认结核、青光眼、哮喘病史，对"青霉素"过敏，无外伤史，预防接种史不详，系统回顾无特殊记载。

3. 体格检查

身高163 cm，体重70 kg，BMI 26.4，血压120/70 mmHg，心率88次/min，血氧饱和度98%；发育正常，营养中等，自动体位，神清语利，查体合作。专科检查情况：① 腹部：腹膨隆如孕7^+月，下腹部可见一纵行长约10 cm陈旧性手术瘢痕，宫高32 cm，腹围96 cm，宫体无压痛，偶可触及宫缩，胎位头位，胎心140次/min。② 阴道检查：未查。③ 其他各系统查体：未见明显异常。

4. 实验室与辅助检查

（1）化验检查：① 血常规：Hb 107 g/L，PLT 126×10^9/L；② 凝血四项：PT 12 s，APTT 28.7 s，FIB 3.3 g/L。

（2）超声检查：估计胎儿体重约2082 ± 312 g，孕周估计约32周，宫颈管长约2.1 cm，胎盘位于子宫左前壁，脐带胎盘插入口显示不清，宫颈内口上方探及胎盘组织回声，完全覆盖宫颈内口，其内探及多个无回声区范围约7.7 cm×2.9 cm，其与子宫下段前后壁肌层及宫颈分界不清，内可见杂乱丰富血流信号，膀胱与子宫下段前壁分界欠清，局部可见丰富彩色血流信号。超声植入评分14分（胎盘位置：中央型完全覆盖宫颈内口，2分。胎盘厚度：1分。漩涡征2分，子宫颈血窦1分。宫颈形态：1分。血流增多血管跨界2分，低回声带消失2分。膀胱线中断：1分。三次剖宫产2分）。

（3）盆腔MRI：胎盘完全覆盖宫颈口，不除外副叶胎盘及完全型副叶胎盘植入。

5. 术前评估

孕33周，ASA Ⅲ级，心功能NYHA Ⅰ级，Mallampati分级Ⅰ级，甲颏距6 cm，张口度3指，颈后仰无异常。"青霉素"过敏，否认吸烟、酗酒等不良嗜好，否认心血管、呼吸等系统并发症，否认腰椎间盘突出、脊柱侧弯等腰椎疾病，凝血功能正常。术前凶险性前置胎盘诊断明确，多学科会诊评估出血风险，血库备血。

（二）麻醉与手术情况

1. 麻醉前处理

（1）入室前：检查麻醉机、吸引器及监护仪等设备完好；准备全麻气管插管物品，包括可视喉镜、电子软镜等困难气道工具；合适的气管导管一根，再备大小号导管各一根；抽取血管活性药物包括麻黄碱、阿托品、去甲肾上腺素、肾上腺素备用。

（2）入室后：面罩吸氧，仰卧左倾位，双上肢开放16 G静脉通道两个，连接加温输液装置，使用充气加温毯保温。超声引导下行右桡动脉及右颈内静脉穿刺置管，监测有创动脉血压、中心静脉压、心电图、脉搏血氧饱和度。血压120/70 mmHg，心率95次/min，呼吸频率16次/min，脉搏血氧饱和度98%。

2. 术中管理

（1）麻醉及手术过程：患者侧卧位$L_1 \sim L_2$间隙硬膜外穿刺置管，行膀胱镜检查+输尿管支架置入术，输尿管支架置入成功后继续给予2%的利多卡因，控制麻醉平面T_4左右开始剖宫产手术，娩出一男婴，1 min和5 min Apgar评分均为10分。术中可见子宫下段血管异常充盈，胎盘植入面积大，膀胱与子宫粘连较重，界限不清，手术操作困难，给予依托咪酯、舒芬太尼、罗库溴铵行全麻气管插管。胎盘娩出后，出血量大，经子宫动脉结扎及止血带捆绑无效，产妇血压迅速下降，最低降至 60/30 mmHg，Hb 降至 39 g/dl。立即开放所有液路为全速，大量补液、加压输注红细胞及血液制品（2 h 内输入红细胞 26 U），同时持续泵入肾上腺素和去甲肾上腺素，维持 MAP 在 65 mmHg 左右。术中患者出现弥散性血管内凝血（PT、APTT > 100 s，纤维蛋白原低于 0.5 g/L），严重代谢性酸中毒（动脉血气示 pH 7.1733，BE −11.6 mmol/L，Lac 6.2 mmol/L），低钙血症（血钙 0.83 mmol/L），高钾血症（血钾 7.33 mmol/L），予纤维蛋白原 4 g、冷沉淀 30 U 和血小板 2 人份进行纠正凝血功能，碳酸氢钠 100 ml 纠正酸中毒，葡萄糖酸钙 6 g 纠正低钙血症，给予 50% 的葡萄糖 50 ml + 胰岛素 10 U 静滴降血钾。

（2）抢救过程：历时 4 h 59 min，由产科医师及泌尿外科医师共同完成了子宫下段剖宫产术、Hayman 缝合术、子宫下段排式缝合术、双侧子宫动脉结扎术、宫颈提拉缝合术、膀胱加固缝合及修补术等多个术式。至抢救结束，患者累计失血量约 10 000 ml，累计输入胶体液 1500 ml，晶体液 3250 ml，红细胞 28 单位，血浆 2000 ml，血小板 2 人份，冷沉淀 30 U。

（3）术毕：转麻醉恢复室观察，继续补液、补血、纠正内环境紊乱，容量补足后给予速尿 10 mg，出恢复室时血压 116/79 mmHg，脉搏 68 次/min，动脉血气示 pH 7.30，PCO_2 57 mmHg，PO_2 149 mmHg，Na^+ 136 mmol/L，K^+ 4.2 mmol/L，Ca^{2+} 0.95 mmol/L，Glu 12.7 mmol/L，Hct 33%，THbc 102 g/L，尿量共计 2700 ml，转回病房。

术后 10 日，复查化验：Hb 114 g/L，PLT 97×10^9/L，FIB 3.1 g/L，出院。

二、相关知识

（一）概况

1993 年，Chattopadhyay 通过前瞻性分析 41 206 例分娩资料发现，有剖宫产史的患者再次妊娠时前置胎盘发生率较无剖宫产史患者升高，有剖宫产史的前置胎盘患者中，发生胎盘植入的比例亦高于无剖宫产史者，建议采用"凶险性前置胎盘（PPP）"的概念。合并凶险性前置胎盘的产妇可在产后短时间内出现大量出血，手术难度大，剖宫产子宫切除的风险以及其他手术并发症（包括膀胱、输尿管损伤、输尿管瘘或肠管损伤等）的发生率明显升高。同时大量输血造成的急性肺损伤、凝血功能异常等并发症显著增加了孕产妇死亡率，麻醉医师必须高度重视。

（二）诊断

凶险性前置胎盘诊断主要依据高危因素、症状、体征及辅助检查。

1. 高危因素

高危因素主要为：既往有剖宫产史、宫腔操作史（如肌瘤剔除术或刮宫术史等）的患者，当高度怀疑前置胎盘伴有胎盘植入的可能，临床上不能确定诊断时，应进一步行相关辅助检查。

2. 影像学检查

主要包括超声检查和 MRI。超声检查具有无创、费用较低、可反复检查等优点，故可作为疑似凶险性前置胎盘患者的首选检查方法，如声像图出现胎盘空隙（不规则血管裂隙）、子宫肌层变薄、胎盘和肌层分界不清、膀胱和子宫肌层间分界不清等异常征象，应考虑凶险性前置胎盘伴有胎盘植。MRI可显示胎盘与子宫瘢痕及子宫的位置关系，以及胎盘侵犯子宫的深度，对于评价子宫后壁胎盘、肥胖和多胎妊娠患者时，MRI明显优于超声检查。

3. 生化指标

对诊断胎盘植入可能有意义的生物学指标包括孕妇血清甲胎蛋白、孕妇血清肌酸激酶、孕妇血清游离胎儿DNA、胎盘mRNA等，但是缺乏前瞻性的研究评价这些指标用于诊断胎盘植入的价值。

（三）凶险性前置胎盘产妇的围术期管理

凶险性前置胎盘患者出血可发生于产前、产时和产后，且出血迅速、出血量大，容易造成严重产后出血甚至难治性产后出血，因此凶险性前置胎盘患者临床处理需要包括产科、麻醉科、泌尿外科、新生儿科、输血科和重症医学科等多学科的团队合作才能更好地完成。终止妊娠时机的选择应主要考虑胎肺发育成熟情况及孕妇产前出血的风险，终止妊娠时间一般选择34～37周左右，以利于胎儿肺发育成熟。

1. 术前准备

术前做好大出血的准备，包括血液制品、输液通路、气道快速建立方案、抢救药品及设备、麻醉科医师人员配备。同时术前做好充分的医患沟通，告知术中、术后可能出现的并发症，取得患者和家属的知情同意，是避免医疗纠纷的前提。

2. 术中管理

（1）麻醉方式选择：根据手术本身的紧急程度、产妇术前的血流动力学情况、胎儿的情况、手术操作、术中出血、新生儿复苏、麻醉医师本身的经验技术、团队合作能力及产妇意愿等综合因素考虑。对于植入可能性不大、预计出血较少的产妇，若无椎管内禁忌，可根据情况采用单纯腰麻或腰硬联合麻醉。对于明确胎盘植入、预计出血可能性大的产妇，硬膜外置管要谨慎，避免大出血后产妇凝血功能障碍导致硬膜外腔感染及血肿等并发症。同时，此类手术因手术难度大，术中可能出血量较大，应做好全身麻醉及困难气道的准备，以应对胎盘剥离后随时可能出现的各种紧急情况。对于有椎管内麻醉禁忌证、术前评估胎盘植入面积大或穿透膀胱等大出血风险高的产妇，可优先考虑全麻。

本例患者由于患者术前凝血功能正常，输尿管支架手术可能时间较长（一般大于30 min，最长达到2 h），权衡全身麻醉药物对胎儿的影响，故选择硬膜外麻醉下置入输尿管支架，胎儿娩出后行气管插管全身麻醉。值得注意的是，此类患者术中容易发生DIC，拔除硬膜外导管时机的选择也是麻醉医师需顾虑的问题。本例患者术后24 h，凝血功能恢复后进行拔管，随访未发生硬膜外血肿等并发症。

（2）麻醉中监测：有创动脉血压监测便于观察即时的循环波动，方便术中动态监测血气分析（血红蛋白、电解质、酸碱平衡等）及内环境的变化；中心静脉置管是有效的大静脉通路，在发生大出血时可以迅速补液，同时监测CVP可以指导术中输血输，避免容量超负荷；血栓弹力图（TEG）记录血栓形成的全过程，包括血凝块形成和发展、血凝块回缩和溶解，提供血栓形成速度、强度和稳定性等信息；同时术中密切关注瞳孔、尿量、体温及麻醉深度监测；有条件时还应考虑血流动力学监测及脑氧饱和度监测等。

（3）术中液体管理及血液保护：凶险性前置胎盘往往在短时间内大量出血，失血量难以估计，应根据血红蛋白量、吸引瓶及纱布血量、生命体征、单位时间内尿量等综合判断产科失血量，行快速有效的容量复苏，为避免稀释性凝血功能障碍，提倡早期限制性液体复苏，一般晶体液不超过2000 ml，胶体液不超过晶体液的2/3，平均动脉压维持在65 mmHg左右，中心静脉压8～12 mmHg可维持重要器官的基本灌注。根据失血量、血红蛋白、红细胞压积和凝血功能等情况补充血液制品，必要时启动大量输血方案（massive transfusion protocol，MTP）。MTP是指制定规范化的流程来指导输血及相关的治疗，其目的是提高输注效率、早期纠正创伤性凝血病，减少血液制品输注量以减少输血并发症，降低创伤出血患者的死亡率。MTP对产科医师或产科麻醉医师管理严重和持续的产后出血有至关重要的作用，产科大出血患者丢失的是全血，同时为了尽量减少稀释性凝血病和低血容量相关并发症的发生，MTP中血制品的配比通常按全血的比例设计，即红细胞∶血浆∶血小板为1∶1∶1，但大多数产科指南都缺乏有关MTP的详细指述。鉴于产科出血的特殊性及床旁检测的可能性，产科特异的MTP也在不断完善和改进中，将使广大产后出血患者受益。

（4）麻醉过程中应加强保暖，纠正酸中毒，及早使用凝血物质避免出现低体温、酸中毒和凝血病即"致死性三联征"。

（5）术中血液回收（intra-operative cell salvage，IOCS）技术因担心回收血液中混有羊水而导致羊水栓塞，以及胎儿红细胞可能导致Rh免疫反应，在剖宫产手术中应用仍然有顾虑。随着研究的深入，发现剖宫产时回收血液经分离、洗涤以及白细胞过滤器联合处理后能有效去除大部分羊水成分。产科IOCS技术已被多个国际学术组织认可和推荐。对于难治性出血患者，当库存血不足或者患者拒绝输注库存血时，可考虑术中采用自体血回输。目前在临床实践中，IOCS在产科应用的安全性和有效性已得到认可。

本例患者处于乙肝病毒活动期，对于乙型肝炎患者自体血回输存在风险。术前向患者及家属交代自体血回输的问题，家属表示拒绝使用自体血回收。然而，对于危及生命的大量出血，当异体血的给予速度不能满足抢救需要并且危及患者生命时，尽管存在风险，仍应该在权衡利弊的情况下应用该项技术。

（6）术中止血药物的应用：凶险性前置胎盘患者剖宫产后即刻输注氨甲环酸具有良好的止血效果，可显著减少围手术前后的失血量及输血需求，对维持体内血流动力学稳态具有积极作用，并且不会增加血栓栓塞风险，同时氨甲环酸有助于缩短患者术后止血时间及住院时间，可显著减少因产后大出血导致的患者死亡，可在临床应用。

（7）维护内环境的稳态：大量输血输入库存血应引起高钾血症，原因是血制品在采集、加工、保存、运输等过程中会有一定程度的细胞破坏，引起库存血细胞内的K^+向细胞外转移。血液制品中过量的枸橼酸盐可与受血者血液中的钙形成螯合物，导致血液中Ca^{2+}浓度降低。子宫肌纤维收缩的调节通路是以细胞内游离钙离子浓度上升为起点的。当钙离子浓度低时，即使高浓度的缩宫素也不能有效地引发平滑肌细胞的动作电位。因此需要及时补充钙离子，临床上钙可通过经静脉给予10%的葡萄糖酸钙或10%的氯化钙补充，本例患者血钾最高达到7.33 mmol/L，给予钙的同时，使用50%的葡萄糖50 ml+胰岛素纠正高钾血症。

（8）介入技术已在临床应用于胎盘植入的治疗，如经导管动脉阻断或栓塞技术，根据产妇的情况可在术前、术中或术后使用。介入栓塞作为一项新的治疗技术能够显著减少剖宫产术中出血，有效预防产科大出血，避免子宫切除等不良后果。特别对于要求保留生育功能的产妇，在先进的DSA介入手术室实施数字化介入技术联合剖宫产手术是一种便捷有效的方法。

三、总结分析

凶险性前置胎盘可导致不良妊娠结局，手术与麻醉风险大。麻醉医师应认真做好术前访视和评估，积极参与多学科团队会诊，完善围手术期准备，根据病情制定合适的麻醉方案，术中严密监测产妇的生命体征、关注手术进展及出血量，合理输液输血，维持产妇内环境及生命体征的稳定，为外科医师提供最佳的手术条件，协助新生儿复苏及抢救，保证良好的术后镇痛，促进产妇康复。

第二节　妊娠合并血小板减少一例

一、病例介绍

（一）病史摘要

1. 一般情况

产妇，女，21岁，孕35^{+2}周，第一胎头位。胎心监护变异欠佳，偶感下腹痛，拟以"妊娠期血小板减少症、胎儿窘迫？先兆早产"为指征行剖宫产术。

2. 既往史

发现血小板减少6月余，查免疫指标未见异常，间断给予人免疫球蛋白、注射用甲泼尼龙琥珀酸钠静滴，定期复查血小板计数，波动于（8～73）×10^9/L，无牙龈出血。

3. 体格检查

体温36.8℃，心率123次/min，呼吸20次/min，血压107/72 mmHg，全身皮肤、黏膜未见出血点，心肺未闻及异常，腹膨隆，宫高31 cm，腹围88 cm，宫体无压痛，偶可触及宫缩，胎位头位，胎心140次/min，规律。

4. 入院实验室检查

白细胞12.75×10^9/L，中性粒细胞百分比89.7%，血红蛋白111 g/L，血小板计数23×10^9/L。

5. 术前评估

入院后复查产妇血小板计数 $15 \times 10^9/L$，免疫指标、纤维蛋白原定量、凝血酶原时间和凝血酶原激活时间未见异常。全身皮肤、黏膜未见出血点，心肺未闻及异常。患者血小板计数 $< 50 \times 10^9/L$ 为椎管内麻醉禁忌证，拟在全身麻醉下行剖宫产术。

（二）围手术期管理

1. 术前准备

给予"甲泼尼龙 320 mg"每日一次静点冲击治疗 3 天；术前给予 A 型 Rh 阳性血小板 2 U 输注，并复查血常规提示血小板计数 $75 \times 10^9/L$。

2. 麻醉前处理

入室后高流量面罩吸氧，开放静脉通道，心电监护。血压 110/70 mmHg，心率 95 次/min，呼吸频率 16 次/min，脉搏血氧饱和度 98%。局麻下行右桡动脉穿刺置管监测有创动脉血压，术前行动脉血气分析。

3. 术中管理

产妇在消毒铺巾后、切开皮肤前静脉注射依托咪酯 0.2 mg/kg、顺式阿曲库铵 0.1 mg/kg，施行快速诱导插管，插管成功即开始剖宫产术；胎儿娩出立即给予咪达唑仑 0.04 mg/kg、舒芬太尼 0.3 μg/kg，以丙泊酚 4~5 mg/(kg·h)、瑞芬太尼 0.1~0.3 μg/(kg·min) 维持麻醉。术中给予氢化可的松 100 mg 静点，术毕地佐辛 5 mg 静脉滴注，并连接止痛泵（舒芬太尼 100 μg+地佐辛 25 mg+生理盐水稀释至 100 ml）。手术过程顺利，血压平稳，出血 500 ml，尿管畅，色清，量约 500 ml，术中输液 700 ml，安返病房。

（三）预后

术后第 1 天：血常规提示白细胞 $18.85 \times 10^9/L$，中性粒细胞百分比 87.7%，血红蛋白 106 g/L，血小板计数 $57 \times 10^9/L$。

术后第 2 天：复查血化验提示血小板最大聚集率（ADP）32.5%，血小板最大聚集率（AA）24.8%；血常规提示白细胞 $19.76 \times 10^9/L$，中性粒细胞百分比 88.5%，血红蛋白 101 g/L，血小板计数 $43 \times 10^9/L$。建议：继续口服"泼尼松 25 mg 每日一次"，加用"升小板胶囊 4 粒每日三次"辅助治疗，3 天后复查血小板计数、血凝四项、监测出血情况。

术后第 5 天：复查血常规提示白细胞 $9.88 \times 10^9/L$，中性粒细胞百分比 76.2%，血红蛋白 98 g/L，血小板计数 $65 \times 10^9/L$。

二. 相关知识

（一）妊娠期血小板减少的常见病因

血小板减少症是妊娠期最常见的血液学异常之一，正常成人血小板计数为（100~300）× $10^9/L$，若低于 $100 \times 10^9/L$，则视为血小板减少。妊娠期血小板减少在孕产妇中的发病率高达

6%～10%。妊娠期血小板减少可由多种生理、病理性原因引起。

1. 良性妊娠性血小板减少

至足月妊娠时，孕妇血容量可增加35%～40%，血红蛋白可减少20%左右。血小板减少10%～20%，这是因为血浆的增长速度明显快于红细胞及血小板，导致相对性贫血。但凝血因子量可增加50%～75%，使孕妇的血液系统处于高凝状态。妊娠性血小板减少症中良性妊娠期血小板减少占75%左右。这是由于妊娠期血容量增加，胎盘对血小板的收集及利用增多，而不是因血小板破坏增加所致。其特点是妊娠前无血小板减少史，临床上无任何症状和体征，常在产前检查时发现。血小板计数可下降10%或更多，但多在70×10^9/L以上，对产妇及胎儿一般不会产生明显影响，分娩后很快恢复正常。

2. 妊娠期高血压综合征

妊高征引起的血小板减少占妊娠期血小板减少的21%左右。妊高征时血管痉挛性收缩，内皮细胞受损，前列环素（PGI_2）合成相对减少，而血栓素A_2（TXA_2）合成相对增加，PGI_2/TXA_2比值下降，引起血小板聚集和粘附，导致血小板数量减少。

3. 特发性血小板减少性紫癜（ITP）

ITP是妊娠期免疫性血小板破坏增加的常见原因之一。其发生率约占妊娠期血小板减少的5%。发病原因不明，多数认为是由免疫因素引起血小板破坏增加。其特征是血小板寿命缩短，骨髓中巨核细胞数量增加或正常。多伴有巨核细胞成熟障碍，抗血小板抗体增加，糖皮质激素治疗有效，由于妊娠期母体血液中血小板抗体可通过胎盘进入胎儿循环，引起胎儿血小板减少。因此对母婴均有不利影响。

（二）妊娠血小板减少的治疗

对于血小板减少产妇，良性血小板减少在妊娠期是一个良性过程，可于产后1个月后自行恢复，无须干预或进行特殊处理。对于妊高征引起的血小板减少，治疗应首先在去除病因的基础上，再根据血小板下降程度以及临床有无出血倾向而定。血小板持续下降至$< 50 \times 10^9$/L、伴有出血倾向或计划行剖宫产手术时，应积极输注浓集血小板或新鲜血浆。对免疫性血小板减少（如ITP）的产妇，在孕期应选用丙种球蛋白和糖皮质激素治疗。

（三）血小板减少症产妇的围术期管理

1. 术前评估

对有凝血功能异常或预计出血较多的患者。麻醉前应注意循环功能状态和贫血程度的评估，除血常规、尿常规、生化检查外，应重视血小板计数、纤维蛋白原定量、凝血酶原时间和活化部分凝血活酶时间检查，并做DIC过筛试验，以查明血小板减少的原因。

2. 合理输注浓集血小板

不同病因的血小板减少对血小板输注的需求、反应也不尽相同。大多数BGT在妊娠期是一个良性过程，无须干预或进行特殊处理。对于妊娠期高血压疾病引起的血小板减少，常常提示妊娠期高血压疾病病情加重，治疗首先应在去除病因的基础上，根据血小板下降程度以及临床有无出血倾向而定。血小板持续下降至 $< 50 \times 10^9 / L$，或伴有出血倾向，或计划剖宫产手术时，应积极采用血小板或新鲜血浆输注，以增加凝血因子、提高凝血功能、防治出血、防治并发症。

ITP患者的血小板减少多是免疫原因，在孕期常首先选用丙种球蛋白和糖皮质激素治疗。此类病例虽然血小板计数偏低，但其功能往往代偿性增强。但ITP是免疫性疾病，孕期除有必要，否则应尽量避免少量多次进行血小板输注，避免刺激体内产生血小板抗体，从而加速血小板破坏，可导致再次输注血小板无效或输注后血小板短期上升继而迅速下降甚至低于原有的水平，使出血进一步加重。另外，ITP患者的血小板寿命短，血小板在ITP患者体内只能存活大约 $40 \sim 230$ min，所以对需要手术的ITP患者，应在短时间内输注血小板，以免输入体内的血小板迅速被抗体破坏而失去活性，从而达不到预期的效果。

妊娠期血小板减少的围产期管理要点包括：① 血小板计数 $\leqslant 20 \times 10^9 / L$ 的孕妇在产前和产时都存在自发性出血的风险，应足量输注血小板，尽快提高血小板计数，以免造成因血小板减少所引起的自发性多脏器出血（脑出血）而危及生命；② 血小板计数 $> 20 \times 10^9 / L$ 但 $< 50 \times 10^9 / L$，如果无出血倾向，最好的选择是严密观察；如果有明显出血倾向或面临手术、麻醉，为防止严重出血，也应尽快采用血小板输注治疗，以迅速提高血小板数量，确保血小板计数处于 $\geqslant 50 \times 10^9 / L$ 的安全水平。

输入一个单位的血小板理论上可提高患者血小板计数 $（5 \sim 10） \times 10^9 / L$，但多数研究发现，临床中输入一个机采量血小板可提升血小板计数 $（10 \sim 20） \times 10^9 / L$，但具体的增加数量和存活时间还取决于病因和血小板新鲜程度。

3. 合理应用激素

对免疫性血小板减少的产妇可给予丙种球蛋白和糖皮质激素治疗。肾上腺皮质激素可改善毛细血管功能状态。使毛细血管脆性由阳性变为阴性，出血倾向好转，并可抑制血小板抗体生成，减少毛细血管通透性，从而提高手术麻醉的安全性。

4. 麻醉方式选择

（1）腰硬联合麻醉或硬膜外麻醉。对于血小板计数 $\geqslant 80 \times 10^9 / L$、血小板功能及凝血功能正常、没有出血倾向的产妇，可选择腰硬联合麻醉或硬膜外麻醉。血小板减少的产妇能否进行硬膜外麻醉一直是有争议的临床问题，主要担心的是硬膜外血肿的形成，从而导致脊髓受压出现截瘫。硬膜外麻醉的安全性很大程度上取决于血小板的数量和功能。孕晚期血液稀释和孕期血小板消耗使血小板数量下降，但血小板的生成相对增加，血中血小板多为年轻型，其粘附和止血功能增强，同时妊娠晚期分娩应激时产生的肾上腺素、花生四烯酸、凝血酶和腺苷也会增强血小板功能。

准确熟练的穿刺方法非常重要。孕妇硬膜外血管处于怒张状态，穿刺置管时应加以小心，以免误碰血管。由于硬膜外腔血管分布以前面和两侧居多、后面较少，正中入路法穿刺硬膜外针立缺口向上，以减少对黄韧带的损伤，并且对多是纵行分布的硬膜外腔血管的损伤概率也会降低。同时要左侧卧位并避开在宫缩腹压增加时穿刺，以减少因硬膜外腔血管进一步怒张而增加穿破硬膜外血管的概率。

（2）细针单次蛛网膜下腔麻醉或连续蛛网膜下腔麻醉。两种麻醉方式均可适用于血小板计数在（50～80）×10^9/L且凝血功能正常或轻度异常的产妇。单次蛛网膜下腔麻醉可应用腰硬联合麻醉包中的25 G腰麻穿刺针进行蛛网膜下腔穿刺，实施单次腰麻可满足大多数剖宫产的需求，并降低损伤硬膜外腔内血管的机会。而连续蛛网膜下腔麻醉是通过置入蛛网膜下腔的导管一次或分次注入小剂量局麻药，从而达到维持蛛网膜下腔麻醉效果的方法。从保持呼吸/循环功能稳定、调控麻醉平面的角度考虑，连续蛛网膜下腔麻醉较单次蛛网膜下腔麻醉更具优势。中国目前市场有Spinocath管内针型和Sprotte针内管型两种连续蛛网膜下腔穿刺针套件，均能很好地应用于临床。

（3）全身麻醉。对产妇合并有严重血小板减少（Plt＜50×10^9/L）、凝血障碍、腰椎感染或其他一些严重并发症时，应采用全身麻醉。但麻醉性镇静、镇痛药较易通过胎盘，对胎儿产生抑制作用。同时在实际操作中应尽量缩短胎儿与麻醉药物接触时间，一般认为麻醉诱导后至胎儿娩出（I-D间期）＜10～15 min和子宫切开至胎儿娩出（U-D间期）＜3 min可有效减少镇静药对胎儿的影响。

事实上麻醉药物的合理选择既是难点也是关键。研究表明，吗啡、哌替啶、芬太尼等镇痛药，都极易透过胎盘，对胎儿产生一定抑制。咪唑安定与地西泮也能迅速透过胎盘，但前者透过量相对较少。硫喷妥钠虽然也极易透过胎盘，但是迅速再分布是其优点。丙泊酚是一种新的静脉催眠药，可透过胎盘，大剂量使用可抑制新生儿呼吸。氯胺酮具有催产、消除阵痛、增强子宫肌张力和收缩力的作用，对新生儿几乎无抑制，是目前主要的静脉麻醉用药之一，但其对产妇的不良影响仍应重视。近几年短效镇静、镇痛、肌松药的开发应用及麻醉技术水平的提高，使其对新生儿的影响降至最低。由于产妇情况存在差异，全麻的方法及药物选择也多，应充分把握以下几个关键环节：① 充分的估计病情及术前准备，包括患者必需的一些治疗、麻醉及应急必需设备；② 根据药物的特性，主要选择起效快、短效、心血管抑制效应弱、胎盘透过率低的药物，以最少剂量、最佳配伍产生满意的麻醉效果；③ 警惕反流误吸，尤其是饱胃产妇；④ 掌握合适的气管插管时机。

5. 术中注意事项

血小板减少患者即使在输注血小板后其血小板数量得以纠正，但仍较正常人更容易出血，特别是对手术患者，应积极控制坏面渗血，并做好充分的止血，及时给予止血药。

6. 重视术后随访

对血小板减少产妇实施椎管内麻醉后要定时随访，最好能每4 h随访一次。如发现麻醉平面消失后再次出现，或出现腰骶部剧痛，应怀疑有硬膜外血肿的可能。CT及MRI影像学检查可确诊，一般确诊后6～8 h内进行手术消除血肿减压，能获得良好的效果。评估椎管麻醉后是否会发生椎管内血肿，还应注意是否有以下风险因素存在：既往有无出血性疾病、有无妊娠并发症、血小板在短期内是否快速下降、是否操作时多次穿刺和置管、术前有无抗凝治疗、凝血功能有无障碍、血小板功能是否正常等；同时还应关注术后血小板的下降趋势，以避免拔除硬膜外导管时发生硬膜外血肿的风险。

20

三、总结分析

妊娠合并血小板减少将影响凝血机能，导致产妇和新生儿出血倾向。但许多临床研究表明，大多数病例并未出现"理论上的大出血"。其原因除了与输注血制品有关，更重要的有两点：一是血小板数量重要，质量更重要；二是出凝血状态由血小板、凝血因子和血管壁三者共同调控，单纯血小板减少只是可能引起出血的一个因素，充分的术前准备及适当合理的治疗才是最有力的保障。

对妊娠期血小板减少的产妇，最重要的是充分了解及评估其有无凝血功能紊乱的病史及体征。麻醉前应查明血小板减少的原因并给予相应的处理。尤其是再生障碍性贫血、ITP患者等术前诊断明确后，一定要采取积极、有效的治疗措施，只有这样才能有效减少、控制出血。对无明显出血病史的产妇，选择椎管内麻醉不应过多地拘泥于血小板计数的限制。在充分准备的情况下，行单次腰麻醉是可行的。不得已实施全身麻醉时，在合理选择麻醉药物的基础上，应尽量缩短麻醉诱导至切皮时间和切开子宫至胎儿娩出时间，同时做好防止产妇误吸和新生儿复苏的准备。

第三节　妊娠合并系统性红斑狼疮一例

系统性红斑狼疮（systemic lupus erythematosus，SLE）是一种多系统性慢性疾病，临床上存在多系统受累表现，侵犯全身多处器官，可引起系统性炎症。SLE全球平均发病率约为（12～39）/10万人，我国较西方国家高，平均为（30.13～70.41）/10万人，男女比例为1.7∶9，女性为113.33/10万人。SLE在各个年龄层均可发生，但以20～40岁者最常见。育龄妇女的发病率为1/700，每5000名妊娠妇女中就有一例合并SLE。SLE可受妊娠影响而病情恶化或复发，临床和实验室表现因病变程度和器官分布各不相同，任何器官系统均可受累。本节选取一例妊娠合并系统性红斑狼疮患者，总结其剖宫产术麻醉管理，报告如下：

一、病例介绍

（一）病史摘要

1.一般情况

患者，女，25岁，身高160 cm，体重60 kg，自述患有"系统性红斑狼疮、肺动脉高压"7年，口服醋酸泼尼松片7.5 mg，每日1次；硫酸羟氯喹片0.2 g，每日2次，治疗至今。定期复查病情稳定，定期监测肝肾功能及免疫指标未见异常。孕中晚期无头晕，偶有头痛，无视物不清。现一胎孕足月头位，见红伴下腹坠涨2 h，未破水入院。

（1）体格检查：入院后，患者体温36.8 ℃，心率84次/min，呼吸20次/min，血压

130/89 mmHg，自述疲劳，活动后气促、乏力、心悸，双肺呼吸音轻，未闻及心脏杂音，面部有蝶形红斑。腹部膨隆如孕足月，腹壁明显水肿呈凹陷性，腹软，无压痛及反跳痛。双下肢有轻微水肿，呈凹陷状，无压叩痛，活动自如。

（2）实验室与辅助检查：红细胞3.99×10^{12}/L，白细胞6.7×10^9/L，血红蛋白131 g/L，中性粒细胞百分比78.2%，血小板计数117×10^9/L，白蛋白44 g/L，血沉56 mm/h，抗核抗体（＋），抗Sm抗体（＋），尿蛋白（－），尿常规、凝血功能与肝肾功能未见异常，心电图示窦性心律，ST-T异常，BNP 9.7 pg/ml，心脏彩超显示三尖瓣轻度关闭不全，射血分数64%，肺动脉压34 mmHg。

入院诊断为：① 孕37周，第一胎头位，先兆临产；② 羊水偏少；③ 系统性红斑狼疮；④ 肺动脉高压；⑤ 脐带缠绕。

（3）术前评估：该患者合并系统性红斑狼疮，长期使用皮质类激素，母体免疫受抑制，产后易发生感染，术中和术后前两天应给予应激剂量。患者口服羟氯喹，研究表明羟氯喹能独立降低狼疮性心肌病的风险。

此外，该患者合并有轻度肺高压，选择连续硬膜外麻醉，对血流动力学影响小，并且硬膜外麻醉可以扩张外周血管，降低回心血量，降低心肌氧耗，增加组织部位的血流灌注，改善组织氧合，从而减轻肺动脉高压。但起效阶段会降低体循环压力，有发生肺动脉高压的风险，因此，硬膜外给药应遵循"少量，分次，缓慢"的原则。

2. 麻醉与手术情况

（1）麻醉前处理：患者入室后开放两条静脉通路，面罩吸氧，常规监测心电图、血压、血氧饱和度。生命体征：血压129/87 mmHg，心率84次/min，呼吸20次/min，血氧饱和度98%。给予氢化可地松100 mg静脉滴注，局麻下行右桡动脉穿刺置管，监测有创动脉血压；局麻下行超声引导下右颈内静脉穿刺置管，术前动脉血气分析：pH 7.44、PCO_2 29 mmHg，PO_2 83 mmHg，Lac 1.1 mmol/L，Hb 102 g/L；麻醉前准备好去甲肾上腺素、去氧肾上腺素、多巴酚丁胺等急救药品。

（2）术中管理：患者左侧卧位，常规消毒铺巾，采取左侧卧位选$L_2 \sim L_3$间隙，行硬膜外麻醉穿刺置管术，阻力消失法确定穿刺成功。头向置入硬膜外导管4 cm，回抽导管无回血，注入2%的利多卡因3 ml，观察5 min，患者无头晕耳鸣等不适症状，生命体征平稳，排除脊麻现象，间断追加0.75%的罗哌卡因，每次5 ml，控制麻醉平面T8左右。手术开始，切皮后5 min剖出一男婴，新生儿出生Apgar评分10分，术中患者血压波动在（126～132)/(67～78）mmHg，心率83～94次/min，血氧饱和度100%，胎儿娩出后给予缩宫素5U持续缓慢静滴，术中出血300 ml，给予晶体液500 ml，尿量100 ml，手术时间50 min，手术结束后拔出硬膜外导管，送恢复室监护2 h。复查血气提示：pH 7.31，PCO_2 54.2 mmHg，PO_2 83 mmHg，Lac 1.5 mmol/L，Hb 143 g/dl，无其他不适，安返病房。

（3）术后管理与预后。

术后第一日，查体：体温36.6 ℃，心率76次/min，呼吸20次/min，血压130/85 mmHg，无发热，无头晕、心悸等不适，患者腹部伤口稍红肿，继续抗生素预防感染，继续口服醋酸泼尼松7.5 mg，每日一次，硫酸羟氯喹0.1 g口服，每日一次，氢化可的松50 mg静点，每日一次，患者无其他不适。

术后第二日，查体：体温36.6 ℃，心率80次/min，呼吸20次/min，血压127/84 mmHg。血常规：白细胞10.39×10^9/L，红细胞3.99×10^{12}/L，血红蛋白112 g/L，中性粒细胞百分比79.8%，血小板计数89×10^9/L。

术后5天出院，复查血细胞分析：红细胞3.51×10^{12}/L，，白细胞7.9×10^9/L，血红蛋白113 g/L，中性粒细胞百分比73.2%，血小板计数92×10^9/L。

二、相关知识及麻醉注意事项

（一）SLE对母婴的影响

1. SLE对妊娠的影响

当系统性红斑狼疮患者妊娠时，尤其是病情处于活动期或累及肾脏时，服用大剂量的糖皮质激素及免疫抑制剂，蛋白尿定量大于5 g/24 h，血压控制欠佳，均会导致妊娠不良结局，存在流产、早产、死胎和诱发母体病情恶化的危险，肾损伤、子痫前期、子痫、药物不良反应等发生率也明显高于普通女性，因此病情不稳定时不应怀孕。

大多数SLE患者在疾病控制后，可以安全地妊娠生育。在无重要脏器损害、病情稳定1年或1年以上，细胞毒免疫抑制剂（环磷酰胺、甲氨蝶呤等）停药半年，激素仅用小剂量维持时方可怀孕。SLE患者妊娠后，需要产科和风湿科医师双方共同随访诊治。泼尼松为常用糖皮质激素类药物治疗性药物，该品具有抗炎的作用，羟氯喹具有抗感染、抗炎的作用。

对于有习惯性流产病史和抗磷脂抗体阳性的孕妇，使用低剂量阿司匹林（50 mg/d）和（或）小剂量低分子肝素抗凝可以防止流产或死胎。而分娩方式除了有产科指征行剖宫产外，其余可以经阴道分娩。阴道分娩期的处理同正常妊娠，产程中要密切注意胎儿监护（E级）。

如需剖宫产术，麻醉前应充分了解患者孕期用药种类、剂量及停药时间，监测血凝系统实验室指标，选择适当的麻醉方式。

服用糖皮质激素者需注意对妊娠妇女和胎儿肾上腺功能的抑制。若孕妇长期使用皮质类激素，母体免疫受抑制，产后易发生感染，也易发生骨质疏松、低钙，应密切监测以早期发现肾上腺功能不全。为避免分娩时应激反应，围分娩期应改为氢化可的松替代治疗，剂量为100～200 mg/天，可以有效地预防和控制SLE病情复发和恶化。术前不应停用糖皮质激素，术中和术后前两天应给予应激剂量，然后维持产前剂量至少2个月，同时注意预防术后感染。

应用细胞毒性药物用注意其不良反应，例如心力衰竭、间质性肺炎、恶心/呕吐引起的水电解质失衡等。

2. SLE对胎儿的影响

一部分SLE患者还可引起胎儿先天性SLE，表现为出生时胎儿、胎儿面部、上胸部红色斑片状皮肤损害，这些改变通常在婴儿1岁以内消失，还有一些出现不明原因贫血、血小板减少、白细胞下降等。

免疫复合物的沉积，易导致胎儿心肌弹性纤维组织增生、传导系统纤维变性，临床上表现为胎儿心动过缓、心律不齐、完全性或不完全性房室传导阻滞。孕母血抗Anti-SSA和抗Anti-SSB抗体阳性时，新生儿狼疮易发生完全性房室传导阻滞，并且新生儿的完全性房室传导阻滞是不可逆的，终身需要起搏器替代。对抗Ro抗体（anti-SS-A）和抗La抗体（anti-SS-B）阳性的患者，应进行胎儿心脏功能和心律失常的监测。

产时应做好新生儿复苏准备，出生后新生儿转入高危新生儿病房，取脐带血进行相关检查。

（二）妊娠对于SLE的影响

一般认为，妊娠并不改变系统性红斑狼疮患者的长期预后，但妊娠后，母体处于高雌激素环境，可诱发SLE活动，10%～30%的SLE患者在妊娠期和产后数月内病情复发或加重，病情恶化。

（三）SLE对各器官脏器的影响

1. SLE对心脏的影响

（1）SLE合并肺动脉高压。系统性红斑狼疮合并肺动脉高压的患病率为1%～14%，妊娠风险极高，其患者死亡率高达56%，临床表现活动后气促、胸痛、乏力、心悸、下肢水肿等，常伴有雷诺氏现象，多普勒心彩超可进行筛查，确诊需经右心导管检查，平均肺动脉压静息状态大于25 mmHg或运动状态大于30 mmHg，胸片可发现周边血管减少（剪枝现象），主肺动脉段突出及右室增大凸向胸骨后空间。

对于肺动脉高压的产妇来说，肺血管的病变导致血管阻力无法降低，而CO增加则不可避免地增加右心室后负荷，引起严重的不良后果（例如不可逆的右心衰竭）。右室扩大及高压致使室间隔左移，影响左室舒张功能，进一步影响CO。胎儿娩出后，子宫收缩、腹腔快速减压、血容量丢失、疼痛导致血管迷走反应、酸中毒、高碳酸血症等都会增加肺血管阻力，增加栓塞并发症的风险，心率及血压可能会出现各种变化。

妊娠合并肺动脉高压患者的围术期麻醉管理有极大挑战性，可引起剧烈的血流动力学变化，易诱发肺高压危象和心力衰竭，甚至导致患者死亡。妊娠期系统性红斑狼疮合并肺动脉高压的治疗比较复杂，目前没有较规范的治疗，主要目标是缓解病情进展、改善肺循环血流动力学和改善预后。

（2）SLE合并肺动脉高压的麻醉处理。麻醉方式应避免选择全身麻醉，全麻药物有不同程度心肌抑制和新生儿抑制作用，且全麻插管会产生较强的应激反应。剖宫产开腹手术会加剧体液移动，正压机械通气会增加肺血管阻力，增加右心室后负荷，加重肺动脉高压，术后延长术后机械通气时间、ICU停留时间和住院时间，面临气管拔管困难，增加肺部感染风险。因此，在条件允许的情况下，宜选择硬膜外麻醉，充分做好准备工作，逐渐增加药物剂量，避免术中引起低血压。

单纯蛛网膜下腔麻醉，因可控性差，易引起低血压、造成灾难性后果，也应尽量避免。围术期维持血流动力学稳定，尤其是预防胎儿娩出时血流动力学变化至关重要。一旦发生剧烈波动，随时可发生肺动脉高压和右心衰，在备好血管活性药物同时，应采用腹部沙袋加压下肢屈血袋等方法，以防止胎儿娩出后负压骤降导致的回心血量剧烈变化。

此外，这类患者术中是否可用缩宫素或其他促宫缩制剂，目前观点不一，有学者认为缩宫素可以降低外周血管阻力，同时有收缩肺血管的作用，使肺循环阻力增加，使得低血压心动过速和肺动脉压力增高，故此类患者不建议使用缩宫素。必要时应小剂量应用，可 5～10 U 子宫注射或静脉持续泵注，每小时 5 U，避免静脉推注。

2. SLE 对肾脏的影响

亚洲人群中，SLE 患者约有 50% 累及肾脏，表现为肾炎或肾病综合征。肾脏受累主要表现为蛋白尿、血尿、高血压，乃至肾衰竭。SLE 可导致孕妇本身病情加重及增加妊娠期高血压疾病的发生率，活动期 SLE 肾炎孕妇并发子痫前期发生率为 45%，稳定期 SLE 肾炎的发生率为8.3%，患有 SLE 肾炎的孕妇子痫发生率高达 64%。术中应注意对肾功能的保护，维持循环稳定，避免应用经肾脏代谢的药物。

3. SLE 对肺脏的影响

SLE 胸膜炎发生率约 35%，多表现为中等量的胸腔积液，双侧多见。其次，可以合并间质性肺炎，主要表现为活动后气促、干咳、低氧血症，肺功能检查显示弥散功能下降。少数患者合并肺泡出血，病情凶险，死亡率高。肺动脉高压者预后不良。

4. SLE 对血液系统的影响

85% 的 SLE 患者有血液系统改变，由于血中存在抗血小板抗体、抗磷脂抗体及骨髓巨核细胞成熟障碍，可出现血小板减少；轻度贫血常见，通常继发于炎症过程引起的红细胞生成减少，血小板减少由抗血小板抗体或脾大引起。疾病活动期也常见白细胞、淋巴细胞减少。

患者可能正在进行抗凝剂治疗，术前应仔细询问患者用药情况，进行凝血功能检查。

血清中有狼疮抗凝物可引起皮肤损害，突出的特点是面部蝶形红斑，常分布于鼻及双颊部，少数红斑也见于其他部位，红斑稍微水肿，日晒后加重。有面部红斑者在面罩吸氧或气管插管时应避免对患者造成损伤。

SLE 孕妇可能还存在凝血因子增高以及抗凝、纤溶作用的相对减弱，凝血、抗凝、纤溶之间的不平衡，导致 SLE 孕妇在产后可能存在出血倾向、肺栓塞、心脏血管栓塞等严重并发症。

5. SLE 对精神方面的影响

SLE 可累及神经系统任何部位，以中枢神经系统最多见。可出现精神障碍及行为异常，表现为幻觉、猜疑、妄想与癫痫发作。凡有中枢神经系统症状者，均提示病情活动严重，中枢狼疮应与脑部感染特别是结核性脑炎相鉴别。

SLE 患者多患有忧郁症，担心妊娠对病情和胎儿的影响，心理护理至关重要，应加强患者的心理护理。

三、总结分析

对于合并 SLE 的妊娠患者，可累及多个器官和系统，临床表现多样。主要危险是可能加重病情，并迅速导致患者死亡。围术期密切监测狼疮累器官功能，维持呼吸循环稳定，积极防治感染。合理使用激素是确保围产期母婴安全的关键。

如患者需要接受手术，一定要做好麻醉术前评估，对各器官受累情况予以评估和了解，对于妊娠合并肺高压患者，麻醉期间应维持体循环压力，不增加肺循环阻力为目标。术中避免使用缩宫素增加肺动脉压力，避免酸中毒、低氧、疼痛刺激，术后充分镇痛；患者术前多长期使用激素，易发生术后感染，全麻插管以及硬膜外麻醉中的穿刺以及使用镇痛硬膜外导管留置等易增加感染机会，此类患者术后应加强抗感染治疗。

对病情危重患者，应联合产科麻醉科心脏科和新生儿科等多学科积极处理，最大限度地保障母婴安全。

第四节 妊娠合并肺动脉高压一例

一、病例介绍

（一）病史摘要

1. 一般情况

患者，女，29岁，身高162 cm，体重70 kg。因"停经32^{+2}周，发现血压高15天，加重1天，伴心慌胸闷"入院。患者10天前于我院孕检，测血压129/91 mmHg，尿蛋白（2+），无头晕、头痛等不适，未经医师查看结果，未治疗。今日于我院产检，测血压151/105 mmHg，尿蛋白（4+），近10天偶有心慌、胸闷、活动后气促，近3天加重。心脏彩超：先天性心脏病，房间隔缺损，中度肺动脉高压，三尖瓣中～大量反流，二尖瓣少量反流，肺动脉瓣少量反流。入院诊断：孕32^{+2}周，第一胎头位，重度子痫前期，妊娠合并先心病，妊娠合并肺动脉高压（中度），胸闷原因待查。拟在完善相关化验检查的基础上尽快行剖宫产术终止妊娠。

2. 既往史

2011年因剧烈运动后胸闷、心前区不适到河北医科大学第二医院就诊，诊断"先天性心脏病，房间隔缺损"，因缺损较小未行手术治疗，无手术、外伤、输血及药物过敏史。

3. 体格检查

体温36.8℃，心率100次/min血压155/95 mmHg，脉搏血氧饱和度90%。神清，精神可，双肺呼吸音清。心率100次/min，律齐，心前区胸骨左缘第2肋间闻及收缩期杂音。无颈静脉怒张，脊柱四肢无畸形，双下肢水肿。

4. 实验室与辅助检查

血常规：WBC 7.17×10^9/L，Hb 116 g/L，PLT 226×10^9/L。血凝四项：PT 11 s，APTT 35.2 s，Fib 4.27 g/L。肝肾功能：ALT 13 U/L，AST 23 U/L，TP 55.9 g/L，ALB 23.7 g/L，BUN 4.5 mmol/L，Cr 61.6 μmmol/L。电解质：K^+ 4.58 mmol/L，Na^+ 131 mmol/L，Ca^{2+} 1.82 mmol/L。动脉血气：pH 7.39，PO_2 65 mmHg，PCO_2 28 mmHg；BNP 310 pg/ml；D-二聚体452 ng/ml。

心电图：①电轴右偏；②P波增宽；③Ⅱ、Ⅲ、AVF导联T波低平；④Q-T间期延长。心脏彩超：左心室49 mm，左心房26 mm，右心室26 mm，右心房46 mm，右心大。房水平可见左向右分流，缺损大小约5 mm。三尖瓣中至大量反流，跨瓣压差62 mmHg，估测肺动脉收缩压72 mmHg，二尖瓣少量反流，肺动脉瓣少量反流。

5. 术前评估

（1）心功能评估：患者近10天心慌、胸闷，活动后气促，根据NHYA心功能分级标准，目前心功能Ⅱ级，6 min步行试验400 m。

（2）WHO肺动脉高压体能分级：患者日常活动轻度受限，静息时无不适，体能分级Ⅱ级。

（3）根据ESC 2018年妊娠合并心脏病指南对该患者的心血管风险进行评估，属于mWHO Ⅱ～Ⅲ级，心血管不良事件发生率10%～19%。

（4）肺功能评估：轻度限制性通气功能障碍，屏气试验为20 s。

（5）产科情况：患者妊高症、子痫前期，双下肢水肿，BNP升高，低蛋白血症，易发生子痫抽搐、心力衰竭。

（二）麻醉与手术情况

1. 麻醉前处理

入室后高流量面罩吸氧，开放静脉通道，心电监护。血压150/95 mmHg，心率95次/min，呼吸频率16次/min，脉搏血氧饱和度91%。局麻下行右桡动脉穿刺置管监测有创动脉血压，并连接心排量监测仪（Vigileo）。局麻下行超声引导下右颈内静脉穿刺置管，用于监测CVP和输注血管活性药物。术前行动脉血气分析：pH 7.35，PO_2 67 mmHg，PCO_2 30 mmHg。

2. 术中管理

选择L_1～L_2硬膜外间隙穿刺置管，给药前持续泵注小剂量去甲肾上腺素0.01～0.03 μg/(kg·min)维持心脏后负荷，使目标血压≥基础值。给予试验量2%的利多卡因3 ml，无不良反应后给予首次剂量2%的利多卡因+1 μg/ml舒芬太尼混合液5 ml，后追加7 ml，麻醉平面达T_6时开始手术。5 min后娩出一男婴，Apgar评分9分，子宫体注射缩宫素10 U。胎儿娩出后出现一过性血压下降，患者自述心慌、胸痛、憋气，腹部沙袋加压，上调去甲肾上腺素剂量维持体循环压力。胎盘娩出后，患者上述症状无好转，Vigileo监测CO/CI呈下降趋势，持续泵注多巴酚丁胺5 μg/(kg·min)强心。通过监测血压、心率及动脉血气分析，结合中心静脉压、心排量及每搏变异等指标指导容量管理，适当调整液体入量，限制液体输入，维持血压平稳。为避免低体温的发生，采用加温毯和物理保温措施，维持鼻咽温36～37℃。为预防产后子宫收缩乏力导致产后出血对患者循环的影响，备好自体血回输装置。手术历时45 min，术中输注晶体液400 ml，出血量300 ml，尿量200 ml。术后采用多模式镇痛，静脉镇痛泵总量100 ml，速度2 ml/h，药物配方：舒芬太尼100 μg，托烷司琼5 mg；并且行双侧腹横肌平面阻滞加强镇痛效果，患者循环稳定后送PACU继续监护治疗。

（三）术后PACU管理与预后

1. 术后管理

入PACU时，体温36.7，心率105次/min，血压145/90 mmHg，脉搏血氧饱和度90%。入

PACU后维持血流动力学稳定，谨慎补液，间断应用利尿剂使出入量维持负平衡；维持体循环压力和肺循环压力在相对平衡的状态；继续充分的术后镇痛、吸氧，加强呼吸道管理，降低肺炎发生率。将重症超声的理念引入临床，实时心肺超声评估患者左右心功能、心肌收缩力、下腔静脉，指导临床治疗。术后第1天，入量1125 ml，出量1780 ml，液体负平衡655 ml；术后第2天入量1373 ml，出量2860 ml，液体负平衡1487 ml。复查BNP 108 pg/ml。血气分析：pH 7.39，PO_2 94 mmHg，PCO_2 35 mmHg。患者各项指标好转，精神状态佳，术后第3天由PACU转入产科病房。

2. 预后

术后第7天患者康复出院。随访目前患者恢复良好，NYHA分级Ⅰ或Ⅱ级。

二、讨论

（一）妊娠合并肺动脉高压概述

妊娠合并肺动脉高压的发病率较低，一般为（1.5~6)/10万，但与非肺动脉高压患者比较，妊娠合并肺动脉高压患者心血管事件的发生率明显增加（24.8% vs 0.4%）。妊娠期心血管系统和激素水平的改变，使心脏负荷明显增加，加之分娩时的疼痛以及子宫收缩引起的血流动力学变化可恶化病情。而围术期出现的血流动力学剧烈波动，也易诱发肺动脉高压危象和心功能衰竭，甚至患者死亡。由于肺动脉高压进展性疾病的特点和妊娠会加重甚至恶化病情，2015年欧洲呼吸病协会在指南中明确指出，肺动脉高压患者避免怀孕或尽早终止妊娠。然而事实现状是：在妊娠之前诊断肺动脉高压的仅有60%，妊娠期间诊断肺动脉高压的却达30%。这种现状就使得妊娠合并肺高压的产妇围术期管理非常棘手。

虽然右心导管检查是诊断和量化肺动脉高压的金指标，但因其有创性和妊娠妇女的特殊性，不建议作为常规检查。而超声心动图检查与右心导管检查相关性较好，被认为是检查和诊断肺动脉高压的主要方法。目前，临床上以超声诊断肺动脉高压的标准为肺动脉收缩压（systolic pulmonary arterial pressure，sPAP）≥ 30 mmHg，其中30~49 mmHg为轻度，50~79 mmHg为中度，≥ 80 mmHg为重度。

（二）肺动脉高压危象

肺动脉高压危象是各种原因诱发的肺血管阻力急速升高，使肺循环压力接近或超过体循环压力，导致右心功能急性衰竭，常伴有体循环低血压、低氧血症，清醒的患者常主诉呼吸困难，甚至出现休克、意识丧失、心搏骤停。围手术期任何导致肺动脉压力升高的因素，如低氧、酸血症、疼痛、肺栓塞等均可诱发肺动脉高压危象。一旦发生了肺动脉高压危象，肺循环和体循环都将面临崩溃的局面，病情凶险，死亡率极高，而目前尚无有效的治疗手段。此时的处理原则为：缩血管药物维持体循环血压；强心药物增强心肌收缩力，维持CO；降低肺动脉压药物扩张肺动脉。对于持续状态的肺动脉高压危象可行体外膜肺氧合治疗。

（三）术前评估

1. 术前心脏风险分层及评估

纽约心脏病协会（NYHA）分级 ≥ II 级、6 min 步行距离 < 399 m、右心室收缩压/收缩压 ≥ 0.66、肺动脉收缩压 ≥ 70 mmHg、急诊手术都是肺高压患者围术期高并发症和高死亡率的预测因素。如果患者吸空气时氧分压低、发绀提示存在右向左分流，则这类患者围术期死亡风险非常高。本例患者 NHYA 心功能分级 II 级，6 min 步行试验 400 m，屏气试验为 20 s，ASA 分级 III 级。患者围术期风险大，充分与家属沟通，交代病情与麻醉风险，做好充分术前准备。

2. 血氧饱和度

缺氧可致肺血管反射性收缩，而氧疗则可降低肺动脉高压患者的肺血管阻力，当动脉血氧分压持续低于 60 mmHg 或者血氧饱和度低于 91% 时，建议吸氧使氧分压达到 60 mmHg 以上。本例患者术前血气分析示 PO_2 65 mmHg，SpO_2 90%，应进行氧疗，适当增加有氧锻炼，但因产科情况需尽快终止妊娠而选择急诊剖宫产术，这在一定程度上增加了患者围术期风险。

3. 产科情况

患者妊高症，子痫前期，全身小动脉痉挛收缩，外周血容量处于相对不足的状态，椎管内麻醉给药后容易引起血压下降，并且难以纠正，补液过多又极易发生心衰，这一产科情况增加了容量管理的难度。

（四）术中管理

1. 管理原则

维护右心功能，避免增加肺动脉压，避免外周血管阻力降低和心肌抑制，避免血压过度降低，改善肺的气体交换与氧合，尽量减少胎儿娩出前后血流动力学的波动。

2. 妊娠合并肺动脉高压的麻醉选择

目前，国内外尚没有针对椎管内麻醉和全身麻醉用于妊娠合并肺动脉高压患者的随机对照研究。最新的共识指出，如无椎管内麻醉禁忌推荐硬膜外麻醉。对凝血功能异常、心肺功能状态较差的患者考虑全身麻醉。硬膜外麻醉宜采取少量分次给药方式，达到理想的麻醉平面，避免麻醉平面过高引起血流动力学的巨大波动而造成灾难性的后果。

3. 血流动力学管理

围术期维持患者血流动力学的稳定至关重要，循环波动越剧烈，诱发肺动脉高压危象和右心衰竭的风险越大。维持窦性心律，维持充足的右心前负荷，术中避免低氧、高碳酸血症和酸中毒等增加肺动脉压力的因素。

4. 血管活性药物应用原则

维持外周血管阻力防止血压下降、适当强心以应对胎儿胎盘娩出后回心血量增加、防止肺血管阻力升高是肺动脉高压患者血管活性药物应用的核心。

5. 容量管理

遵循量出为入或负平衡原则，尤其防止胎儿娩出后回心血量骤增导致的急性心力衰竭。

6.宫缩剂的应用

缩宫素有扩张外周血管、收缩肺血管的作用，与肺动脉高压的管理原则相反，宜尽量慎用或少用；如果确实临床需要，应避免静脉推注，宜以小剂量应用为原则，可宫体注射缩宫素 5~10 U，或静脉持续输注 5 U/h；如子宫收缩欠佳，也可用球囊或宫腔填纱布等方法止血。

（五）术后管理

孕妇合并肺动脉高压死亡多发生在产后，产后子宫收缩复旧以及妊娠期潴留的组织间液回吸收，血容量进一步增加，死因主要是肺动脉高压危象、心力衰竭、猝死和肺栓塞，应加强利尿，使出入量呈轻度负平衡。术后充分镇痛，避免疼痛刺激诱发或加重肺动脉高压。

三、总结分析

（1）胎儿娩出后子宫收缩，约有500 ml血容量进入肺循环。可采用物理的方法如沙袋腹部压迫、下肢驱血带加压等方法来防治血流动力学骤变。胎儿娩出时，将驱血带逐渐加压至超过患者体循环压力，以对抗腹压骤降所导致的回心血流减低；胎儿娩出后逐渐减压，以对抗子宫收缩和胎盘循环终止导致的回心血流增加。下肢驱血带的应用可有效预防胎儿娩出时血流动力学的变化。本例患者在胎儿娩出后出现血压下降，采用了沙袋腹部加压的方法，而术前没有考虑到应用驱血带。

（2）胎儿娩出后，将产妇置头高脚低位，产科医师予腹部手法加压以减慢回心血量，适当加大血管收缩药剂量提升血压。适当强心，待产妇情况稳定后再缓慢娩出胎盘。本例患者胎儿娩出后出现一过性血压下降，患者自述心慌、胸痛、憋气，继续娩出胎盘后上述症状加重，此时的处理应为在胎儿娩出后采取相应措施提升外周血管阻力，待患者情况改善后再娩出胎盘。

（3）虽然近年来随着监测手段的增多、特异性肺血管药的应用、对相关病理生理机制认识的深入以及多学科联合管理的开展，妊娠合并肺动脉高压患者的病死率有了明显下降，但围术期麻醉管理仍然风险较高。本例患者急诊入院，行紧急剖宫产手术，术前准备欠充分，这无疑增加了围术期风险，对麻醉来说是一个严峻的考验。在产科相对稳定的情况下，应加强多学科会诊与协作，提高救治成功率。

第五节　妊娠合并病态肥胖一例

根据世界卫生组织分级标准，把孕妇的体重指数（BMI）达到或超过30 kg/m² 定义为肥胖，BMI达到或超过40 kg/m² 定义为病态肥胖。肥胖导致孕妇妊娠合并症的发病率和死亡率增加。BMI在30~39.9 kg/m² 与BMI < 30 kg/m² 的女性患者相比，妊娠期糖尿病、妊娠期高血压、先兆子痫、巨大儿的发病率均增长。此外，肥胖造成孕产妇多系统多功能的紊乱，使麻醉管理更加复杂。我们应深入学习充分了解肥胖所带来的病理生理改变，降低病态肥胖孕妇在围生期的风险。

本节总结了一例妊娠合并病态肥胖产妇的围生期管理及剖宫产手术中的麻醉处理。现报告如下。

一、病例介绍

1. 基本资料

产妇，30岁，身高160 cm，体重166 kg，BMI 64.84 kg/m²。孕20^{+3}周于我院内科查肝功能：ALT 203 U/L，AST 249 U/L，诊断为"肝损伤"，予"还原型谷胱甘肽"1200 mg静点，每日一次，保肝治疗13天后改口服烯磷脂酰胆碱胶囊456 mg，每日三次，治疗10天后停药，后定期复查肝功能逐渐好转。定期复查尿液分析，分别于孕34^{+4}周、孕36^{+1}周查尿蛋白（±），余均为阴性。2天前于我院产检，测血压144/90 mmHg，尿蛋白（±），孕期无头晕、头痛及视物模糊。现因二胎孕足月，偶感下腹坠胀2天入院。诊断：① 孕38^{+5}周，第二胎头位 先兆临产；② 瘢痕子宫；③ 妊娠合并慢性高血压；④ 肝损伤；⑤ 重度肥胖。

2. 实验室检查及影像学资料

入院查体，生命体征血压160/102 mmHg，心率60次/min，呼吸22次/min，体温36.5°。血常规：WBC 9.0×10^9/L，Hb 135 g/L，PLT 129×10^9/L。凝血功能：PT 15.4 s，APTT 30.3 s，FIB 4.25 g/L。心肌酶：乳酸脱氢酶278 U/L、α-羟丁酸脱氢酶186 U/L。肝肾功能：谷丙转氨酶46 U/L、谷草转氨酶176 U/L、总胆汁酸12.3 μmol/L。心脏彩超：左心增大室间隔及左室后壁增厚，射血分数55%，心功能Ⅲ级。产妇自述恶心、呕吐，皮肤瘙痒补。充诊断：① 妊娠期肝内胆汁淤积症；② 左心增大，心功能Ⅲ级。产科完善术前准备，择期拟在腰硬联合麻醉下行子宫下段剖宫产术。

3. 术中麻醉的实施与管理

产妇入室后常规生命体征监测，血压163/98 mmHg，心率67次/min，呼吸22次/min，血氧饱和度98%。开放上肢外周静脉，面罩吸氧。左侧桡动脉穿刺置管监测动脉血压，动脉血压波动于（155～165）/（96～102）mmHg。护士辅助产妇左侧卧位，间隙尚能定位，选择$L_3 \sim L_4$间隙穿刺，硬膜外穿刺针进皮7.5 cm左右到达硬膜外腔，置入腰麻针，脑脊液回流通畅，给予轻比重0.45%的罗哌卡因2.5 ml，置入硬膜外导管固定。翻身后产妇为仰卧左侧倾斜体位，麻醉平面为T_6，血压波动于（130～140）/（79～90）mmHg，最低为108/65 mmHg，给予去氧肾上腺素40 μg静推，开始手术。5 min后胎儿娩出顺利，娩出后1 min和5 min Apgar评分均为10分，术中出血400 ml，输入晶体液650 ml，尿量100 ml。术毕生命体征为血压140/88 mmHg，心率66次/min，呼吸20次/min，血氧饱和度99%，安返病房。

二、病例分析

（一）关键问题

肥胖的生理改变

（1）呼吸系统改变。肥胖使产妇胸廓壁增厚，通气时耗氧量增加。腹部脂肪堆积和子宫上移，膈肌运动受限，功能残气量减少。病态肥胖产妇的补呼气量、潮气量、深吸气量、肺总量及最大每分通气量均降低，胸廓和肺顺应性降低，气道阻力增高，氧合状况差，易出现低氧血症。同时肥胖也导致呼吸疾病，包括哮喘、阻塞性睡眠呼吸暂停、肺栓塞和吸入性肺炎等，甚至导致呼吸衰竭。

（2）气道和通气改变颈部。脂肪组织引起颈椎活动受限、口咽部过多的组织皱襞、甲颏距离过短以及巨大乳房。这些解剖学的改变，增加了困难气道的潜在风险。

（3）心血管系统改变。肥胖症产妇心输出量和血容量增加，肺血管容量成比例增加，从而可能形成肺动脉高压。BMI ≥ 30 kg/m² 的肥胖孕妇比 BMI < 30 kg/m² 的孕妇高血压病的发病率要高3倍。妊娠期高血压疾病的病态肥胖症孕妇左心室偏心性肥厚，左心室舒张功能不全，左心室重量增加。肥胖产妇仰卧位时，堆积的脂肪进一步压迫下腔静脉，更易发生仰卧位综合征。心血管事件是肥胖孕妇死亡的最主要原因。

（4）胃肠道改变。肥胖产妇上消化道解剖结构的改变，使反流误吸的发生概率增加。

（二）诊治思维

病态肥胖产妇自身可能伴随多种并发症如代谢性疾病、心血管、呼吸、消化系统疾病，导致阴道分娩的风险增加，故多采用剖宫产手术实施分娩。有文献指出，病态肥胖产妇行剖宫产术的并发症发生率大大增加，并且此类产妇常合并心力衰竭、妊娠期高血压、妊娠期糖尿病等合并症，其剖宫产及麻醉过程中相关并发症是严重影响母儿生命健康的重要因素，因此针对此类产妇必须进行详细的术前评估，制定麻醉计划。临床研究显示，全身麻醉产妇围术期死亡率是区域阻滞麻醉的16.7倍，而麻醉相关并发症中约有70%为气道相关。肥胖外科手术患者的围术期管理指南指出：肥胖患者的手术，推荐首选区域麻醉，尽量避免使用全身麻醉。因此，对于病态肥胖产妇，在没有椎管内麻醉禁忌证的前提下，建议应用椎管内麻醉。对于脊椎间隙定位困难的产妇，可采用膝胸坐位行硬膜外麻醉或使用超声辅助腰椎间隙定位以提高穿刺成功率。肥胖患者心肺功能常较正常产妇弱，易存在呼吸道梗阻情况，而几乎所有的镇静、镇痛药物均存在不同程度的呼吸抑制作用，所以不建议使用镇静、镇痛药物以避免呼吸抑制。

（三）规范处理

1. 病态肥胖的麻醉要点

（1）术前准备：择期术前访视，做好合并症的评估及处理。该产妇合并有慢性高血压、肝损伤、肝内胆汁淤积症、心功能不全（心功能Ⅲ级）、重度肥胖，需组织院内多学科会诊，为产妇制定最佳的围生期治疗方案。查看腰部穿刺部位，排除禁忌证，评估穿刺难易程度，术前做好穿刺困难的准备。全面评估产妇的气道状况，包括Mallampati分级，张口度、牙齿的评估，下牙突出超过上牙的能力，甲颏间距，颈部活动范围，颈部周长等，是否存在阻塞性睡眠呼吸暂停，术前应做好应对困难气道的准备，一旦出现气管插管困难或通气困难，则立即按困难气道处理流程进行处理。

（2）麻醉方案：腰麻、硬膜外、腰硬联合和全麻都可以应用于剖宫产。妊娠和肥胖带来的解剖改变增加了插管困难、氧储备功能差的风险，除非绝对必要应避免全麻。因此对于肥胖产妇的剖宫产术，一般首选椎管内麻醉。选择椎管内麻醉应做好实施的充分评估准备，包括产妇的实验室检查、辅助定位的床旁超声、穿刺长针、血管活性药和降压药的准备，并制定好椎管内麻醉失败后的替代麻醉方案。替代方案全麻时，必须增加更多经验丰富人员和困难气道设备。我们选择腰硬联合麻醉，起效快作用强并可以延长麻醉阻滞时间。

2. 麻醉管理

麻醉管理是病态肥胖产妇手术安全平稳的最重要内容。

（1）术中动脉穿刺置管，监测动脉血压，不吸氧状态下行动脉血气分析，分析是否存在低氧血症。低氧血症的患者围术期发生呼吸抑制的危险增加，排除心肺功能异常后进行吸氧并采取头高脚低体位。发生呼吸抑制时，能够迅速地拿到困难气道车建立气道。

（2）患者合并高血压疾病时，应积极控制血压，限制入量，防止肺水肿。椎管内操作前保持扩容，积极应用α受体激动剂治疗低血压。控制收缩压低于160 mmHg，预防脑血管并发症。

（3）选择腰硬联合麻醉时，应减少局麻药用量，警惕出现神经广泛阻滞的现象。麻醉成功后保持手术床左倾20°～30°，必要时要抬高产妇肚子以预防仰卧位综合征，有效地控制血流动力学的改变。

（4）预防误吸，可提前使用抗酸药、H$_2$受体拮抗剂和甲氧氯普胺。

3. 术后管理

术后采用沙滩椅体位、无创呼吸机支持，积极进行物理治疗，谨慎液体管理，充分镇痛，加强呼吸及氧合监测，早期下地活动，这对于产妇病房恢复、减少肺部并发症、减少深静脉血栓和压疮性溃疡的形成是必要的。

术后疼痛的管理对麻醉科提出了挑战，针对此类产妇，目前临床多采用多模式镇痛技术以尽量减少阿片类药物引起的呼吸抑制作用，其中包括低浓度局麻药物联合吗啡椎管内镇痛、超声引导下腹横肌或腰方肌平面阻滞技术、局部麻醉药切口浸润、术后口服对乙酰氨基酚或NSAIDs等。

三、总结

妊娠和肥胖对产妇脏器及其生理功能的影响是多方面的，由于肥胖会导致机体多种生理储备功能下降或受损，术前多合并心肺等系统并发症，因此对于此类产妇需要进行个体化的围术期管理，医疗团队需要花费更长的时间针对性地做好设备准备及抢救预案，包括术前心肺功能的调整、紧急气道车的准备、通畅的液体通路、完善的生命监护、多种血管活性药物等。对于病态肥胖的产妇建议采用椎管内麻醉以减少麻醉并发症的发生，病态肥胖产妇椎管内穿刺失败率较高，推荐使用坐位穿刺，必要时采用超声等定位设备辅助穿刺。肥胖产妇往往容易发生仰卧位低血压，麻醉成功后应保持适度倾斜位。术后采用多模式镇痛，尽量减少阿片类药物的使用对产妇的呼吸抑制。术后施以严密的监护与护理，避免术后呼吸系统不良事件的发生。

第六节 妊娠合并甲状腺功能亢进一例

甲状腺功能亢进，是甲状腺腺体本身产生甲状腺激素过多，导致机体内甲状腺激素过高，引起机体的神经、循环、消化系统等系统兴奋性增高和代谢亢进的内分泌疾病。妊娠期甲状腺处于相对活跃状态，导致血清总甲状腺激素（TT_4）、总三碘甲状腺原氨酸（TT_3）增加，妊娠合并甲亢的发生率约为0.02%～0.2%，当甲亢未治疗或治疗欠佳的孕妇于分娩或手术应激、感染及停药不当时，可诱发甲亢危象。本节总结了一例甲状腺功能亢进并发重度子痫前期及胎盘早剥产妇的围生期管理及其剖宫产术中的麻醉管理，现报告如下。

一、病例介绍

（一）病史摘要

1. 基本资料

产妇，29岁，身高167 cm，体重80 kg，BMI 28.7 kg/m²。因四胎"孕5^+个月，血压高半个月，阴道出血5 h入"院。既往"甲状腺功能亢进"口服药物治疗（具体不详），孕期未口服药物治疗，未监测甲状腺功能。患者半个月前于当地孕检测血压180/110 mmHg，伴双下肢水肿，无头晕、头痛及视物模糊，无尿量减少，未重视，未监测血压。孕期无多饮、多食、多尿。5 h前出现少量阴道出血，呈暗红色，无明显腹痛等不适，就诊于当地医院，B超提示胎盘早剥不除外，建议转诊上级医院，为进一步治疗转来我院。遂就诊于我院急诊，测血压180/99 mmHg。

2. 既往史

既往2019年体检发现"甲状腺功能亢进"，口服甲巯咪唑治疗（具体不详）。无手术、外伤、输血及药物过敏史。

3. 体格检查

体温38.2℃，心率172次/min，呼吸25次/min，血压200/110 mmHg，神清，精神紧张。眼睑无水肿，双眼球突出，甲状腺Ⅱ度肿大。双肺呼吸音清，未闻及干湿性啰音，心率172次/min，律齐，未闻及器质性杂音。无颈静脉怒张，脊柱四肢无畸形，双下肢水肿。

4. 专科检查

腹膨隆，宫高21 cm，腹围96 cm，子宫张力大，宫体压痛，胎心150次/min，规律。阴道检查：宫颈Bishop评分3分（宫颈条件不成熟），阴道内可见暗红色血液流出，估计胎儿大小500 g。高危评分50分。

5. 实验室及辅助检查

血常规：WBC 10.57×10^9/L，HGB 93 g/L，PLT 117×10^9/L。凝血四项：PT 13.6 s，APTT 35.5 s，FIB 2.88 g/L。肝肾功能：ALT 19 U/L，AST 30 U/L，TP 51.2 g/L，ALB 29.8 g/L，BUN

3.0 mmol/L；Cr 34.1 μmmol/L。电解质：K^+ 4.37 mmol/L，Na^+ 142 mmol/L，Ca^+ 1.95 mmol/L。甲状腺功能：TSH 0.005 μIU/ml，FT_3 26.63 pmol/L，FT_4 100.00 pmol/L，Anti-TPO 282 IU/ml。

心电图：窦性心动过速，Ⅱ、Ⅲ、AVF导联T波低平。

心脏彩超：右房稍大，三尖瓣中量反流，二尖瓣少量反流。

甲状腺彩超：甲状腺弥漫性肿大、血流丰富。

B超（外院）：胎盘位于前壁，厚约4.7 cm内回声不均匀，胎盘子面可见不均质回声区范围约10.5 cm×2.0 cm（胎盘早剥不除外）。

6. 初步诊断

①孕25^{+6}周第四胎，先兆流产；②胎盘早剥；③重度子痫前期；④甲状腺功能亢进合并妊娠。

（二）术中麻醉的实施与管理

1. 麻醉前处理

患者入室后常规监测生命体征，血压220/100 mmHg，脉搏150～170次/min，体温38.5℃，SpO_2 97%。患者情绪紧张，烦躁不安。局部麻醉后行桡动脉穿刺置管测压。术前动脉血气分析：pH 7.42，PO_2 78 mmHg，PCO_2 30 mmHg，吸氧，给予乌拉地尔降压，硝酸甘油持续泵入，艾司洛尔持续泵入降心率。

2. 术中管理

血流动力学稳定后，于L_2～L_3间隙行硬膜外麻醉，给予试验量2%的利多卡因3 ml，无不良反应后给予首次剂量2%的利多卡因+1 μg/ml舒芬太尼混合液5 ml，后追加7 ml，麻醉平面达T6时开始手术，血压168/95 mHg，心率130次/min。胎儿娩出，Apgar评分5-6-6交于儿科抢救。胎儿娩出后给予咪达唑仑1 mg，右美托咪定0.4 μg/(kg·h)泵注镇静治疗。硝酸甘油持续泵注，术中血压维持在（150～160）/（90～100）mmHg。术中监测体温，并行物理降温。手术历时45 min，术中输注晶体液550 ml，出血量300 ml，尿量100 ml。术后采用多模式镇痛：硬膜外0.15%的罗哌卡因8 ml+吗啡2 mg；静脉镇痛泵总量100 ml，速度2 ml/h。药物配方：布托啡诺10 mg+右美托咪定200 μg。患者血压155/95 mmHg，心率120次/min，生命体征相对平稳，送PACU继续监护治疗。

（三）术后管理与预后

术后硫酸镁解痉治疗、抗生素静点预防感染、硝苯地平口服、硝酸甘油泵入降压治疗，右美托咪定泵入镇静治疗，口服抗甲状腺药物甲巯咪唑治疗。

术后转归：术后第四天患者生命体征平稳，血压波动于（147～170）/（71～99）mmHg，心率80～105次/min，转入内科继续抗高血压、甲状腺药物治疗。

二、相关知识及讨论

（一）妊娠合并甲亢概述

妊娠期引起甲亢的最常见原因为毒性弥漫性甲状腺肿，大约占甲亢的85%，其次为毒性结节性甲状腺肿，约占10%，滋养细胞疾病引起的绒毛膜促性腺激素（hcG）异常升高，导致的甲亢也较常见。妊娠合并甲亢的诊断标准为：妊娠期孕妇出现不同程度的心悸、乏力、潮热、食欲增加等症状；甲状腺肿大、突眼、窦性心动过速、手颤等体征；实验室检查FT_3、FT_4高于正常，$TSH < 0.1\ mIU/L$。对于妊娠前已诊断为甲亢的患者，可明确诊断为妊娠合并甲亢。

（二）术前管理

1. 术前评估

合并甲亢孕妇在妊娠晚期多合并妊娠期高血压疾病、甲亢性心脏病、心力衰竭、胎盘早剥、胎儿早产、宫内生长受限、死胎等不良结局，而多数产科手术属急诊性质，给手术和麻醉带来了极大的挑战，并且手术应激是甲亢危象的一个重要诱发因素，充分的术前评估与准备对手术的成功和预防甲亢危象的发生至关重要。妊娠合并甲亢剖宫产术术前评估的内容包括产妇的产程、胎儿情况、甲亢控制如何、有无气道受压、用药情况、合并疾病、既往病史、术前禁饮禁食情况等。

2. 术前用药

妊娠期甲亢患者需择期进行手术时，应先控制甲亢，待甲状腺功能正常后再施行手术，手术前需进行相应的术前准备。甲亢的治疗包括抗甲状腺药物、手术和同位素治疗三种方法。妊娠期甲亢治疗主要采用抗甲状腺药物，抗甲状腺药物主要有丙基硫氧嘧啶、甲巯咪唑。放射性同位素131I的治疗，会影响胎儿甲状腺的发育，孕期禁用。由于手术的并发症较多，一般妊娠期也不选用手术治疗，除非是难治性的甲亢或者怀疑甲状腺恶性肿瘤者才考虑手术治疗。手术一般选择在妊娠中期进行，手术方式为部分甲状腺切除术。

（三）术中管理

1. 麻醉方法的选择

对于剖宫产手术，区域麻醉或全身麻醉都是安全的方法，可根据临床情况而定。

（1）椎管内麻醉：甲亢患者更适合区域麻醉，因其可阻断交感神经反应，预防甲亢危象；甲亢可使血小板减少，麻醉前应注意血小板计数，对于没有椎管禁忌的产妇，麻醉可选择血流动力学波动较小的硬膜外麻醉，在保证阻滞平面足够的前提下维持血流动力学的稳定。与全麻相比，椎管内麻醉能减少麻醉及镇痛药物对母体及胎儿的影响，同时术后可提供完善的术后镇痛，以减少因疼痛刺激所诱发甲亢危象及避免或减少术后阿片类镇痛药物的使用。

全麻：对于患者合并有甲亢性心肌病、心力衰竭等严重并发症，要求充分镇痛、镇静和氧供，应首选全麻。术前必须评估患者气道情况，产科麻醉困难气道或插管失败的发生率是一般外科麻醉发生的10倍。气道评估的内容包括有无面罩通气困难、喉镜暴露困难和气管插管困难。导致面罩通气困难的因素有肥胖（$BMI \geqslant 30\ kg/m^2$）、改良Mallampati分级Ⅲ或Ⅳ级、严重的下颌活动受限及鼾症；引起喉镜暴露困难和气管插管困难的因素有短颈、龅牙、下颌骨后退及改良Mallampati分级 > Ⅰ级。对于妊娠合并甲亢患者还应考虑有无甲状腺肿大以及气道有无受压。

（2）麻醉药物的选择：选择麻醉药物不仅要考虑对孕妇及胎儿代谢的影响，同时应考虑对新生儿呼吸的抑制作用以及术中孕妇血流动力学的影响。在肌松药物的使用方面，应当注意由于硫酸镁会减少运动神经末梢乙酰胆碱释放、阻断神经-肌肉接头、松弛骨骼肌的作用，使肌松药作用时间延长。另外，Graves病患者常合并重症肌无力，宜减少肌松药的用量。

2. 术中管理要点

妊娠合并甲亢患者剖宫产术中血流动力学的稳定不但保证母胎安全，对减少甲亢危象的发生也有重要意义；麻醉中应注意麻醉深度的控制，镇痛和镇静是关键；应注意那些引起组胺释放的药物对病情的影响，为避免造成甲状腺功能亢进和甲状腺危象发生，在可能的情况下应积极处理直至甲状腺功能恢复正常，所以在手术前，如果能先检查患者的FT_3、FT_4、TSH以及抗体等指标，可以提高手术的安全性；术中避免缺氧和二氧化碳蓄积，维持电解质、酸碱平衡，避免使用刺激交感神经兴奋的药物（如氯胺酮、泮库溴铵、阿托品、麻黄碱、肾上腺素等），去氧肾上腺素是治疗术中低血压的首选。

（四）术后管理

由于手术刺激、感染、术前甲亢未充分控制等诱因，妊娠合并甲亢患者术后可发生甲亢危象。因此，对于妊娠合并甲亢患者，剖宫产术后应及时准确诊断和处理甲亢危象。患者术前存在严重并发症，如心力衰竭、重度子痫等，术后应入ICU接受严格的监护。但是，无论是进行椎管内麻醉还是全麻，入普通病房还是ICU，患者均应加强甲状腺功能的监测和甲亢的治疗，积极预防感染，避免劳累和精神刺激，这对防止术后甲亢危象的发生极其重要。术后充分镇痛、镇静，并继续给予抗甲状腺药物治疗。

三、总结分析

该病例产妇既往有甲状腺功能亢进，本次怀孕未口服药物治疗，未监测甲状腺功能，出现血压增高也未重视，因阴道出血就诊，手术前已并发胎盘早剥、重度子痫前期、甲亢危象，经积极对症处理，适时终止妊娠，未导致严重后果。但若未能早期发现并正确处理甲亢危象，可能会造成母婴不可逆转的结局。本例患者急诊入院，行紧急剖宫产手术，术前准备欠充分，这无疑增加了围术期风险，对麻醉来说是一个严峻的考验。

第七节　羊水栓塞一例

羊水栓塞是由于羊水进入母体血液循环而引起的肺动脉高压、低氧血症、循环衰竭、弥漫性血管内凝血（DIC）以及多器官功能衰竭等一系列病理生理变化的过程。以起病急促、病情凶险、难以预测、病死率高为临床特点，是极其严重的分娩并发症，发病率（1.9～7.7）/10万，死亡率19%~86%。本文总结了一例羊水栓塞产妇抢救过程，现报告如下：

一、病例介绍

患者，女，32岁，四胎孕8⁺月，无产兆，待产，于2014年8月8日入院。既往前三胎急产史，入院查血常规，凝血功能，肝肾功能均正常。

患者系孕38周第四胎头位，自然破水，宫口开大2.0 cm，于2014年8月23日10:36转入产房，11:05患者诉胸闷，给予吸氧，地塞米松20 mg入壶，测血压130/83 mmHg，心率90次/min，血氧饱和度100%。11:07患者突发咳嗽，恶心、呕吐，呼吸困难，皮肤发绀，考虑羊水栓塞，给予罂粟碱90 mg，启动急危重症抢救程序。11:08患者突然昏迷，心搏骤停，紧急行心肺复苏，气管插管，给予肾上腺素1 mg静推，阿托品1 mg入壶，氨茶碱0.125 g入壶。11:10向患者家属交代病情，行剖宫产术，11:13娩出一男婴。患者血压85/50 mmHg，血氧饱和度87%，为挽救患者生命，行子宫切除术，其间持续心肺复苏，11:32患者血压102/60 mmHg，心率138次/min，血氧饱和度90%。11:37子宫离体，12:10手术结束，患者血压75/50 mmHg，心率32次/min，肾上腺素1 mg静推。术中出血2500ml，术中静点悬浮红细胞6单位，冷沉淀20单位。化验结果：白细胞$8.67 \times 10^9/L$，血红蛋白111g/L，血小板$56 \times 10^9/L$。凝血四项：凝血酶原时间>100 s，凝血酶原时间国际标准化比值>12，活化部分凝血酶原时间>100 s，凝血酶时间测定>100 s，纤维蛋白原<0.5 g/L。离子测定：K^+ 3.3 mmol/L。血气分析：pH 7.0，PaO_2 79 mmHg，$PaCO_2$ 39.5 mmHg，HCT 22%，Hb 6.9 g/L，BE −20 mmol/L，考虑DIC，行锁骨下静脉穿刺，静点悬浮红细胞、血浆、冷沉淀、碳酸氢钠等。12:15患者血压70/50 mmHg，心率40次/min，血氧饱和度81%，行心肺复苏。查体：患者双肺呼吸音粗，右肺可闻及哮鸣音。化验检查回报：D-二聚体：190 415 ng/ml。继续静点悬浮红细胞、血浆、冷沉淀等。12:30患者血压130/72 mmHg，心率140次/min，血氧饱和度99%，心肺复苏成功，继续维持治疗，根据血气结果纠正酸中毒，以及补充钙剂，抗炎，保护胃黏膜，甘露醇降颅压，头部冷敷冰袋等对症治疗。13:50查体：患者血压85/55 mmHg，心率135次/min，患者面部及全身水肿，球结膜水肿，瞳孔散大约5 mm，对光反射迟钝，给予呋塞米20 mg入壶，各项化验指标略有好转，继续抢救。15:02送检全子宫+胎盘病理报告回报：羊水栓塞。16:30患者血压135/81 mmHg，心率159次/min，血氧饱和度100%，累计尿量2260 ml，腹腔引流液500 ml。化验结果显示：各项生化指标好转，但血红蛋白降低，不除外腹腔内出血可能，继续静点悬浮红细胞。超声显示：盆腔积液增多，不除外腹腔活动性出血。17:40患者血压不能维持，于18:10二次开腹探查，术中清理盆腹腔积血1000 ml，22:00手术结束，患者血压118/72 mmHg，心率102次/min，血氧饱和度100%，除D-二聚体外，各项化验指标趋于正常，抢救结束。送ICU继续下一步治疗。

抢救过程持续10 h 52 min，共输血13 000 ml，输液6500 ml，输悬浮红细胞42单位，血浆4400 ml，冷沉淀80单位，血小板3人份，纤维蛋白原3克，尿量4370 ml。

二、病例分析

1. 病因

高龄初产、经产妇、宫颈裂伤，子宫破裂、羊水过多、多胎妊娠、子宫收缩过强、急产、胎膜早破、前置胎盘、剖宫产和刮宫术等可能是羊水栓塞的诱发因素。具体原因不明，可能与下列因素有关：① 羊膜腔内压力过高；② 血窦开放；③ 胎膜破裂。

2. 病理生理

羊水栓塞的发病机制尚不明确，目前认为当母胎屏障破坏时，羊水成分进入母体循环，胎儿的异体抗原激活母体的炎症介质时，发生炎症、免疫等"瀑布样"级联反应，从而发生类似全身炎症反应综合征，引起肺动脉高压、肺水肿、严重低氧血症、呼吸衰竭、循环衰竭、心搏骤停及孕产妇严重出血、弥散性血管内凝血（DIC）、多器官功能衰竭等；在这个过程中，补体系统的活化可能发挥着重要的作用。

3. 临床表现多样性

70%的羊水栓塞发生在产程中，11%发生在经阴道分娩后，19%发生于剖宫产术中及术后；通常在分娩过程中或产后立即发生，大多发生在胎儿娩出前2 h内及胎盘娩出后30 min内。有极少部分发生在中期妊娠引产、羊膜腔穿刺术中和外伤时。羊水栓塞的典型临床表现为突发的低氧血症、低血压和凝血功能障碍。

（1）呼吸循环功能衰竭：孕产妇出现突发呼吸困难和（或）口唇发绀、血氧饱和度下降、肺底部较早出现湿啰音、插管者的呼气末二氧化碳分压测不出：心动过速、低血压休克、抽搐、意识丧失或昏迷，心电图可表现为右心负荷增加等。病情严重者，可出现心室颤动、无脉性室性心动过速及心搏骤停，于数分钟内猝死。

（2）凝血功能障碍：DIC发生率高达83%以上，且可为羊水栓塞的首发表现。表现为以子宫出血为主的全身出血倾向，如全身皮肤黏膜出血、血尿、消化道出血、手术切口及静脉穿刺点出血等表现。

（3）其他器官功能损害：羊水栓塞孕产妇的全身器官均可受损，除心、肺功能衰竭及凝血功能障碍外，肾脏和中枢神经系统是最常受损的器官和系统。

4. 强调临床诊断

全部符合以下5条可诊断羊水栓塞：① 急性发生的低血压或心搏骤停；② 急性低氧血症，呼吸困难、发绀或呼吸停止；③ 凝血功能障碍，血管内凝血因子消耗或纤溶亢进的实验室证据，或临床上表现为严重的出血，但无其他原因可以解释；④ 上述症状发生在分娩、剖宫产术、刮宫术或是产后短时间内（多数发生在胎盘娩出后30 min内）；⑤ 对于上述出现的症状和体征不能用其他疾病来解释。

三、治疗

多学科团队处理一旦怀疑羊水栓塞，立即按羊水栓塞急救。推荐多学科密切协作参与抢救处理，及时、有效的多学科合作对于孕产妇抢救成功及改善其预后至关重要。

1. 呼吸支持治疗

立即保持气道通畅，尽早实施面罩给氧、气管插管或人工辅助呼吸等，良好的通气是成功的关键，维持氧供以避免呼吸和心搏骤停。尽量保持血氧饱和度在90%以上。

2. 循环支持治疗

根据血流动力学状态，保证心输出量和血压稳定，并应避免过度输液。

（1）液体复苏：需要注意管理液体出入量，避免左心衰和肺水肿。

（2）维持血流动力学稳定：针对羊水栓塞所致低血压和右心衰使用去甲肾上腺素和正性肌力等药物。

（3）解除肺动脉高压：使用前列环素、西地那非、一氧化氮及内皮素受体拮抗剂等特异性舒张肺血管平滑肌的药物。

（4）当孕产妇出现羊水栓塞相关的心搏骤停时，应即刻进行高质量的心肺复苏。

（5）抗过敏：应用糖皮质激素

（6）新的循环支持策略：体外膜肺氧合和主动脉内球囊反搏等策略已经在多个病例报道中被证明是有效的。

3. 纠正凝血功能障碍

（1）积极处理产后出血。

（2）及时补充凝血因子，包括快速补充大量新鲜血、血浆、冷沉淀、纤维蛋白原、血小板等，必要时给予氨甲环酸。

（3）由于DIC早期高凝状态难以把握，因此不推荐使用肝素。

4. 产科处理

羊水栓塞发生于分娩前，应考虑立即终止妊娠，心搏骤停者应实施心肺复苏，复苏后仍无自主心跳的可以考虑实施紧急剖宫产。出血凝血功能障碍时，应果断快速地实施子宫切除术。

5. 迅速全面的监测

包括血压、心率、呼吸、尿量、凝血功能、电解质、肝肾功能、血氧饱和度、心电图、动脉血气分析、中心静脉压、心输出量等。经产妇食管或超声心动图和肺动脉导管，可作为监测其血流动力学的有效手段。

6. 器官功能支持与保护策略

包括神经系统保护、亚低温治疗、稳定血流动力学及足够的血氧饱和度，血糖水平的控制、血液透析和（或）滤过的应用、积极防治感染、胃肠功能的维护、微循环的监测及免疫调节与抗氧化治疗等。

因为目前并无特异性的检查方法，所以羊水栓塞的诊断仍然是以临床表现为基础的排除性诊断。如果临床高度怀疑羊水栓塞及早治疗是有必要的。准确到位的日常急救演练是保证羊水栓塞抢救成功的关键。

第八节　HELLP综合征一例

HELLP综合征是妊娠期高血压疾病的严重并发症，本病主要以溶血、肝酶升高和血小板减少为特征，故取其相应病症表现的首字母命名为HELLP综合征，HELLP综合征的发病率约为0.5%～0.9%，其中重度子痫前期占10%～20%，胎儿死亡率为7%～10%，孕产妇死亡率约为1%～24%，平均为5%。可引起多脏器功能障碍，如脑水肿、脑出血、视网膜脱落、肺水肿、肝包膜血肿、胎盘早剥及胎儿生长受限等，常危及母婴生命。

HELLP综合征发生在妊高症的基础上，80%具备子痫前期的基本特征，但也有少数（20%）患者临床症状不典型，无明显高血压和蛋白尿。本病的发病时间可从孕晚期到产后，本病通常发生在妊娠28～36周（占2/3）或产后48 h内（占1/3），因此早期识别、及时了解实验室指标变化、实施积极有效的干预手段，是降低母儿病死率的关键。

一. 病例介绍

（一）病例概要

1. 基本资料

产妇，34岁，身高158 cm，体重87 kg，1-0-1-1，二胎孕32^{+3}周，发现血压明显升高10天。自诉孕28周于某妇幼保健院产检测血压170/120 mmHg，测尿蛋白阴性，开始口服盐酸拉贝洛尔150 mg，2次/日，监测血压波动于（150～155)/(100～110)mmHg，10天前血压明显升高，波动于（190～200)/(100～130)mmHg，未就诊，无头晕、头痛及视物不清，无恶心、呕吐、上腹部不适及明显尿量减少。2020年12月9日就诊于某县医院，测血压220/120 mmHg，建议上级医院就诊。遂就诊于我院门诊，测血压225/130 mmHg，查尿蛋白4+，收住院治疗。

2. 初步诊断

孕32^{+3}周，第二胎，慢性高血压并发重度子痫前期，瘢痕子宫。

（二）诊疗过程与转归

1. HELLP综合征的诊断及处理

入院后给予持续吸氧、心电监护、留置导尿，动态监测血常规、肝肾电解质、弥散性血管内凝血（DIC）全套等；地塞米松促胎肺成熟；硫酸镁解痉；拉贝洛尔降压。产妇神志清，精神可，无明显不适主诉。眼科会诊诊断为双眼高血压视网膜病变尽快完善化验及检查，产妇住院当晚进食后出现上腹部疼痛，呕吐1次，血小板计数123×10^9/L。心肌酶：乳酸脱氢酶630 U/L，肌酸激酶同工酶34 U/L，α-羟丁酸脱氢酶411 U/L。肝功能：谷丙转氨酶 213 U/L，谷草转氨酶295 U/L。补充诊断：HELLP综合征。建议终止妊娠，患者及家属要求继续妊娠，产妇住院当天凌晨患者诉尿色深（酱油色）。急查血化验：① 血细胞分析：白细胞9.44×10^9/L，中性粒细胞百分比 85.3%，血红蛋白129g/L，血小板数65×10^9/L。② 电解质：钙1.81 mmol/L，钠134.5 mmol/L。③ 心肌酶：乳酸脱氢酶1358 U/L，肌酸激酶同工酶85 U/L，α-羟丁酸脱氢酶815 U/L。④ 蛋白测定：总蛋白54.4 g/L，白蛋白（溴甲酚绿法）31 g/L。⑤ 肝功能：谷丙转氨酶359 U/L，谷草转氨酶713 U/L，总胆汁酸13.5 μmol/L，总胆红素 42.7 μmol/L，直接胆红素10.6 μmol/L，间接胆红素32.1 μmol/L。⑥ 红细胞形态：红细胞大小较均一；形态较规则，中心淡染区未见明显异常；未见红细胞碎片。建议尽早终止妊娠，故产科完善术前谈话，急诊拟行剖宫产术终止妊娠。

2. 术中麻醉的实施与管理

产妇入室后开放静脉通路，常规监测生命体征并行桡动脉穿刺置管测压，显示血压210/122 mmHg，立即给予硝酸甘油紧急降压，选择全身麻醉下手术，麻醉诱导：丙泊酚4 mg/kg/h，瑞芬太尼0.15 μg/（kg·min）背景量持续输注，待BIS值开始下降时，静脉依次注射依托咪酯0.20 mg/kg、罗库溴铵0.6 mg/kg，经口插入喉罩行机械通气，术中呼吸参数设置为：VT 6~8 ml/kg，RR 12~15次/min，吸呼比为1:2，氧流量2 L/min，维持$P_{ET}CO_2$ 35~45 mmHg。胎儿顺利娩出，出生后1 min、5 min和10 min的Apgar评分为7分、7分和9分。胎儿娩出后静脉注射咪达唑仑0.05mg/kg和舒芬太尼0.2 μg/kg，术中维持BIS值40~60。手术顺利，术中血压波动于（130~160）/（90~110）mmHg，术中查血小板58×10^9/L，血小板进行性下降，为防止出血，给予血小板1U输注，术中出血400 ml，术中补晶体液900 ml，尿量160 ml。术后行TAPB加静脉镇痛泵术后镇痛。术毕安返病房，测血压159/115 mmHg，脉搏69次/min。

3. 转归

术后继续给予地塞米松治疗，硫酸镁解痉，拉贝洛尔同时间断泵注硝酸甘油降压，辅以保肝、抗感染等治疗。经过治疗，患者ALT、AST、胆红素快速下降，均于术后第4~5天恢复正常。血小板术后逐渐升高，第3日血小板计数107×10^9/L，术后第7日患者血压145/105 mmHg，脉搏80次/min，ALT、AST、胆红素及血小板均恢复正常，患者出院。

二、相关知识

（一）临床表现和诊断

HELLP综合征是子痫前期肝功能损害加重的表现，大约80%的 HELLP 综合征有高血压和蛋白尿，部分患者血压正常，50%以上的患者在发病前有体质量增加和水肿。临床表现缺乏特异性，可表现为全身不适、右上腹痛、恶心、呕吐，伴或不伴黄疸，头疼、头晕、视物模糊、水肿等，部分表现为血尿、牙龈出血、上消化道出血或便血。重度子痫前期患者出现以上症状时，要格外警惕HELLP综合征的发生。大多数HELLP综合征发生在晚期妊娠，约1/3发生在患者产后。

HELLP综合征临床表现复杂多样且缺乏明显的特异性，易漏诊误诊。目前诊断主要依据实验室检查。HELLP综合征分类标准有两种，即Tennessee分类标准与Mississippi分类标准，Tennessee分类标准更为严格。

Tennessee分类诊断标准：① 血管内溶血：外周血涂片中可见破碎、球形等异形红细胞，血清总胆红素 $\geq 20.5\ \mu mol/L$（即1.2 mg/dl），血清结合珠蛋白 < 250 mg/L。② 血清肝功能检查：3种酶谱水平升高：$ALT \geq 40\ U/L$ 或 $AST \geq 70\ U/L$，乳酸脱氢酶升高（$\geq 600U/L$）。③ 血小板计数 $< 100 \times 10^9/L$。有血管内溶血、血清肝功能检查3项酶谱指标均异常称为完全性HELLP综合征，符合其中一项或两项指标异常，则为部分性HELLP综合征。

Mississippi分类则根据血小板数目进行分类。根据血小板（Martin）标准分类：Ⅰ类，血小板计数 $\leq 50 \times 10^9/L$；Ⅱ类，血小板计数 $\leq 100 \times 10^9/L$；Ⅲ类，血小板计数 $\leq 150 \times 10^9/L$。

（二）HELLP 综合征的治疗

HELLP综合征必须住院治疗，没有固定的治疗方案，一般治疗与重度子痫前期一致，给予静脉硫酸镁以预防子痫、降压药物降压、镇静等支持治疗，并实施针对性治疗，有指征地使用糖皮质激素和输注血小板，适时终止妊娠，根据疾病严重程度，适当放宽剖宫产的指征。

（三）麻醉选择和管理

（1）对于血小板计数 $< 80 \times 10^9/L$ 者，不建议采用椎管内麻醉，当血小板计数低于 $50 \times 10^9/L$ 时，应输注血小板（尤其在剖宫产前），麻醉可首选气管插管全身麻醉。术中心电图、无创血压、SpO_2 常规监测，有条件时可行经血管有创监测、经食管超声心电图、脑功能监测，应积极避免插管导致的高血压及脑血管不良事件发生。

（2）防止子痫，积极降压（可使用拉贝洛尔、硝普钠、镁剂等），维持水电解质平衡。

（3）需严格禁食，按饱胃患者准备，采用快速序贯诱导，药物选择尽量不影响胎儿呼吸和循环，可选择丙泊酚和（或）依托咪酯，肌松药可选择司可林或罗库溴铵，快速插管成功后，异氟烷或七氟烷维持麻醉。

（4）胎儿娩出后给予阿片类镇痛药。妊娠期由于孕激素影响，可于插管后给予激素预防声门水肿。为减少术中及术后的出血，宜于术前输注浓缩血小板。

（5）术中应限制液体输注，严格监测患者出入量，除非有严重的液体丢失（如呕吐、腹泻、出血等）使血液明显浓缩，血容量相对不足或高凝状态者，通常不推荐扩容治疗。补液以平衡液为主，胶体液为辅，控制妊高征，防止肺水肿。

（6）术毕可根据患者病情判断拔管时机，必要时呼吸机维持呼吸。积极防治新生儿胆红素相关疾病，做好新生儿复苏准备工作。

（四）术后管理和要点

（1）术后镇痛可采用腹横筋膜神经阻滞。

（2）产后应警惕HELLP综合征，除了继续解痉、控制血压外，糖皮质激素使用和血浆置换也可能是改善患者临床症状、降低病死率、提高治愈率的有效手段。

三、总结分析

（1）产时产后需注意观察自觉症状改变；监测血压并继续产前使用的降压药物治疗，将血压控制在≤160/110 mmHg。降压药物的选择多建议首选拉贝洛尔、硝苯地平、肼苯哒嗪等。产后目标血压是收缩压≤140 mmHg且舒张压≤90 mmHg，血压控制良好后也应当逐渐减量，而不能突然停药。

（2）产时不可使用任何麦角新碱类药物和慎用前列腺素类药物；甲基多巴因为其致产后抑郁风险应尽量避免在产后使用。对于高血压急症，应迅速启动降压，静脉给予拉贝洛尔，肼屈嗪或口服速释硝苯地平可作为一线用药。

（3）解痉预防抽搐的发生：硫酸镁应作为解痉的首选用药。剖宫产病例中，硫酸镁应在手术前开始应用，并维持至术后24 h。硫酸镁的用药方案：静脉给药，首次负荷剂量4～6 g硫酸镁，15～20 min左右推完；继之1～2 g/h维持，建议使用静脉注射泵和输液泵。用于控制子痫的硫酸镁总量25～30 g/d，疗程24～48 h。用于预防子痫的硫酸镁总量不超过25 g/d，每日静滴6～12 h，每日评估病情决定用药情况。

（4）肝包膜下血肿或肝破裂是HELLP综合征患者较为罕见但严重危及患者生命的并发症，目前发生原因不清。CT及MRI可清楚显示肝包膜下血肿及肝实质内血肿，以及肝脏梗死和肝撕裂伤，一旦发生肝包膜下血肿或肝破裂需多学科共同协作，对于血肿稳定者可采取保守治疗；对于血肿自发破裂者应尽快手术，包括清除血肿、填塞病变的肝脏、手术部位引流等，对于严重肝损伤和血流阻断的区域可行肝切除术。

（张瑾）

参考文献

［1］ Hull AD, Moore TR. Multiple repeat cesareans and the threat of placenta accreta: incidence, diagnosis, management［J］. Clin Perinatol, 2011, 38(2): 285-296.

［2］ Chattopadhyay SK, Kharif H, Sherbeeni MM. Placenta praevia and accreta after previous caesarean section ［J］. Eur J Obstet Gynecol Reprod Biol, 1993, 52(3): 151-156.

［3］ 种轶文, 张爱青, 王妍, 等.超声评分系统预测胎盘植入凶险程度的价值［J］.中华围产医学杂志, 2016, 19(9): 705-709.

［4］ 中华医学会妇产科学分会产科学组. 前置胎盘的诊断与处理指南(2020)［J］.中华妇产科杂志, 2020, 1 (55)3-8.

［5］ 姚尚龙.凶险性前置胎盘大出血的容量治疗策略［J］.实用妇产科杂志, 2017, 9, 652-654.

［6］ Sullivan IJ, Ralph CJ. Obstetric intra-operative cell salvage: a review of an established cell salvage service with 1170 re-infused cases［J］.Anaesthesia，2019，74(8):976-983.

［7］ Shander A，Javidroozi M，Sentilhes L. Tranexamic acid and obstetric hemorrhage: give empirically or selectively［J］. Int J Obstet Anesth，2021，48:103206.

［8］ Pehlivanoğlu B，Bayrak S，Doğan M.A close look at the contraction and relaxation of the myometrium; the role of calcium［J］.J Turk Ger Gynecol Assoc，2013，14(4):230-234.

［9］ Burrows RF，Kelton JG. Thromboeytopenia at delivery: a prospective survey of 6715 deliveries［J］. Am J Obstet Gynecol，1990，162(3): 731-734.

［10］ Sainio S，Kekomaki R，Riikonen S，et al. Maternal thrombocytopenia: a population based study［J］. Acta Obstetrica Gynecologica Scandinavica，2000，79(9): 744-749.

［11］ Onisâi M，Vlădăreanu AM，Delcea C，et al.Perinatal outcome for pregnancies complicated with thrombocytopenia［J］. J Matern Fetal Neonatal Med，2012，25(9): 1622-1626.

［12］ Decroocq J，Marcellin L，Le Ray C，et al. Rescue therapy with romiplostim for refractory primary immune thrombocy- topenia during pregnancy［J］. Obstet Gynecol，2014，124(2 Pt 2 Suppl 1): 481-483.

［13］ McCrae KR. Thrombocytopenia in pregnancy［J］. Hematology Am Soc Hematol Educ Program，2010，2010: 397-402.

［14］ British Committee for Standards in Haematology General Haematological Task Force. Guidelines for the investigation and management of idiopathic thrombocytopenic purpura inadults, children and in pregnancy ［J］. Br J Haematol，2003，120(4):574-596.

［15］ Levy JA，Murphy LD. Thrombocytopenia in pregnancy［J］. J Am Board of Fam Pract，2002，15(4): 290-297.

［16］ Schwartz KA. Gestational thromboeytopenia and immune thromhbocytopenias in pregnancy［J］. Hematol Oncol Clin North Am，2000，14: 1101-1106.

［17］ Cines DG，Blanchette VS. Immune thrombocytopenia purpura［J］. N Engl J Med，2002，346(11): 13-25.

［18］ Bombeli T，Spahn DR. Update in perioperative coagulation: physiology and managment of thromboembolism and haemorrhage［J］. Be J Anaesth，2004，93: 275-287.

［19］ Horlocker T，Wedel DJ，Benzon H，et al. Regional anesthesia in the anticoagulated patient，defining the risks(the second ASRA ConsensusConference on Neuraxial Anesthesia andAnticagulation)［J］. Reg Anesth Pain Med，2003，28: 172-191.

［20］ 刘兴会，王晓东，邢爱耘.产科临床诊疗程［M］.北京:人民军医出版社，2010.

［21］ Loo CC，Dahlgren G，lresdedt L. Neurological complications in obstetric regional anaesthesia［J］. International Journal of ObstetricAnaesthesia，2000，9(2): 99-124.

［22］ Karne V，Patil M. Severe Thrombocytopenia in an Immune Thrombocytopenic Parturient Non- responder to Medical Line of Treatment: Anaesthetic Management for Splenectomy Combined with Caesarean Section［J］. Indian Journal of Hematology and Blood Transfusion，2012，28(1): 54-57.

［23］ 时春艳，丁秀萍，张梦莹，等.羊水栓塞的早期识别和团队流程化抢救［J］.中华妇产科杂志，2016，51(5):397-400.

［24］ 普小芸，朱大伟，李力.HELLP综合征诊治的相关问题［J］.实用妇产科杂志，2020，36(12):896-898 .

［25］ 苏雷什，西格尔，普雷斯顿，等.施耐德产科麻醉学［M］. 5版.熊利泽，董海龙，路志红，译. 北京:科学出版社，2018.

［26］ ACOG. Gestational hypertension and preeclampsia［J］.Obstet Gynecol，2020，135(6):e237-e260.

［27］ ACOG Committee on Obstetric Practice. Committee Opinion No. 623: Emergent therapy for acute-onset，

产科精确麻醉

severe hypertension during pregnancy and the postpartum period［J］. Obstet Gynecol, 2015，125(2) :521-525.

［28］ Renata C，Mark RJ，Thomas K，et al.Peripartum management of hypertension.A position paper of the ESC Council on Hypertension and the European Society of Hypertension［J］.Eur Heart J Cardiovasc Pharmacother, 2019，16: 1-39.

［29］ 中华医学会妇产科学分会妊娠期高血压疾病学组. 妊娠期高血压疾病诊治指南(2020)［J］.中华妇产科杂志, 2020, 55(4): 227-238.

［30］ Varotti G，Andorno E，Valente U.Liver transplantation for spontaneous hepatic rupture associated with HELLP syndrome［J］.Int J Gynaecol Obstet, 2010, 111(1)：84-85.

20

第二十一章
产科麻醉操作规范

本章内容包括分娩镇痛操作规范、门诊无痛技术操作规范、超声引导下椎管内麻醉操作规范、超声引导下腹横肌平面阻滞操作规范、产妇心肺复苏操作规范、新生儿心肺复苏操作规范。

第一节　分娩镇痛操作规范

分娩镇痛遵循自愿、安全的原则，以达到最大限度地降低产妇产痛、最小限度地影响母婴结局为目的。分娩镇痛首选椎管内分娩镇痛（包括连续硬膜外镇痛和腰硬联合镇痛）。当产妇存在椎管内镇痛禁忌证时，根据医院条件可酌情选择静脉分娩镇痛方法，但必须加强监测和管理，以防危险情况发生。

一、分娩镇痛前评估

分娩镇痛前对产妇系统的评估是保证镇痛安全及顺利实施的基础。评估内容包括：病史、体格检查、相关实验室检查等。

1. 病史

产妇的现病史，既往史，麻醉手术史，药物过敏史，是否服用抗凝药物，合并症，并存症等。

2. 体格检查

基本生命体征，全身情况，是否存在困难气道、脊椎间隙异常、穿刺部位感染灶或占位性病变等禁忌证。

3. 相关实验室检查

常规检查血常规、凝血功能。存在合并症或异常情况者，进行相应的特殊实验室检查。

二、硬膜外分娩镇痛技术

硬膜外分娩镇痛效果确切、可控性好、对母婴影响小，留置硬膜外导管在紧急情况下可用于剖宫产麻醉。

1. 操作步骤

（1）准备相关药品、物品和设备。

（2）启动血压、脉搏血氧饱和度和胎心监测。

（3）协助产妇摆放体位（侧卧位或坐位）。

（4）静脉快速补液（500 ml平衡液）。

（5）选择$L_2 \sim L_3$或$L_3 \sim L_4$间隙行硬膜外穿刺。

（6）留置硬膜外导管，给予试验剂量。

（7）试验剂量阴性后妥善固定导管，产妇采用半卧位或侧卧位。

（8）给予硬膜外负荷量。

（9）监测和评估。

（10）连接并启动镇痛药物输注装置。

2. 药物选择

包括局部麻醉药和阿片类药物。推荐使用低浓度的局麻药联合阿片类药物，可以达到满意的镇痛效果，减少运动神经阻滞及器械助产的发生率，并降低对产程的影响。

推荐含1∶20万肾上腺素的1.5%的利多卡因3 ml作为试验剂量。硬膜外镇痛负荷量和维持阶段的常用药物及用法见**表21−1**，建议实施时个体化给药。

表 21−1　硬膜外镇痛常用药物浓度及剂量

药物	负荷量(ml/次)	维持量(ml/h)	自控量(ml/次)
0.0625% ~ 0.15%的罗哌卡因+芬太尼 1 ~ 2 μg/ml 或舒芬太尼 0.3 ~ 0.6 μg/ml	8 ~ 15	8 ~ 15	6 ~ 10
0.04% ~ 0.125%的布比卡因+芬太尼 1 ~ 2 μg/ml 或舒芬太尼 0.3 ~ 0.6 μg/ml	8 ~ 15	8 ~ 15	6 ~ 10

3. 镇痛维持阶段药物输注

建议维持量使用自控镇痛装置输注，产妇自控硬膜外镇痛联合持续硬膜外输注或程控间歇硬膜外脉冲给药是较好的选择。

三、腰硬联合镇痛

腰硬联合镇痛是蛛网膜下腔镇痛和硬膜外镇痛的联合应用，起效快，镇痛效果完善，但需警惕胎心率减慢的风险以及鞘内使用阿片类药物引起的瘙痒。

操作方法

（1）准备、监测和补液同硬膜外镇痛。

（2）选择L_3～L_4首选）或L_2～L_3间隙行硬膜外穿刺（首L_3～L_4间隙，因马尾终止位置存在变异，建议宁低勿高）。

（3）使用针内针技术，穿破硬脊膜。

（4）确认脑脊液回流后，注入药物，蛛网膜下腔常用药物见**表21-2**。

（5）留置硬膜外导管，妥善固定，产妇左倾平卧。

（6）监测和评估。

（7）在硬膜外给药之前注入试验剂量。

（8）试验剂量阴性，连接硬膜外药物输注装置，硬膜外间隙用药参考硬膜外镇痛方案（见**表21-1**）。

（9）管理同硬膜外镇痛。

表 21-2 蛛网膜下腔常用药物及其剂量

单次阿片类药物	单次局麻药	联合用药
舒芬太尼2.5～7 μg	罗哌卡因2.5～3.0 mg	罗哌卡因2.5 mg＋舒芬太尼2.5 μg（或芬太尼12.5 μg）
芬太尼15～25 μg	布比卡因2.0～2.5 mg	布比卡因2.0 mg＋舒芬太尼2.5 μg（或芬太尼12.5 μg）

四、单次蛛网膜下腔镇痛技术

单次蛛网膜下腔镇痛适用于可预见的短时间内的分娩。经产妇由于产程进展迅速，此技术是可推荐的镇痛方式。蛛网膜下腔注射药物及剂量可参考**表21-2**。

五、静脉分娩镇痛

当产妇存在椎管内分娩镇痛禁忌时，静脉分娩镇痛可作为椎管内分娩镇痛的替代方法，但必须根据人员及设备条件谨慎实施，镇痛期间严密监测母体生命体征和胎心变化，防范母体呼吸抑制及胎儿宫内窘迫。

第二节　门诊无痛技术操作规范

随着人民对生活质量的要求不断提高和医学技术的不断进步，无痛技术逐渐渗透到医学的各个角落，如无痛宫腔镜检查术、无痛人流术等，其工作流程如下：

一、术前准备

术前了解患者相关病史，包括麻醉手术史、过敏史、近期有无上呼吸道感染等。常规监测生命体征，查看实验室检查结果，如血常规、血凝等。禁食至少6h，并有专人陪诊。

二、麻醉过程

（1）患者入室后开放外周静脉，连接监护仪，常规吸氧。

（2）准备好抢救药品和设备。

（3）麻醉诱导：丙泊酚1.5～2.5 mg/kg缓慢静推至患者意识完全消失，可辅助使用芬太尼、氯胺酮、NSAIDs等。

（4）麻醉维持：根据患者情况和手术进度间断追加丙泊酚0.5～1.5 mg/kg，密切观察心电图、血压、呼吸、氧饱和度的变化。保持呼吸道通畅，迅速处理气道梗阻，必要时可置入口咽通气道等。

（5）麻醉苏醒：麻醉停药后，待患者完全清醒，继续观察心电图、血压、呼吸、氧饱和度至少30 min。

三、离院标准

患者意识和定向力恢复至少30 min，肢体感觉和肌张力恢复正常，呼吸循环稳定，坐起、走动后无明显眩晕、恶心、呕吐，闭眼站立无摇摆不稳现象。

患者离院需有专人陪伴，以防发生意外。要求患者24 h内不得饮酒、驾车和操作复杂机器或仪器，不得参与工作讨论和决策。

第三节　超声引导下椎管内麻醉操作规范

椎管内阻滞可通过体表标志实施穿刺定位，但超声是辅助定位重要且简便的有效方法。在实施侵入性操作时，超声的优势在于增加穿刺成功率，减少并发症，特别是对于存在解剖结构异常的患者，如脊柱侧弯等。

在超声图像中，骨质呈现高亮影且后方无回声；韧带也呈现高亮影，但是韧带不能完全阻挡超声波，因此深部的结构呈现低回声影；硬脊膜可能无法显影；脊髓和脑脊液不能显影，因此可以通过其在图像上的缺失（无回声）来判断所在的位置；软组织和肌肉可以从脊柱的背部识别。

操作步骤

（1）选择低频凸阵探头，手持探头，使其长轴位于矢状面，与脊柱长轴平行。探头置于髂棘连线水平，在脊柱正中线外侧旁开几厘米。通常，探头标记点向上，使得脊柱的上方位于超声图像的左侧。轻轻滑动探头，超声不能通过骨质，因此图像上横图影的下方会形成声影。

（2）随着探头进一步向中线滑动，可以看到一个"锯齿形"的图案。当超声探头达到椎体的关节突时，会产生"锯齿形"图像，显示连续的骨性结构，后方完全无回声。此时，如果超声探头向中线内侧成角，超声波束会离开关节突并落到椎板上，形成一个如虚线样的骨影。

（3）两相邻声影的深部，可见另一个水平高回声线，为超声波束通过椎体间隙，穿过黄韧带、硬脊膜、脊髓，投射到椎体后部形成的回声。这种反射回声称为前复合体。前复合体并非麻醉穿刺针的目标位点，但该现象说明超声光束能够穿透背侧硬脊膜，并且扫描到更深部的骨性结构。

（4）为了准确识别椎间隙水平，需要找到骶骨。保持探头位于相同角度，轻轻向尾部滑动，虚线征最终被一个高亮不间断的高回声亮线所取代，即为骶骨。在椎体和骶骨之间的间隙就是 $L_5 \sim S_1$ 椎间隙。再向头端滑动探头（保持与之前相同的角度），计数每一个椎体和椎间隙，即可准确定位需要穿刺的间隙。

（5）然后旋转探头90°，保持探头中点位于选择的椎间隙水平，微微向上或向下滑动探头，在棘突之间稍微倾斜探头角度，头端或尾端将会显示典型的"蝙蝠征"超声图像，可估算穿刺针的进针深度。

（6）将探头直接置于棘突水平，椎板和棘突会产生无回声的声影，可识别中线的位置。

（7）超声扫描有助于准确定位椎间隙水平，然后测量中线和间隙的深度，找到穿刺针的进针点和进针角度。

（8）实时超声引导技术相对较困难，需要有经验的医师操作，操作者在硬膜外穿刺（需双手操作）过程中，由助手手持超声探头进行扫描。

第四节　超声引导下腹横肌平面阻滞操作规范

腹横肌平面是指腹内斜肌和腹横肌之间的平面，其对应的神经支配为下胸部的六对胸神经和第一对腰神经，研究表明腹横肌平面阻滞可以阻滞腹部的外周疼痛信号的转导，主要针对前腹壁皮肤、肌肉及壁层腹膜的镇痛，也可以在一定程度缓解躯体疼痛。

超声技术的辅助使得腹横肌平面阻滞这一技术得以实施，现已被广泛应用到围术期疼痛管理中，如剖宫产、腹股沟疝修补术、阑尾切除术的术后镇痛等。

一、解剖

（1）腹部前外侧的肌肉由外及里依次为腹外斜肌、腹内斜肌、腹横肌，肌肉之间为筋膜层；腹内斜肌与腹横肌之间的平面称为腹横肌平面。

（2）腹前外侧壁由 $T_7 \sim T_{12}$ 胸神经（肋间神经）和 L_1 腰神经支配。

（3）第7肋间神经转而向上走行至胸骨剑突处发出终末支，此处为腹壁最高处。

（4）第10肋间神经近乎水平地走行至脐。

（5）第12肋间神经（肋下神经）支配腹股沟韧带和耻骨弓以上的区域。

（6）第1腰神经是髂腹下神经和髂腹股沟神经的起源神经，后两者均为腰丛的分支，走行于髂嵴上方。

二、实施方法

（1）患者取仰卧位，以患者舒适为宜。超声探头起始位置位于髂嵴的上方，纵向放置探头，看到髂嵴后稍向头端移动探头，可以看到由外向内依次为脂肪层、腹外斜肌、腹内斜肌、腹横肌，然后旋转探头90°，将探头向上平移至肋缘下，可以观察到腹横平面三层肌肉结构（腹外斜肌、腹内斜肌、腹横肌）。

（2）超声辅助下不同穿刺路径的腹横肌平面阻滞可影响局麻药在腹横肌平面层的扩散范围，进而影响腹横肌平面阻滞的效果，因此，Hebbard建议根据腹横肌平面穿刺路径的不同对腹横肌平面阻滞方法进行分类命名，以解决不同腹横肌平面阻滞名称混扰的问题。具体分类如下：① 上肋缘腹横肌平面阻滞（主要覆盖 $T_7 \sim T_8$ 神经所支配区域）；② 下肋缘腹横肌平面阻滞（主要覆盖 $T_9 \sim T_{11}$ 支配区域）；③ 侧边腹横肌平面阻滞（主要覆盖 $T_{11} \sim T_{12}$ 支配区域）；④ 髂腹下、腹股沟神经腹横肌平面阻滞（主要覆盖 $T_{12} \sim L_1$ 支配区域）；⑤ 臀后部（Petit三角）腹横肌平面阻滞。

三、穿刺注意事项

（1）穿刺针从前、内方向穿刺，经过脂肪层、腹外斜肌和腹内斜肌。针尖位于腹横筋膜浅部。通常情况下，进针时会出现咔哒声。注射少量麻醉药或生理盐水可很好地引导针的位置。需小心进行，切勿注射过于表浅。

（2）此神经阻滞一定要注意基本操作技术，倾斜探头远离穿刺针（目的是超声引导穿刺针）以减少进针角度。此外，在离探头3～5 cm处进针，使穿刺针表浅可见。

第五节　产妇心肺复苏操作规范

心肺复苏（CPR）是针对骤停的心脏和呼吸采取的急救技术，目的是恢复患者自主呼吸和自主循环。与任何心搏骤停的患者一样，当产妇呼吸、心搏骤停时，应立即实施胸外心脏按压和人工通气。

产妇心肺复苏的操作方法：

（1）判断产妇意识，并观察有无自主呼吸或正常呼吸。摇晃或拍打肩部并大声呼叫患者，呼之不应提示意识丧失。同时观察患者呼吸，叹息样呼吸为无效呼吸。

（2）呼救。单人施救时应立即实施心肺复苏，同时呼救，寻求帮助。两人或多人施救时，一人或多人实施心肺复苏，一人呼救。

（3）体位：去枕仰卧位，肢体不扭曲，放在地面或硬床板上，解衣露胸，解开腰带。如果子宫高度与肚脐相同或高于肚脐，并且现场还有其他施救者，则持续实施子宫侧移手法，以减轻腹部主要血管的压迫，从而促进血液流动。

（4）判断循环：触摸同侧颈动脉搏动，触摸部位为气管两侧2～3 cm，胸锁乳突肌前缘凹陷处，判断时间小于10 s，判断不清时按无脉搏处理。

（5）胸外按压。① 施救者体位：施救者位于患者右侧，根据个人身高及患者位置高低采用踏脚凳或跪式等体位。② 按压位置：施救者将一只手的掌根放在患者胸骨中下1/3交界处，将另一只手的掌根置于第一只手上，手指交叉。定位手的掌跟紧贴胸骨，手指不接触胸壁。③ 按压姿势：双臂绷直不得弯曲，与胸部垂直，按压者以髋关节为支点，腰部挺直，用上半身重量往下压，按压后必须完全解除压力，使胸部回弹至原位，此时按压者双手不得离开，须保持与胸部的接触，以免按压点移位。④ 按压力量：胸骨下陷5～6 cm。⑤ 按压频率100～120次/min。⑥ 开放气道、人工呼吸。

开放气道的方法：

① 仰头举颏法：将一只手置于患者的前额，然后用手掌推动，使其头部后仰；将另一只手的手指置于颏骨附近的下颌下方；提起下颌，使颏骨上抬。注意在开放气道同时应该用手指挖出患者口中异物或呕吐物，有假牙者应取出假牙。

② 托颌法：尽量固定患者头颈部的位置，向前上方托举下颌，该方法用于怀疑颈椎骨折的患者，如果此法不能将气道完全开放，仍可采用仰头举颏法。

人工呼吸的方法：

① 口对口呼吸：开放气道，口张开、捏鼻翼；施救者吸气后，口唇包裹患者口唇，吹气时间为1 s，吹气量每次500～600 ml，以产生可见的胸廓起伏为准，吹气后松开口鼻。

② 口对鼻呼吸：用于口腔外伤、牙关紧闭的患者，开放气道，封闭口腔，施救者口包鼻吹气，时间为1 s，吹气量每次500～600 ml，以产生可见的胸廓起伏为准。

产科精确麻醉

③ 球囊面罩呼吸：面罩紧紧扣住口鼻部，匀速挤压，每次气体量500~600 ml，以产生可见的胸廓起伏为准。

④ 按压与人工呼吸的比例：单人或双人操作的心脏按压与人工呼吸的比例均为30∶2。气管插管后，人工呼吸频率为8~10次/min，自主循环恢复后，人工呼吸频率为10~12次/min。

（6）检查。做5个周期心肺复苏或心肺复苏2 min后须检查心跳呼吸，如仍无心跳呼吸，再重复做5个周期心肺复苏或心肺复苏2 min，如此反复，直到成功或终止心肺复苏。

（7）电除颤。电除颤是终止心室颤动的最有效方法。心律分析证实为室速、室颤时，应在做完5个周期心肺复苏或心肺复苏2 min后，实施电除颤1次，之后立即做5组心肺复苏后再次检查心律。除颤波形包括单相波和双相波两类，单相波除颤首次电击能量选择360 J，双相波除颤首次电击能量选择为150 J。

电除颤的操作步骤为：① 电极板涂以导电糊或垫上盐水纱布；② 接通电源，确定非同步相放电；③ 选择能量水平及充电；④ 按要求正确放置电极板，一块放在胸骨右缘第2~3肋间（心底部），另一块放在左腋前线第5~6肋间（心尖部）；⑤ 经再次核对监测心律，明确所有人员均未接触患者（或病床）后，按压放电电钮；⑥ 电击后即进行心电监测与记录。

（8）心肺复苏有效的指征：可触摸到大动脉搏动，上肢收缩压大于60 mmHg，口唇面色变红润，散大的瞳孔变小，自主呼吸恢复，意识逐渐恢复。

（9）终止心肺复苏的指征：① 心跳呼吸恢复；② 心肺复苏已30 min以上，仍无心跳呼吸，瞳孔散大或固定，对光反射消失，呼吸仍未恢复，深反射活动消失，心电图成直线。

第六节　新生儿心肺复苏操作规范

新生儿呼吸心搏骤停时需要心肺复苏。新生儿心率<60次/min为胸外心脏按压的指征。新生儿无自主呼吸或无效喘息、有自主呼吸但心率<100次/min以及吸入浓度80%的氧气仍有发绀时需实施正压通气复苏。

一、操作目的

保护脑和心脏等重要器官，尽快恢复脑细胞和循环功能。

二、操作流程

（1）快速评估患儿是否足月、羊水情况、呼吸和肌张力、心率等。

（2）将新生儿放置于辐射保暖台上，开放气道，使头呈轻度仰伸位（鼻吸气位）。

（3）清除口鼻腔分泌物，先吸口咽，后吸鼻腔，不可过深，吸引时间小于10 s，吸引压力小于100 mmHg。

（4）判断呼吸恢复情况，观察胸部起伏，观察时间不超过5 s，可拍打足底刺激呼吸，如仍无呼吸或叹息样呼吸，给予面罩正压通气。通气频率为40~60次/min，氧流量为5~10 L/min，吸呼比为1∶2。经30 s气囊面罩正压通气后，如心率仍小于60次/min，应立即实施胸外心脏按压。

（5）按压位置：首先找准胸部正确按压位置，即新生儿胸部两乳头连线与胸骨正中线交界点下一横指处。按压方法：拇指法（两手环绕新生儿，用两个拇指按压胸骨，其余手指支撑其脊柱）或双指法（一只手的中指和食指的指尖按压胸骨），无硬垫时用另一只手支撑新生儿背部。按压深度：胸廓前后径的1/3，约2 cm，放松时指尖或拇指不能离开胸壁。按压频率为120次/min。

（6）单人施救时，胸外按压与人工呼吸的比例为30∶2；双人施救时，胸外按压与人工呼吸的比例为15∶2。

（7）胸外按压和正压通气30 s后重新评估呼吸、心跳恢复情况。如心率小于60次/min继续按压加通气；如心率超过60次/min可停止按压，继续通气直到心率达到100次/min并出现自主呼吸。

（8）心肺复苏过程中，随时评估新生儿的皮肤颜色、呼吸、心率以及肌张力，为确定进一步的抢救提供依据。随时保证呼吸道通畅。

（贾丽洁）

产科精确麻醉

第二十二章
产科麻醉热点与争论

从产科医师James Simpson于1847年首次将乙醚运用到分娩镇痛的一个半世纪以来，始终就存在着对产科麻醉的争论。产科医师与麻醉科医师不断对产科麻醉中的热点问题以循证医学为基础来取得共识，促进产科麻醉的进步与发展。目前产科麻醉的争论在以下几个方面：① 剖宫产麻醉方式的选择：区域麻醉还是全身麻醉；② 在非产科手术中，麻醉对母婴的影响；③ 椎管内分娩镇痛对产程以及分娩方式的影响；④ 全产程分娩镇痛的理念；⑤ 分娩镇痛对母婴的影响。

第一节　剖宫产麻醉方式的选择：
区域麻醉还是全身麻醉

我国剖宫产的比例常年居高不下，剖宫产占全部分娩的40%～50%，远高于WHO建议的剖宫产率10%～15%。2014年WHO提议将罗布森分类系统作为全球标准用于评价监测医疗机构的剖宫产率。有医疗指征的剖宫产，可以有效降低产妇和新生儿的死亡率。没有任何证据表明，无指征剖宫产能使母婴受益。相反，手术麻醉给母婴的影响不容忽视，手术选择区域麻醉或是全身麻醉应根据麻醉科医师的经验、孕妇和胎儿的情况、宫产手术指征以及手术缓急程度而定。这里将分成两个部分来讨论：① 择期剖宫产；② 急诊剖宫产。

一、择期剖宫产

与全身麻醉相比，区域麻醉对母婴的影响相对较少。Hawkins等研究发现，全身麻醉下剖宫产妇死亡率为0.0032%，而区域麻醉下剖宫产的产妇死亡率仅为0.0002%，这一差异主要是由于产妇呼吸系统方面的因素所引起的。由于怀孕后的特殊生理和解剖变化，产妇存在困难气管插管的人数为普通人群的10多倍，短暂的呼吸停止可很快出现低氧血症，而且产妇出现误吸的概率较高。选择在区域麻醉下进行剖宫产对新生儿也有利。在一项研究中，Roberts等调查了择期剖宫产孕妇的病历，在所调查的1601名孕妇中，371名采用全身麻醉，286名采用硬膜外麻醉，231名采用腰麻，其余659名采用腰硬联合麻醉。研究发现，腰麻下剖宫产出生的新生儿易发生酸血症，其次是全身麻醉下的新生儿，而硬膜外麻醉下出生的新生儿酸血症的发生率最低。但其他临床参数（如Apgar评分和对辅助呼吸的需要）显示，区域麻醉下出生的新生儿比全身麻醉下出生的新生儿要好。然而，值得注意的是，酸血症80%的原因主要是由呼吸方面的因素引起的，但这并会不增加新生儿的并发症。鉴于上述原因，目前美国绝大多数产妇择期剖宫产选择在区域麻醉下进行。另外2个前瞻性研究，除了发现区域麻醉下出生的新生儿的Apgar评分相对较高外，还发现通过腰麻和硬膜外麻醉出生的胎儿出现酸血症的情况较少。由于腰麻起效快且麻醉作用确切，所以被广泛应用于择期剖宫产手术。Riley等的研究发现，由于采用腰麻的产妇从进入手术室到剖宫产手术开始的时间比采用硬膜外麻醉的患者短，所以使用腰麻较硬膜外麻醉能更有效地促进手术的周转。腰麻最常见的并发症是低血压，这也说明了腰麻下剖宫产出生的新生儿的脐动脉血pH值相对于硬膜外和全身麻醉下出生的新生儿的低的原因。目前已有很多方法可以预防腰麻后的低血压，但最重要的预防措施是确定子宫左置（仰卧时身体向左侧倾斜），从而防止仰卧位低血压综合征的发生。由于区域麻醉对产妇和胎儿更安全，因而是优先的选择。大多数的择期剖宫产，如果没有禁忌证，可以选择腰麻。而对有严重高血压、心脏瓣膜病变或因其他原因手术时间较长的产妇应选择硬膜外麻醉。一般不选用全身麻醉，除非孕妇拒绝接受区域麻醉。

二、急诊剖宫产

对急症剖宫产产妇施行区域麻醉，由于避免了可能的困难气管插管，产妇的预后应比全身麻醉要好。事实上，急症剖宫产中对气道的管理比择期手术中更为重要。Endler等回顾了1972—1984年密歇根州产妇死亡的情况，发现15个死亡病例中有11个是不能成功进行气管插管而导致的死亡。区域麻醉下急症剖宫产出生的新生儿的状况也比全身麻醉下出生的要好，但是多数相关的研究都是回顾性的。Marx等在唯一一项前瞻性和部分随机性的研究中，评估了由于胎儿宫内窘迫而进行剖宫产的新生儿情况。手术的麻醉方式由孕妇自己选择，共有126位孕妇，其中71位选择了全身麻醉，33位选择了腰麻，另外22位为硬膜外麻醉。所有孕妇从决定手术到手术开始的时间均不超过20 min。然而，就这段时间而言，区域麻醉比全身麻醉要长。尽管存在着时间上的差异，但三组孕妇在新生儿出生后5 min时的Apgar评分和脐带动静脉血的pH值均无显著性差异，但出生后1 min时区域麻醉组新生儿的Apgar评分比全身麻醉组的高。

在选择腰麻时有两个需要关注的问题，一方面进行腰麻所需的时间可能较全身麻醉为长，另一方面腰麻引起的低血压可能进一步影响子宫胎盘间的供血从而影响新生儿的预后。但也不应轻率地选择全身麻醉，因为导致产妇危险和死亡的主要原因是气管插管的失败或误吸。急诊剖宫产可分为紧急剖宫产和即刻剖宫产。紧急剖宫产是指胎儿有一定的危险必须在病情变化前结束分娩。而即刻剖宫产是指母婴有生命危险的剖宫产，时间决定生命。因此，紧急剖宫产时，如果没有禁忌证，可采用腰麻或硬膜外麻醉。而即刻剖宫产时（争取时间极为重要），如果孕妇没有困难气道或其他禁忌证，可考虑按快速序贯诱导施行全身麻醉。如果孕妇存在或可能存在困难气道，则应在纤支镜或喉镜的辅助下，采取清醒气管插管或采用腰麻下手术。在这种情况下。如果决意采用全身麻醉，只有在气管插管后并保证气道安全的情况下，才能对孕妇进行全身麻醉操作。

第二节　非产科手术麻醉对母婴的影响

妊娠产妇在怀孕期间接受麻醉和手术治疗并不罕见，大约有2%的妊娠妇女在怀孕期间会经历手术。在怀孕期间，阑尾切除术和胆囊切除术是最常见的两种外科手术，而卵巢囊肿等附件的手术是最常见的妇科手术。麻醉选择的注意事项应包括孕妇的安全、药物对胎儿的毒性反应（包括致畸和窒息）和早产。近年来，妊娠急症手术比例也有一定程度增加，对麻醉提出了更高的要求，了解麻醉药物对母婴的影响以及加强对胎儿监测至关重要。

一、胎儿监测的方法及时机

在手术期间，胎儿心率和子宫收缩的监测在非产科手术中通常较困难，有些手术部位会影响监测，此时可用超声监护评估胎心率和子宫收缩情况，其目的是确保胎儿的安全。在妊娠中期，胎心监测存在争议，因为胎龄小，胎儿还不能在体外存活，剖宫产概率很低。虽然立即行剖宫产可能是不可行或不实际的，但除剖宫产以外还有许多其他的治疗措施：改变患者体位、改善母亲心血管功能以促进胎盘血流、通过增加母亲供氧来增加胎儿供氧等，都可能会对胎儿有益。子宫收缩的监测可指导麻醉科医师加深麻醉，以减少子宫张力，改善子宫胎盘的血液循环。胎心率监测可以为一些外科操作指出安全的范围，例如在有些手术中必须使用限制性低通气、血液稀释或限制性低血压等方法，胎心率可用作参考来指导这些方法的应用。至于胎儿出现危险的胎心率"临界"值，目前尚无统一的标准。

胎龄决定了胎心率监测的可靠性，孕18周时就可监测，而通常22周以后才比较可靠。腹部胎心率监测可用于非腹部手术，而阴道超声可用于非腹部手术或腹部手术中胎心率的监测，通过胎儿的基础心率变化来分析胎儿的健康情况。这样，在全身麻醉下，胎儿心动过速（大于160次/min）、心动过缓（小于120次/min）或与子宫收缩有关的心率减慢是主要的诊断标准。至于手术后需要多长时间测量胎心率的问题也是有争议的，虽然缺乏相关的研究证据，但最常用的监测期是12～24 h。

因此，如果条件允许，麻醉前后和围手术期对胎心率和子宫收缩进行监测，对妊娠20周以上的孕妇是有益的。

二、麻醉药物对胎儿和医务人员的影响

大多数麻醉药可通过胎盘进入胎儿循环，而肌松药通常不通过胎盘。卤化全身麻醉药，如地氟烷和七氟烷，可快速通过胎盘，但胎儿体内的浓度在相当长的时间内比母体中的浓度低。有很多影响因素如孕龄、麻醉剂及其他导致胎儿危险不可控制的临床情况，故很难就麻醉对人类的作用做出预见和推断。但长期吸入一个最低肺泡有效浓度（1 MAC）或更低浓度的吸入麻醉药是安全的。另外两个研究显示，暴露于超过美国国家职业安全卫生研究所的标准麻醉废气中，可增加自发性流产的危险性。在手术室中，麻醉废气以外的危险因素是很难控制的，工作人员常处于长时间紧张和有病原菌的环境中，鉴别麻醉废气以外的各种危险因素以及它们和麻醉废气的联合作用还有待进一步的研究。

因此，目前认为，长期暴露于1 MAC或更少的吸入麻醉剂可能对孕妇和胎儿是安全的。孕妇应避免不必要暴露于有麻醉剂的工作环境中，但如果不可避免，应按美国国家职业安全卫生研究所的标准去做，这样即便有风险也会很小。

三、妊娠期腹腔镜腹部手术

腹腔镜手术的优点包括降低失血、减少术后止痛药的需要量、缩短住院时间、早期恢复正常活动。因为许多急诊手术（如阑尾炎）在妊娠期不易诊断，诊断性腹腔镜检查可以排除一些疾病，降低母体和胎儿因不必要的手术而出现的并发症。腹腔镜手术后早期活动还可减少常见于孕妇的血栓栓塞。

腹腔镜手术可能存在的缺点包括套管插入时对子宫和胎儿的直接损伤，通过直接吸收二氧化碳和（或）继发于横膈移位引起的间接肺通气减少，以及增加腹内压降低血液回流从而降低心排量。除非伴随子宫动脉压增加，否则腹腔镜手术因限制子宫静脉血流出，降低子宫动静脉血压梯度而导致子宫血流减少。

腹腔镜方法成功地用于妊娠妇女的许多普通腹腔手术中，包括妊娠早期（怀孕前3个月）的妇女。腹腔镜手术也在一些不常见的手术中成功地使用，包括妊娠期病态肥胖妇女的脾切除术和经腹宫颈环扎术。Rizzo对11例孕龄为16～28周的妊娠产妇，做了1～8年的腹腔镜手术后随访，认为对孕妇行腹腔镜手术是安全有效的。一些实验曾尝试研究动物在腹腔镜手术时母体和胎儿的生理变化，发现气腹对母体和胎儿的一些生理指标有影响，但这对人类的意义还不清楚。目前认为，孕期腹腔镜手术利可能大于弊，但应注意避免套管插入时对子宫和胎儿的直接损伤，使用最低允许的充气压力。

四、妊娠期间急诊手术

妊娠期间急诊手术占全部手术的49.7%，77%是腹腔内手术，其中最常见的是阑尾切除术（44%），其次是胆囊切除术（22%）。64.8%的腹腔内手术是经腹腔镜操作的。另一组美国国家

产科精确麻醉

外科手术质量改进计划（National Surgical Quality Improvement Program，NSQIP）的数据库统计了2006—2011年间，2539例妊娠期行非产科手术的产妇，其并发症发生率与非妊娠期产妇并发症发生率相似。在妊娠期产妇所实施的手术中，急诊手术的比例更高，术后30天的发病率及死亡率均无明显差别。

外科手术和全身麻醉也不是自然流产（定义为孕期前20周的流产）的危险因素。Cohen-Kerem报道在整个孕期的流产/胎儿死亡的发生率为5.8%，而早期妊娠自然流产率为10%。尽管这些数据看起来有些令人担心，但是由于缺乏合适的对照，合理解释这些数据代表的含义也相对困难。另外，严重的外科疾病与流产有关。Wilcox等人报道在早期妊娠自然流产率为25%～30%，其中22%是在妊娠前两周，早于临床发现前就已经发生了。而自然流产率在妊娠3～20周间就降到了8%～10%。Sapra报道妊娠2～7周的自然流产率为28%。

总结起来，使用现代外科和麻醉技术，妊娠期手术的孕妇发病率和死亡率很低，同时也不是造成胎儿流产的主要危险因素，也不会增加重大先天畸形的风险。因此，妊娠期间，有指征的紧急手术需要按时进行。没有按时进行必要的手术操作远比手术本身有更大的风险。

第三节　椎管内分娩镇痛对产程及分娩方式的影响

一、椎管内分娩镇痛对第一产程的影响

局部麻醉药被认为对子宫肌的收缩力有直接抑制作用。有研究显示，椎管内分娩镇痛通过抑制宫缩、减慢宫颈扩张速度、影响胎头内旋转，从而延长第一产程。近年来，随着椎管内分娩镇痛用药方案的改进，研究发现，局部麻醉药对运动神经元阻滞效应的程度取决于局麻药浓度。2017年的一项包含1809例产妇的荟萃分析显示，低浓度的局部麻醉药用于椎管内分娩镇痛不会延长产程。然而以上临床研究使用的用药方案、剂量和操作方式（如置管时间、给药方式等）均不同，因此在评估椎管内分娩镇痛对第一产程时长的影响时，仍需综合考虑上述因素。

不同的研究结果不一致，部分研究结果表明，分娩镇痛会延长第一产程时间；部分学者指出，分娩镇痛会缩短第一产程时间；另有研究证明，分娩镇痛对第一产程时间无影响，具有影响力的国外文献报道，2005年Wong CA等发表在新英格兰杂志的 *The risk of cesarean delivery with neuraxial analgesia given early versus late in labor*，表明硬膜外分娩镇痛不延长第一产程。造成研究结果不一致的原因可能在于产程中的处理、液体管理措施或第一产程结束的诊断时机等存在差异，而且无论对第一产程的影响如何，分娩镇痛对母胎结局并无不良影响。

二、椎管内分娩镇痛对第二产程的影响

目前，临床应用的罗哌卡因是对运动神经阻滞程度影响相对较轻的一种局部麻醉药。椎管

内分娩镇痛是否延长第二产程尚存在争议，平衡产妇镇痛满意度和对产程最小影响的用药方案，需进一步行高质量、大样本的临床随机对照研究。中华医学会妇产科学分会产科学组于2014年发布《新产程标准及处理的专家共识》，其中第二产程的延长标准如下：① 对于初产妇，如行硬膜外镇痛，第二产程超过4 h仍无进展可诊断为第二产程延长；如未行硬膜外镇痛，第二产程超过3 h无进展也可诊断为第二产程延长。② 对于经产妇，如行硬膜外腔阻滞，第二产程超过3 h无进展（包括抬头下降、旋转）可诊断为第二产程延长；如无硬膜外腔阻滞，第二产程超过2 h无进展也可诊断为第二产程延长。

《新产程标准及处理的专家共识》更新内容中有一处值得注意：硬膜外腔阻滞第二产程延长时间多于非行硬膜外腔阻滞长达1 h，这是否意味着硬膜外腔阻滞会延长第二产程？黄绍强教授等人于2017 年发表在 *Anesthesia & Analgesia* 的荟萃分析回顾了硬膜外分娩镇痛（低浓度局麻药物）与非硬膜外分娩镇痛对产科结局的影响，2 名研究人员独立检索 PubMed、Embase、Cochrane 等数据库，检索硬膜外镇痛与非硬膜外镇痛对比的随机对照试验，分析结果显示硬膜外分娩镇痛并不延长第二产程。沈晓凤教授等人于2017年发表在 *Am J Obstet Gynecol* 的研究结果同样显示硬膜外分娩镇痛不延长第二产程。值得一提的是，纳入分析的研究中，认为分娩镇痛对产科结局无影响的以产科医师发表的文章占多数，而麻醉科医师所做的研究多数认为可能对产科结局产生影响，这在一定程度上表明了结果的客观性。

三、椎管内分娩镇痛对分娩方式的影响

（1）剖宫产率：关于椎管内分娩镇痛是否提高剖宫产率的争论始终存在。2009年一项关于南京医科大学附属妇产医院15 000例分娩镇痛产妇的研究发表在 *Anesthesiology*，该研究结果显示，椎管内分娩镇痛并不增加剖宫产率。由于临床上很难开展前瞻性随机对照试验，因此许多证据都是基于回顾性研究，得到的结论也不一致。2018年一项包含40个随机对照试验、11 000例产妇的荟萃分析结果显示，椎管内分娩镇痛不会增加剖宫产率。

（2）阴道助产率：分娩镇痛的使用是否会增加阴道助产率亦存在争议。有研究显示，为使产妇得到良好的镇痛满意度，运动神经元会受到阻滞，使产妇对胎头挤压产道的感受减弱，影响其配合宫缩用力，因此导致其第二产程腹压使用不当，使得阴道助产率升高。随着不同的药物使用方案和药物浓度在临床的广泛应用，研究发现分娩镇痛使用的局部麻醉药浓度与阴道助产率呈正相关。因此，选择运动阻滞作用小的局部麻醉药如罗哌卡因，或使用低浓度的局部麻醉药进行分娩镇痛，不会增加阴道助产率。

第四节　全产程分娩镇痛的理念

传统的观点认为，潜伏期硬膜外分娩镇痛会明显减慢甚至终止产程的进展，但这个广为接

产科精确麻醉

受的临床教条却从未被合理的实验所验证。这种观点起源于20世纪80—90年代的一些硬膜外镇痛下分娩的观察实验这些非随机化研究显示，早期硬膜外麻醉与产程进展缓慢和难产之间存在着一定的关系。但后来的前瞻性随机对照试验却得出不同的结论。Thorp等在一个随机实验的分析中发现，分娩潜伏期进行镇痛的产妇转剖宫产手术的可能性较大。Ohel和Harats在一大样本前瞻性对照研究中发现，在宫颈扩张3 cm之前或者之后实行硬膜外镇痛对于产妇的分娩方式没有显著的影响；Holt等在另外一个前瞻性对照的研究中也发现：开始实施分娩镇痛时，不是宫颈扩张的大小而是胎儿先露的高低对产程产生影响。Chestnut按随机分组方法将愿意接受硬膜外镇痛的产妇分为早期（宫颈扩张4 cm以下）或晚期（宫颈扩张5 cm以上）两组，两组分娩过程没有显著性差异。此后，Luxman研究表明，随机化安排产妇在宫颈口扩张达到4 cm之前（平均为2.3 cm）和之后（平均为4.5 cm）实行硬膜外镇痛，产程和分娩方式的差异性都不显著。Wong等人在一前瞻性随机对照试验中再次证明，分娩时实施硬膜外镇痛的时机并不取决于宫颈扩张的大小，分娩早期实施椎管内镇痛不影响剖宫产率，并且可缩短整个产程，早期的镇痛可提高产妇满意度。在2007年第五期的美国麻醉学杂志上，Marucci等人对20篇文章包括9个荟萃分析文章、共3320名产妇的研究分析显示，与分娩晚期相比，早期实施椎管内镇痛不仅不影响剖宫产率，而且可降低阴道分娩器械助产率。

因此，早期一些回顾性研究认为硬膜外镇痛影响产程的进展，可能是由于选择偏差所致。何时实施硬膜外镇痛对产程进展的影响小，美国麻醉科医师学会和美国妇产学会已有了新的共识：只要产妇有镇痛的要求就可以开始实施分娩镇痛，而硬膜外镇痛通常是优先的选择。

传统观点认为第二产程镇痛以及全程镇痛有争议，目前观点普遍认为第二产程不停药，延续到第三产程，可形成全产程镇痛的理念。

第五节　椎管内分娩镇痛对母体的影响

椎管内分娩镇痛对母体的影响一直是临床关注的热点，近年来，椎管内分娩镇痛对产时发热、泌乳功能以及分娩后抑郁的影响成为焦点。

一、硬膜外镇痛相关母体发热

随着麻醉学和疼痛学的不断发展，产妇自控硬膜外镇痛已经逐步被普及推广，硬膜外镇痛相关母体发热（epiduralrelated maternal fever，ERMF）指产妇接受硬膜外分娩镇痛后出现体温升高的现象，尽管对于体温升高的度数目前尚无明确界定，但大多数研究中所采取的体温度数界限为产妇口腔温度超过38 ℃。该现象由Fusi等于1989年首次发文报道，与传统的临床认知即硬膜外镇痛后体温呈轻度降低趋势现象相反，产妇接受硬膜外分娩镇痛后体温呈现上升趋势，发热的比例在11%～33%。硬膜外分娩镇痛引起母体发热（体温≥38 ℃）的确切机制尚无定论。预防性抗生素治疗不能防止ERMF的发生，同时也缺乏病原微生物阳性证据，提示ERMF从根源上来说也许并非原发感染引起。近年来，越来越多的研究聚焦炎症机制，许多结果支持妊娠期特殊的生理变化、局部麻醉药的特异性干预等相关的炎症因素在ERMF的发生中起着重要作用。

1. ERMF与全身炎症

多个临床研究指出，单纯的急性炎症可能是ERMF的基本机制。硬膜外镇痛后母体和胎儿促炎内源性致热原水平升高可激发发热，而那些最终发展成ERMF的孕妇在接受硬膜外镇痛前就有较高水平的促炎细胞因子（如IL-6、IL-8）。经静脉或硬膜外预防性使用糖皮质激素可剂量依赖性地降低ERMF发生率，但高剂量的激素可导致新生儿菌血症发生率剧增，这些发现提示免疫抑制机制参与其中。此外，基于ERMF时促炎因子IL-6升高的观察发现，给孕20 d大鼠注射IL-6可成功建立非感染性母体发热孕鼠模型。上述研究结果提示，全身炎症与ERMF发生发展存在关联，预防性用药减少炎症因子产生可抑制促炎致热原释放，从而减少ERMF的发生。

2. ERMF与局部炎症

妊娠期胎盘、蜕膜组织的炎性因子是增加的。许多研究显示胎盘炎症与ERMF之间存在相关性。一项回顾性研究发现，接受硬膜外分娩镇痛的产妇存在胎盘炎症的比例较高；而在无胎盘炎症的情况下，无论是否接受硬膜外镇痛，产妇发热的比例是相似的。这在一定程度上提示了局部炎症在ERMF发病机制中的作用。

3. 硬膜外分娩镇痛过程中炎症反应的触发因素

（1）硬膜外穿刺置管与炎症反应触发。硬膜外穿刺是一项创伤性操作，既往研究显示，精神应激和局部手术创伤与临床相关性炎症及细胞因子释放之间存在关联。由于分娩镇痛通常会持续一定时间，硬膜外导管作为医源性刺激物可能引起相应的应激反应，如触发硬膜外腔的局部炎症反应。这种反应在其他需要置入医疗器械的操作中也有迹可循，如经颈内静脉放置肺动脉导管可触发血栓反应。影像学研究显示，妊娠期硬膜外腔血管网密度显著增加，这种解剖学变化可能促使局部炎症反应向全身炎症反应发展。上述证据提示，硬膜外穿刺置管有可能触发全身或局部炎症反应，部分解释了ERMF的炎症机制。

（2）分娩镇痛药物与炎症触发：① 局部麻醉药与阿片类药物对体温的影响：大多数临床研究显示母体体温在实施硬膜外镇痛后会逐渐升高，ERMF通常发生在硬膜外镇痛开始后的6 h内，恰好与局部麻醉药发挥药理学效应及引起RNA转录变化的时间相一致；② 局部麻醉药与炎症因子：局部麻醉药是硬膜外分娩镇痛的常规用药组成部分，如布比卡因和罗哌卡因。硬膜外腔注入临床剂量的布比卡因后，一部分药物会被吸收并进入体循环，而这部分经全身吸收的布比卡因可通过电子链功能失调、过度氧化应激等机制导致线粒体损伤，从而引起细胞损伤及促进细胞凋亡或坏死；③ 局部麻醉药与免疫调节：随着局部麻醉药在硬膜外的持续输注，母体局部麻醉药的血浆浓度上升，产生强烈的免疫调节作用。在远低于母体稳定血浆浓度时，布比卡因即可触发星形细胞中的关键神经递质来调节周围免疫细胞的胞内钙离子信号，产生抑制中性粒细胞的活动、吞噬、趋向作用等有害影响。通过检测产妇胎盘中中性粒细胞的浸润程度发现，只有接受硬膜外镇痛的产妇存在中性粒细胞趋向作用受到抑制的情况。中性粒细胞趋向作用的损伤使白细胞对抗生殖道炎症的能力减弱，会进一步发展成全身炎症。

ERMF是一种病因未明的现象，但它却影响着很多产妇的临床结局。产前发热可能促使母体干预性措施（如静脉使用抗生素、器械助产、剖宫产等）的增加，还与新生儿围生期死亡率和新生儿胎粪误吸、呼吸困难综合征、脑病发病率的上升相关。因此，更好地阐明ERMF的机制有助于优化临床决策及改善母婴结局。临床及基础研究不断向我们揭示ERMF的相关炎性机制，而更广泛深入地研究诸如高危与低危人群的生物学差异、不同局部麻醉药间的风险差异，也将为进一步阐明EMRF的潜在炎症机制提供帮助。

二、分娩镇痛与产后抑郁

产后抑郁（postpartum depression，PPD）是指分娩后一年内任何时间发生的临床抑郁症状，是全球分娩后女性致残的首要原因。相关的危险因素包括人格障碍、对分娩的恐惧和分娩时的疼痛。此外，严重的急性剖宫产疼痛与产后8周抑郁的概率显著相关。尽管已有研究表明分娩时镇痛可降低产后抑郁的风险，但分娩镇痛对分娩经历的满意度和产后抑郁之间的关系依然很复杂。实践证明，完成产妇预期的分娩计划，甚至不采用分娩镇痛的自然分娩，与提高产妇对分娩的满意度有关。来自以色列的研究团队发现，与产妇预期不相符的分娩经历是产后6周抑郁的一个危险因素，特别是对于那些本不打算使用硬膜外镇痛分娩但在分娩后改变主意的女性群体，其风险高出50%。

椎管内镇痛和PPD之间的关系仍存在争议。2014年，Ding及其同事在中国北京发表了一项前瞻性观察研究，他们测量了有或没有硬膜外镇痛的初产妇PPD发生率。使用硬膜外分娩镇痛与产后6周PPD的发生率显著降低相关（OR 0.31；95% CI 0.12～0.82；$P = 0.018$）。该研究得到了另一项来自中国的前瞻性观察性研究的证实，该研究表明，在初产妇中，硬膜外镇痛的使用与产后2年抑郁症患病率的降低相关（OR 0.45；95% CI 0.23～8.9，$P = 0.023$）。

而在其他国家进行一些研究没有发现PPD与椎管内镇痛的有益效果。最近在新加坡两家产科医院对651名产妇进行的一项观察性研究未发现使用椎管内镇痛与产后3个月的PPD之间存在关系。在以色列对1326名产妇进行的一项前瞻性观察研究中没有发现使用椎管内镇痛与产后PPD之间的关系。接受硬膜外镇痛的产妇与未接受的产妇抑郁症发生率没有差异。在加拿大进行的一项大型回顾性倾向评分匹配未发现接受硬膜外镇痛的女性在自残率或精神治疗需求方面存在差异。

许多研究中存在未控制的重要心理问题。例如，许多研究没有控制婚姻状况、婚姻满意度和社会经济地位。这些因素中的任何一个或组合都可能影响PPD的后续发生率。这些研究在不同的国家进行也可能影响PPD的发生率，因为已知不同的文化会影响PDD的发生率。鉴于迄今为止进行的研究的局限性，需要进一步研究以了解椎管内镇痛与PPD之间是否存在关系。总体而言，证据的平衡不支持椎管内分娩镇痛效果与PPD之间存在关系的结论。尽管椎管内镇痛与PPD之间没有建立预防关系，但麻醉科医师仍然可以在影响和减轻PPD的发展方面发挥作用。

以下各节总结了这些影响。

在术前或产前评估阶段应确定患有抑郁症的女性。美国妇产科学院建议对所有女性进行常规筛查。PPD的高风险因素是PPD或其他临床抑郁症的既往史。对于筛查阳性的女性，研究者建议提前进行心理教育和提供适当的帮助。

尽管围产期疼痛与PPD之间可能存在联系，但目前的证据并不支持使用椎管内分娩镇痛与PPD的发展之间存在明确的因果关系或预防关系。但是，麻醉科医师在预防PPD方面仍然可以发挥重要作用。椎管内镇痛或麻醉的并发症以及剖宫产全身麻醉的使用都与PPD相关。因此，预防和处理并发症以及减少术中全身麻醉的使用可能在降低PPD的后续风险方面发挥重要作用。母乳喂养似乎对PPD的发展也有保护作用，因此应避免使用与即刻哺乳不相容的药物。不应指示产妇因麻醉而延迟母乳喂养，除非有不安全因素存在。随机对照试验可以进一步地探索和提供更为明确的结果来显示椎管内分娩镇痛和PPD之间是否存在保护关系。

三、分娩镇痛与母乳喂养

世界卫生组织推荐所有婴儿均应纯母乳喂养至6个月，而在中国仅有约21%的婴儿纯母乳喂养至6个月。母乳喂养对母亲及新生儿的短期及长期预后均有显著益处。分娩镇痛可通过减轻疼痛、改善情绪等作用于产妇内分泌，同时也可能通过药物直接作用于产妇及新生儿，进而影响母乳喂养。

分娩镇痛对母乳喂养影响的可能途径：

（1）缓解疼痛及改善情绪。当产妇因疼痛等处于应激状态，多巴胺分泌增多，而多巴胺对脑垂体分泌泌乳素有明显的抑制作用。同时，产妇因疼痛应激反应等引起强啡肽释放增加，可通过激动阿片受体而抑制缩宫素的释放，还可减少乳汁中SIgA等的含量。而分娩镇痛被认为可减轻产痛，阻断疼痛的传导，缓解由于疼痛等引起的产妇不良情绪，如降低产后抑郁的发生率，从而对母乳喂养产生积极影响。

（2）药物本身作用。分娩镇痛药物中，阿片类药物可透过胎盘屏障，并且其受体分布广泛，除可减轻疼痛改善情绪、利于母乳喂养外，也有对母乳喂养可能不利的研究报道。

（3）其他。围产期不良体验对母乳喂养的影响，除通过内分泌对泌乳产生直接影响外，还会使产妇失去哺乳积极性，导致婴儿吸吮乳头次数降低，乳头失去吸吮刺激将使垂体反射性分泌泌乳素及释放缩宫素减少。另外，分娩时疼痛及不良情绪等还可使产妇住院期间舒适度及睡眠质量下降，进而影响泌乳。分娩镇痛可通过改善产妇围产期不良体验，减少此类因素对母乳喂养的不利。

药物性分娩镇痛包括以下三类：

（1）椎管内分娩镇痛。关于椎管内分娩镇痛对母乳喂养是否有利有两种截然不同的观点；① 椎管内分娩镇痛不利于母乳喂养：有报道显示分娩镇痛可通过抑制子宫收缩力延迟产程进展，还可引起产时发热。这些因素均可能对母乳喂养不利。既往还有观点认为，硬膜外分娩镇痛可能增加初产妇器械助产率，所引起的组织损伤需要时间修复，而延迟新生儿与母亲接触，不利母体内释放泌乳素。但随着产程延迟的定义变化，不应该盲目提前使用助产器械。② 椎管内分娩镇痛有利于母乳喂养：有文献支持分娩镇痛对母乳喂养无影响或有积极意义。一项前瞻性队列研究发现，硬膜外分娩镇痛组和无镇痛组在8~12 h的母乳喂养效果、婴儿神经行为状态以及产后4周继续母乳喂养的比例之间差异没有统计学意义。

尽管目前分娩期间使用硬膜外分娩镇痛已十分广泛，但关于椎管内分娩镇痛与母乳喂养的关系仍存在较大争议，各种文献资料普遍存在数据报道不完整或相互矛盾，缺乏高质量前瞻性研究，特别是大样本随机对照试验的证据支持。除硬膜外分娩镇痛外，其他椎管内分娩镇痛方式（蛛网膜下腔麻醉、连续蛛网膜下腔麻醉、腰硬联合麻醉等）可能使分娩镇痛药物使用量进一步减少，由此对母乳喂养的可能影响也会降低。

（2）非椎管内药物分娩镇痛。① 静脉分娩镇痛：阿片类药物静脉分娩镇痛对母乳喂养影响的研究较少，但因其药物用量较椎管内明显增加，所以在产时暴露于静脉用阿片类药物的新生儿在建立母乳喂养时应提供额外的母乳喂养支持。地塞米松、右美托咪定等药物被报道可用作静脉分娩镇痛的佐剂，但其对母乳喂养的影响有待进一步临床研究。② 吸入分娩镇痛：一项Cochrane系统评价显示，吸入镇痛可有效减轻分娩疼痛，其中氟烷衍生物较笑气（一氧化二氮）镇痛效果更好，并且恶心、呕吐发生率降低，但未提供母乳喂养相关数据。③ 其他药物分娩镇痛方式：其他如阴部神经阻滞及宫颈旁神经阻滞等可用于辅助分娩镇痛，但由于其一般只使用局部麻醉药，除区域镇痛外无其他全身作用，不太可能对母乳喂养产生不利。

（3）非药物性分娩镇痛。非药物性分娩镇痛主要包括心理支持疗法（导乐陪伴分娩等）、针刺镇痛法、水中分娩镇痛法、拉玛泽减痛分娩等。此类非药物性分娩镇痛，由于只在产时发挥作用，不涉及药物，并且不作用于新生儿，所以理论上不会对母乳喂养产生直接作用。并且可减轻产痛、缩短产程、改善产妇情绪，可能对母乳喂养发挥积极作用。

分娩镇痛对母乳喂养的影响，有利的方面是可通过缓解疼痛及改善情绪等促进母乳喂养，不利的方面是药物的部分作用可能影响母乳喂养。目前，分娩镇痛对母乳喂养的影响仍存在争议，有待于进一步的临床研究。特别是当产妇在产后能得到良好的护理和母乳喂养教育时，椎管内分娩镇痛对母乳喂养的影响在多数产妇中可忽略。但笔者认为，分娩镇痛潜在的负面影响也不可忽视，特别是椎管内阿片类药物用量较高或使用静脉阿片类药物分娩镇痛时，应在产后对产妇进一步完善母乳喂养支持。非药物性分娩镇痛，由于其不涉及药物，并能减轻产痛、改善情绪，利于母乳喂养，但镇痛效果不完善是其一大缺陷。建议当产妇有椎管内分娩镇痛禁忌证时，可选择药物性或非药物性分娩镇痛，在保证镇痛效果的同时，减少药物用量，降低或减少对母乳喂养可能不利的影响因素。

（吴茜　姚尚龙）

参考文献

［1］ Del Arroyo AG，Sanchez J，Patel S，et al. Role of leucocyte caspase-1 activity in epidural-related maternal fever: a single-centre，observational，mechanistic cohort study［J］. Br J Anaesth，2019，122(1):92-102.

［2］ Heesen P，Orbach-Zinger S，Grigoriadis S，et al. The Effect of Analgesia and Anesthesia on Postpartum Depression［J］. Adv Anesth，2020，38:157-165.

［3］ Lee AI，McCarthy RJ，Toledo P，et al. Epidural Labor Analgesia-Fentanyl Dose and Breastfeeding Success: A Randomized Clinical Trial［J］. Anesthesiology，2017，127(4):614-624.

第二十三章
围产医学与产科麻醉发展

　　围产医学是20世纪70年代发展起来的一门新兴学科，是从妊娠确诊起对孕妇和胎儿进行监护、预防和治疗的科学，对降低胎儿/婴儿死亡率、保证母婴健康、提高子代素质有着非常重要的意义。过去20多年，围产医学的快速进步与发展，在降低孕产妇和新生儿死亡率上取得了举世瞩目的成绩，孕产妇死亡率从1996年的108.7/10万降至2020年的16.9/10万，婴儿死亡率降至5.4‰，5岁以下儿童死亡率降至7.5‰。麻醉科医师是围产医学的重要组成部分，不仅担负着为孕产妇保驾护航的重要使命，还可以为孕产妇提供安全舒适的就医体验。"母儿平安"是围产医学亘古不变的追求目标。但随着医学的进步和发展，围产医学已经不仅是"母儿平安"，还关系到全民健康。

第一节　降低孕产妇死亡率任重道远

　　近20年来，虽然我国在降低孕产妇死亡率方面取得的成绩可喜可贺，但是我国的孕产妇死亡率仍明显高于欧洲、北美和亚洲发达国家（多数在10.0/10万以下），进一步降低我国孕产妇死亡率目前已经遇到巨大挑战。

一、产科麻醉面临的挑战

　　目前，我国产科麻醉面临以下几方面的挑战：

　　（1）我国孕产妇死亡率几年的下降速度已经非常缓慢，下降幅度越来越小，甚至需要警惕孕产妇死亡率出现反弹。

　　（2）我国孕产妇死亡率的地域差别依然巨大，浙江、广东、上海、江苏的一些区县在2020年孕产妇死亡率已经低至5.0/10万左右，达到甚至超过发达国家水平；而西藏自治区多数区县的2020年孕产妇死亡率仍高达50/10万以上。由于经济条件及地域原因，进一步降低欠发达地区的孕产妇死亡率举步维艰。

（3）我国全面实施三孩政策，计划生育政策的调整使得全国高龄孕产妇（年龄 ≥ 35 岁）比例大幅度增加，高龄妊娠明显增加了孕产妇死亡风险，这也为进一步降低我国孕产妇死亡率提出了严峻考验。

面对全国近 3 亿育龄女性需求，全国产科医师、助产士尤其是麻醉科医师的缺口仍然较大。围产期医务工作者风险高、负担重的状况进一步加剧，在这种情况下降低孕产妇死亡率难乎其难。

二、建立产科快速反应团队

全国孕产妇死亡监测数据发现，产科出血、产褥感染羊水栓塞、子宫破裂、血栓、妊娠合并心脏病以及妊娠期高血压疾病是孕产妇死亡的主要原因。而这些产科因素导致的孕产妇死亡多数都是可以避免的。其中产后出血、妊娠期高血压疾病导致的孕产妇死亡和严重并发症绝大多数都是可以避免的。中华医学会妇产科学分会及麻醉学分会先后发布了我国产后出血和妊娠期高血压疾病的防治指南——《羊水栓塞诊治的专家共识》，规范了对产科重症的管理，降低了我国孕产妇死亡率和相关严重并发症发生率。指南还需要进一步的推广应用，尤其是在基层医疗单位，应该加强对该指南的培训，制定合适的诊疗流程、转诊流程。

加强对危重症孕产妇管理体系建设，建立危重症病例评估预测、预防治疗、快速抢救流程及方案等孕产妇管理体系，可进一步降低孕产妇死亡率。建立产科快速反应团队、多学科产科模拟演练是降低孕产妇死亡率的重要措施，特别强调需要将产科急救处理流程（essential steps in the management of obstetric emergencies，ESMOE）的模拟培训部分纳入所有产科的临床常规。通过 ESMOE 提高产科医护的急救技能水平，从而降低产妇死亡率。

产科快速反应团队（rapid response team，RRT）能够早期识别、早期干预危重症孕产妇，减少孕产妇不良结局的发生。早期识别产科病情变化，达到警戒线，立即启动 RRT，可显著降低孕产妇死亡率。研究表明，产科 RRT 对产科急症的早期识别提高了 4 倍。产科 RRT 的演练可以是针对常见产科紧急情况（如产后出血、胎儿窘迫、胎盘早剥、子宫破裂、脐带脱垂、肩难产等）或罕见发生但严重威胁母儿生命（如羊水栓塞、心搏骤停、感染性休克等）的危急情况，进行定期演练，在模拟真实情景下，或在产科日常的工作区如分娩室、产科病房、手术室、急诊室等，通过演练，暴露出医护人员在产科突发事件中的应变能力及薄弱环节，以及团队沟通默契配合中的不足，有助于打造产科快速反应团队，减少孕产妇的不良结局。

三、提高产后出血诊治能力

产后出血是产科常见并发症，严重威胁产妇生命安全，是我国孕产妇死亡的首要原因，特别是在我国相对贫困的地区，孕产妇产后出血及死亡率更高。为认真落实《"健康中国 2030"规划纲要》，保障母婴安全，中国妇幼保健协会于 2020 年 5 月 10 日启动了《降低我国产后出血发生率》项目，旨在降低临床产后出血发生率及死亡率，完成2030年将孕产妇死亡率控制在12/10万以下的任务目标。

2021年，美国出现一种治疗产后出血的新方法，即宫腔负压吸引装置。既往治疗产后出血使用宫腔填塞的方法，而负压治疗产后出血使用的是一种新发明的负压装置，有效率达到90%以上，是一项新的研究进展。近几年的数据统计显示，中国因产后出血导致孕产妇死亡的比例约占20%。为了尽可能达到2030年我国孕产妇死亡率控制在12/10万以下的目标，需要进一步降低因产后出血导致的孕产妇死亡率。其实，绝大多数产后出血引起孕产妇死亡的病例是可避免的，主要可从以下3个方面来改善这种情况：第一，从机构方面，需要拥有卓越的抢救团队、先进的设备以及齐备的物资支持，这是产后出血抢救的基本保障。当出现产后出血，需要麻醉科医师、重症ICU医师、产科医师的多学科支持及救治药物、设备、器械各方面的保障。第二是医生在术中及时识别产后出血的能力。第三是医生的知识水平，技术能力的不足，这一点占产科出血导致孕产妇死亡的比例约40%以上，我国近十几年已将产后出血导致的孕产妇死亡数据下降约85%，但在基层，很多临床医生处理产后出血的技术能力和知识水平仍旧不足，主要包括对产后出血的识别以及产程中出现意外的预警能力。

产科大出血来势凶猛，患者短时间内血压下降，处于休克状态，如不及时纠正，往往导致弥散性血管内凝血。近年来，多学科协作诊治（multi-disciplinary treatment，MDT）在产科大出血中发挥了重要作用。

放射介入在产科领域的应用日趋增加，产科球囊阻滞技术控制凶险性前置胎盘合并胎盘植入者在剖宫产术中可有效控制出血、保留子宫，挽救产妇生命。子宫动脉栓塞也可用于产科大出血的治疗和预防。如何减少产后出血的发生、降低孕产妇死亡率，一直是产科工作者不懈的追求目标。目前国内外关于治疗产后出血的指南中均提出用宫腔球囊填塞，尤其是在阴道分娩后发生的产后大出血。掌握这项新技术，使产后大出血治疗多了一种有效、简便的抢救手段，有利于让我们更好地降低由产后大出血引起的产妇死亡率。

卡贝缩宫素是一种合成的具有激动剂性质的长效缩宫素8肽类似物，其临床和药理特性与天然产生的缩宫素类似。像缩宫素一样，卡贝缩宫素与子宫平滑肌的缩宫素受体结合，引起子宫的节律性收缩，在原有的收缩基础上，增加其频率和张力。在非妊娠状态下，子宫的缩宫素受体含量很低，在妊娠期间增加，分娩时达高峰。因此卡贝缩宫素对非妊娠的子宫没有作用，但是对妊娠的子宫和刚生产的子宫具有有效的收缩作用。卡贝缩宫素作为一种有效的促宫缩药物，目前已常规用于剖宫产术后宫缩乏力的预防和治疗。

随着三孩政策的放开和疾病谱的变化，妊娠合并中枢神经系统疾病，如脑血管病、感染、癫痫以及肿瘤等的发病率逐年上升，对此类高危妊娠患者的认识与管理亟待加强。危重症产科的麻醉与抢救是产科麻醉最具挑战性的医疗领域，最能体现MDT配合能力。麻醉学科在围术期综合运用各项有创和无创循环监测手段，严密监测剖宫产手术特定的血流动力学变化，能够切实提高围术期抢救成功率。开展对重度肺动脉高压产妇肺动脉导管及经食管心脏超声结合并动态评估技术，能够为围术期血管活性药物的给药速度及总量提供指导，并对有效循环容量做出精准评估，合理判断、及时调整、精准用药。

第二节 积极推进产科自体血回输

1818年，产科医师 James Blundell 首次为产妇使用自体血回收，尽管是使用最简陋的方法来收集、过滤和回输，却挽救了许多母亲的生命。考虑到羊水和血液一起被回收，回输血中含有的羊水成分可能会引起羊水栓塞等相关并发症的发生，产科术中自体血回收曾一度被列为禁忌证。

近年来，由于技术的进步，以英国为代表的少数西方国家开始尝试现代化自体血回输救治产后大出血。英国国家健康卫生医疗质量标准署规定，血液回收可减少输血反应及感染，在交叉配型困难时可考虑采用。2013年英国国家健康卫生医疗质量标准署指出，传统上认为术中自体血回输在产科是禁忌证，但是新的研究和经验证明它是安全的，并将其列为适应证（成年患者，产科手术，预计出血量大于血容量的20%）。2014年英国血液学标准委员会提出的指南指出，当产科自体血回输用于Rh（-）母体的剖宫产术，既往未致敏而脐带血确认胎儿血型为Rh（+）时，在输入自体血后推荐使用至少1500 IU Rho（D）免疫球蛋白；当胎儿红细胞在4 ml以下时，给予500IU抗D免疫球蛋白即可阻止免疫反应发生，但是需要在分娩后72 h内给药。2015年英国皇家妇产科学院颁布的第二版产科输血指南推荐，预计失血量大于20%或者引起贫血的患者推荐使用自体血回收。Rh（-）未致敏产妇，脐血证实胎儿血型为Rh（+）或胎儿血型未知时，自体血回输后应予以1500 IU抗Rh免疫球蛋白，自体血回输30～40 min后应评估产妇血中胎儿血含量，适当追加抗Rh免疫球蛋白。2014年澳大利亚国家血液管理局颁布的围术期血液回收指南推荐：预计失血量可引起贫血或者大于血容量的20%，或者难以准确预估的大出血时，均可采用术中血液回收。2007年及2016年美国ASA产科麻醉学组颁布的产科麻醉指南推荐：对于产科难治性大出血患者，当库存血不可得或者患者拒绝异体血输注时，考虑血液回收。

目前研究表明，产妇自体血回输可以清除的成分包括 胎儿鳞状上皮细胞、板层状小体（来自胎肺Ⅱ型上皮细胞）、白细胞、组织因子、甲胎蛋白（主要在胎儿肝中合成）、滋养层组织和碎屑，降低了羊水栓塞的风险。不能完全清除的物质包括钾离子、胎儿红细胞等。

在我国，产后出血占产科死亡原因的首位，全球每年因大出血导致约12.5万产妇死亡。输血是抢救产妇出血的主要措施，但由于产科出血多为急诊，加上血源日趋紧张，产后大出血异体输血经常不及时而导致产妇不测。此外，大量输异体血不仅可能发生过敏反应，而且还有肝炎、艾滋病等疾病传播危险。国家卫健委多次组织麻醉科、产科和输血科就自体血回输进行专题研讨，指导医疗机构推广自体血回输技术，减少异体输血和输血不良反应的发生，节约血液资源。2013年以来，自体血回输比率增长了30%。国家卫健委成立临床用血质量控制中心，健全临床用血培训、监督、管理和通报制度，指导医疗机构制定应急状态用血方案。逐步建立基于单病种质量管理的临床用血评价、考核量化制度，作为医疗评价的重要指标。尽管对产妇自

产科精确麻醉

体血回输未能达成共识，但国内外已有大量研究，产妇自体血回输应用于产科出血手术是安全、有效、经济的，其提高了抢救的效率，避免了异体输血引起的并发症，促进了术后机体功能的恢复，缩短了患者住院时间、下床活动时间、尿管拔除时间，减轻了患者经济负担。在应用产妇自体血回输的过程中，下列措施可以提高产妇自体血回输的安全性：① 采用双管吸引器，避免羊水与回收血混合而回输；② 等待羊水、胎儿和胎盘完全娩出后再进行自体血回收；③ 再次洗涤红细胞；④ 回收血液时吸引负压不宜过高，一般设置为 100～150 mmHg，尽量不超过 200 mmHg；⑤ 适度处理切口，防止细胞碎片浓度过高；⑥ 推荐使用白细胞过滤器。产妇自体血回输过程中任何一个环节出现问题或失误则禁止将回收血回输入患者体内。

产妇自身血液红细胞浓度较高，携氧能力好，产妇自体血回输能迅速补充血容量，改善自身微循环，并且具有安全性高、不良反应较少等优点。产妇自体血回输的临床应用不仅需要医护人员加强学习相关标准化流程操作，加强术中监测，同时还需进行更多的研究，为临床应用提供循证医学依据。

第三节　胎儿医学与麻醉

传统的产科主要关注母体健康，管理产科合并症和并发症，降低孕产妇死亡率，而胎儿并未得到同等的关注，随着胎儿医学的发展，"胎儿也是患者"的观念已被广泛认同。胎儿医学是将胎儿视为与母体紧密相连的个体，而非母体的附属物，进行胎儿疾病的预防、诊断和治疗的一门整合科学，其涵盖了预防医学、胎儿影像、生化检测、遗传咨询、宫内治疗、传统产科、新生儿科、新生儿外科等多个专科。胎儿疾病的预防主要是预防出生缺陷，这也是产科的重点工作之一，是提高全民健康水平的重要措施。

胎儿医学绝不仅限于产前诊断，多学科联合讨论以及制定相应的治疗方案是胎儿医学的重要特征。宫内治疗是胎儿医学的核心内容，不管是复杂性双胎选择性减胎术、双胎输血综合征胎儿镜激光电凝术、胎儿宫内溶血输血，还是胎儿宫内药物治疗、外科手术，或者产时胎儿手术等，都需要多个专科的协作管理，包括超声科、遗传咨询科、胎儿医学科、新生儿科、新生儿外科、麻醉科等。胎儿宫内手术是胎儿医学中的重要部分，也是最具挑战性的，国内尽管起步相对较晚，但目前许多胎儿医学中心已经有能力开展很多宫内手术治疗或产时子宫外手术。

国际胎儿医学及手术学会于 1982 年提出开展胎儿手术的必要条件：① 准确的胎儿疾病诊断和分期，产前诊断胎儿染色体核型除外其他伴发畸形，明确胎儿疾病的自然转归和预后，当前无有效的出生后治疗方法；② 胎儿手术的有效性已获证实，可以逆转胎儿疾病的不良影响；③ 手术应在拥有多学科的胎儿医学中心进行，经过伦理学讨论并充分告知孕妇及家属胎儿宫内治疗的利弊以及对母胎带来的近远期风险。胎儿手术伦理的基本原则是有充分证据证明该手术操作对胎儿的益处，并且手术对孕妇及胎儿的风险是可接受的。

随着近 30 年对胎儿疾病认识的不断深入，影像学、细胞和分子产前诊断学的发展以及医疗器械的更新，使得宫内治疗技术的可行性逐渐得以解决。目前已经国际公认有效的胎儿宫内治疗方法包括胎儿镜激光凝固术、宫内输血、宫内药物治疗及各种引流术，探索性胎儿手术包括介入性球囊导管手术、脊膜膨出修补术和基因治疗等。胎儿手术给产科麻醉带来巨大挑战，麻醉医师除考虑手术过程影响外，更要考虑麻醉对婴儿发育的影响。胎儿宫内手术近年来进展迅速，未来还需要加强广大产科医师对妊娠合并胎儿各系统疾病的认识，进一步提高对妊娠合并胎儿疾病的诊治及管理水平，降低围产期孕产妇死亡率、胎儿死亡率及出生缺陷率，确保母婴安全与健康。

第四节　麻醉与产科舒适化医疗

产科舒适化医疗一直是社会关注的热点，也是麻醉和产科医务人员追崇的目标。以分娩镇痛为标志的产科舒适化医疗，包括无痛取卵、无痛人流、无痛微创检查与治疗，充分体现了医学的人文关怀。

分娩疼痛是人类历史上的客观事实，具备生理及心理学基础。但分娩镇痛是每一位孕妇和胎儿的权利，孕妇有权享受安全、幸福的分娩服务，胎儿也有权在此过程中受到保护与善待。长期以来，分娩疼痛被认为是天经地义、难以避免的。随着人们对美好生活的追求，应打破分娩必痛的观念，为产妇提供愉悦积极的分娩体验，带给妈妈们全方位呵护。

在我国，分娩镇痛已上升到国家层面的策略。2018年11月，国家卫健委发布开展分娩镇痛试点工作的通知，在全国范围遴选一定数量的医院开展分娩镇痛诊疗试点工作，并于2019年1月公布试点医院名单。试点范围为具备产科和麻醉科诊疗科目的二级及以上综合医院、妇幼保健院或妇产专科医院。2019年3月18日，国家卫生健康委员会医政医管局发布消息，全国有900多家医院通过遴选成为第一批分娩镇痛试点医院，极大地推动了我国分娩镇痛的普及与推广。理想的分娩镇痛必须具备以下优点：对母婴影响小；易于给药、起效快、作用可靠；避免运动神经阻滞，不影响子宫收缩和产程；产妇清醒，可以参与生产过程；必要时可以满足手术要求。但目前，理想分娩镇痛方法仍有欠缺，椎管内分娩镇痛仍然存在潜在风险。探讨理想分娩镇痛方法，将随着产科统编教材的更新、新产程定义和临床实践的相应调整而改变。全程镇痛、第二产程镇痛将会越来越普及和规范化；医院将逐步建立符合时代需求的待产–分娩一体化产房，进一步研发临床新药和新技术，不断降低椎管内镇痛风险。

椎管内麻醉是多数产科麻醉的最优选择，传统的椎管内麻醉无可视化技术支持，主要通过操作者扪诊产妇体表骨性解剖标志进行穿刺定位，麻醉操作的难易程度与产妇本身解剖标志清楚程度相关，成功率与操作者经验密切相关。近年来，随着高分辨便携式超声机器的广泛使用，临床大量研究证实了超声在椎管内麻醉中应用的可行性和有效性。与传统方法相比，在产科肥胖产妇中超声的运用提高了穿刺准确率，更利于腰麻的成功穿刺。除在肥胖产妇中显示出极大优点外，在解剖结构异常或硬膜外穿刺困难的产妇中，超声也表现出明显优势，提高了椎管内神经阻滞的成功率，减少了产妇椎管内麻醉的风险。进一步研究探讨新药物、新技术用于产科舒适化医疗，包括右美托咪定、艾司氯胺酮等新药的应用，以及静脉分娩镇痛方法的改进与完善，麻醉科医师大有作为。

随着现代医学科学的发展，产科麻醉学作为临床医学的平台学科，对于围产医学发展发挥着越来越重要的作用。产妇需要享受美好生活，美好生活从生娃娃开始，麻醉人承担着光荣的历史使命。产科麻醉应紧紧围绕"以人为本，精确麻醉"，充分体现麻醉安全、品质、学术和人文。我们坚信，产科麻醉一定会向着既定的目标，不忘初心，砥砺奋进，为广大孕产妇提供技术精湛的一流麻醉医疗服务。

（吴茜　姚尚龙）

参考文献

[1] Butwick AJ, Bentley J, Wong CA, et al. United States State-Level Variation in the Use of Neuraxial Analgesia During Labor for Pregnant Women[J]. JAMA Netw Open, 2018, 1(8): e186567.

名词索引

产科精确麻醉

肺顺应性（lung compliance，C_L） 065

腹横肌平面阻滞（transversus abdominis plane block，TAPB） 097

G

肝酶升高（elevated liver enzymes） 249

功能残气量（functional residual capacity，FRC） 066

H

呼吸系统的顺应性（respiratory system compliance，CRS） 065

患者自控静脉镇痛（patient-controlled intravenous analgesia，PCIA） 129

患者自控硬膜外镇痛（patient-controlled epidural analgesia，PCEA） 130

患者自控镇痛（patient-controlled analgesia，PCA） 242

J

肌球蛋白重链亚型（myosin heavy chain isoform，MHC） 065

脊髓损伤（spinal cord injury，SCI） 266

计算机辅助硬膜外间断脉冲输注（computer integrated programmed intermittent epidural bolus，CIPIEB） 130

加速康复外科（enhanced recovery after surgery，ERAS） 161

间断推注（manual intermittent bolus，MIB） 130

经鼻蝶腭神经节阻滞（sphenopalatine ganglion block，SPGB） 208

经食管超声心动图（transesophageal echocardiography，TEE） 160

绝经（menopause） 006

绝经过渡期（menopausal transition period） 006

绝经后期（postmenopausal period） 007

K

抗癫痫药（antiepileptic drugs，AEDs） 043

抗利尿激素（antidiuretic hormone，ADH） 080

可逆性后部脑病综合征（posterior reversible encephalopathy syndrome，PRES） 206

可逆性脑血管收缩综合征（reversible cerebral vasoconstriction syndrome，RCVS） 206

口服葡萄糖耐量试验（oral glucose tolerance test，OGTT） 234

L

老年期（senility） 007

连续输注（continuous infusion，CI） 129

连续硬膜外腔镇痛（continuous epidural analgesia，CEA） 131

连续蛛网膜下腔麻醉（continuous spinal anesthesia，CSA） 102

产科精确麻醉